腹部疑难手术经验集

尹　路　陈春球　主编

同济大学出版社
TONGJI UNIVERSITY PRESS
·上海·

图书在版编目(CIP)数据

腹部疑难手术经验集/尹路,陈春球主编. --上海:同济大学出版社,2024.12
ISBN 978-7-5765-0657-0

Ⅰ.①腹… Ⅱ.①尹… ②陈… Ⅲ.①腹腔疾病—外科手术 Ⅳ.①R656

中国国家版本馆 CIP 数据核字(2023)第 014368 号

腹部疑难手术经验集
尹　路　陈春球　**主编**
责任编辑　朱涧超　　**责任校对**　徐逢乔　　**封面设计**　陈益平

出版发行　同济大学出版社　　www.tongjipress.com.cn
(地址:上海市四平路 1239 号　邮编:200092　电话:021-65985622)
经　销　全国各地新华书店
排　版　南京月叶图文制作有限公司
印　刷　苏州市古得堡数码印刷有限公司
开　本　889 mm×1194 mm　1/16
印　张　23
字　数　648 000
版　次　2024 年 12 月第 1 版
印　次　2024 年 12 月第 1 次印刷
书　号　ISBN 978-7-5765-0657-0

定　价　180.00 元

编委会名单

主　　编　尹　路　陈春球

主编助理　高仁元

编 委 会（以姓氏笔画为序）

尹　路　同济大学附属第十人民医院　腹部外科疑难诊治中心
阮　瑜　同济大学附属第十人民医院　手术室
孙　静　同济大学附属第十人民医院　腹部外科疑难诊治中心护士长
李奇为　上海交通大学医学院附属仁济医院　普外科
杨木清　同济大学附属第十人民医院　腹部外科疑难诊治中心
吴小材　同济大学附属第十人民医院　腹部外科疑难诊治中心
陈　泓　福建省立医院　胃肠外科
陈春球　同济大学附属第十人民医院　腹部外科疑难诊治中心
陈静娟　同济大学附属第十人民医院　手术室总护士长
姚旭东　同济大学附属第十人民医院　泌尿外科
袁骁祺　同济大学附属第十人民医院　腹部外科疑难诊治中心
高仁元　同济大学附属第十人民医院　腹部外科疑难诊治中心

序 言

尹路教授从事胃肠外科工作已经近半个世纪，他善于处理一些复杂疑难的病例。我常建议他总结经验汇编成集，以便同行们参考和学习，进一步提高我国复杂腹部外科病例的处理水平。

腹腔镜技术作为微创外科最典型的技术，早已深入人心。随着技术的不断优化，腹腔镜的手术适应证不断增加，安全性也得到大幅提高。腹腔镜技术通过放大手术视野，使腹腔内脏器解剖结构显示得更加精细，也能让术者和助手对解剖有更深的理解。功能性腹腔镜的发展则让手术精准度进一步提高。腹腔镜技术在泌尿外科、胃肠外科、妇产科等领域已经得到广泛应用。但是对于二次乃至多次腹腔手术后的病人，胃肠外科常规手术后并发症如肠瘘、吻合口狭窄，以及穿孔、出血、梗阻的活动期炎症性肠病病人，腹腔镜技术的运用仍未取得共识。

随着通信技术的进步，手术实时直播已经成为常态，它不仅成了各地学术会议的重头戏，而且是各单位日常宣传科室水平和技术实力的有力平台。纵观目前各地方兴未艾的手术直播，常规手术越来越赏心悦目，然而对于非常规的手术，特别是疑难外科疾病的手术治疗，鲜有系统的总结。

同济大学附属第十人民医院腹部外科疑难诊治中心在日常的临床工作中，治疗了大量胃肠外科常规手术并发症病人。尹路教授率先将腔镜技术应用于肠瘘等疑难胃肠外科疾病的治疗中，并逐渐将腔镜技术作为这类疾病的常规治疗方法，借助义和云创提供的手术直播平台将日常工作完整呈现出来。尹路教授深感处理此类病人的棘手之处，借助直播的形式，将他目前致力于传承的疑难手术思路、腔镜处理的技巧等经验分享出来，希望给同行以启示，并期待得到各位同道的指正。

我和尹路教授一直在交流，我们都认为手术失败的原因不在于手术操作，而在于围手术期的处理和手术的设计，这一点非常关键。尹路教授告诉我，他的病人手术前都进行病例讨论和手术预案设计，我觉得这一点做得很好。不是所有的病人都符合常规治疗方案，一旦术中遇到意外情况，是否有充分的术前准备就成了手术能否成功的关键。他领衔的腹部外科疑难诊治中心每天面对很多疑难的病例，因此术前讨论和手术预案尤其重要。

外科医生以后做开腹手术的机会将会越来越少。内镜技术的发展非常迅速，很多早期的胃肠道肿瘤都可以在内镜下治疗。另外，随着大家健康意识的不断提高，早期诊断的病人比例将会大幅度增加。随着微创技术的不断发展，腹腔镜和机器人手术可以在治疗疾病的同时有效减少手术创伤。因此，外科医生要紧跟时代的步伐，不断地学习和进步。

著书不仅是对临床工作经验的总结，还应提出很多尚未解决的新问题。外科发展很快，每年发表的新文献越来越多，新的理论和技术更新也很快。某些共性的问题可能很快就会得到解决，但是这些内容不会立即被写入书中，这就是很多医学专著内容落后于临床实践的原因。但是经验集就比较好，这是对临床问题的总结，适用时间很长，参考价值也比较高，特别是一本涵盖了临床相关并发症、疑难疾病治疗的经验集，这样的书籍对外科医生大有裨益。

互联网发展速度很快，我们现在的远程会诊、远程手术、互联网医院、人工智能辅助医疗等都依赖互联网。尹路教授希望本书出版后能以电子版本的形式不断改进，吸收同行优秀手术示教作为补充，这样不仅可以让手术同质化，还可以让这些宝贵的经验永远保存在云端。待到“万物互联”之时，也许只需要轻轻一点，这些经验和视频就能立即投屏，继续造福未来的病人。

本书可以作为普通外科、妇科和泌尿外科高年资医生的参考用书，也可作为教材用于培训更多的临床医生。

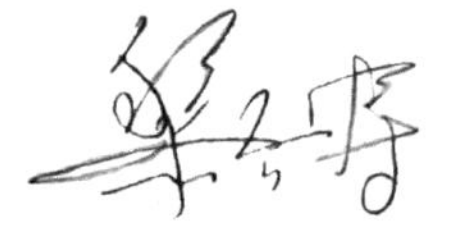

2021年8月25日

前 言

本书充分结合我国目前临床工作、医生职业培训和医学教学的特点，在注重外科基本技能和基础理论知识的基础上，突出了“疑难”这个中心，改变传统外科学著作在编写过程中有意规避有争议学术内容的旧思维，对若干自创、仍有争议的观点进行展示，以培养读者创新性思维能力、激发科研意识和提高解决临床工作中疑难问题的能力。本书既是编者团队几十年临床一线的经验总结，同时也荟萃了国内外研究的最新成果，具有很强的临床实用性和可操作性。

本书分为十一篇，内容包括再次手术时腹腔镜微创技术的临床应用、胃肠造口、外科引流、炎症性肠病、肠瘘、结直肠癌外科手术治疗，腹腔镜胃癌根治术的疑点、难点与处理、直肠阴道瘘、便秘和巨结肠、腹膜后肿瘤和疑难胃肠肛门外科中遇到的泌尿系统问题。腔镜手术和开放手术器械单独作为附录。因每篇内容相对独立且各自成体系，书中章按照所属篇的章序编号，书中图片按照所属篇的图序进行编号。整本书中配有较多插图，扫描二维码可以观看对应的手术案例视频，内容详尽、实用。二维码若过期，可联系我们获取手术视频。本书适合高年资普通外科、妇产科、泌尿外科、胃肠外科专科、消化科医生及相关研究人员参考使用。

本书得到北京义和云创科技有限公司提供的技术支持和青岛百洋智能科技股份有限公司百千万人才培养项目的支持，特表示感谢。

尹路 陈春球

2024 年 2 月 1 日

于同济大学附属第十人民医院腹部外科疑难诊治中心

目　录

第三篇　外科引流

第四篇　炎症性肠病

第五篇　肠　　瘘

第六篇　结直肠癌外科手术治疗

第七篇　腹腔镜胃癌根治术的疑点、难点与处理

第八篇　直肠阴道瘘

第九篇　便秘和巨结肠

第十篇　腹膜后肿瘤

第十一篇　疑难胃肠肛门外科中遇到的泌尿系统问题

绪　论

外科进步的本质是有效控制创伤和减少并发症

外科学是医学科学的一个重要组成部分，是在整个医学的历史发展中形成的，并且是在不断更新变化的。在古代，外科学的范畴仅限于部分体表疾病和外伤，但随着医学科学的发展，在病因和病理方面对人体各系统、各器官的疾病获得了比较明确的认识，加之诊断方法和手术技术的不断改进，外科手术学成了研究外科手术理论和方法的一门学科，它应用各种器械、内窥镜和介入放射等，对病变组织或器官进行切除、修补、重建或移植，以解除病人的疾病和痛苦。外科技术进步的本质是有效控制创伤，减少创伤应激反应，使病人尽快进入下一个治疗环节。微创外科是一门融合传统、现代和未来的新型学科。微创外科并不仅仅是切口小或者无切口，而是要在治疗效果跟传统开放手术一样的前提下，减轻病人的痛苦，减少手术并发症，更好地保护器官功能。

一、创伤对机体的影响

手术是现阶段肿瘤治疗的主要方法，而由手术带来的创伤可引起机体局部的损害和功能障碍，进一步通过神经-内分泌系统导致全身反应。手术创伤应激反应的强烈程度与损伤的部位、范围及严重程度有直接关系。外科手术属于开放性损伤，是创伤反应最直接的原因，而创伤应激反应包括神经-内分泌系统反应、代谢和血液循环反应等，各种创伤反应相互之间紧密联系，并互为因果。一般适应综合征(general adaptation syndrome，GAS)由应激学说的奠基人塞里(Selye)提出，最初他认为应激就是GAS，是机体自稳态受威胁和扰乱后出现的一系列生理和行为的适应性反应。当应激原持续作用于机体时，GAS表现为动态的过程，并可导致疾病甚至死亡。因此，GAS包括非特异的应激反应所导致的各类机体损害和疾病，是对应激反应所导致的各种机体损害和疾病的总称。

何谓创伤大小呢？通过病理生理学研究发现，创伤应激时，蛋白质分解加强，尿氮排出量增加，出现负氮平衡。严重应激时，负氮平衡持续较久。应激病人的蛋白质代谢既有破坏和分解的加强，也有合成的减弱。待至恢复期，机体才逐渐恢复氮平衡。通过比较摄入与排出氮的水平，才能明确氮平衡情况。手术创伤后机体蛋白质代谢表现为肝细胞合成蛋白质增加，骨骼肌细胞合成蛋白质减少，急性期蛋白[如C反应蛋白(C-reactive protein，CRP)]及创伤修复蛋白质(如纤连蛋白、纤维蛋白原)大量合成，而其他细胞相关蛋白如清蛋白的合成则受到抑制。创伤应激越重，代谢变化越显著，蛋白质分解越多。手术创伤后重要脏器也会发生相应的反应，其公认的原因包括手术导致的直接损伤，还有创伤应激、失血失液、感染和炎症反应。故衡量氮的损耗是评判手术是否微创的客观因素。如胃癌行开腹根治性全胃切除术(根Ⅱ)术后24 h氮排出量比腹腔镜加小切口24 h氮排出量还要小，这说明前者比后者创伤小。

微小创伤手术治疗能有效地减少和控制创伤应激反应，病人术后恢复快。反之，巨大创伤应激反应导致微循环障碍，细胞缺氧坏死，则会进一步加重炎症和感染的发生，病人恢复缓慢。其在临床上的表现为非微创时代，结肠肿瘤病人开腹手术后需要至少1周的恢复期；而通过腹腔镜技术治疗后，病人3～5 d就能恢复。当然，将来如果能成功地通过纤维内镜下完整切除肿瘤，住院1 d即可恢复。

二、微创的地位

自20世纪80年代腹腔镜技术开始应用以来，外科手术迈入了“微创化”的时代。相较于传统的开腹手术，腹腔镜手术具有创伤小、痛苦少、恢复快等特点。随着手术技术的提高及大量先进的手术器械(如超声刀、各类腔内切割吻合器、微型手术器械、机器人手术设备等)的发展，以纤维内镜、腹腔镜、胸腔镜为核心的微创技术被越来越多地运用于胸腹部肿瘤外科的治疗，而微创的概念也已延伸并应用于各类肿瘤治疗领域。因此，能有效控制创伤应激反应的手术和操作技术都有利于病人的快速康复。目前也有应激管理训练的方法，即个体主动采用一定技术应对手术应激，渡过心理难关，从而减轻或消除可能发生的身心伤害，这也有利于病人自身的康复。

近年来，腹壁无切口微创手术已有大量报道，其代表技术为经自然腔道内镜手术(natural orifice transluminal endoscopic surgery, NOTES)。目前，微创外科的一个热点是经自然腔道取标本手术(natural orifice specimen extraction surgery，NOSES)，其结合了NOTES的“无疤”理念，同时兼具腹腔镜手术良好的操作优势，也将其称为类NOTES。因经自然腔道取标本手术腹壁切口小，微创效果也接近NOTES。目前腹部外科常见的NOTES主要分为两大类，即经肛门取标本和经阴道取标本的类NOTES。编者曾在国内最早报道经自然腔道取标本治疗结直肠肿瘤技术。近期，编者的一项关于乙状结肠和直肠NOSES的回顾性研究证明了NOSES的安全性和有效性。其与腹腔镜手术相比，在短期和长期的并发症发生率上不存在统计学上的差异，但病人能快速康复，生活质量大大改善。目前，经肛门全直肠系膜切除术(transanal total mesorectal excision, taTME)也有较多的应用报道，其融合了NOTES、经肛门微创手术及全直肠系膜切除术的概念，在保证直肠癌肿瘤根治的基础上达到腹部无瘢痕的美观效果，并能加快术后康复。

绝大部分肿瘤治疗原则不同于其他良性疾病(如疝等)，是以手术为主的综合性治疗，即手术后还需要积极进行其他辅助治疗。由于手术创伤会对病人造成不利的影响，故要有一个合理的治疗方案，人工智能成为外科医生的另一个大脑，能够指导医生制定手术方案。微创治疗肿瘤后快速康复的本质在于创伤小，全身应激反应及免疫系统的损害轻，恢复加快，外科住院时间明显缩短；更重要的是使得病人能够快速进入下一步的化学治疗、放射治疗和生物免疫治疗等，从而达到真正的综合性治疗。

以腔镜外科为代表的微创外科思潮正向外科的各个领域、各个环节全面地渗透、替代。微创外科因创伤小而深受病人的欢迎。外科发展的盛与衰，也使编者充分认识到，一项治疗方法并不会一成不变，最终评判者将是病人而不是医生。时至21世纪，最活跃、最令人瞩目的发展是微创外科和移植外科，前者使病人重新获得自信，而后者则赋予病人新的生命。

创伤发生在身体表面，也反映在身体内部。外科手术便是一种治疗疾病的同时带来创伤的手段。发生创伤之后，机体动员一切内在储备，此时维持生存、愈合创伤居于一切生命活动的首位，但创伤反应这一过程并非是完全无害的。创伤的形式、轻重、种类是无穷无尽的，而机体对创伤反应的最佳方式受到结构和功能的限制，因而往往出现对创伤的反应过度，或是反应不足。这二者均可能损害生物体的生存。生物体在变化的外界环境或受伤的情况下维持生存，必须有一个稳定的内环境。对创伤的应激反应表现在分子水平、细胞水平、生理(整体)水平，在人类还表现在心理上、精神上和行为状态上。从外科角度看，应激反应是创伤效应的总和(全身、局部、精神、心理)，只有强度之分，并无种类之别。因此，微创外科的理念就是减少创伤的总和。

减少损伤是对身体最有效的保护，包括生理和心理两方面。这是当前微创外科手术的基本出发点，亦是21世纪外科的着眼点。传统外科因为无法克服小切口与充分显露的矛盾，必须有足够大的手术切口。所以外科医生常道：显露是手术成功的一半！手术造成的损伤有一半来源于制造切口。这并不是指责传统外科追求大切口的巨创效应，而只是说明以往外科无法解决小切口与充分显露间的矛盾。自从有了内窥镜和微创手术相关技术，现代外科发展的速度大大加快，微创手术的比例也大大增加。

三、外科微创的个体化概念

目前有多种微创技术治疗方法可供临床医生选择，但最终需要结合病人的病情进行个体化的选择。胃肠道肿瘤可以使用纤维内镜早期发现，并在检查评估后在纤维内镜下切除肿瘤；小的创面可以直接夹闭或缝合，病人无需住院也能完成手术。而早中期肿瘤可以通过腔镜技术达到根治的目的，并能快速康复。如果进一步考虑美观和机体创伤，可以通过 NOTES 或类 NOTES 手术。对于较晚期肿瘤也可以通过微创技术达到减瘤的目的，或者打通营养通道，为后续的放化疗或免疫治疗提供可能。

多次手术与复发肿瘤腹腔镜手术组织暴露少、切口微创，术后发生再粘连的概率显著减少。采用腹腔镜松解肠粘连已成为我科常规的诊疗手段。腹壁切口创面和肠管形成的索带状或片状粘连，容易导致肠管成角畸形，较易发展为机械性肠梗阻，甚至形成扭转、内疝而致肠绞窄坏死，临床后果较凶险。这类粘连实施腹腔镜松解术效果好，成功率高；肠管间的团状粘连或板块状粘连，即使发生梗阻也不易绞窄，经中西医保守治疗的成功率高。对于这种类型的粘连，无论腹腔镜手术还是开腹手术松解，难度都大，尤其前者容易发生医源性损伤。对此，术前若不能判断肠粘连的类型，对手术病例不做合适的筛选，腹腔镜手术松解肠粘连就会有相当高的失败率，手术风险也比较大。

经过多年的探索努力，编者在肠粘连的诊断上取得了突破，可以做到术前对肠粘连形态特征进行准确的判断，从而对手术病例进行严格筛选，提高腹腔镜手术治疗的成功率，降低手术的风险，使医生选择在肠粘连非梗阻状态下进行手术，这将极大地改善肠粘连诊疗被动的现状。

凡有过一次 2 年以上的中小型腹部手术史，术后不规则腹痛反复发作 6 个月以上，临床诊断为术后肠粘连；或有典型的机械性肠梗阻发作，诊断为粘连性肠梗阻，保守治疗后缓解的病例，都可以采用微创治疗。

肠瘘再次手术治疗，既可以选择开腹手术，也可以选择微创手术，主要是根据病情决定。如果病情较重，感染较严重，需要通过开腹处理；如果病情较轻，可以通过腹腔镜等方式处理。如能进行微创手术，可减少创伤应激反应。

微创技术日新月异，对外科医生也提出了更高的要求，需要外科医生紧跟技术发展的步伐。然而，由于年龄、时代的不同，外科医生对新技术的接受程度和操作能力各有不同。微创手术需要一段时间的学习曲线，例如肝外科手术学习曲线长，则应该以确保手术安全、切缘阴性为首要目标，决不能为了微创而微创，这样反而导致手术时间延长、创伤加大，不利于病人康复。但不同外科医生也各有所长。故对于不同病人，也应该有个体化选择治疗方案的理念，让不同的外科医生使用最擅长的技术治疗不同的肿瘤病人，减少创伤应激。这样才能真正地达到最优化地治疗病人，使病人获益最大化。

四、小结

外科微创手术治疗是必然的趋势，并且已经取得了相当好的治疗效果，大量的研究已证明其优越性。而选择微创外科手术的最终目的，是减少创伤应激反应，减少并发症，加快康复，尽快使病人进入后续综合治疗。而为了达到最优的微创化，尽可能减少创伤，肿瘤病人个体化治疗必不可少。根据病人的肿瘤分期、肿瘤部位等，可以选择不同的微创技术。除了病人需要个体化治疗，医生也应该被个体化选择，让医生使用自己最擅长的技术治疗最恰当的病人，将最大化地提高肿瘤病人的治愈率和生存率，改善病人的生活质量。

（尹　路）

第一篇

再次手术时腹腔镜微创技术的临床应用

第一章 腹壁应用解剖

一、引言

进腹是腹腔镜手术的基本前提。如何顺利地进入腹腔，建立气腹，充分暴露腹腔内脏器，需要基于良好的腹壁解剖学知识。腹腔镜微创手术操作的外科医生需要在直视下检查需要手术治疗的病变器官，且必须在足够的空间内进行安全的手术。第一个切口要求是能放入穿刺套管（Trocar），成功使腹腔充气（以便观察整个腹腔），同时允许手术视野内其他位置套管的置入，并且尽可能减少腹壁创伤，不造成腹腔内的器官和组织的损伤。

外科开腹手术中有十几个部位可以作为腹部切口，它们也有各自独立的名称。其中普通腹部外科医生最常用的手术切口包括正中切口、经腹直肌切口、髂窝斜切口等。而在腹腔镜手术时第一个穿刺套管置入腹腔的部位，也需要医生根据不同的手术类型和操作经验进行选择。

二、前腹壁解剖

（一）前腹壁的解剖标志

前腹壁范围：上部为两侧的肋缘和胸骨剑突，下部为髂嵴、腹股沟韧带、耻骨棘和耻骨联合，两侧是自肋缘外侧至髂嵴的连线。前腹壁的主要标志是腹白线和腹直肌等。腹白线位于腹部正中，自胸骨剑突至耻骨联合，而脐一般位于腹白线中下位置。腹直肌在腹白线的两旁，其外缘往往形成一条凹陷，称为半月线，两边汇向耻骨联合。整个前腹壁可以用两条横线和两条垂直线分为九个区（图 1-1）。上水平横线连接两侧肋弓的最下缘，约第 10 肋的水平，下水平横线连接两侧髂嵴的最上缘。两侧的垂直线分别为左右侧锁骨中线与腹股沟韧带的中点相交。有时前腹壁也可以用通过脐的水平和垂直两线，分为左上腹、右上腹、左下腹和右下腹，这种分法常在临床描述症状、体征时应用。

（二）腹壁结构

腹壁组织由外而内共分为 7 层：①皮肤；②皮下组织及浅筋膜；③深筋膜；④肌层；⑤腹横筋膜；⑥腹膜外脂肪；⑦腹膜（图 1-2）。

（三）前腹壁肌肉

深筋膜下面是腹壁的肌肉，位于中线两侧是左、右腹直肌和棱锥肌。在腹直肌外侧的肌肉共有 3 层：腹外斜肌、腹内斜肌和腹横肌；各层肌肉的纤维方向不一，以一定的角度相互交叉，使腹壁具有最大的强度。

腹直肌起于胸骨剑突及第 5～7 肋软骨外面，沿腹白线下行，止于耻骨上缘。腹直肌的脐上半段有 3～4 条腱划，腱划与肌鞘的前壁有密切的融合，腱划内常有血管通过，因此，在分离腹直肌的纤维时，应注意腱划处止血。

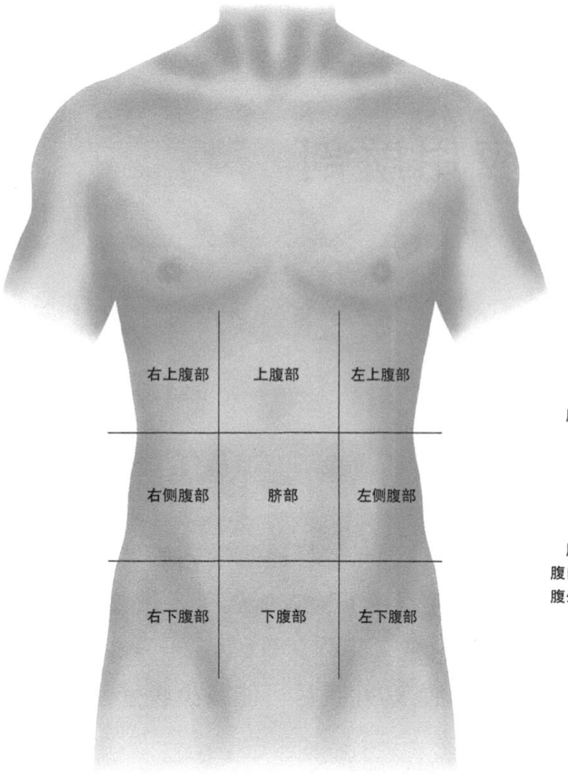

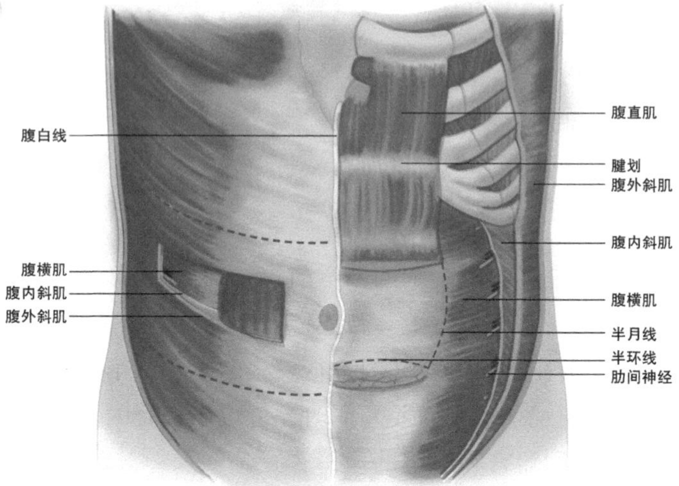

图 1-1　腹壁“九分法”分区示意图(A)及腹壁结构(B)

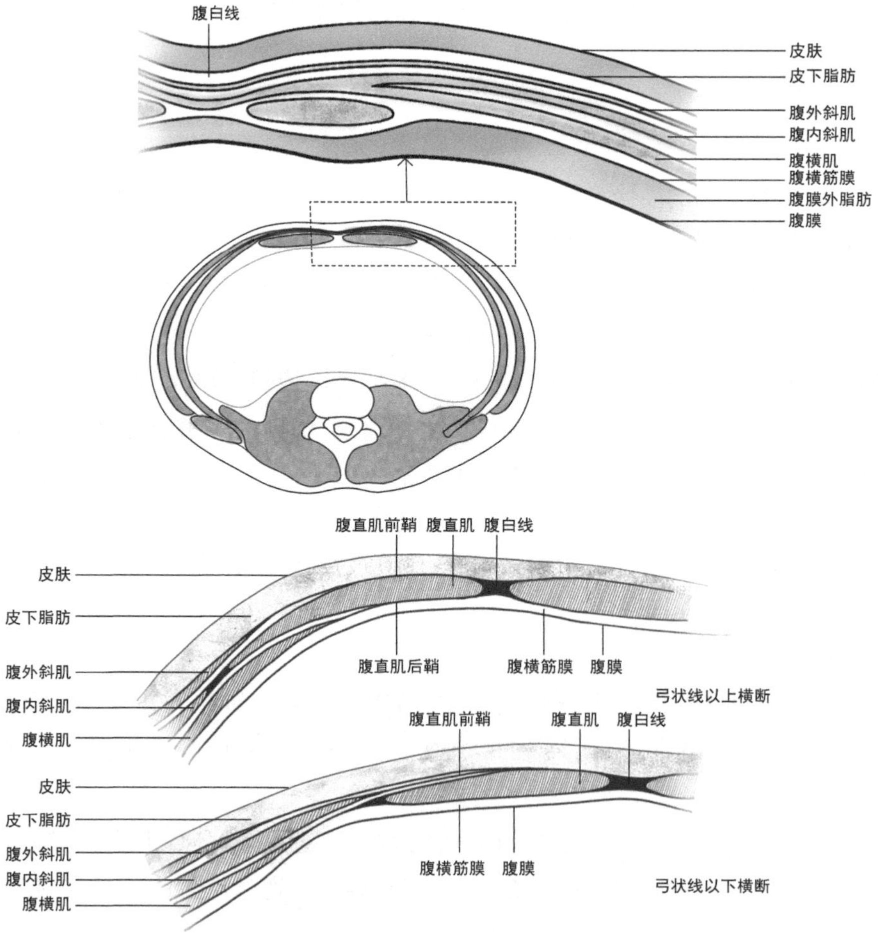

图 1-2　腹壁断层结构(从外向内)

腹外斜肌起自第 5～12 肋骨的外面，向下、向内斜行，其尾端形成一片广阔的肌膜，下缘则向后卷成一条腹股沟韧带；精索自该腱膜的皮下环中穿出。

腹内斜肌起自髂嵴的前缘 2/3、腹股沟韧带的外 1/3 和腰背筋膜等处，其纤维向上、向内、向前呈扇形分布，至腹直肌外缘的半月线处形成两片腱膜，其前层与腹外斜肌的腱膜合成腹直肌的前鞘，后层则与腹横肌的腱膜合成腹直肌上 3/4 的后鞘。

腹横肌是位置最深也是最重要的肌肉。它起自第 7～12 肋的后面、腰背筋膜、髂嵴的前 2/3 和腹股沟韧带的外 1/3 等处，以水平方向向腹壁的中线走行。腹直肌的上 3/4 部分参与形成腹直肌的后鞘；但在脐与耻骨之中点以下，相当于腹直肌的下 1/4 部分，三块扁平肌的腱膜均汇至腹直肌的前方，因此腹直肌在该处以下部分仅有前鞘而无后鞘，后鞘的最下缘在此处形成一条纤维较厚的弧形线，称为半环线。

(四) 血管和神经

前腹壁的血液供应来自最下的 6 支肋间动脉，4 或 5 支腰动脉，腹壁上、下动脉，旋髂深、浅动脉。神经的分布主要是最下 6 支胸神经、髂腹下神经和髂腹股沟神经。

肋间动脉和腰动脉伴随相应的胸神经、髂腹下神经和髂腹股沟神经，都在腹内斜肌与腹横肌之间向内、向下斜行，至腹直肌外缘处，从不同水平穿入腹直肌鞘，与腹壁上、下动脉相吻合。

腹壁上动脉是胸廓内动脉的末支，在胸骨肋骨角处穿过腹直肌后鞘进入前腹壁内。腹壁下动脉是髂外动脉的一支，在腹股沟韧带的上缘处分出，沿腹内环的内缘在腹膜外组织中向上、向内走行，至半环线下缘处穿过腹横筋膜进入腹直肌鞘内，与腹壁上动脉相吻合。

所以，在经腹直肌切口放置穿刺套管时，要注意避免损伤腹壁上、下动脉和伴行的静脉。

旋髂深动脉也是从髂外动脉分出，且与腹壁下动脉分支约在同一水平，但它向外、向上斜行至髂前上棘处，径直向上分布。在髂窝放置穿刺套管时，不能太靠外，以免损伤此动脉。

腹壁静脉在脐以下为腹壁浅静脉、旋髂静脉和外阴静脉，都经大隐静脉孔注入股静脉至下腔静脉；脐以上则经胸廓内静脉、肋间静脉和胸长静脉注入上腔静脉。两者之间通过胸腹壁静脉相互吻合，并在脐部通过附脐静脉经肝圆韧带与门静脉间接相通。因此，当上腔静脉或下腔静脉存在阻塞时，上腹壁和下腹壁的静脉血仍可通过这些交通静脉回流入心脏。而当有肝硬化或门静脉阻塞时，门静脉血流可经过附脐静脉回流入体循环，这时在脐周围和腹壁上可见静脉曲张的现象(图 1-3)。

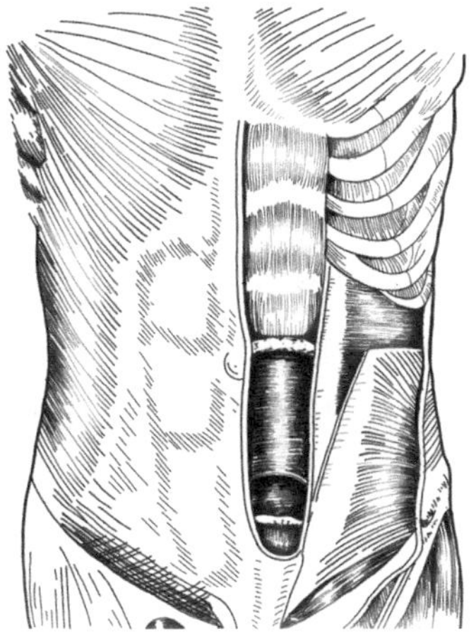
A

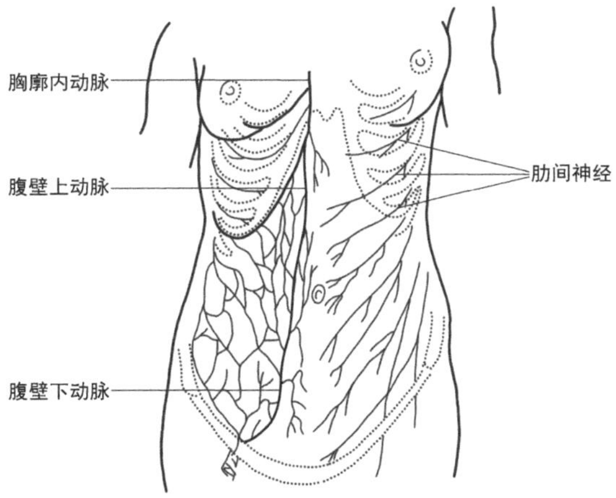

B

图 1-3　腹壁结构(A)及血管、神经分布(B)

以上这些解剖特点是如何选择腹部小切口放置穿刺套管的重要依据之一。

三、腹壁切口

既往开腹手术一般有下列几种不同的进腹途径。①经前腹壁：这是大多数腹部手术的入路；②经腰部：泌尿系统和腹膜后手术大多经由此路；③经横隔：如巨脾切除、胃贲门癌的切除等上腹部手术。近年来，腹腔镜微创技术飞速发展，新增微创进腹途径包括：①经胃壁：通过纤维内镜切开胃壁进入腹腔进行微创手术，并取出标本；②经阴道：可进行妇科手术，如子宫附件切除、盆腔脓肿引流等，也可以完成经自然腔道的腹腔内脏器手术；③经直肠：通过纤维内镜切开直肠进入腹腔的微创手术等。目前绝大多数的腹腔手术是经前腹壁切口进行的，所以在此主要介绍前腹壁切口。

(一) 切口要求

任何腹部手术切口的选择，主要是满足手术视野能够显露清楚，便于手术操作的要求。不恰当的切口位置会使操作不便，难免会增加手术创伤，这是在开腹和微创手术中都会遇到的问题。微创手术切口也会损伤腹壁肌肉的运动神经，或损害组织活力。此外，手术时未能妥善保护创口，缝合线选择不当，均可使创口发生感染、血肿或裂开，以致后续出现切口疝等并发症。所以切口位置是否恰当，切开和缝合等操作方法是否正确，在很大程度上也会影响手术的成败。

因此，微创手术医生在熟悉腹腔内脏器解剖和病变表现的同时，也要有开腹手术的概念和经验，目的是选择既能便于手术操作，又对组织创伤最小的切口。

由于腹腔内器官位置的不同及病人的差异，手术切口的位置也必须因人而异，因病而异。

理想的剖腹手术切口应符合下列要求：①易接近性。切口必须能提供良好的手术视野，既便于暴露有关脏器，又方便手术的操作。因此，切口应尽量选在靠近病变的部位，并且有足够的长度，能让操作器械或手进入腹腔。当然，良好的手术视野暴露，也与手术时病人体位的安置、拉钩的使用和良好的照明有关。②可延伸性。选择的切口位置应考虑便于手术范围的扩大，能向其他方向延长，而不致损害腹壁强度。③安全性。切口应不使腹壁组织有过大的创伤，特别是神经和血管的损伤。切开和缝合的步骤不应过于复杂，缝合后应具有足够的强度，减少感染和切口疝的发生概率。

但事实上，没有一个剖腹的切口能完全符合上述要求。虽然顺着肌纤维的肌肉分离损伤最小，但不免损伤一些血管和神经，故切口的选择应该根据具体情况决定。但目前已经明确的是，微创手术时，减小手术切口能减少病人腹壁的损伤，加快切口的愈合和病人的恢复。

腹腔镜微创手术首先需要建立进入腹腔内的通道，主要是观察孔和操作孔。观察孔主要是置入腹腔镜的镜头，有利于观察腹腔内的病变和操作部位。操作孔用于插入各种腹腔镜手术操作器械，完成手术，观察孔和操作孔之间可以互换。所以术前要对 Trocar 孔的位置进行设计。通过腹壁小切口放入穿刺套管，建立不同操作的方向和平面。

一般腹腔镜微创手术建立气腹时，第一个是观察孔，位于脐上或下方约 1 cm 处，留置 10 mm 套管，有利于全腹的观察。然后根据不同的手术，选择不同部位的操作孔。但不同的操作孔之间最少应间距 10 cm，以避免操作时的“筷子效应”。当然，对于既往脐部有手术瘢痕，曾经手术时经过脐部切开腹壁，在建立气腹时就需要另外选择恰当的小切口进腹。

(二) 腹部切口的种类

1. 正中切口

正中切口是最常用的开腹切口。通过腹白线进腹，它在上腹部是自剑突至脐，在下腹部是自脐至耻骨，有时也可以做经过脐部的正中切口，即一半在脐上，另一半在脐下的绕脐切口。大多数外科医生都是用手术刀绕过脐部，但也有医生是直接通过脐部进行切口，这仅仅是个人习惯的区别。

正中切口的缺点是切口在腹白线上，该处血运较差，故愈合后的瘢痕较脆弱；另外，切口垂直切断了腹外侧肌的腱膜，由于腹外侧肌的收缩，形成的瘢痕易被牵张而发生腹壁切口疝，特别是下腹部的切口发生切口疝的可能性更大。

腹部中线切口的优点：①快速且容易进腹；②比较容易关闭；③几乎没有血流（没有肌肉被分割，也没有神经被切断）；④能很好地进入腹腔、骨盆和腹膜后结构，因此没有不能通过这个切口进行的腹部手术；⑤必要时，可做从剑突至耻骨联合的切口。

上中线切口位于中线，范围为剑突至脐上方约 1 cm。按皮肤、皮下脂肪（厚度随着病人的体积变化）、白线、腹膜外筋膜和壁腹膜的顺序划分。

腹膜外筋膜丰富，上腹部有血管，尤其是肥胖者，小血管通常也需要电凝止血。镰状韧带向下延伸为圆韧带至脐部。应通过打开中线一侧或另一侧的腹膜来避免进入圆韧带。如果圆韧带妨碍暴露手术视野，则应双重结扎和离断。

下中线切口与上中线切口相似。在脐下的白线很窄，腹直肌鞘常在一侧或另一侧无意中被打开，但这并不重要。

上中线入路切口下端应先开放壁腹膜。这使得镰状韧带和圆韧带的位置能够被识别，以便这些结构可以像上面描述的那样处理。相反，在下中线入路，腹膜首先在切口上端打开，以避开膀胱。此外，切口在进行下中线入路时，始终在膀胱内放置导尿管，以确保膀胱处于排空状态。上下中线切口可部分或全部延伸至腹壁。

腹腔镜微创手术时，经常在脐上或脐下正中切口部位放入第一个 Trocar，建立气腹（横切或纵切皆可，根据医生的个人习惯选择）。也可根据手术视野和操作的需要在腹白线的任何部位作小切口，置入穿刺套管进行腹腔内充气。

2. 经腹直肌切口

经腹直肌切口是在皮肤和腹直肌前鞘纵行切开后，将腹直肌的内 1/3 或中部予以纵行分开，然后将后鞘和腹横筋膜、腹膜在同一矢状面上切开，这种切口一般能提供良好的暴露，因此使用非常普遍。但它的缺点是：①切口不但垂直切断了肌鞘纤维，腹直肌也在同一矢状面被分开，因此在创口未愈合前不能耐受较大的腹压；②通常情况下，开腹切口长度将至少损伤 3 根肋间神经，因此切口内侧的腹直肌将有一定程度的瘫痪，以后有形成腹壁疝的危险。

腹直肌纤维同主要血管（腹壁上下动脉）平行，而与肋间动脉和神经垂直。因此，沿腹直肌中线纵行切开腹壁时，能保存部分血供，但也会破坏部分血供，以及损伤肋间神经末梢。切口越长，或者距中线越远，损伤的腹壁神经越多，病人术后疼痛感越剧烈，所以微创的小切口能够明显减少这方面的损伤。腹直肌的腱鞘是横行的，任何纵行切口将切断所有的腱鞘纤维，所以开放法置入 Trocar 行小切口进入腹腔时，需要选择横行切开腱鞘，尽量减少腱鞘的损伤，然后纵行分离腹直肌，横行向两侧拉开，同时能避免腹壁上下动静脉和神经的损伤。

3. 经腹直肌外切口

经右髂窝肌切口是阑尾切除术的首选切口。腹外斜肌腱膜沿纤维线向前和向下分开，腹内肌和腹横肌沿腹壁分开。因为没有肌肉被割断，所以腹壁不会变得薄弱。如果切口正确，很少发生伤口裂开或切口疝。典型的切口位于 McBurney 点的中心，即从脐到髂前上棘连线的外 1/3 处，切口与该线垂直，这使得皮肤切口正好沿着腹外斜肌腱膜的纤维线。对于肥胖病人，这是一个很好的切口，如果需要获得更大的手术暴露空间，可以很容易地通过横向延长切口和进一步沿纤维方向切开腹外斜肌。

很多外科医生喜欢更美观的皮肤皱褶切口。然而，一个常见的错误是使用 McBurney 点作为切口的中心，切开皮肤和皮下脂肪后，外科医生会发现，切口下方是腹直肌前鞘而不是腹外斜肌。对于一般身材的病人，皮肤皱褶切口应该从髂前上棘内侧约 1 cm 处开始。

沿皮肤切口线分开皮肤和浅筋膜(脂肪)后,沿纤维线切开腹外斜肌腱膜,这时不应该有出血。拉开腱膜以暴露腹内斜肌纤维,向上和向前走行。用血管钳将腹外斜肌纤维垂直撑开,可以从腹直肌鞘外侧缘最薄的肌层开始。腹横肌与腹内斜肌紧密相连,这两块肌肉可以一起分开。如分开困难,可用牵开器将其分开。然后用镊子夹起腹膜,用手术刀或剪刀小心地切开,可以用电刀扩大开口。

手术结束时,收缩的肌肉会滑回原位。一般情况并不会缝上肌肉,而是缝合皮肤。微创小切口置入Trocar时,在腹直肌外侧腹壁尽量选择顺皮纹横切口进腹,可以减少皮肤瘢痕,并保持腹壁肌肉和神经的完整性,损伤也最小。

4. 腹部手术切口的选择

无论是开腹手术还是微创手术,恰当的手术切口是手术成功的基本条件之一。所以选择和计划腹部手术切口是手术中极其重要的一步。虽然在教科书中对各种经典腹部手术切口都有描述和详细介绍。但在实际手术操作时腹部切口要比记载的多,这也说明在特殊情况下,需要根据病情进行特殊考虑。当然,再次手术时,切口的选择会更加复杂。

理想的开腹切口具有以下特点:①离需要处理的病变部位最近;②能得到最佳的手术视野;③对腹壁组织结构的损伤最轻;④切口并发症最少;⑤需要时切口能随时延长,以应对额外的暴露和止血;⑥切开和缝合最简便;⑦术后疼痛最轻;⑧伤口愈合后瘢痕不影响美观。

但是,目前还没有完全能符合上面全部要求的手术切口,所以术前讨论时也需要考虑到手术切口的设计。腹壁不同部位有不同的肌肉和腱膜,并且各层肌肉的纤维走行相互交错,构成富有弹性和收缩力的完整结构,而腹腔内的各脏器在腹壁投影相当恒定,所以在首次开腹选择手术切口时,一般是以脏器为中心,分为上腹部、中腹部和下腹部的切口,也可以根据切口走行分为纵切口、横切口和斜切口(图 1-4)。

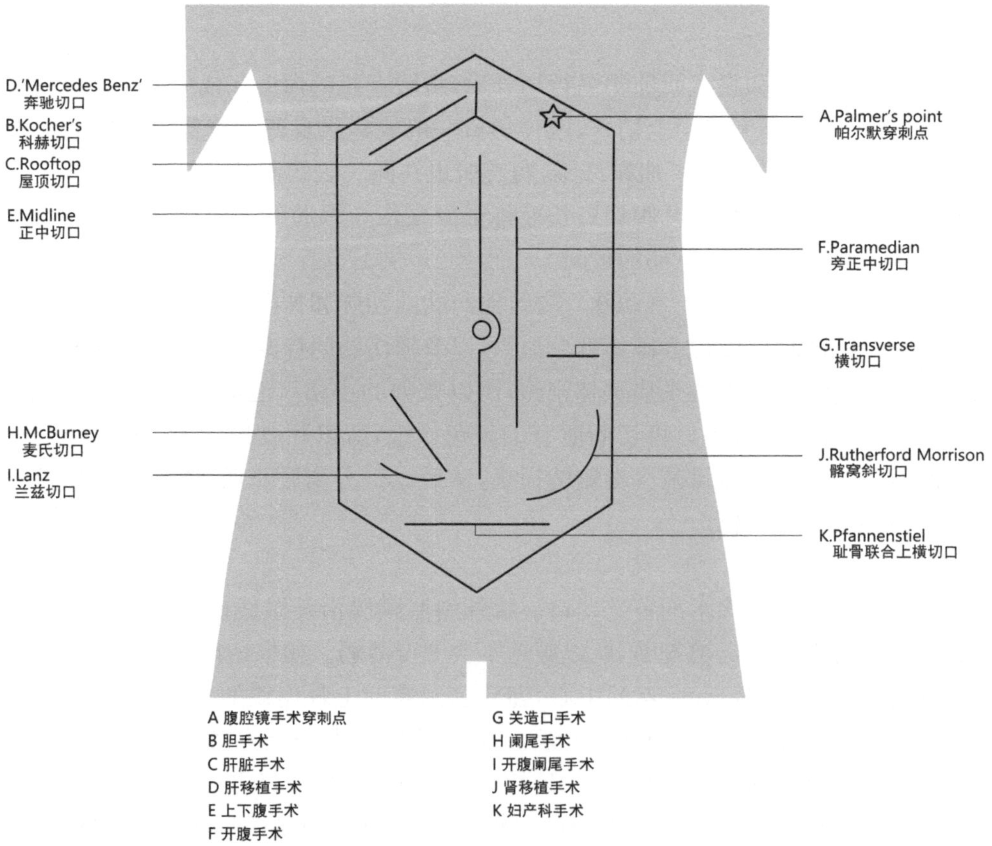

图 1-4 腹部常用的手术切口位置及名称

(陈春球 尹 路)

第二章 腹腔镜微创手术进腹方式选择

一、微创手术切口和进腹方法

目前,腹腔镜手术的数量和复杂性大大增加。与开腹手术相比,腹腔镜手术切口更小,病人术后疼痛更小,恢复更快。大量文献证据表明,与剖腹手术相比,腹腔镜手术可降低总体并发症的风险。但腹腔镜手术需要建立气腹和选择放置穿刺套管,以便插入腹腔镜镜头和操作器械。这是一个关键步骤,因为在穿刺套管安置期间,可能会对腹部器官或血管造成医源性损伤。

目前,对于建立气腹的最佳方法和主要穿刺套管的放置并没有达成共识。多个临床试验也没有证据表明某一种特殊的进腹技术优于其他方法。

传统的闭合式入路技术是用气腹针(Verress 针)和 CO_2 充气腹,用尖套管针置入初级套管后闭合穿刺进腹。传统的开放式入路技术是指通过一个小的腹腔手术入路(如 Hasson 入路)放置一个钝套管,但没有初始的充气。也可使用可视穿刺套管针的光学进入技术。这些不同技术的选择主要基于手术医生的偏好、手术器械和手术经验(图 1-5)。

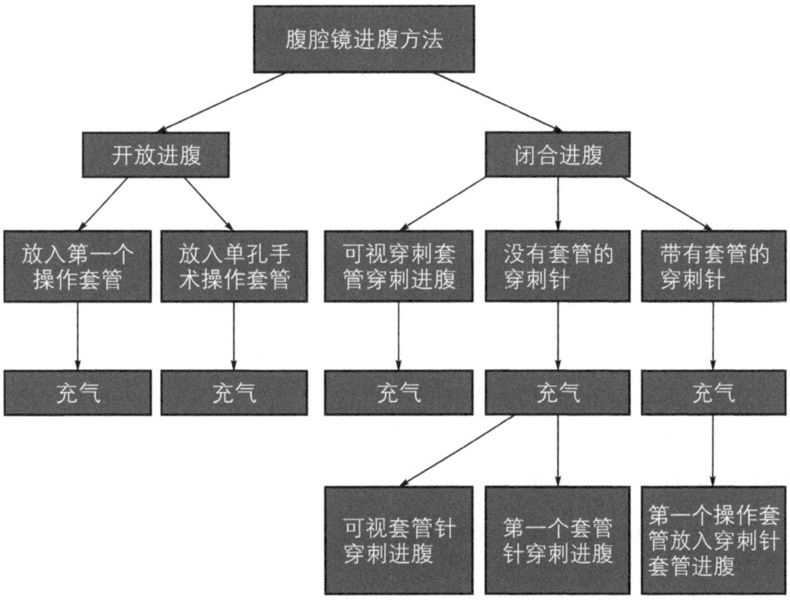

图 1-5 腹腔镜进腹方法决策图

(一) 气腹针(Verress 针)穿刺(图 1-6)

脐轮是腹壁最薄的部位。腹腔镜手术时,脐轮周围是最常用的穿刺部位。从美容角度看,无论在脐孔的上方或者下方切开皮肤,术后脐部皮肤会自然收缩,可以不缝合皮肤,也不用担心切口裂开。脐部

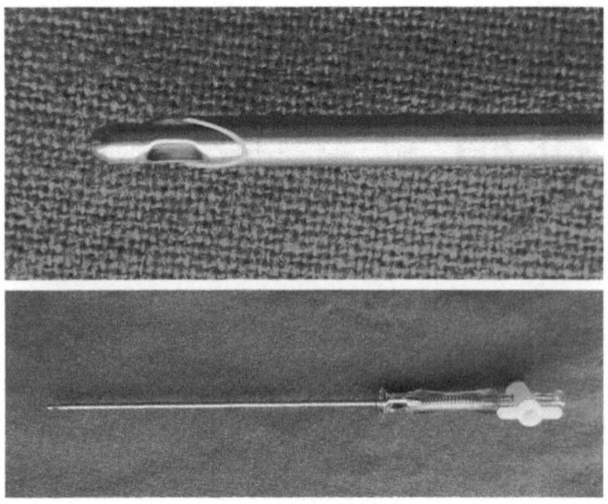

图 1-6　穿刺针

切口愈合后，会被脐部掩盖。另外，因为脐孔是各层筋膜和肌肉腱膜的汇聚点，经脐部进腹的气腹针或套管针可避免进入皮下组织，防止皮下气肿的发生。

穿刺时，术者可以用左手抓住下腹正中的腹壁，与头端成45°角向上提起，或者术者和助手在距离穿刺点两侧旁开 2 cm 处，用两把巾钳提起腹壁，使脐部及其下方腹膜保持一定的张力。气腹针以垂直于脐轮方向经脐部切口进入腹腔，不能偏离中线，这样穿过腹膜前脂肪的厚度最小。在穿刺过程中应该有两次落空感(分别是筋膜和腹膜)。穿刺针进入腹腔后，尽量不要移动，因为如果在刺入肠管或血管的情况下，无目的的移动会使创口扩大。

当怀疑肠管或大网膜广泛粘连而不适合在腹中线穿刺进针时，可以选择侧方没有陈旧手术瘢痕的穿刺点进针，可以最大限度地减少穿刺针对腹腔脏器的损伤。常用侧方穿刺点包括 Palmer's 点和耻骨联合上方穿刺点，以尽量避开腹腔内的粘连。

Palmer's 点(图 1-4)穿刺常选择在左侧肋缘下 2.5～3 cm(或脐到胸廓的一半位置)与左锁骨中线交汇点处经腹直肌进针。该位置是由法国妇科医生乌拉尔·帕尔默(Raoul Palmer)博士在 1974 年最先描述，他被公认极大地发展了现代腹腔镜技术。当怀疑腹中线存在粘连时，常会使用此穿刺点。在左侧季肋下经腹直肌穿刺操作时，将有 3 个落空感(腹直肌前鞘、后鞘和腹膜)。但胃部饱胀或脾大者是穿刺禁忌，故一般建议术前放置胃管。

(二) 检验气腹针是否进入腹腔

如果气腹针未能准确地进入腹腔，气腹针在不同位置就可能引发不同的并发症。如果未能穿透腹膜，则会形成腹膜前气肿；穿刺在大网膜会形成大网膜气肿；穿刺进入肠腔会导致肠道和胃膨胀；穿刺进入后腹膜会导致纵隔气肿，而不慎进入后腹膜血管会导致大出血和空气栓塞并导致病人死亡。所以气腹针穿刺后，应在注气之前检测穿刺针的位置是否恰当。常用的检测方法有以下 4 种。

(1) 注射器注液试验：用 20 mL 注射器连接气腹针，分 3 个步骤。①先抽吸，如果未能抽吸出任何物质，提示气腹针可能在腹腔内；②注入 20 mL 空气，注入的过程中如果没有感到阻力(或者注入 20 mL 生理盐水，生理盐水通过重力作用自动往下流，没有任何阻力)，提示气腹针进入游离腹腔。如果气腹针不在腹腔内，而在腹膜外，推注气体或生理盐水时流速很慢并感到有阻力；③再次回抽看是否有血液、尿液或肠内容物，以排除气腹针进入血管、膀胱或者肠道内的可能。

(2) 悬滴试验：也称为硬膜外腔穿刺试验。气腹针穿刺后在其针尾滴一滴生理盐水，如果气腹针已在腹腔内，由于腹腔内负压的作用，能使针尾的液体顺畅流入腹腔，并且在提起腹壁的瞬间，腹腔内负压增加，液体流入会加速。如果针尾的液滴保持在悬浮状态，说明针尖未进入腹腔内。

(3) 气流试验：穿刺针与气腹机连接后，最初的腹腔充气速度不超过 1 L/min。充气前腹腔内压力应在 8 mmHg 以下。看腹腔是否有气体进入而膨胀。但最好在排除气腹针进入肠道、血管或膀胱的可能性后再注气。

(4) 摇摆针尾试验：弧形左右摇摆针尾，体会针尖是否以穿刺点的肌腱为支点向反方向做弧形摆动。如果穿刺针在肌腱上以较大的幅度摆动，提示针尖在腹直肌腱鞘上。此时应该重新穿刺并进针更深些。但有许多外科医生反对这种试验，因为如果在气腹针刺入肠管或血管的情况下，摆动气腹针会使创口扩大。

(三) 套管针闭合穿刺技术

直接穿刺法是在没有气腹针的条件下，直接将套管针刺入腹腔的方法。先在腹壁选择第一个穿刺部位，用刀片切开表皮和真皮层。腹部切口的大小必须与使用的套管针尺寸一致，才能使套管针顺利穿过腹壁进入腹腔。切口的大小可以使用 3 号标准手术刀柄的尾部估计，一般刀柄尾部的横径宽度为 1 cm。3 号手术刀柄不带手术刀的长度是 14 cm，还可用于测量腹腔镜下缝合时需要使用的缝合线的长度。

第一个套管针的闭合穿刺是腹腔镜操作过程中最危险的一步。目前使用的套管针有可反复使用和一次性使用两种。在进行穿刺前，术者必须要检查可重复使用的套管针尖端是否锋利。另外，皮肤的切口也必须足够大，以便在套管针进腹时减少不必要的用力。随着使用次数的增多和反复的清洗、消毒，套管针的尖端会变钝，在使用时术者必须增加穿刺压力才能将其置入腹腔，而用力过度会使术者对套管针失去控制，可能造成腹腔内器官损伤。因此，使用钝头套管针较使用锋利套管针的危险性更大。套管针的尖端呈棱锥形或圆锥形，棱锥形套管针通过切割进入腹腔，圆锥形套管针则通过钝性扩张进入腹腔。故在使用棱锥形套管针穿刺时要用较小的力穿刺进腹。

第一个套管针穿刺插入腹腔的常规方法有两种。第 1 种方法是左手抓起下腹壁，使上腹壁形成张力，套管针以直角对着皮肤切口，而与垂直轴线形成 45°角，用力进入腹腔。目前这种方法较少使用。第 2 种方法是术者和助手在距离穿刺点两侧旁开 2 cm 处，用两把巾钳提起腹壁，使脐部及其下方腹膜保持一定的张力。套管针以垂直于脐轮方向经脐部切口进入腹腔，不能偏离中线。术者穿刺操作时掌心握住穿刺器底部，示指沿穿刺套管伸直，作为定位引导并阻止套管针进入腹腔过深。要使用旋转的动作穿刺，这就限制了套管针的垂直作用力。而使用锋利的高质量的穿刺器，可以更多地减少因为动作失控而导致的危险。一次性套管针较为安全，但最好也是使用旋转的动作完成穿刺插入。在所有情况下，穿刺动作都应该是可控的。加于套管针上的压力应持续增加直到穿过腹膜为止，一旦穿透腹膜，操作者会感到阻力变小。

确定第一个套管针穿刺进入腹腔的依据包括：①阻力明显消失，套管针在进入腹腔时，需要突破筋膜和腹膜的阻力，进入腹腔后上述阻力消失；②将腹腔镜探头放入套管，如能见到腹腔内脏器或大网膜就可明确套管针已进腹；③直接缓慢注气，腹腔能膨隆起来，就证明套管针在游离腹腔内。直接穿刺的方法可以节省检测气腹针位置和充气的时间。

(四) 特殊情况下的闭合穿刺法

1. 肥胖病人穿刺

肥胖病人的腹壁肥厚，脐轮深陷在皮肤表面下方。当病人处于水平截石位时，脐孔位置一般在主动脉分叉下方，麻醉成功后，用巾钳垂直向上提起脐轮部皮肤，在提起的脐轮下方做切口，用气腹针垂直由脐轮部穿刺进入腹腔，然后进行充气，使腹腔内压力达到 15 mmHg 以上，再确定腹腔是否具有张力，因为需要较高的腹腔压力才能使肥胖病人的腹壁膨胀。此后，用两把巾钳再次抓提脐轮两侧的皮肤和筋膜，垂直插入第一个标准套管针即可。

2. 消瘦病人穿刺

据报道，明显消瘦病人的气腹针或套管针穿刺时有较高的并发症发生率，而且往往是非常严重的并发症(如大血管损伤)。由于极度消瘦者的腹壁很薄，只需要稍微用力即可将气腹针或套管针穿刺置入腹腔，如果穿刺时插入太深，很容易损伤腹膜后的大血管。因此，在实际操作中要注意以下几点：①只做一个表浅的皮肤切口，不要太深，因为皮下组织很薄，在一些重度营养不良的克罗恩病病人中尤为明显，切口太深很容易伤及腹壁下内脏；②气腹针或套管针穿刺时，必须与垂直轴线成 45°角，如果手感阻力消失，不要再过深地向内推入，然后注气或使用腹腔镜观察气腹针或套管针是否进入腹腔。

3. 有手术史病人穿刺

以前有手术史的病人，编者也经常纠结“进行腹腔镜手术好还是直接做开腹手术好”。现在编者的理念是“能做腹腔镜手术尽量不做开腹手术”，以编者的临床经验来看，腹腔镜手术的优势相当明显。但必须要改变气腹针或套管针的进腹穿刺点。例如，编者常选用 Palmer's 点或者避开原手术瘢痕的部位等。也有术者选择直视下置入腹腔镜套管，最好使用一种可视性的套管针，医生能够直视套管针进入腹腔，这样能降低损伤内脏的风险。也有使用气腹针穿刺后，通过声音和图像检测确定气腹是否形成。为避免第一个套管针穿刺对病人造成损伤或潜在的破坏，可以先使用 5 mm 套管针进入腹腔充气。如果感觉穿刺会触及腹盆腔内的器官，要注意调整穿刺针的方向和深度，并且要及时停止操作。

4. 反复穿刺

重复无效的闭合穿刺无法穿透腹膜，可反复切割和分离腹膜外组织，使之与腹膜分离，此时可在靠近脐轮的上方插入气腹针，并向盆腔方向穿刺，这样能够增加气腹针进入腹膜腔的概率。当腹膜内压力达到 15～20 mmHg 时，可以使腹膜紧贴在腹膜前脂肪和韧带上，从而使套管针更容易穿刺进入腹腔。

(五) 其他辅助套管针的穿刺

根据手术种类，需要增加不同的套管针穿刺点。必须注意的是，其他辅助套管针必须在腹腔镜直视下穿刺进入，以避免损伤腹腔内脏器和血管。

1. 穿刺点定位

第一个穿刺点确立后，应该根据手术部位决定其他穿刺点，不同穿刺点一般选择在不同的轴线上，穿刺点之间距离不小于 10 cm。保证腹腔镜进入观察孔与操作孔同向，尽量避免反向操作，以免不熟练的术者造成副损伤。

2. 穿刺套管针大小

在进行附加穿刺前，必须认真考虑手术中可能使用到的器械及型号大小，以及需要的辅助穿刺套管数量(一次性或可重复使用的套管针均可选用)。还要根据手术参与者的人数来决定辅助孔的数量，如果手术台上仅一名助手，则不要设置 4 个以上的穿刺点。

3. 穿刺方法

由于能通过第一个穿刺孔建立气腹，并能置入腹腔镜，对腹腔进行观察，一般可以看到腹壁下血管，也可以看到穿刺点的腹壁下陷，从而尽量避开血管。辅助套管针穿刺方向应与皮肤垂直(以最短距离通过腹壁)，当看到套管针尖刺透腹壁时，可以调整套管针的方向，以避开血管、肠管或其他脏器。通过第二个套管可以检查第一个套管穿刺时是否损伤血管和脏器。

4. 套管针切开腹壁放置技术

腹壁开放切口穿刺法：Hasson 医生在 1974 年最先采用开放性放置操作套管的腹腔镜技术，以减少套管针闭合穿刺时，在插入过程中可能对大血管、腹腔内脏器的损伤。这种技术简单描述是垂直脐轮边缘，沿腹中线切开 2 cm 的切口，用微型拉钩暴露并锐性切开腹白线，然后用缝合线把两侧腹白线缝合，提拉缝合线即是提起腹壁，直视下打开腹膜，将套管针置入腹腔，以筋膜两边的缝合线绕套管打结，使腹腔内的空气不致外漏。待手术结束时，将两边的缝合线相对打结，即可关闭腹腔。开放性腹腔镜技术一般用于可疑腹腔内粘连或腹壁较厚的病人。初学的外科医生最好选用这种方法，因为即使没有接受过专门手术训练的医生也能安全实施。目前，欧美广泛推广采用这种方法实施腹腔镜手术。

二、腹腔镜置入操作套管时的并发症

在腹腔镜手术中，最常见的严重并发症是腹腔内器官和血管的损伤。大多数腹腔镜损伤发生在穿刺进腹时，在建立气腹或用套管针放置第一个套管时。总的并发症发生率为 0.1%～1.3%。并发症的发生与否取决于外科医生的操作经验。根据研究报道，在所有采用开放式或封闭式穿刺进腹技术的腹腔镜手术中，与进腹相关的肠道损伤和主要血管损伤的发生率分别是0.04%和0.02%～0.04%。而其中一些损伤可能无法立即被发现，因此可能会导致严重的术后并发症。

术后并发症分为早期并发症和晚期并发症。当穿刺器刺入腹腔时，在手术时就观察到的是早期并发症。早期并发症通常是血管或脾脏穿刺损伤，可见大量出血。术后24～48 h发现的为晚期并发症。晚期并发症通常是由第一次穿刺时损伤空腔脏器导致。据报道，有30%～50%的肠道损伤和13%～50%的血管损伤较晚被发现。无论有没有既往的剖腹或腹腔镜手术，腹腔内粘连是一个严重的问题，是许多腹腔镜穿刺进腹时发生并发症的主要原因。在0.08%的病人中，粘连发生在脐部水平。即使在没有腹部手术史的病人中，0.04%的粘连也属于严重粘连。有腹部手术史者，脐孔下方粘连的发生率高达58%。

血管损伤常发生在腹壁上的血管或腹腔内的肠系膜血管、髂动脉、髂静脉、主动脉或腔静脉。腹壁血管受损可导致腹壁血肿。在腹腔或腹膜后腔穿刺损伤任何主要血管都会导致腹腔出血。一般情况下，当用暴力插入气腹针或第一个套管针时，腹膜后间隙的血管会发生刺穿伤。如果气腹针头穿透大血管，并充气，就有肺栓塞的危险，并可导致病人死亡。在脐与耻骨联合连线之间放置第一个套管针时，套管针应与骨盆成45°角，以尽量降低损伤主要血管的风险。因为当病人仰卧位时，主动脉和髂动脉离腹壁2～3 cm。这是骶骨岬将腹膜后间隙推向腹壁所致。骶骨岬部在女性比男性更明显，这就增加了女性病人发生医源性损伤的风险。大多数涉及主动脉或髂动脉的血管损伤是由妇科医生报道，因为妇科疾病的穿刺途径大多选择在下腹部。

使用气腹针穿刺，可能需要几次才能成功进入游离腹腔。据报道，85%的病人第一次就能穿刺成功，而第二次穿刺时成功率为8%～11%，到第三次穿刺时成功率仅为2%～4%。穿刺的次数越多，损伤并发症发生率越高(包括腹膜外进气、网膜损伤、肠损伤和血管损伤)。所以建议在第三次尝试后，如果气腹针仍不能放置到正确腹膜内空间时，就应该转为开放式入路建立气腹。

穿刺针通常是通过脐的正中腹白线进行穿刺，也有选择使用Plamer's点作为一种替代穿刺技术。相关研究认为，在有腹腔内粘连的病人中，这种技术能将并发症的风险降到最低。有医生报道，采用可视腹腔穿刺技术能减少进腹时间和出血，并能降低小血管和肠道损伤的风险。这项技术适用于肥胖病人。据报道，采用可视穿刺技术，总的并发症发生率仍可达0.43%。

开放性切口放入操作套管也会出现并发症，因为即使没有手术史，腹中线上也有粘连。因此，当采用开放式穿刺技术时，仍有0.02%～0.04%的病例会发生腹部器官的损伤。

三、再次微创手术腹部切口的选择

腹部再次手术切口受许多因素的影响，如既往的手术方式、手术后并发症、并发症的性质、距离初次手术的时间、再次手术的目的等。术后早期的再次手术多是为了治疗腹腔内的感染和手术直接的并发症，手术一般力求简单、有效。而后期的再次手术则可能需要解决很复杂的问题。

腹部手术后1周内，创口和腹腔内是纤维素性粘连，易钝性分离，表面有毛细血管渗血，但稍加以纱垫压迫后，便可止血，也可使用高频电凝止血。此时的手术切口多为原来的腹壁切口。

腹部手术后2～3周时，腹腔内的炎症粘连虽然仍能分开，但不免引起较多的渗血，有的部位粘连较紧，并属纤维性粘连，就需要锐性分离。腹腔内脏器也由于炎性粘连，纠结成块，已难以做到全面的腹腔内探查。因为肠管粘连和炎症水肿，肠壁脆弱，容易发生浆肌层撕脱，甚至发生肠穿孔。此时，开腹手术仍可通过原来的手术切口，但手术前要有明确的诊断和手术途径设计。若单纯为腹腔内脓肿引流，则可以在B超或影像学诊断定位后，选择距离脓肿最近的部位穿刺或小切口进行。再次剖腹手术时，脓肿引流最好不要通过主要手术切口，应该选择距离脓肿最近的部位切开引流。伤口缝合可用单股的聚丙烯线，或合成的可吸收线，避免使用丝线。因为丝线会导致伤口感染或形成窦道。

后期的剖腹手术可能与首次手术有关，或是要解决新的疾病问题。再次手术会比较复杂，手术范围会比较广泛，并受以往腹部手术的影响。后期的择期性再次剖腹手术除了要对病人术前情况进行充分评估外，对于腹部切口的选择还需要根据不同情况而高度个体化，因此属于非典型的手术切口，特别是在那些曾有多次手术，并发生切口并发症的病人中。如有的病例曾发生过切口感染，存在大的切口疝、腹部慢性引流窦道、引流管、肠造口、输尿管造口或肠皮瘘口等。有的病例腹壁上已有多次的纵横交错的切口瘢痕。例如，编者曾为腹部做过 12 次手术的胰腺炎病人进行肠造口回纳手术(图 1-7)。该病人后又进行了 3 次手术，术后随访 1 年，进食和排便均正常，无明显不适。

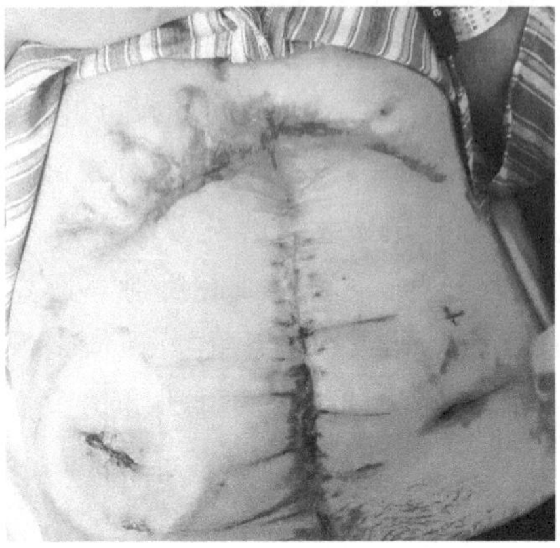

图 1-7　既往 12 次手术的胰腺炎病人术前腹壁情况

对于反复手术的病人，选择切口时，要考虑部分病人腹壁的血供不良、血流灌注压力低及局部组织愈合不良的因素。也有部分病人接受过剂量不等的外照射治疗等。此外，由于以往手术和疾病的病理改变，腹腔内脏器的位置和相互之间的解剖关系也可能发生改变。这些均是设计再次手术时需要考虑的重要因素。

腹部再次手术的切口选择，一般可遵循以下原则：

(1) 距末次手术 3 个月左右者，可以通过原切口手术，但切口处粘连紧密，再次切口长度最好超过原切口，在超过原切口的部位进腹。

(2) 避免再次手术切口和原切口出现尖角交叉或选择距离太近的平行位置。

(3) 尽量完全切除原切口的手术瘢痕、腹壁疝囊、瘘口、窦道等影响愈合的组织。

(4) 腹部再次手术后，切口感染和裂开的发生率较初次手术高，应该注意预防。原切口再次作为手术切口，应该按照感染切口进行处理。

(5) 通过腹腔镜进行的再次手术，在第一个小切口的 Trocar 孔的选择上存在特殊性和个体化。除了考虑不同部位腹壁解剖结构外，主要是尽量远离原陈旧手术切口进腹。手术结束后可以对原切口病变进行修整或切除处理。

(6) 据统计，腹部手术后腹腔内粘连的发生率是 67%～93%。腹腔粘连的不利结果包括：术后肠梗阻、再手术困难及慢性腹痛等。既往有手术史的病人，其腹盆腔内组织器官解剖结构发生改变，腹腔镜微创手术插入 Veress 针和第一个套管针时必须特别小心。

(7) 有些病人在置入气腹针或第一个套管针时，不可避免地会损伤粘连的网膜血管，或直接损伤粘连于陈旧腹部瘢痕的肠壁。做过一次腹部手术的病人中，32%～60%存在腹腔内粘连；做过两次或两次以上的开腹手术病人中，有 42%～93%的病例存在腹腔粘连。尽管器械设备在不断改进，外科医生手术技巧在不断提高，但是损伤仍不可避免。所以用开放式的方法置入第一个腹腔镜套管针，对于避免内脏和较大血管损伤非常有益。

(8) 与其他部位入路相比，使用左上腹 Palmer's 点建立气腹和插入第 1 个套管针，在有剖腹手术史病人中有许多优点。目前，大部分剖腹手术因为要避开较大血管和神经，会选择腹正中切口，而切口瘢痕下方往往是大网膜和肠管粘连的主要部位。所以选择左上方穿刺处可以避开粘连，并且可以提供较宽的进腹范围，尽量远离瘢痕。此部位腹壁解剖固定，相对简单，易于术者掌握进腹操作。要做大于套管针的皮肤切口，可以顺利进入腹腔放置第一个套管针。

四、腹腔镜微创技术在肠粘连手术中的应用

普外科急诊手术中最常见的是肠梗阻，而小肠是最常见的梗阻部位，主要是由单个粘连索带或多处

粘连引起。由于术后粘连形成少、疼痛轻和住院时间短，腹腔镜下粘连松解是一种理想的手术方法，现在已经广泛使用。据报道，腹腔镜下粘连松解术最早是由 Mouret 医生在 20 世纪 70 年代开展。

(一) 手术时机

如果病人发生完全性粘连性肠梗阻，应尽快进行手术干预，而对于大部分粘连导致的不完全性肠梗阻病人，可用非手术治疗的方法获得缓解，故可以选择延期手术治疗。无绞窄性或腹膜炎症状的小肠梗阻病人经保守治疗，90%以上可以缓解。也有医生建议 48 h 保守治疗无效的病人选择手术治疗，但必须要慎重，因为干预术后会增加并发症的发生风险和肠道切除率。而在完全性粘连肠梗阻，建议有条件者使用肠梗阻导管减压后再行手术探查，并建议选择微创手术治疗。另外，编者常使用的肠梗阻导管对术后早期单纯性炎症性的肠梗阻有预防和治疗作用。

(二) 腹腔镜下手术再次进腹方法

编者一般选择远离陈旧切口部位(主要是通过 Palmer's 点)，逐层切开腹壁后置入第一个 Trocar 作为观察孔，再根据腹腔内的粘连程度放置其他操作套管。但有时因为反复手术，导致腹腔内广泛粘连，可以采用 B 超定位的方法，根据腹腔内器官与腹壁之间随呼吸变化的活动度，确定粘连的程度，再行切开进腹，放置第一个充气和观察套管(图 1-8)。

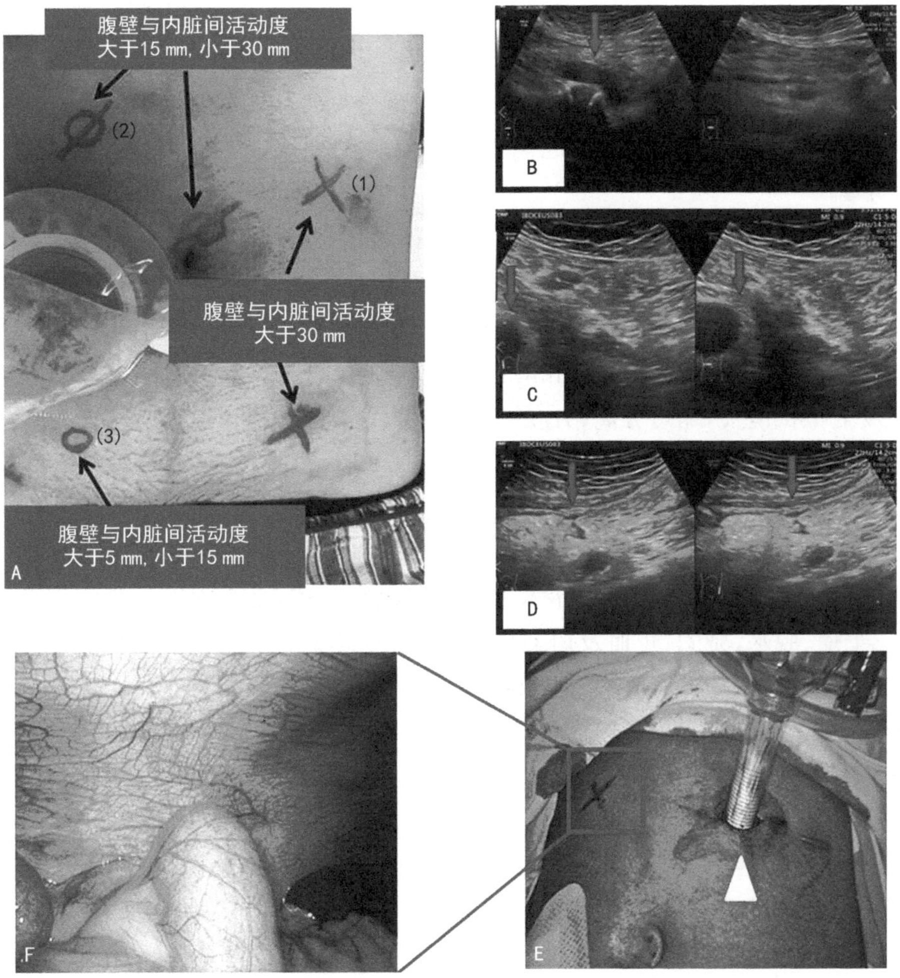

注：A. 不同部位肠管的活动度差异；B. 超声提示(1)处肠管活动度大于 30 mm，提示肠管与腹壁之间粘连较轻；C. 超声提示(2)处肠管活动度大于 15 mm、小于 30 mm，提示肠管与腹壁之间可能存在部分粘连；D. 超声提示(3)处肠管活动度大于 5 mm、小于 15 mm，提示肠管与腹壁之间粘连较重；E. Palmer's 点置入 Trocar；F. 图 E 中定位部分的腹腔内实际粘连情况

图 1-8　腹腔镜下再次进腹前超声探查肠管活动度

(三) 腹腔镜下粘连组织的分离

腹腔内粘连松解常推荐使用锐性分离,也可使用能量装置(超声刀或带电剪刀),但在使用时应远离肠道,以防止潜在的热损伤。热损伤可能引起胃肠道医源性穿孔。烧灼可导致组织缺血和坏死,进而导致和加重腹腔内的粘连,所以应尽量避免单极烧灼。超声刀通常被认为具有较低的侧面热损伤风险,但长时间烧灼也会导致侧面组织的损伤。许多医生喜欢用剪刀进行锐性解剖分离,然后双极烧灼来控制轻微出血。而编者常会将以上工具结合使用来有效分离粘连。

1. 锐性分离

锐性分离也就是用锐利的剪刀剪开。腹腔镜手术中基本没有直接用刀切开的机会,因为没有如常规手术刀那样锋利的腹腔镜器械,直接切开也不便于止血。锐性分离常用于无血管的组织粘连和无血管区的膜状组织。使用剪刀剪开前腹壁膜性粘连一小口后,向下推组织,因为重力作用和腹腔内充气的作用,将粘连组织与前腹壁进行分离,再用剪刀继续向前剪开膜性的粘连,这是较快的分离方法。一般剪刀薄而锋利,组织损伤小,但易出血。因此,锐性分离最好用于无血管的粘连,或用于经过电凝凝固已止血的粘连部位。

2. 电凝分离

电凝分离即使用单极电凝器械,使组织迅速高温汽化而达到切开的目的,同时因电凝器械的高温具有止血的作用,类似常规手术用电凝刀切开皮下脂肪组织。目前可用的带电凝的器械包括电钩、针状电刀、电剪刀、分离钳等。切开粘连时,将器械尖端轻触粘连部位(周围无液体或其他组织接触,避免损伤周围组织),再用混合电流频率,直接电凝切开粘连。电凝分离常用于较致密且有血管的粘连,在切开的同时进行止血。电凝出血少,但易烧焦组织,组织损伤和烟雾较大。

3. 超声刀分离

目前,超声刀是腹腔镜下分离粘连时重要的器械,能将锐性分离和电凝分离结合起来,是集抓钳、分离钳、切割凝血功能于一体的高科技器械。通过换能器使超声刀头以 55.5 kHz 的频率进行机械振动,机械能再转化为热能,可使组织凝固,达到切割、分离及止血的目的。据报道,超声刀可对 5 mm 以下血管有效止血。现在最新的超声刀可以对 7 mm 的血管直接凝固后离断。分离腹腔内粘连时,能减少烟雾的产生,避免反复擦拭镜头,缩短分离粘连的时间,大大提高手术效率。

4. 分离粘连时止血

分离腹腔内严重粘连时常会出现渗血,如不及时止血会引起失血,还会影响腹腔镜的视野。因此,需要及时对分离的粘连创面进行止血。常用止血方法包括以下两种。

(1) 高频电凝固:电凝止血是腹腔镜手术中的主要止血方式,是手术医生最常用的腹腔镜下操作。电凝具有使组织干燥、脱水、凝固、止血及切割组织的作用。电凝有单极和双极两种模式。

① 单极电凝止血:单极电凝可以使组织干燥、脱水、凝固,也能使组织汽化、碳化,起到凝血切割的作用,但不适于较粗血管。

② 双极电凝止血:双极电凝使在两电极之间的组织干燥、脱水、凝固,有凝血作用,但没有切割作用,止血效果较好。

(2) 热凝固:热凝完全不同于电凝。它是通过电流使器械自身加热,再将热量传导至组织。因为是传导加热,所以组织干燥所需时间较长,止血作用较慢,作用区域小。热凝止血没有电凝有效,所以使用不广泛。但因为在作用的组织上无电流存在,所以使用时较安全。

5. 防止再粘连梗阻

是否行小肠排列术是腹部多次手术病人术中应该考虑的问题。一般认为,存在较广泛粘连或既往有多次腹部手术史的粘连性肠梗阻病人、腹腔创伤或感染较重者及术后有可能引起小肠广泛粘连的病人需要行小肠排列术。目前编者普遍使用内固定法排列(图 1-9),相对简单,其优势在于减压、避免肠梗阻,能够加快病人胃肠功能的恢复。编者较多使用逆行置管,即经盲肠或末端回肠造口逆行置管并引导至屈氏韧带,不仅避免了顺行插管通过咽喉部可能导致的肺炎,还可以进行早期的肠内营养,有助于病人快速康复。一般术后 1 个月口服石蜡油后拔除肠排列导管,或间隙性拔除,具体根据病人情况决定。

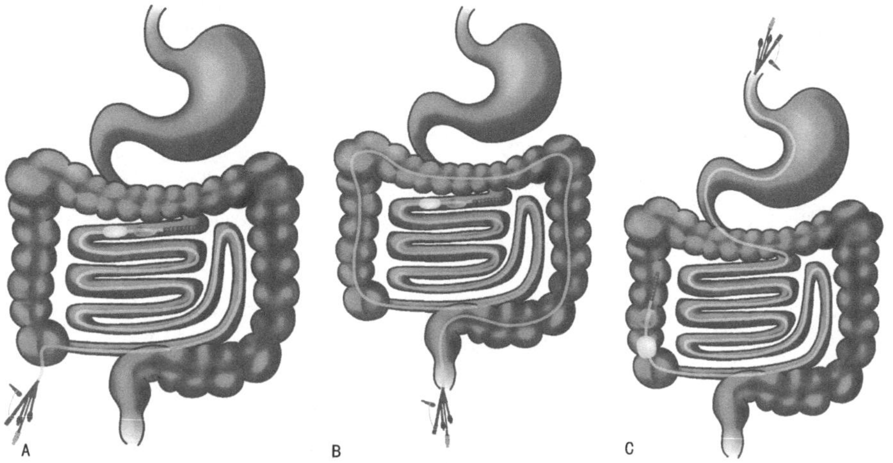

注：A. 切除阑尾后经阑尾残端逆行排列至屈氏韧带以上；B. 经肛门逆行排列至近端空肠或屈氏韧带以上；C. 经鼻腔顺行排列至升结肠。透明气囊为前气囊,白色气囊为后气囊

图 1-9　小肠排列管的不同使用方法

根据临床实践,编者将肠粘连分级定为 5 级(表 1-1)：0 级,无粘连。1 级(图 1-10 A、B),轻度粘连,为索带或索条状粘连,可以用钝性分离完成松解或用剪刀锐性剪开,不发生出血。2 级,中度粘连,分为膜状粘连和紧密粘连,膜状粘连(图 1-10 C)通常是成片状的,可以直接锐性分离,不发生出血；紧密粘连(图 1-10 D)可见肠管与腹部,或肠管与肠管之间较靠近,但有一定的间隙,可以用剪刀剪开,但其中有新生血管形成,容易渗血,也可以直接使用超声刀分离,可以减少渗血且不会损伤肠管和正常组织。3 级,重度粘连(图 1-10 E),肠管与腹壁,或肠管与肠管粘连融合,肉眼无法分辨出界限,也有部分肠管嵌入腹壁融合成一体,能以锐性分离完成松解,但会大量渗血,同时很容易损伤肠管。用超声刀也可以完成分离,减少渗血,但对肠管和正常组织的热损伤极易导致肠管损伤、破裂。4 级,极重度粘连(图 1-10 F),指广泛复合型粘连,常导致第一个穿刺套管很难顺利置入,或置入后发现广泛存在以上各种粘连,松解粘连操作困难。以锐性和超声刀混合使用可以分离松解粘连,但往往难以避免损伤粘连器官或使肠管破裂。

编者认为,1 级和 2 级粘连是简单粘连,因为在腹腔镜下松解粘连时,一般不会发生肠管的损伤和破裂。而 3 级和 4 级粘连是复杂粘连,往往会在松解粘连过程中出现大量渗血和肠管损伤、破裂,需要及时将破损肠管进行修补或切除。

表 1-1　腹腔内粘连分级表

级别	粘连程度		粘连情况
0 级	无粘连		无粘连
1 级	简单粘连	轻度粘连	索带/索条状粘连
2 级		中度粘连	膜状粘连 紧密粘连
3 级	复杂粘连	重度粘连	融合粘连
4 级		极重度粘连	广泛复合型粘连

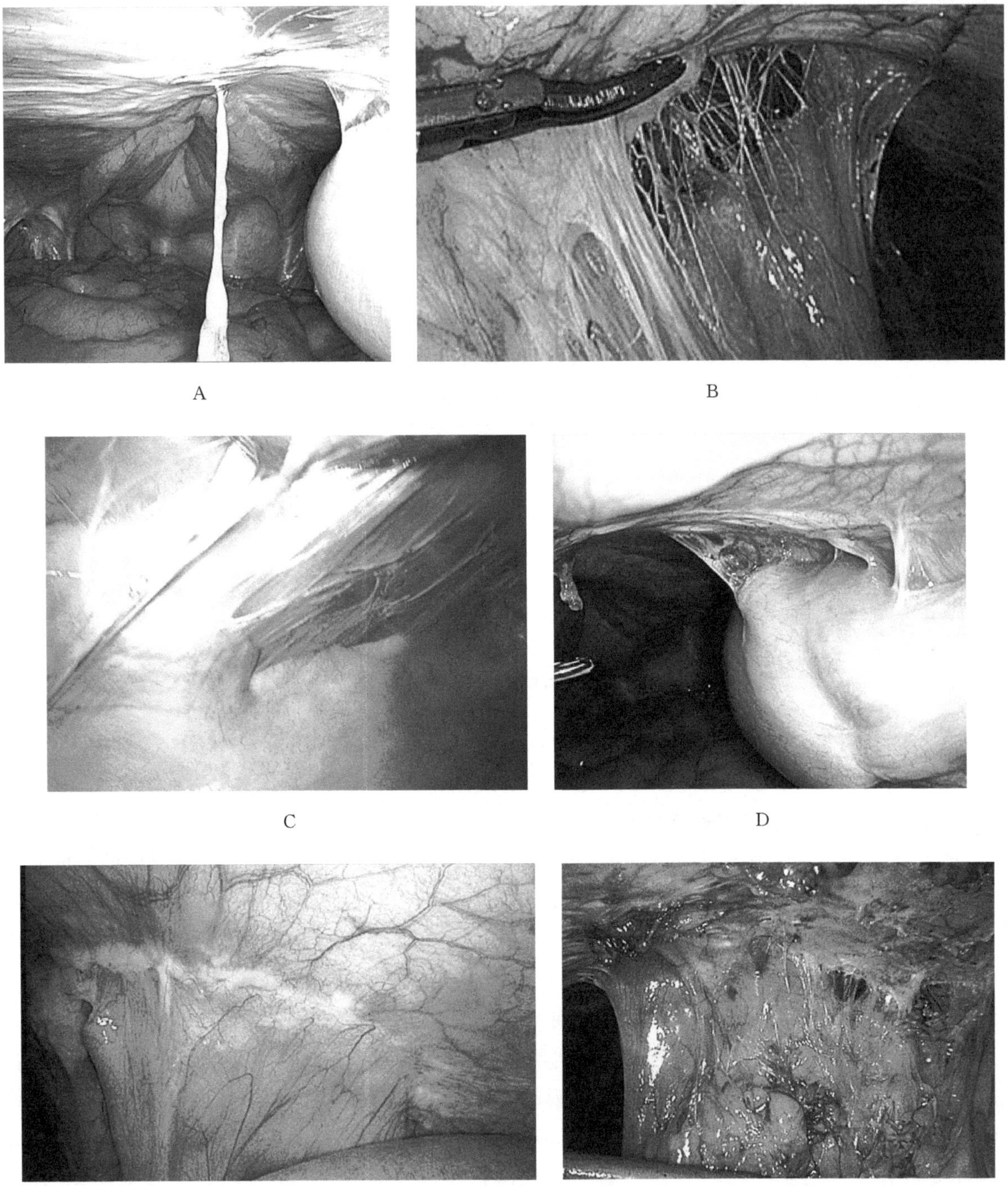

A　B　C　D　E　F

注：A,B. 轻度粘连，索条状或索带状粘连；C,D. 中度粘连，包括膜状粘连和紧密粘连；E. 重度粘连，组织与腹壁完全融合；F. 部分分离后的广泛极重度粘连

图 1-10　腹腔粘连程度示意图

【病例分享】

一般情况：病人，男，70 岁。

主诉：乙状结肠穿孔，乙状结肠造口术后 4 月余。

现病史：病人 4 月余前因进食枣子后出现腹痛，疼痛剧烈，以左下腹最明显，伴恶心、呕吐，发热，无胸闷气促，急查腹部 CT 提示消化道穿孔可能，后出现弥漫性腹膜炎。遂急诊行剖腹探查术＋乙状结肠造口术，术中见乙状结肠穿孔处有枣核。术后恢复可，现为进一步行回纳，来我院门诊，门诊拟“乙状结肠造口术后”收入院。自发病以来，神志清，精神可，食欲可，夜眠可，造口有排气排便，体重无明显减轻。

既往史：于2019年11月26日在我院行经尿道膀胱肿瘤切除术，术后予吉西他滨1.0 g灌注化疗4次；后续病理示浸润性尿路上皮癌，高级别，浸润至固有层。40余年前因胃出血，行胃大部切除术，否认其他重大外伤手术史；否认输血史；否认药物及食物过敏史，预防接种史不详。否认高血压病、心脏病、糖尿病、慢性支气管炎病史。

体格检查：BMI＝17.9 kg/m^2，腹平软，未见明显胃肠蠕动波，腹部可见陈旧性手术瘢痕，造口通畅，造口袋内可见排气排便，造口周围隆起，平卧可缓解，周围皮肤未见明显红肿、破溃。腹壁静脉无曲张，无明显压痛，无反跳痛，无肌卫肌紧张，未及明显包块，肝脾肋下未及，墨菲征阴性，移动性浊音阴性，肠鸣音4次/min。肛诊：肛管及直肠下端未及明显异常肿块，指套退出无染血。

术前诊断：乙状结肠造口术后；造口旁疝；膀胱癌术后。

手术体会：

肠粘连松解术的终极目标是分离腹腔内器官，不造成腹腔内肠管的损伤和污染，为进一步的手术奠定基础。

腹腔镜下肠粘连松解术的原则是由远及近，由易及难，由轻度及重度粘连，充分利用重力的作用，锐性和钝性相结合。尽量使用钝性分离如超声刀，避免出血，但也要避免热损伤。小肠间的粘连可以选用剪刀进行分离。黎介寿院士主张剪刀、手术刀精确锐性分离，他认为钝性分离不适合腹腔粘连的分离。

（陈春球　尹　路）

第三章 腹腔镜微创技术在肠瘘手术中的应用

肠瘘大多为手术后并发症，部分是炎症性肠病及少量外伤所致。这类病人往往有多次腹部手术史，腹腔粘连严重，解剖结构不清，部分病人有放疗史，合并放射性肠炎或长期服用激素，肠管纤维化或水肿质脆，不利于分离、吻合，因此肠瘘手术属于复杂手术。以往对于不能自愈的肠瘘病人采用开腹手术，术中清楚暴露手术视野，术者凭手感帮助解剖分离，这样操作的缺点是创伤大、分离创面渗血多、对病人术后恢复有很大影响。随着腹腔镜技术的完善及器械的改进，其应用范围及适应证在不断扩大。目前有文献报道，腹腔镜技术能对多次手术的克罗恩病病人进行再次手术，也可用于有上腹部手术史的肝胆手术病人。但是腹腔镜手术治疗肠瘘仍有争议，相关报道也很少。截至 2021 年 12 月 31 日，编者所在腹部外科疑难诊治中心一共进行了 166 例腹腔镜肠瘘手术，分别是克罗恩病 76 例，手术后并发症 84 例，贝赫切特病 2 例，膀胱癌转移 1 例，阑尾脓肿 2 例，单纯放射性相关并发症 1 例。编者根据实践经验认为，腹腔镜肠瘘手术具有可行性和安全性，能让手术病人实现快速康复，但操作者要有丰富的临床经验和较高的微创技术。

一、严格把握微创手术指征

腹腔镜手术属于微创手术的一种，与传统术式相比，腹腔镜手术探查范围广，能够放大局部视野，分离粘连时显露清晰，解剖层次也很明显。此外，腹腔镜手术还可以减轻术后炎性反应，病人手术部位疼痛感相对较轻，能够降低术后短期并发症的发生率，缩短肠功能恢复时间，进而缩短住院时间。肠瘘手术的目的是彻底清除或引流所有脓肿，解除远端梗阻，切除瘘管和坏死组织，用健康和血供丰富的肠管吻合或者造口。编者认为腹腔镜肠瘘手术是可行的，但对术者技术水平及心理素质要求高，应严格把握手术指征。对不适合腹腔镜的肠瘘病人强行手术有可能造成医源性损伤，而术中如果不及时中转开腹，会造成手术时间长、失血多、毒素吸收，导致休克甚至危及病人生命。腹腔镜肠瘘手术的难点在于如何选择 Trocar 孔部位，以及进腹后分离粘连和游离出瘘口，这是决定腹腔镜手术成功的重要因素。因此，术前判断病人腹腔粘连程度是实施腹腔镜肠瘘手术的关键。

一般来说，肠瘘发生后需要等待 3 个月再行确定性手术，主要是因为等待的时间越长，粘连程度可能越轻，越容易分离，越有利于开展腹腔镜肠瘘手术。但这是有争议的，具体情况要因病人而异。如果是既往手术范围小、引流良好、腹腔感染轻的单纯肠瘘，其腹腔粘连较轻，可能不到 3 个月也同样适合开展腹腔镜手术。腹腔粘连的程度，可通过查体与影像学结果进行判断(应仔细进行腹部体检，观察瘘口部位、手术瘢痕、有无腹部包块、腹部触诊腹壁是否柔软等；手术前还要行窦道造影、腹部 CT、MRI 检查，观察窦道分型、腹内粘连的分布情况与程度，也有报道通过 B 超明确腹壁下肠粘连部位和程度)。此外，腹腔灌注化疗和放疗会加重腹腔内粘连。对于多种高危因素并存的病人，为确保手术安全，建议谨慎行腹腔镜探查。

此外，特殊情况下的肠瘘手术选择也有所不同。如肠瘘伴腹腔感染脓肿，应尽快引流，避免发生危及生命的进一步感染，此时就不一定需要选择腹腔镜手术。再如，对于疑似或确诊呼吸道传染病的病人，为避免 CO_2 气腹混杂腹腔液体形成气溶胶和避免超声刀使用形成气溶胶，不建议行腹腔镜手术。

二、完善术前准备

腹腔镜微创肠瘘手术时间较长，对病人全身基本情况要求较高。术前须评估病人的营养状况是否明显改善，通过各项检查明确机体脏器功能能否耐受大的手术应激，可以通过多学科讨论的方式进行术前判断。肠瘘病人普遍营养不良，克罗恩病病人更可能合并贫血、发热、腹泻、长期无法进食，因此，良好的营养支持是术前准备的关键。本团队肠瘘病人入院后均行肠外营养支持，有条件者尽早实施肠内营养，以及消化液的回输处理。对于肠内瘘病人可通过抗感染及支持治疗，控制病人腹腔炎症，避免加重炎症粘连。对于肠外瘘病人，加强瘘口的引流，可通过双套管或者三套管冲洗引流、VSD 负压吸引等，将外溢的肠液充分引流，减轻对腹腔及瘘口周围组织的刺激作用，控制局部感染和炎症反应，使瘘口变小，为手术做准备。

三、重视术中操作

（一）建立气腹

开腹手术时选择横行切口，或在原来切口的上下方进行延伸，以利于进腹。病灶下方往往是粘连最为严重的部位，严重的粘连成饼状，没有解剖间隙，手术分离粘连的同时容易导致更多的肠道破损。而腹腔镜肠瘘手术第一个 Trocar 孔部位的选择最重要，要尽量远离陈旧手术的切口。如克罗恩病多发生回盲部瘘，一般选择左侧锁骨中线与肋缘交点下方盲穿或在直视下进腹。建立气腹时应观察气压上升速度和腹部隆起是否对称。如气压上升太快，可能未进腹或误入粘连中。如腹部隆起不对称，可能是腹内粘连有分隔，应观察腹腔病灶全貌后决定接下来的穿刺点。一般尽量使用 10～12 mm Trocar，方便改变腹腔镜镜头的位置，可从各个角度分离粘连，层层递进。如为肠腹壁瘘，游离出腹壁瘘口后，本身也可作为放置 Trocar 的位置。有时腹腔粘连严重，气腹建立不满意，可以用巾钳提起瘘口腹壁或使用血管钳进入并挑起瘘口，扩大操作空间，并指示肠瘘位置，方便分离。选择 Palmer's 点，切开放置第一个 Trocar。

（二）松解粘连

分离粘连、恢复肠道正常解剖是难点。由于肠瘘病人多次手术或存在腹腔感染，病灶有炎症包裹，腹腔里必定有广泛严重的粘连，能否成功分离粘连是手术的关键。术者要熟悉手术部位的解剖，除了防止损伤肠管外，还要避免其他组织器官的损伤。必要时可以插入胃管、肠梗阻导管、肛管、输尿管支架作为指引保护。左右手互换使用器械可以增加松解角度，腹部按压、悬吊、改变体位有助于定位和扩大视野。使用剪刀锐性冷分离，优点是精确，缺点是容易渗血；使用电凝钩锐性热分离，止血效果较好，但容易产生热损伤（也可使用带有电凝的剪刀）；使用肠钳推和拨等属于钝性冷分离，对于进入疏松组织间隙有优势。腹腔镜下钝性分离和锐性分离的交替使用，有利于松解粘连，为后续小切口进腹切除肠瘘奠定基础。如果有小的肠管损伤也可直接在腹腔镜下缝合。此外，经验丰富的扶镜助手能够将镜头灵活绕过粘连，调整观察角度以方便主刀操作，并始终保持方向感，这对于避免脏器损伤、顺利完成松解也很重要。

（三）充分止血

肠瘘病人因分离粘连剥离面较大，创面的渗血较多，容易导致失血。此外，出血导致腔镜视野变暗，手术显露不佳，所以术中要妥善止血。为了尽可能地减少创面渗血，需用电凝棒等器械，边分离边止血，确保止血彻底，广泛渗出可以先使用纱布压迫止血。克罗恩病病人的肠管和系膜均有炎性增厚，浆膜层水肿质脆，探查分离时易出血，术者需要有足够的耐心和细心，才能可靠止血。

（四）暴露瘘口

一般肠外瘘可以经瘘口打入亚甲蓝（俗称美蓝），使瘘管着色，该方法可使瘘管手术时准确定位瘘管。也可经窦道插入血管钳，腹腔镜手术中可以通过操作钳触感指引定位，并牵引暴露，方便解剖。肠内瘘一般形成炎性包块，与周围组织紧密粘连，建议按照先外围后瘘口的顺序先易后难地处理粘连，由疏松、相对正常组织间隙进入，分离周围组织。待完全游离后便可经小切口进腹，将瘘口在体外进行切除吻合或造口。腹腔镜手术需对病人整个腹腔进行探查，确定肠瘘部位、病变范围、有无梗阻等，尤其克罗恩病病人病情多变，可能有多个瘘口、多段肠段病变，腹腔镜下要对全肠道进行探查。

（五）造口和吻合的选择

对于瘘口切除后，行造口还是吻合，编者的经验是克罗恩病病人需要综合各方面因素进行分析，包括病人营养情况、用药情况、克罗恩病活动性评分和病人意愿等，这些都是影响克罗恩病病人手术后并发症的独立因素。疾病稳定期可以进行吻合，活动期则选择造口更安全。非克罗恩病病人要观察小肠的炎症和损伤程度，不健康的小肠则选择造口更安全。如进行吻合，需要排除瘘口远端是否存在梗阻。如果吻合不满意，也可通过吻合口放置肠梗阻导管进行保护。

【病例分享】

一般情况：病人，女，58 岁。

主诉：发现肠外瘘近 4 个月。

现病史：病人 4 个月前因肠梗阻于外院行剖腹探查＋肠粘连松解术，术后近 1 个月切口下方出现破溃，有黄绿色肠液流出，经造影等检查诊断为小肠瘘，予以冲洗引流等治疗后好转。皮肤瘘口缩小，外贴一造口袋，有排气排便至造口袋中，恢复流质饮食。为行进一步诊治收入我科。病程中体重减轻了 15 kg。

既往史：发现宫颈癌 1 年余，行开腹宫颈癌手术，术后行放化疗。否认糖尿病等慢性病史。否认抽烟、酗酒史。

查体：神清，气平，腹部平，脐下见一瘘口（图 1-11），大小约 1 cm×0.2 cm，另一瘘口似乎已愈合，上覆造口袋，造口袋有排气排便，余腹部未及肿块。无明显压痛、反跳痛。血常规：血红蛋白（HGB）81 g/L；白细胞计数（WBC）2.69×10^9/L，予以升白细胞治疗后复查 WBC 2.69×10^9/L。生化：肝功能及电解质正常，白蛋白（ALB）25.6 g/L，予以白蛋白输注。影像学核查见图 1-12。

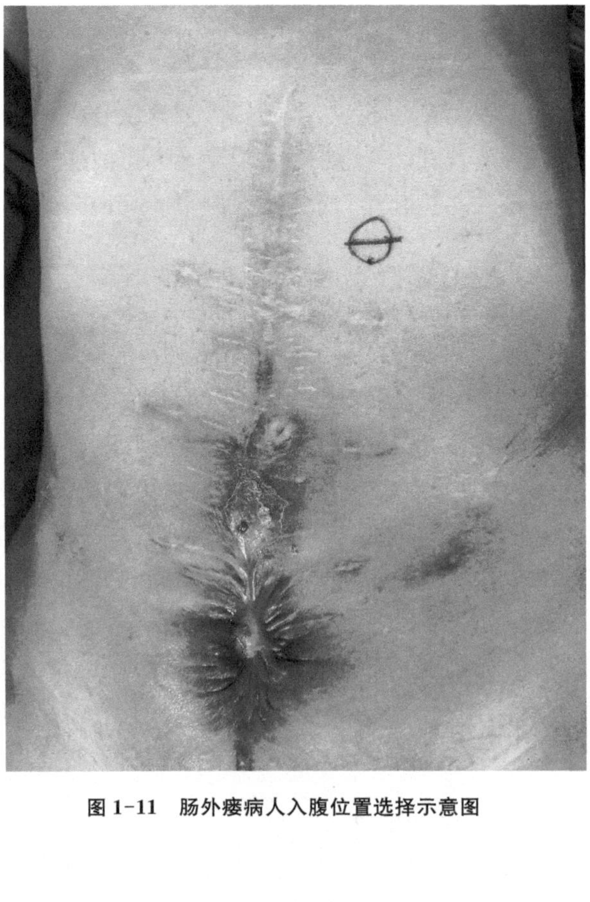

图 1-11　肠外瘘病人入腹位置选择示意图

术前诊断：小肠皮肤瘘；小肠梗阻；放射性肠炎；左下肢深静脉血栓（下腔静脉滤器置入术后）；宫颈癌放化疗后；中度贫血。

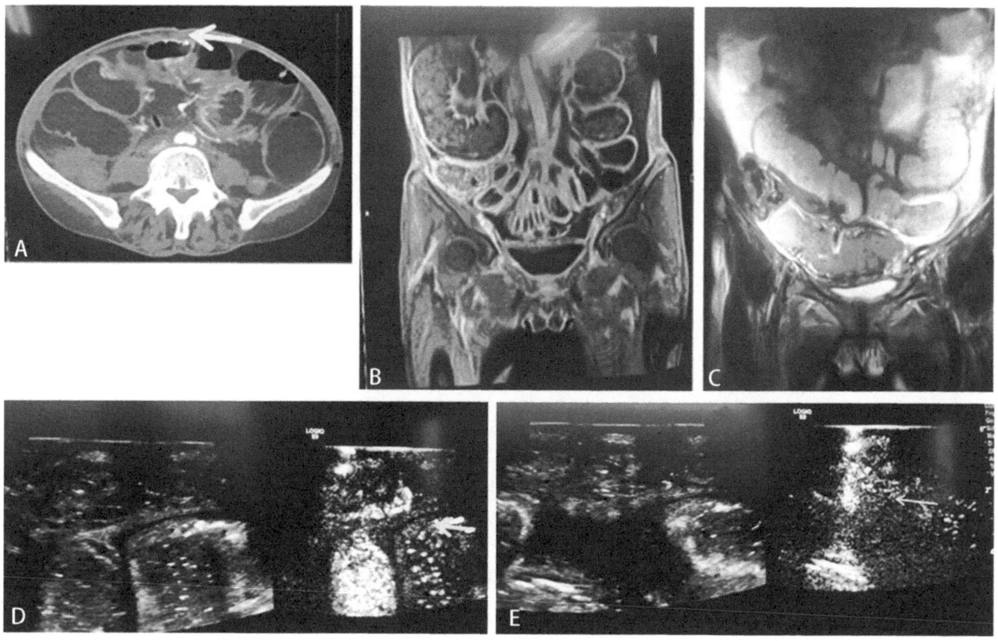

注：CT(A)及 MRI(B、C)示小肠明显扩张，腹腔积液；胃肠道超声造影(D、E)示造影剂自瘘口进入小肠

图 1-12　影像学检查图

图 1-13　手术回放

手术体会：

腹腔镜微创技术治疗肠瘘安全可行，有利于病人术后快速康复，值得临床进一步推广。但对手术者的操作技术提出了更高的要求。另外，需要严格把握微创手术指征，做好术前准备，精细地进行术中操作。如遇到“冰冻样”粘连，并且解剖困难时，应及时中转开腹，尽量避免损伤、出血、感染等并发症。

（陈春球　尹　路）

第四章

腹腔镜微创技术在肠梗阻手术中的应用

一、诊断评估

有肠梗阻症状的病人应先行拍摄腹部立卧位平片及进行胃肠减压操作。CT 可以作为诊断的主要影像学依据。超声波检查也能提供辅助信息，但需要有经验的 B 超医生检查。对于不需要急诊手术的病人，也可以使用水溶性造影剂拍片检查。一旦明确了肠梗阻的诊断（腹部压痛、腹胀、呕吐、X 线立位片中的多个气-液体平面、鼻胃管中吸出大量液体），就需要进一步的影像学检查明确梗阻的原因。CT 在检测肠缺血（准确率 73%～80%，敏感度 85%～100%）和鉴别诊断机械性肠梗阻、麻痹性肠梗阻方面较为准确，但增加口服造影剂后检查意义不大。另外，CT 平扫可用于肾功能衰竭的检查，但对肠缺血的检查不敏感。专业医生认为，肠梗阻病人一定要做 CT 检查，特别是在腹腔镜微创手术之前，因为腹腔镜下手术医生无法依靠手的触觉来排除其他疾病。B 超对机械性肠梗阻的诊断准确率约为 74.1%，对麻痹性肠梗阻的诊断准确率约为 54.1%，目前使用较少。

二、手术时机

完全性肠梗阻病人应尽快手术治疗；而部分不完全性肠梗阻病人可在非手术治疗 24～48 h 后再次检查，选择限期手术。没有绞窄性或腹膜炎症状的肠梗阻病人，通过保守治疗，90%以上可以得到缓解。但如何预测肠梗阻是进一步发展为绞窄性肠梗阻还是肠梗阻症状缓解是比较困难的。有报道，在 48 h 保守治疗无效的病人中，胃内注射水溶性造影剂有助于缓解肠梗阻，这减少了手术的可能性。对于病情的判断一定要谨慎，因为如果手术干预延后，会明显增加术后并发症和肠道切除率。所以在完全性肠梗阻病例中，建议立即手术探查，特别是使用腹腔镜微创手术探查和治疗。编者也经常使用放置肠梗阻导管减压，成功率达 90%，对术后早期单纯性小肠梗阻的预防和治疗有一定的参考意义。

三、病人选择

腹腔镜微创手术的唯一排除标准是与气腹相关的禁忌证，如血流动力学不稳定或心肺功能明显的损害，其他为相对禁忌证。但外科医生应根据腹腔镜的手术经验，对每个病例进行判断。在医学文献报道中，对腹腔镜手术的麻醉禁忌证没有明确定义，特别是需要急诊手术的病人，水和电解质需要优化到最佳状态。一般认为，有腹腔镜手术禁忌证不再考虑微创手术，有的医生优先选择剖腹手术，保持较低的手术中转率（这些医生认为直接剖腹手术比发生医源性并发症后再中转开腹更好）。如肠袢明显扩张（>4 cm）通常被认为是腹腔镜手术的绝对禁忌证，外科医生会选择剖腹手术。但也要结合梗阻部位（近端或远端）、梗阻程度（完全或不完全）和病人意愿等因素综合考虑。

明确有肠道缺血或腹膜炎症状，可以选择腹腔镜手术，但要考虑到中转开腹手术的可能性，并选择小切口进腹，进行体外切除/吻合手术。有手术史也不是腹腔镜手术的禁忌证，但是否进行腹腔镜手术取决于手术部位(正中切口、旁正中切口,还是斜形切口等)和既往手术的类型。有 20%左右的病人腹壁无明显粘连。

四、第一个穿刺孔的置入和气腹建立

肠梗阻腹腔镜手术建立气腹时,建议将穿刺孔选在远离预先存在的瘢痕部位,使用完全开放式进入技术。其他类型的入路,如闭合式穿刺、气腹针辅助、光学可视套管针辅助,取决于外科医生的偏好和经验。术前超声定位也有助于第一个手术穿刺孔的建立。编者建议使用远离先前瘢痕的开放式进腹,在直视下钝性分离肌肉和腱膜,有时可通过手指游离出空间,切开腹膜后放入套管充气,建立气腹。也有医生使用穿刺针建立气腹和使用闭合穿刺的报道(主要在左上象限,包括气腹针或可视套管针穿刺),类似于传统的腹腔镜手术穿刺技术。同时对特定进腹技术的自信心也很重要。在闭合式穿刺时,超声引导下穿刺也很有用。

五、去除梗阻原因

通过探查扩张和狭窄肠管的交界处,发现明显的梗阻带并查明原因,进行梗阻解除可以恢复肠道功能。但有时梗阻带不明显,为确切查明梗阻原因,一定要探查全部的肠道,包括屈氏韧带和回盲部。但要防止意外医源性损伤甚至穿孔,这时最好是由经验丰富的医生操作。为了防止损伤,可以考虑以肠系膜为轴,通过移动手术床探查,以尽量减少扩张,并避免充满肠液的肠壁受到破坏。

六、腹腔镜手术中转为开腹的时机

通过腹腔镜探查后,肠梗阻原因仍然不明,或肠道过度扩张使腹腔镜探查手术无法顺利进行时,必须中转为开腹手术。医源性肠损伤并不是中转开腹的绝对指征;对于肠梗阻是选择腹腔镜技术、小切口还是大切口手术,取决于临床情况及手术医生的经验和信心。编者倾向于在腹腔镜探查术中(安全进入腹部后)选择是否进一步进行腹腔镜微创手术,而不是术前决定是行开腹还是微创手术,这样每个病人都有接受腹腔镜微创手术的机会。肠道的过度扩张和致密的广泛弥漫性粘连是导致医源性肠穿孔的最常见原因。有 Meta 分析认为,在有肠缺血或医源性穿孔的情况下必须中转开腹;也有医生认为,有大量肠内容物溢出时才进行中转,在腹腔内污染不大的情况下,可以通过腹腔镜缝合或用腹腔内肠钳夹闭破损肠管,也不会有很大的感染风险。而一些致密的腹腔内粘连和粘连部位会影响到粘连的成功松解,因此外科医生的经验是很重要的决定因素。

【病例分享】

一般情况:病人,男,22 岁。

主诉:反复腹痛 1 年余。

现病史:病人于 2019 年 4 月无明显诱因下出现腹痛,主要为脐上,至外院查胃镜(2019-5-24)示:浅表性胃炎伴糜烂;肠镜(2019-5-24)示:进入末端回肠约 8 cm,黏膜粗颗粒样增生,充血水肿。诊断:末端回肠炎。考虑回肠炎症,予以美沙拉嗪口服,自述疼痛缓解。2019 年 9 月因熬夜、劳累,腹痛再发,伴有呕吐,服用中药调理,症状无缓解,恢复服用美沙拉嗪。2019 年 12 月因间断腹痛、腹胀,至外院入院治疗,查肠镜(2019-12-23)示:末端回肠炎,克罗恩病可能。下腹部 CT(2019-12-24)示:右下腹部分小肠肠壁增厚水肿,考虑炎性肠病。诊断:末端回肠炎,克罗恩病可能,予以美沙拉嗪、酪酸梭菌(米雅)口服治疗。2020 年 3 月初,病人进食后突发脐上腹痛,反复发作 2 周,外院就诊,门诊予以补液、抗炎、支持治疗,于 2020-3-16 起予以泼尼松 30 mg 口服 20 d,自觉症状未缓解,自行停药。

2020年4月经当地某医院住院治疗，查腹部CT(2020-4-16)示：①远端回肠壁增厚伴小肠梗阻，局部肠壁明显水肿，肠管重度扩张；②右肾囊肿，双肾小结石或钙化灶。予以抗炎、补液、灌肠等对症支持处理，疼痛仍阵发性发作，建议至上级医院就诊。现为进一步诊治，门诊拟"小肠梗阻"收入我科。发病以来，病人精神可，胃纳可，夜间睡眠可，大便1～2次/d，成形，黄色，无黑便、血便，小便如常，近期体重无明显变化。

既往史、个人史：否认高血压病、糖尿病、冠心病等慢性病史；否认肝炎、肺结核病史；否认青霉素等药物过敏史；否认食物过敏史；既往2019年4月行阑尾切除术。否认其他手术外伤史；否认输血史；预防接种史不详。

体格检查：BMI＝17.1 kg/m^2，下腹膨隆，偶可见肠型、蠕动波，腹壁静脉无曲张；腹软，肝脾肋下未触及，全腹无明显压痛、反跳痛，未触及腹部包块，墨菲征(－)。肝区、肾区叩击痛(－)，移动性浊音(－)；肠鸣音4～5次/min。未及其他明显肿块，指套退出无染血。CDAI＝192分。

辅助检查：血常规WBC 5.3×10^9/L，HGB 10.1 g/dL，凝血等基本正常。白蛋白34.7 g/L。余各项检查未见明显手术禁忌。CT提示小肠梗阻(图1-14)，末端回肠增厚狭窄，小肠内瘘形成。

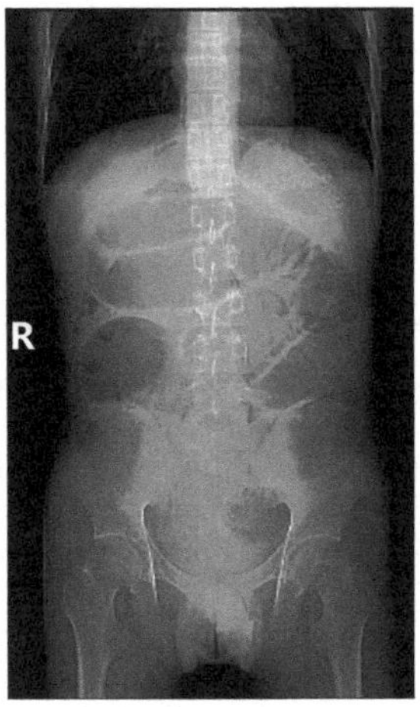

A

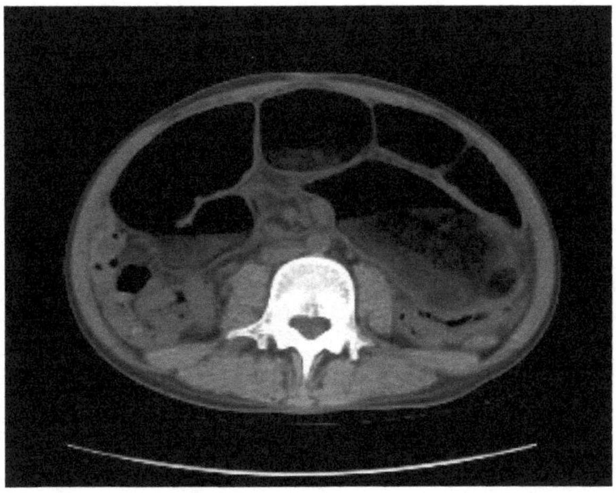

B

注：A. 腹部卧位片；B. 腹部CT平扫

图1-14 术前影像学检查提示小肠梗阻

临床诊断：不完全性肠梗阻、克罗恩病、肠内瘘。

手术Trocar及回肠造口位置示意见图1-15。

手术体会：

肠梗阻微创手术第一个进腹穿刺孔的选择最重要。原则上应选择开放式进腹，此病人选择左上腹、没有手术瘢痕的部位进腹后建立气腹。主要是注意避免损伤扩张的肠管，进腹后探查一定要使用肠钳，避免使用分离钳等有损伤性的器械，否则容易发生肠管浆膜层或系膜的损伤，甚至导致小肠破裂，大量肠液或粪汁流入腹腔而导致腹膜炎，如果病人全身情况比较差，很容易出现感染性休克，并导致死亡。

术中分离粘连，并通过寻找增粗肠管和细肠管的交接处，发现肠梗阻的病变部位。也可以通过找到固定的屈氏韧带，沿小肠向远端探查整个小肠，找寻肠梗阻的部位。如果未发现病变，再行升结肠—横结肠—降结肠—乙状结肠—直肠探查，特别是结肠肝曲和脾曲的探查，避免遗漏病变。

通过探查找到病变部位后，要根据术者的经验，决定个体化的手术方案。如果是进行切除病变后的

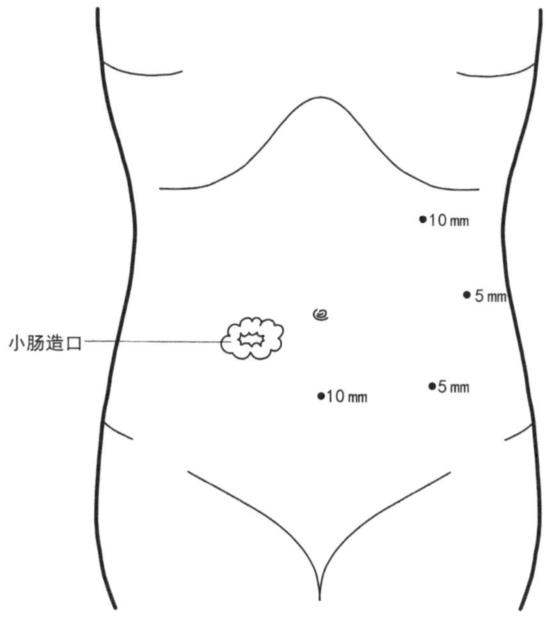

图 1-15 手术 Trocar 及回肠造口位置示意图

吻合,要考虑是否进行肠排列,并明确排列的方式和方向。如果需要肠造口,还需要考虑造瘘部位,如何让病人便于护理。同时考虑为下次造口回纳术创造更好的条件。

因为慢性肠梗阻肠管明显扩张,功能恢复正常后会明显缩小。为防止造口脱垂或回缩,在顺利把病变扩张小肠从造口位置拖出后,要适当地缩小腹壁造口部位的缺口。

（陈春球 尹 路）

第五章 腹腔镜微创技术在造口还纳手术中的应用

一、小肠造口还纳

(一) 小肠-结肠吻合

回肠造口术将大便转流有助于减少结直肠吻合口瘘的发生率。因此，回肠造口术是许多结直肠手术及炎症性肠病合并结直肠或末端回肠并发症切除病变后的常见辅助手段。因为部分结直肠手术后常发生并发症，如吻合口瘘、腹腔内脓肿、脓毒血症和多器官功能障碍等，并可能危及病人生命，应选择回肠造口术用于这些病人。回肠造口术后常见的并发症包括脱水、急性肾功能衰竭、造口旁皮肤炎症、造口回缩、造口狭窄、造口脱垂、造口旁疝、出血等。然而，回肠造口术回纳也有可能导致严重并发症，目前临床报道的并发症发生率和病死率分别为17%～20%和0.4%。回肠造口回纳术是择期手术，但最佳手术回纳时机各有不同。目前编者采用术后3个月关闭造口，有时也在造口术后8～10周回纳。以前常使用开腹手术，从腹壁解剖出肠外造口，切除造口部位，找到远端肠管，重建肠道的完整性，对远近端肠管进行吻合。同时需要行腹腔粘连松解术和造口旁疝修补术。

目前，腹腔镜微创回肠造口回纳术的使用日益广泛，它与传统的开放手术相比具有更多潜在优势。这种手术方式具有可视化操作的特点，使得识别造口旁疝和修补更容易，也更方便松解腹腔内粘连。与许多其他的外科手术一样，腹腔镜微创手术已经被证明优于开腹手术。

对位于右腹部的回肠造口，编者按以下方法进行腹腔镜回肠造口闭合术：用开放方式在左肋下经腹直肌进腹，建立气腹后，沿左腋前线、Palmer's 点、肚脐与耻骨联合连线中点放置3个套管针。分离腹腔内和造口周围的粘连。找到近端结肠的残端，将造口的末端回肠在腹腔内用腔内直线切割闭合器离断，再用60 mm的腔内吻合器进行回肠-结肠侧-侧体内吻合术，并用3-0或4-0可吸收缝线缝合肠切开部位。最后沿腹壁造口，切除残余的造口后缝合腹壁缺损。

【病例分享】

一般情况：病人，男，22岁。

主诉：间断右下腹胀痛6年余，末端回肠造口术后6个月。

现病史：病人6年前无明显诱因下出现反复腹部绞痛，位置不固定，每日疼痛4～5次，每次持续数秒，进食后症状加重。无腹泻、发热、恶心、呕吐、头晕、心悸、出冷汗，无黑便，无黑朦晕厥，无皮肤、巩膜黄染及淤点淤斑，无肛门停止排气，无关节酸痛，病程中多次于当地医院就诊，行电子肠镜检查考虑克罗恩病(未见报告单)。其间多次行英夫利昔单抗(类克)治疗，末次类克治疗时间是2019年1月，自述效果不佳。查上腹部CT(2019-10-17)示：回肠远段、回盲部及盲肠区肠管病变，右侧腹壁、髂窝不规则片状稍低密度灶，结合病史，考虑克罗恩病伴脓肿形成可能性大，累及右侧腹壁肌肉及右侧腰大肌，少量腹水。下腹部CT(2019-10-18)示：①右下腹回盲部肠管病变，考虑为炎症性肠病伴周围炎性病变，右下腹引流中，右侧腰大肌、髂腰肌内肿胀伴积气。②右下腹肠周脂肪间隙及肠系膜间隙多发小淋巴结。于2019-10-29行腹腔镜右半结肠切除术＋回肠造口术＋复杂肠粘连松解术，排除禁忌后2019-12-05、2019-12-19、2020-01-16三次行类克300 mg治疗，近日为行类克治疗，来我院就诊，门诊拟“克罗恩病”收治入院。发病以来，病人精神可，胃纳可，夜间睡眠可，造口袋内见黄色烂便，无黏液脓血，小便如常，近来体重无变化。

既往史、个人史：平素健康，否认高血压病、糖尿病、冠心病等病史，否认肝炎、结核、伤寒等传染病史。预防接种史不详。否认输血史。否认手术外伤史，否认食物及药物过敏史。

体格检查：腹平坦，未见胃肠蠕动波，造口黏膜红润、通畅，腹壁静脉无曲张；腹软，肝脾肋下未触及，全腹无明显压痛、反跳痛，未触及腹部包块，墨菲征(—)，肝区、肾区叩击痛(—)，移动性浊音(—)，肠鸣音4～5次/min。术前肠镜检查见图1-16。

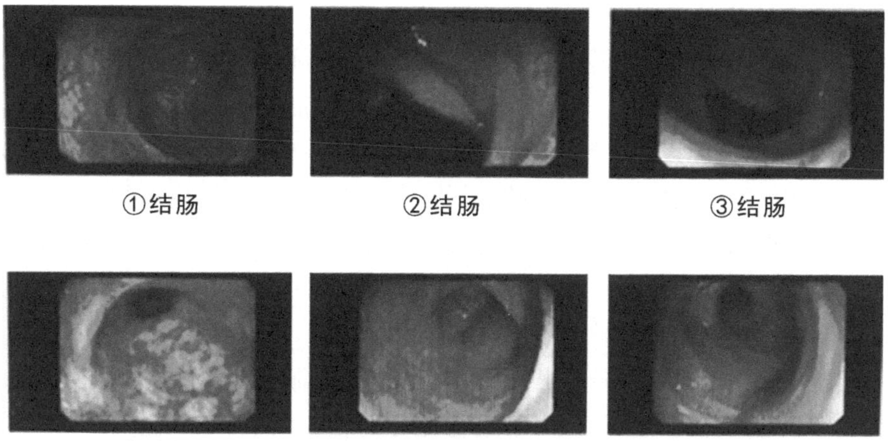

④结肠　⑤回肠末端　⑥回肠末端

图1-16　术前肠镜检查

术前诊断：回肠造口状态、回盲部切除术后、克罗恩病。

手术体会：

术中完全分离腹腔内的粘连，造口处的末端回肠充分游离，并使用超声刀将离断处的系膜切断。也可以先在腹腔内沿造口小肠与腹膜融合处进行分离，腹腔内游离造口。再找到结肠残端，并充分游离，但一定要避免损伤十二指肠、输尿管，分离出结肠残端游离缘。建议缝牵引线，以利于腹腔镜下吻合器械的使用，并明确吻合部位的定位。注意吻合后在吻合口“裤衩”部位的减张缝合。

(二) 小肠-小肠吻合

目前，许多医生做低位直肠癌切除术时，为预防吻合口瘘的并发症，在手术时会做一个临时的转流性的末端回肠造口。随着保肛手术和低位盆腔吻合术的增加，转流性的回肠造口术越来越多。而与吻合口瘘相关的危险因素包括男性、高龄、营养不良、新辅助放化疗、手术时间长和围手术期输血等。考虑到吻合口瘘会对术后结局产生不良影响，现有证据证明，建立末端回肠造口有助于减少与吻合口瘘相关的并发症。

传统的回肠还纳手术方法是沿造口做环形切口，先将附在腹壁上的肠管分离，并充分游离造口处回肠肠道，将回肠造口的近端和远端提出造口外，进行回肠近端和远端的吻合，随后逐层缝合腹壁缺损。鉴于术后并发症发生率低、肠功能恢复早、住院时间短等优点，微创腹腔镜技术在肠道回纳手术中的应用正在逐步推广。开放手术因为并发症高和住院时间长等原因，其整体的花费也并不低于腹腔镜肠道回纳手术。

术后粘连会增加病人再次手术的难度，并增加腹腔镜手术中转剖腹手术并发症的风险。但如果首次手术是采用腹腔镜的微创手术，那么术后粘连的发生率就会降低，会使再次手术更容易和安全。由于小肠造口需要进行粘连松解，因此影响造口回纳的难点之一是腹腔内粘连的程度，这也会影响到手术的时间。回肠造口术是一种常见且标准化的手术，因此腹腔镜回纳手术也应该具有一定的规范性。

与开腹手术相比，首次在腹腔镜下进行的直肠切除术术后回肠造口回纳时间更短，因为粘连可能会更少。据报道，腹腔镜结直肠手术后粘连性小肠梗阻的发生率极低。有一项 Meta 分析同样发现，与开放手术相比，腹腔镜手术可显著降低粘连性小肠梗阻的风险。也有研究认为，腹腔镜切除术后在造口回纳过程中遇到的粘连的严重程度更低，但手术时间会比开腹直肠切除术更长，这可能与不同手术方式的操作过程有关。

(三) 腹腔镜微创手术方法

对于腹腔镜回肠造口回纳术，通常采用 3 孔入路，同时行全腹腔内吻合术。气腹是在腹部左上象限的 Palmer's 点，通过开放式置入第一个套管针后建立。放入腹腔镜 30°镜，在左中腹和左下腹分别放置一个 12 mm 和 5 mm 的腹腔镜套管。腹腔镜下松解粘连，以明确远近端回肠吻合部位，并将回肠与腹腔内的任何附着物分离。明确回肠近端和远端后，使用腹腔镜下胃肠直线切割闭合器切断断端。留置牵拉线以对合近端和远端肠管的对系膜缘。肠近端和远端切开小口，采用腹腔镜下直线切割闭合器进行侧-侧吻合。然后用闭合器闭合或缝合肠切开的部位。最后，在腹腔镜观察下沿腹壁造口边缘切开皮肤，完整切除造口，随后逐层缝合腹壁缺损。

腹腔镜下回肠造口回纳术进行体外吻合的方法，是采用与前面相同的 3 孔法入路，进行腹腔镜下粘连松解和回肠造口的腹腔内分离。在腹腔镜下进行充分的粘连松解和游离后，改为开放性手术。沿皮肤、皮下组织和筋膜环形切除回肠造口。将造口回肠近端和远端拉出体外后，用直线切割闭合器进行侧-侧吻合，随后逐层缝合腹壁缺损。

编者临床实践发现，与开放式回肠造口回纳术相比，腹腔镜手术(无论是体内吻合还是体外吻合)可以缩短病人术后住院时间，加快胃肠道功能恢复，明显减少手术应激反应，这可能是因为术中肠道操作减少的缘故。对于腹壁厚度增加的肥胖病人，回肠造口回纳时将小肠提出体外操作可能较为困难，因此对于这一类型的病人，全腔镜下吻合技术是更具可行性的选择。

【病例分享】

一般情况：病人，男，54 岁。

主诉：直肠癌术后 10 月余。

现病史：病人 10 月余前因直肠癌在我院行腹腔镜下直肠肿瘤经括约肌间根治术＋小肠造口术。术后恢复可，予行化疗。现为进一步行造口回纳收治入院。

血常规、肝肾功能、电解质、凝血功能、输血前四项、心肌酶谱、甲状腺功能基本正常。肿瘤指标：CEA 5.32 mg/mL。心电图：窦性心律。心脏超声：LVEF 68%。肺功能：通气功能正常。胸部 CT：右肺上叶尖段及后段粟粒灶、结节灶，尖后段结节稍大。

术前诊断：回肠造口状态、糖尿病、直肠癌术后。

手术体会：

腹腔镜下充分分离腹腔内粘连；完全游离出远端回肠残端，缝牵引线，并确定吻合位置。用腔镜下吻合器械进行小肠-小肠对系膜缘侧-侧吻合。术后注意残端完全止血，在“裤衩”部位减张缝合。

（四）Hartmann 术后结肠造口还纳

Hartmann 术由法国外科医生亨利·阿尔伯特·哈特曼(Henry Albert Hartmann)于 1921 年在法国外科协会第 30 次会议上介绍。他描述了 2 名因乙状结肠癌导致结肠梗阻的病人，采用近端结肠造口术转流，切除原发乙状结肠肿瘤，将直肠残端封闭的手术方式，病人术后恢复良好。Hartmann 术是治疗恶性肿瘤导致结肠梗阻的一个巨大进步，后来也被用于其他紧急手术，包括乙状结肠或直肠结肠穿孔等，也成为治疗这类疾病的金标准。然而，因为涉及病人 Hartmann 术后的生活质量和造口护理的问题，所以外科医生和病人大都希望能关闭结肠造口，而最佳关闭造口的时间和关闭造口病人的选择标准是主要考虑因素。当然，也涉及外科医生关闭结肠造口的技术能力以及能否选用腹腔镜微创技术进行关闭等。

1. 术前准备

Hartmann 术是一种并不复杂的手术，但通常是急诊进行的操作，此时病人比较虚弱，并处在感染状态下，所以术后出现并发症和死亡的概率较高。Hartmann 术后恢复时间较长，在报道中术后还纳的比例低于 50%。因良性炎症性疾病或乙状结肠憩室炎进行的 Hartmann 手术，手术后结肠回纳的概率要比恶性肿瘤病人高得多。这可能是由于肿瘤病人的一般情况较差，并需要进一步的药物治疗，并且预后较差。Seetharam 等报道 128 例因恶性和良性疾病接受 Hartmann 术治疗的病人，其中良性疾病(主要是乙状结肠憩室炎穿孔)的术后造口回纳的比例明显更高。Hartmann 手术常在腹膜炎、肠缺血或感染的病人中进行，这使术后造口回纳变得困难，因为腹腔内粘连和解剖结构发生改变，常难以找到直肠残端。有些外科医生喜欢使用长的不可吸收缝线标记直肠残端，以便于在回纳时寻找直肠残端，但没有研究表明使用这种技术有利于术后寻找残端。此外，直肠残端位于盆腔腹膜内或腹膜外水平，对术后残端相关并发症没有影响。Hartmann 术后造口回纳，在恢复肠道连续性方面可能存在技术上的困难。病人可能因为腹壁缺损或发生致密的粘连，使得手术时容易发生器官损伤，包括肠道、输尿管或子宫附件。在某些情况下，恶性肿瘤病人的手术区域可能受到放化疗的影响，或者直肠残端较短，埋入骨盆，导致近端还纳肠管长度不够，无法进行无张力的肠管吻合，从而增加了手术难度和并发症的发生率。

虽然许多因素会影响到造口回纳的时间，但在考虑回纳术前，病人肿瘤的情况是首要考虑的因素之一。在一些回顾性研究中，对于造口回纳时间的选择各不相同，但一般要求在 Hartmann 术后 3 个月以上，术后维持造口时间越长，回纳术中和术后的并发症可能越少，但术后可能因为直肠废用时间过长导致腹泻等。尽管没有研究描述如何评估直肠残端变化的方法，但在回纳术前一定要安排检查残端灌肠造影或纤维内镜。这不仅可以排除憩室炎后残留憩室，或发现复发的恶性肿瘤及残端的位置，还可以更好地了解远端直肠解剖结构和通畅程度。

降结肠和乙状结肠造口是 Hartmann 术的一部分，如果病人情况允许应该进行造口回纳手术，提高病人的生存质量。根据目前的报道，回纳术后并发症发生率的高低与手术方式有关。与其他开腹回纳手术相比，使用腹腔镜微创技术效果更好，病人恢复快且并发症少。

2. 手术技巧

Hartmann 术后造口回纳成功与否取决于许多因素，包括手术医生的手术技术和经验以及病人的解剖特点。有一些手术步骤可能具有挑战性，如脾曲的游离(如果因为乙状结肠病变需要切除部分乙状结肠就需要充分游离脾曲)，其他影响手术结果的因素包括吻合类型和血供情况等。

根据 Khan 等的报道，比较 15 例手工吻合与 14 例吻合器吻合的 Hartmann 术后造口还纳术，发现手工组吻合口狭窄率较高。但这项研究人数较少，无法得出具有统计学意义的结论。另有苏格兰的一项研究比较了 75 例手工吻合和 69 例吻合器吻合的病人。手工组吻合口狭窄发生率明显较高($P<$

0.05)，但吻合口瘘发生率无明显差异。而 Roe 等将 35 例手工吻合与 34 例吻合器吻合病例进行比较，发现无论是手工吻合(34%)还是吻合器吻合(26%)，并发症发生率差异没有统计学意义。所以用何种方式吻合，在并发症发生率方面应该没有差别。另有许多研究比较了吻合口吻合方式差异(端-端或端-侧或侧-侧)，发现其在并发症发生率方面也没有区别。

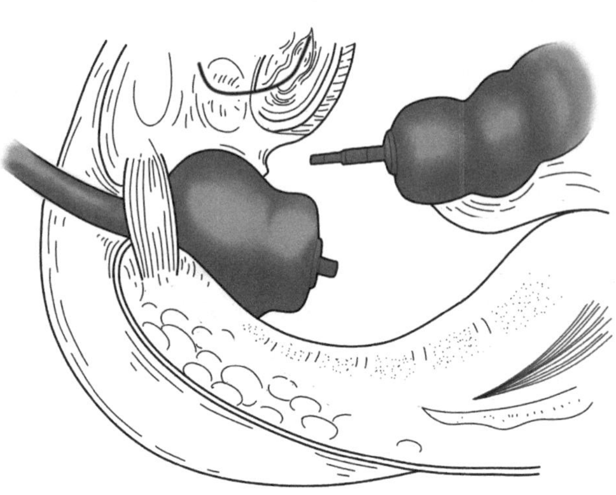
图 1-17　Hartmann 术后造口还纳示意图

由于 Hartmann 术大都是急诊手术，常存在严重腹膜炎或急性大肠梗阻，进而导致手术空间不足，因此大多数 Hartmann 术是在开放手术下完成的。尽管开腹手术仍然是 Hartmann 术后恢复肠道连续性最常用的手术方法，但现在研究提倡使用腹腔镜微创手术。1993 年时，Gorey 等第一次提出使用腹腔镜微创技术回纳 Hartmann 术后的造口。常见 Hartmann 术后腹腔镜微创手术造口回纳过程是先缝合造口，以减少手术过程中潜在的污染，将造口从腹壁完全游离，并在造口近段放置管型吻合器的底钉座，再通过造口部位用腹腔镜单孔技术，进腹分离粘连并识别直肠残端。经肛门插入的管型吻合器杆与近段结肠进行端-端吻合(图 1-17)。

他们将此方法与 Hartmann 开放回纳术进行比较，结果显示此方法在缩短手术时间和住院时间方面有优势。这两种方法在术后并发症发生率方面没有差异。也有报道使用微创方式充分游离直肠和结肠残端后，用环形吻合器进行吻合；使用手辅助装置的腹腔镜辅助 Hartmann 术后造口回纳术，外科医生徒手进入腹腔，辅助完成粘连分离并找到直肠残端，这样只需要相对较小的腹部切口；使用多孔进行腹腔镜下 Hartmann 术的造口回纳。与开放手术相比，这些微创技术表现出更好的手术效果。

实际上，腹腔镜微创技术回纳 Hartmann 术后造口时，中转开腹率仍然较高，Celentano 的 Meta 分析显示中转开腹率为 9%～50%，这表明微创回纳 Hartmann 术后造口的复杂性。最常见的原因是广泛粘连(71.9%)，其他因素包括直肠残端相关问题(7%)。尽管如此，与开放手术相比，接受腹腔镜手术的病人恢复速度更快、愈合更好，并且被推荐为首选手术技术。目前也已经有机器人微创手术回纳的报道。

3. 手术预后

尽管外科技术和腹腔镜微创技术飞速发展，Hartmann 术后造口回纳仍然有一定的并发症发生率。但腹腔镜微创手术要比开放性 Hartmann 术后造口回纳术后的并发症发生率低，腹腔镜组浅表伤口和深部手术部位感染较少。

吻合口瘘的发生率似乎与其他结直肠手术相似，有回顾性研究报道吻合口瘘发生率约为 4%。由于大多是急诊手术，Hartmann 术后并发造口旁疝和切口疝的发生率很高。这种切口疝的发生率也会影响到回纳手术，并且 Hartmann 手术后造口回纳处也有较大的切口疝发生率，这就需要再次手术。

【病例分享】

一般情况：病人，男，67 岁。

主诉：前列腺癌术后膀胱直肠瘘，Hartmann 术后 1 年余。

现病史：病人 1 年余前外院检查提示前列腺占位，病理检查确诊前列腺癌。于 2019 年 1 月 22 日行腹腔镜下前列腺癌根治术，术后予抗感染、补液等支持治疗。后病人出现发热，肛周会阴部疼痛不适；2～3 日导尿管出现黄色粪渣样物，考虑直肠膀胱瘘。后行乙状结肠造口术。术后定期膀胱冲洗。2019 年 6 月 3 日行膀胱直肠瘘修补术，术后恢复可。现为行造口回纳，来我院，拟“乙状结肠造口状态”收入院。自患病以来，病人一般情况可，睡眠可，胃纳可，大便经造口排出，小便正常，体重无明显增减。

既往史、个人史：有糖尿病史，服用二甲双胍，血糖控制可。外院诊断为脑梗死，既往服用阿司匹林。否认肝炎、结核等传染病病史。否认重大外伤史；否认输血史；否认其他药物食物过敏史；预防接种史不详。

体格检查：BMI＝23.8 kg/m^2，腹平软，腹部切口愈合可，未见明显胃肠蠕动波，腹壁静脉无曲张，无压痛，无反跳痛，无肌卫肌紧张，未及明显包块，肝脾肋下未触及，墨菲征阴性，移动性浊音阴性，肠鸣音 3～5 次/min。双肾区无叩击痛，膀胱区无充盈，无压痛，左下腹造口通畅，肛门口无漏尿。

术前各项检查(图 1-18)未见肿瘤复发征象；未见明显手术禁忌。

术前诊断：乙状结肠造口状态、膀胱直肠瘘修补术后、前列腺癌根治术后。

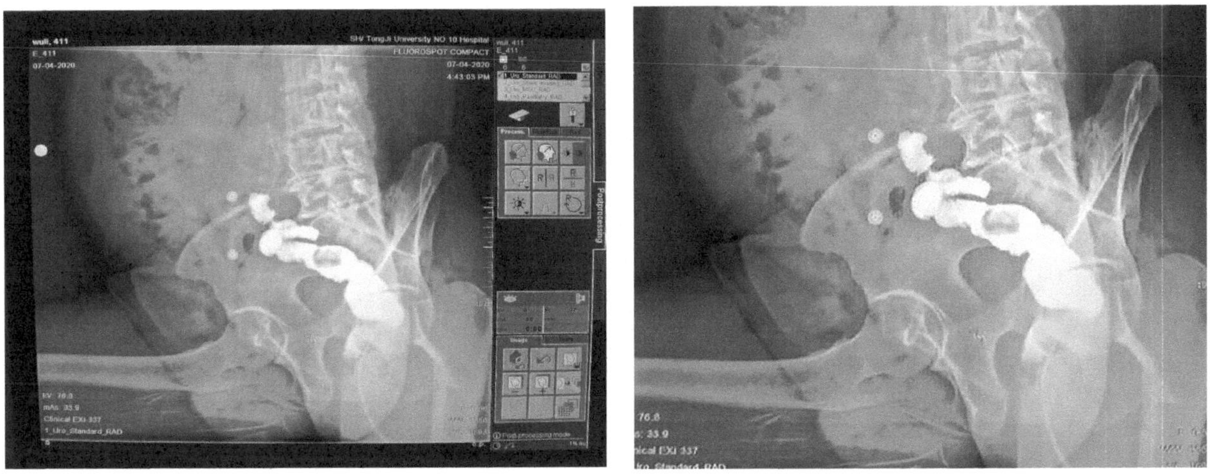

A

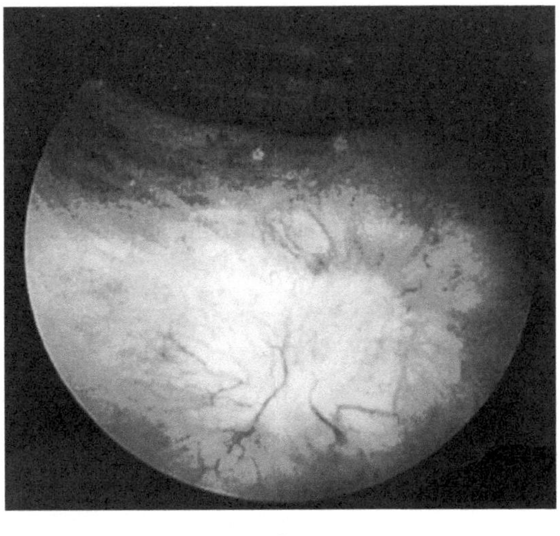

B

注：A. 经肛门碘水造影；B. 膀胱镜检查

图 1-18　术前检查结果

手术体会：经验总结

手术中分离粘连并找到直肠残端是关键，可以进行部分或充分游离。建议远端直肠吻合部位选择在直肠的无系膜侧。充分游离出乙状结肠，保证血供和吻合口无张力，必要时分离结肠脾曲。

4. 总结

部分 Hartmann 术后结肠造口还纳是较复杂的外科手术，术后并发症发生率较高。术者应该意识到有许多病人无法恢复肠道的连续性。因此，在 Hartmann 术后结肠造口回纳术前，需要仔细对病人进行术前评估，这对手术的结果很重要。相比较而言，腹腔镜微创手术优于开腹手术。同时，术者和病人都应该意识到手术的复杂性，否则腹腔镜手术中的中转开腹率和术后并发症发生率都会比较高。

（陈春球　尹　路）

第二篇
胃肠造口

胃肠造口是普通外科不可分割的一部分，是用开放手术或者微创的方法使消化道与腹壁相通。 本篇主要阐述胃肠造口的历史、常见的造口及关闭造口的方法、胃肠造口并发症及并发症的处理等。

第一章 胃肠造口的历史

虽然肠造口手术早在 16 世纪就已开始，但是有目的、有计划地行造口术仅有两三百年的历史。肠造口手术为许多病人解除了病痛，甚至挽救了生命。尽管如此，造口仍会给病人带来一定的心理压力，也可能存在各种并发症，因此，必须重视肠造口术。

一、结肠造口的历史

1710 年，法国医生 Alexis Littre 设想在左髂窝经腹行结肠造口治疗先天性肛门闭锁。后来，他在一具死于先天性肛门闭锁 6 d 的男婴尸体上试行了手术，可惜当时未获得皇家科学基金的支持，最终试验中止。1776 年，法国医生 H. Pillore 为 1 例直肠癌所致的完全性肠梗阻病人施行盲肠造口术。术后发生腹胀，他用一套针行远端肠管减压，后又发生粪性腹膜炎。更不幸的是，插套针之前，他让病人口服水银。术后 28 d，病人死亡，尸解发现骨盆深部有一段小肠因水银重力挤压致坏疽。这就是外科造口术治疗疾病的正式开始。

1793 年，在海军和陆军医院工作过的法国医生 Duret 为一名出生 3 d 的先天性肛门闭锁的婴儿成功地施行了选择性腰部结肠造口术。术后病人带着人工肛门生存了 45 年。Duret 医生术前因对手术没有把握，从贫民家里要来一具 15 d 的死婴尸体，在尸体上练习了一遍手术，获得足够的自信心后才给那个出生 3 d 的婴儿做结肠造口。

1839 年，法国医生 Amussat 报道结肠造口 29 例，其中 21 例为先天性肛门闭锁，8 例为成人恶性肿瘤。术后 4 例婴儿、5 例成人存活。Amussat 认为手术主要死亡原因是腹膜炎，因此，他主张在左腰部腹膜外行降结肠造口术。1850 年，英国医生 Luke 首先施行左侧切口乙状结肠造口术。1855 年，德国医生 Thiersch 为了保护远端吻合口，给病人做了预防性横结肠造口术，但病人不幸死于腹膜炎。1879 年，德国医生 Schede 为结肠肿瘤病人行双管腹膜外结肠造口术。那时候，结肠造口都是“襻式”双口，容易发生肠造口脱垂，而且不能完全使粪便改道。1881 年，Schitsinger 和 Madelung 医生发明了单腔造口术，即将近端结肠作为人工肛门，远端结肠缝闭后送回腹腔。这就是末端结肠造口术的起源。

肠造口术对于一期结肠吻合的安全性起着重要作用。19 世纪后期，一些外科医生开始行一期肠吻合术，但伴随许多并发症和很高的病死率。Mikulicz 医生观察到吻合口瘘是导致死亡的主要原因，提出了分期吻合的方法，后来称为 Mikulicz 手术(其实，此方法早在 18 世纪就已有人应用)。手术的具体步骤为：第一步是将患病肠段切除，做一个双腔造口；第二步是在肠段切除成功 2 周后用一个夹(称为 Mikulicz 夹)将肠远近切缘夹紧，使之慢慢形成一个瘘管或“吻合”，上下两段肠子相通，恢复连贯性，形成的瘘管自然愈合或仅简单缝合即可。Mikulicz 手术使 100 例肠切除术病人的病死率由 50%降至 12.5%。Mikulicz 开创了肠切除吻合的先河，并赢得了崇高的声誉。他提到的基本原则直到今天亦适用于左半结肠癌伴梗阻的病人。

造口术的成功促进了直肠切除术的发展。1793 年，Faget 为 1 例直肠坐骨窝广泛化脓的病人施行了直肠切除术，这是第 1 例直肠切除。1826 年，Lisfranc 报道了第 1 例直肠癌切除术，5 年后他又报道在 9 例施行直肠癌切除术的病人，其中 6 例获得成功。1883 年，Vincent Czermy 施行了另 1 例直肠癌切除术。因为高位直肠癌不能经骶部完成切除，必须把病人转过来经腹部完成直肠切除，并作结肠造口。直肠癌手术切除后，肿瘤复发是一个大问题，Allingham 报道 18 例病例，100%复发；Kriptz 报道 85 例病例，生存率只有 38%。Vogel 收集 1900 年以前由 12 名外科医生手术的 1 500 例直肠癌病人资料，术后复发率竟达 80%。

外科医生 Charles Mayo 和 Sir Ernest Miles 也认为，肿瘤复发皆因没有切除直肠周围淋巴结组织。Mayo（1904 年）和 Miles（1908 年）分别介绍了他们经腹会阴联合切除直肠的技术，早期围手术病死率非常高，但术后的远期生存率都提高了很多。这些进展更证实结肠造口在治疗直肠癌中的地位。Miles 将腹部和会阴部两个手术融于一期完成直肠癌的治疗，并作永久性乙状结肠末端造口，其手术原则一直沿用至今。

结肠造口术也可用于其他疾病，例如肠憩室炎。1907 年，Mayo 第一个用横结肠造口来治疗乙状结肠憩室炎。结肠造口亦可用于治疗急腹症。在 20 世纪 30 年代，Mayo、Rankin 和 Braun 分别介绍了乙状结肠切除三步走的方法：第一步，横结肠造口，转流粪便，解决梗阻；第二步，切除乙状结肠并吻合；第三步，关闭结肠造口。但这种手术方式现在较少运用，已被哈特曼（Hartmann）手术代替。Henry Hartmann（1860—1952）出生于法国，1877 年毕业于巴黎大学医学院，他做了三万多台手术。1909—1932 年他创立了现在所说的哈特曼手术。手术详细方法见 1931 年出版的教科书 *Chirurgie du Rectum*。他将乙状结肠和直肠上段切除，缝合直肠远段的残端，并做降结肠造口。他积极地提议用这种方法治疗伴有梗阻的乙状结肠癌病人，还提出二期吻合的方法，但认为这是十分困难的。在 20 世纪 30 年代，一位不知名的外科医生首先用这种方法治疗憩室炎，并称这种手术为“哈特曼手术”。

1917 年，英国医生 Lockhart Mummery 总结了 50 例结肠造口术，提出“造口护理”，后又提出结肠灌洗。1958 年，英国医生 Sames 和 Goligher 分别报道了腹膜外造口技术，以预防乙状结肠造口并发内疝。19 世纪至 20 世纪，结肠造口术改变基本不大。乙状结肠和降结肠末端造口仍然用来治疗直肠癌和严重的憩室炎、放射性直肠炎、大便失禁和广泛的肛周炎。适应证有了小小的改变，但手术技术基本保持不变。医生试图研究可控性结肠造口、造口栓和皮下装置，然而没有取得重大突破。但是拥有造口的病人的生活却发生了巨大变化，肠造口治疗和造口用品的发展，使造口病人的生活和正常人没有太大区别。

二、回肠造口的历史

当结肠造口技术逐步走向成熟和稳定时，回肠造口术却在其之后 1 个世纪才施行。1879 年，德国医生 Baum 为 1 例右结肠癌伴梗阻的病人施行了回肠造口，他把这个造口术作为切除手术的第一步，不幸的是，在第二步切除肿瘤并作肠吻合后，发生了吻合口瘘，病人在术后第 9 d 死亡。1883 年，维也纳医生 Maydl 在联合结肠切除吻合术中，首次成功地做了回肠造口术。6 年后，Finney 医生报道在治疗 1 例阑尾脓肿伴小肠梗阻病人中做了襻式回肠造口术。虽然这些早期回肠造口具有创造性，但由于技术粗糙，而且缺少合适的造口用品，导致许多皮肤并发症，回肠造口没能被广泛应用。直到 1912 年，Brown 医生介绍了 10 例回肠造口术的经验，这些病人分别患结肠癌、肠梗阻、结核病、阿米巴痢疾和溃疡性结肠炎等。虽经盲肠造口或阑尾切除术进行结肠灌洗，但均告失败。Brown 医生通过腹部切口把回肠襻提到腹壁外造口，这个造口凸出腹壁 2～3 英寸（5～7 cm），其下方放置 1 条支架管。最后拔除支架，造口自己成型。Brown 医生创立了回肠造口术治疗溃疡性结肠炎的方法，这种方法被广泛应用 40 年之久。虽然回肠造口难以护理，但在当时已经是溃疡性结肠炎最好的治疗方法。1932 年，Mayo 医院用回肠造口术治疗溃疡性结肠炎，其病死率是32％。曾经有其他几种方法试图提高回肠造口病人的生活质量，但收效甚微。Mayo医院的Rakin医生提出不在原来探查切口＋行肠造口，而在右下腹另开切口做回肠造口。Drasted医生建议做一个有皮瓣的回肠造口来防止回肠液渗漏，这种方法在短时间内被广泛接受。但是，由于皮瓣缩窄导致回肠造口梗阻，最后被放弃了。

直到20世纪50年代，肠造口术仍未有突破性进展。Crile和Turnbull医生一起研究了回肠造口的缺点，认为回肠浆膜炎是由回肠液中具有腐蚀性的物质引起的，浆膜炎导致造口水肿和狭窄，其处理方法包括再水化、肠道休息和导管插入造口，以解决肠管阻塞。

伦敦伯明翰大学的Bryan Brooke医生在回肠造口手术方面取得了举世瞩目的成就，他的手术方法被人们称为“Brooke”(回肠造口术)。1952年，他发表了一篇题为《回肠造口及其并发症的处理》的文章，他用一句简单的话高度概括了回肠造口的手术治疗和造口病人的生活：更简单的方法就是在手术时把回肠末端翻转出来，将黏膜与皮肤缝合，这样就避免了并发症。这句话，连同一个简图，就将回肠造口从慢性炎症和常常发生溃疡的无功能的造口变为我们今天看到的有功能的“玫瑰蕾”(回肠造口)。

此外，Nils Kock发明了“Kock”(储存袋)，William Barnnet发明了“Barnnet”(储存袋)，用于收集回肠造口引出的粪便，试图使回肠造口成为可控性造口，但事实上这很难达到目的。

三、胃、空肠造口术的历史

胃、空肠造口术的历史较短。一般认为，当其他途径和置管方式不能实施肠内营养时，可选择空肠造口的方法。空肠造口术可作为一种手术单独施行，但更多情况下是作为一种腹部手术的附加手术进行的，其方法有Stamm空肠造口、Witzel空肠造口、Marwedel空肠造口、空肠穿刺造口、腹腔镜空肠造口等。胃造口一般是术中行胃吊式置管造口。

(陈春球　尹　路)

第二章

造口的分类和术前准备

一、造口的分类

1. 根据造口的目的分类

(1) 胃、空肠造口：用于肠道营养支持或者近端小肠减压。

(2) 回肠造口或结肠转流造口：用于排出粪便。

(3) 结肠减压肠造口。

2. 根据造口的持续时间分类

(1) 暂时性肠造口：在病情好转后可恢复肠道的连续性的造口。例如，某些保护性的临时造口，是以允许结、回肠直肠病变或吻合术安全愈合为目的。如直肠阴道瘘、直肠狭窄或严重肛门病变等，亦可先行暂时性结肠造口，转流粪便，准备以后手术。

(2) 永久性肠造口：肠道的连续性不能恢复。

3. 根据造口的形式分类

可分为襻式肠造口、单管肠造口、双管肠造口。

4. 根据造口的部位分类

可分为回肠、盲肠、横结肠和乙状结肠造口。

二、造口的定位

造口位置的选择对下一步造口术的实施具有重要影响，术前确定造口的位置通常是外科医生的职责，但在许多时候这项工作委派给经过训练的造口治疗师。恰当的结肠造口或小肠造口定位，能够更好地预防诸如肠管脱垂、疝及皮肤病变等并发症。

造口位置的选择根据病人的疾病、手术方式、个体差异而定。通常必须具备如下特点：①病人取不同体位(半卧位、坐位、站立位、蹲位)时都能看清造口；②造口位于平整皮肤中央，皮肤健康，无凹陷、瘢痕、皱褶、骨性突起；③造口位于腹直肌处；④造口不影响病人穿脱衣物。

由于腹股沟、腰部、肋缘、脐部、皮肤褶皱和瘢痕常影响造口袋的使用，推荐在造口边缘留 5 cm 宽的平整皮肤。

造口位置的确定可采用三角定位法。首先，让病人取平卧位并嘱其紧绷腹肌，这样做可以触及腹直肌的边界。从脐部到耻骨联合、从脐部到髂前上棘和耻骨联合到髂前上棘划 3 条假想的连线，可以形成一个三角形，造口的位置应该位于三角形的中央。将粘有皮肤隔离器的造口袋，粘于预定的造口部位后，让病人站立、坐、弯腰，以判断是否因为病人皮肤的褶皱和肥胖而需要将造口位置略加调整(图 2-1)。

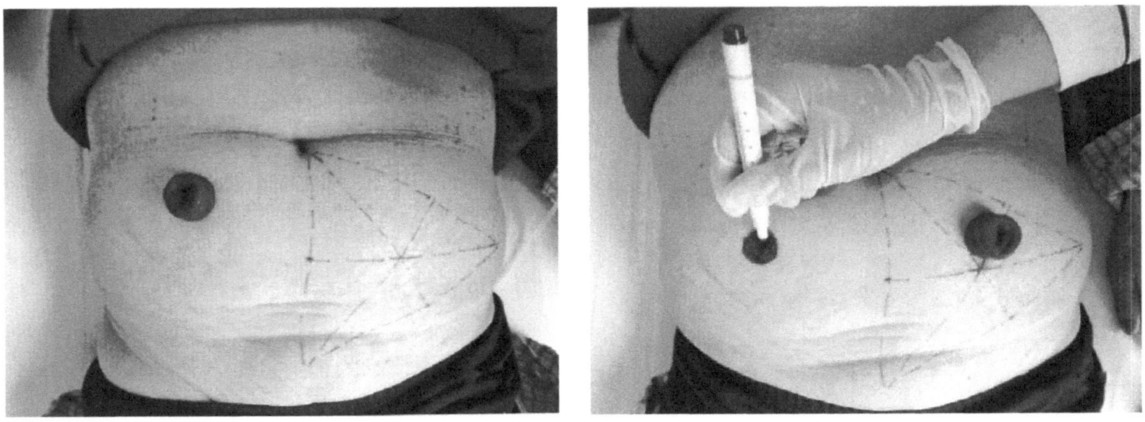

A　　　　B

图 2-1　肠造口三角定位法

其次，根据病人的着衣习惯调整造口位置，尤其是腰带的束扎位置。这是因为造口必须位于病人的腰部水平以下，而且最好是在腰带的束扎线以下；如果病人需要两个造口，第二个造口宜位于原先造口的上方或下方。特殊情况下，也需要将造口袋粘于拟行造口的位置并保留 24 h，以证实病人没有不适和不影响病人活动（病人腹部有多个瘢痕时这样做尤其重要）。在选定部位的皮肤上仅做划痕，不建议用钢笔在皮肤上做记号，这些标记在腹部皮肤准备时将被擦掉（图 2-2，图 2-3）。

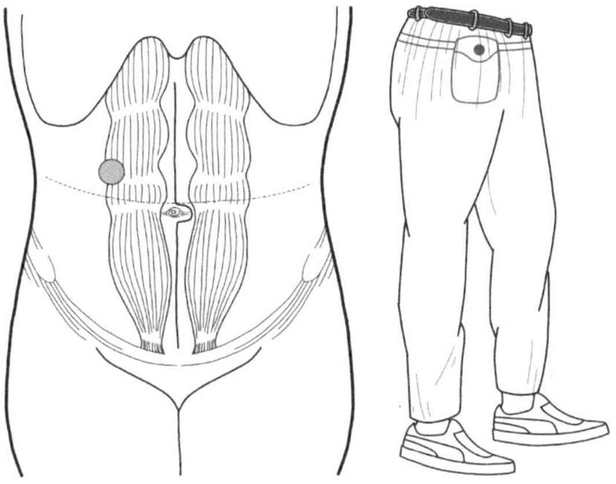

A　　　　B

图 2-2　站立位时造口位置

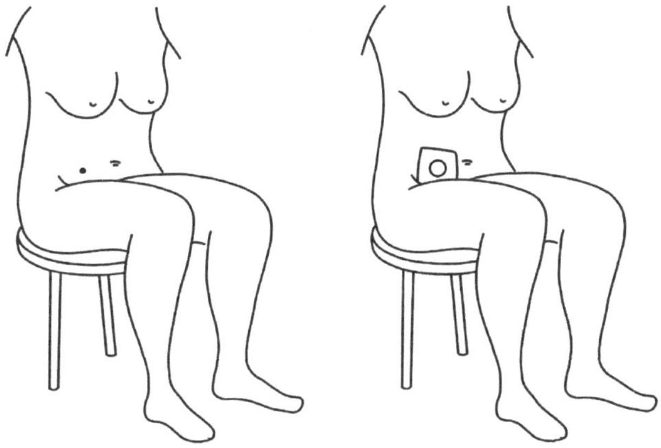

图 2-3　坐位时造口位置

如果病人直到进入手术室还没有选定造口的位置，这时再想选择一个理想的造口位置就成为一个棘手的问题。可能会出现如下问题：①造口后造口袋的皮肤隔离器外缘可能位于腰部水平或位于腹股沟区；②造口位置可能位于脐下腹直肌隆起部的下方，这可能导致不能正确安放皮肤隔离器；③造口肠襻不能位于皮肤隔离器的中央。在这种情况下，可以使用一个与造口器具皮肤隔离器直径相当的带凸缘的圆环以确定造口位置，在一定程度上确保造口位置恰当。

上述建议适用于所有的造口，包括回肠造口、乙状结肠造口、横结肠造口和输尿管造口。

三、病人的术前准备与专业造口治疗师

当外科医生准备为病人行肠造口时，如何使病人克服对造口的恐惧是最重要的话题。一些病人从亲友处得知的与造口有关的信息中，已经形成了很强的负面印象：误传与误解加深了病人对造口的偏

见。外科医生必须面对病人对疾病的恐惧、潜在的并发症，甚至死亡风险。这些问题作为综合康复计划的组成部分必须被提及。

另外，向拟行肠造口术的病人提供与其具有相同性别、相似年龄和社会经济地位的已行肠造口的病例，常有助于病人了解行肠造口术后应采取的生活态度和正常的造口护理。一旦时机适宜，造口治疗师即可介入术前讨论，提供详尽的造口护理知识，以及不同类型的造口护理器具的信息。设计皮肤造口位置并对病人进行宣教，以减少不良结果。

（陈春球　尹　路）

第三章 胃造口术

一、适应证

(1) 食管外伤或恶性病变发生梗阻或狭窄者。
(2) 某些腹部大手术的高危、高龄病人，预计术后可能发生肺部并发症或营养障碍的病人。

二、禁忌证

不能承受麻醉者。

三、麻醉方法

硬膜外麻醉或全身麻醉(简称全麻)。

四、麻醉禁忌

病重、年老体弱者有一定风险。

五、术后处理

1. 暂时性胃造口

若胃造口是以胃肠减压为目的，术后即可接持续负压吸引减压。应注意保持导管的通畅，每日用生理盐水冲洗导管。病人胃肠道蠕动功能恢复后即停止减压，将导管夹住并开始进流质饮食。一般手术后7～10 d即可拔除导管。拔管后伤口在2～3 d即可愈合。若胃造口是以灌注营养为目的，则手术后2～3 d导管应开放引流，待肠蠕动功能恢复后开始灌食。

2. 永久性胃造口

术后2～3 d导管应开放引流，待肠蠕动功能恢复后即开始灌食；7～10 d伤口愈合后将导管拔除，以后每次灌食时再将导管重新插入胃腔。

3. 注意事项

造口开放前，应及时更换渗湿的外层敷料(外置造口肠管术中已用凡士林纱条裹覆)，防止渗液浸渍皮肤；造口开放后，宜取左侧卧位，及时清除流出的粪液，对病人造瘘口局部是否出现渗液等情况进行严密监测，采用2%碘伏对病人造瘘口周围的皮肤进行有效消毒，保持局部皮肤清洁、干燥，防止粪液污染；造瘘管的固定不宜过紧或过松。

4. 手术效果

胃造口术可解决食管不通病人的营养供给问题，根据病情决定行短期性胃造口或永久性胃造口。短期性胃造口还可代替鼻胃管，既可作胃肠减压，又可经造口补充营养。长期胃造口导管周围皮肤易被溢出的胃液污染，造成糜烂，应加强局部清洁处理。

【经皮内镜引导下胃造口术】

1. 适应证

①经皮内镜引导下胃造口术(percutaneous endoscopic gastrostomy, PEG)适用于胃肠道功能正常，但存在吞咽障碍或不愿进食的病人，病程在1个月以上。②吞咽反射损伤(多发性硬化、肌萎缩性脊髓侧索硬化、脑血管意外)，中枢性麻痹，意识障碍(重症监护)的病人。③痴呆病人。④耳鼻喉科肿瘤(咽部、喉部、口腔)病人。⑤颌面部肿瘤病人。

2. 禁忌证

①不可进行透视检查，食管阻塞，不能将胃壁和腹壁贴近者(胃大部切除、腹水、肝大等)。②急性胰腺炎或腹膜炎病人。③以下情况放置经皮内镜引导下胃造口术管十分困难或危险，应慎用：胃肿瘤病人、脓毒症病人、有凝血障碍(如血友病)的病人。

3. 术前准备

①病人准备：术前介绍治疗方法、目的和过程，取得病人的合作。②准备医疗器械。

4. 手术方法

经皮内镜引导下胃造口术的主要操作步骤(拖出法)应严格按器械生产厂商提供的操作说明进行。

(1) 常规方法进胃镜，利用胃镜光源确定穿刺点。

(2) 常规消毒皮肤，铺巾，局部麻醉，切开皮肤，以16号套管针垂直刺入胃内。

(3) 拔出针芯，送入环形导丝。

(4) 插入圈套器，套紧环形导丝，与胃镜一起退出。

(5) 将拉出口腔的环形导丝与造瘘管末端的环形导丝呈“8”字形环扣套牢。

(6) 牵拉腹壁侧的环形导丝，将造瘘管经口腔、食管、贲门送达胃内，由腹壁造瘘口拉出。

(7) 再进镜，观察造瘘管头与胃壁接触是否合适，固定造瘘管及连接头。

5. 术后措施

(1) 护理记录中必须记录置入体内的胃造口管的品牌、管径和长度。

(2) 在放置经皮内镜引导下胃造口管6～8 h后(最好24 h后)再开始进行营养液的输注。每次管饲前要回抽胃残留量，假如胃残留量大于100 mL，应该考虑病人不耐受。

(3) 每次管饲前先抬高床头使病人处于半卧位或坐位；喂食完毕后保持此姿势30～60 min，以减少食物反流的发生。

(4) 在管饲喂养及给药前后都应用25 mL无菌生理盐水或灭菌水冲洗管道，且至少每小时冲洗1次，以防止管道阻塞。

(5) 每次更换新的肠内营养液，或对管道是否位于正确位置存疑时，应用pH试纸确定管道的位置，且每天至少检查3次。

(6) 每天检查造口部位皮肤有无发红或肿胀，并进行皮肤局部消毒。造口完全愈合后，造口周围皮肤即可清洗，并应保持皮肤干燥。每天将胃造口管旋转180°，防止发生“包埋”综合征。

(7) 8～10个月后用内镜核查胃造口管的状况及位置。

(8) 长期PEG喂养的病人，若需要更换PEG导管，可选用球囊型胃造口管经皮进行原位置换，无须重新经内镜置管。导管移除推荐在内镜下进行。

(陈春球　尹　路)

第四章 空肠造口术

减压性空肠造口功能的恢复通常始于术后 48 h 内。最初排出物为水样、清亮、暗绿色。每日排出总量可达 2 400 mL，必须密切监测病人电解质是否失衡。某些空肠造口病人可能对营养物质、液体、电解质的吸收不足，必要时需要对其进行全胃肠外营养或液体/电解质的支持治疗。为减少因经常清空造口袋带来的不便，建议连接重力引流装置。

一、适应证

病人患食管、胃、十二指肠病变，长期不能经口进食，又无条件较长时间进行全胃肠道外营养时，可行空肠隧道式营养性造口术，以便输入流质饮食，维持营养。

二、术前准备

（1）合并中毒性休克时，应立即抗休克治疗，边抢救，边做好手术的准备。

（2）立即查血尿常规、血生化，如钾、钠、氯、CO_2 结合力、尿素氮、血气分析、血细胞比容，了解血浓缩的程度及水电解质失衡的程度，制订初步的补液措施及计划。

（3）立即开放静脉通道，休克严重时可行静脉切开，快速输液，以便迅速改善脱水、酸中毒。必要时输全血或血浆，以提高胶体渗透压。

（4）放置胃管，行胃肠减压。补充维生素 B_1、维生素 C 及维生素 K。

（5）应用抗生素。

三、麻醉和体位

以全身麻醉下气管内插管为首选。椎管麻醉或硬脊膜外阻滞麻醉会降低血压，故不够安全。病情危重者可采用基础麻醉加用普鲁卡因局部浸润麻醉。体位可取仰卧位。

四、手术步骤

可选腹腔镜或开放手术，开放手术可以取左上腹腹直肌切口或左上腹横切口。

进入腹腔后，提起横结肠，于结肠系膜根部结肠中动脉左侧找到十二指肠空肠曲（屈氏韧带），于其下方 10 cm 处将空肠提出切口外，在准备造口的部位两侧以肠钳钳夹，以防切开肠管时肠内容物外溢污染腹腔。于肠系膜对侧肠壁浆肌层用 2-0 丝线做两个荷包缝合，两线间距离约 0.5 cm，以尖刀在内层荷包线中点戳破肠壁一小孔，孔径以仅容一根乳胶管为宜。经此孔向空肠远端插入一根乳胶管，插入肠腔内 5 cm 后，拉紧内层荷包，将乳胶管继续向内推进。然后拉紧外层荷包缝线，将第一个荷包线埋入。将缝线与导管固定，放开肠钳，将导管紧贴近端肠壁，但肠壁不可翻过多，否则会导致肠腔狭窄。导管引出腹腔前先通过大网膜上的小孔，以防肠内容物外溢污染腹腔，同时降低肠管与腹壁粘连的概率。导管可经切口或另戳孔引出腹壁外。用丝线妥善固定造口管，以防病人翻身或躁动时从肠腔内拉出造口管。

五、术后处理

(1) 导管应妥善固定，防止脱落，并保持通畅。

(2) 术后行胃肠减压，待肠蠕动恢复后拔除胃管。

(3) 维持水电解质平衡。肠蠕动恢复后，小肠造口可排出大量肠液，易致水电解质紊乱，此时应准确估算损失量，按补液原则补充。待1～2周后，肠管吸收增加，肠液排出量逐渐减少，粪便变稠，此时则较易维持水电解质平衡。

(4) 妥善保护造口周围皮肤，防止糜烂。因小肠液内含有多种消化酶，较易侵蚀皮肤，造成糜烂，日久则形成溃疡。早期可用保护膜保护，或以医用胶在皮肤上涂抹。皮肤如已糜烂，可以用氧化锌、甲紫糊膏保护。在肠腔内置管将肠液引出，减少其与皮肤的接触。严重的皮肤糜烂可用烤灯烘烤。

(5) 保持导管清洁，用于灌注营养的小肠造口，可于术后2～3 d开始从导管内滴入葡萄糖液或混合奶。

(6) 每次灌注流质前、后用20～30 mL温开水冲洗管道；连续输注营养液时，应每隔4～6 h用温开水冲洗管道1次。结束灌注时，将冲洗液保留在管腔内，防止食物在管道内腐败。输注完后用无菌纱布包裹营养管外端。

(7) 病情好转后，应及早关闭造口，避免长期丢失肠液，尤其是高位小肠造口。关闭造口的时间一般在术后3～4周，此时病人一般情况好转，营养情况改善，血红蛋白回升，水电解质紊乱已经纠正。加之远端肠管通畅，腹腔内无感染，造口周围皮肤无严重糜烂时，即可行造口关闭术。

六、并发症

1. 腹腔内及切口感染导致腹部伤口裂开

预防方法是：①对于高危病人，估计术后有可能发生切口裂开者，应在术中给予减张缝合；②积极加强支持疗法，包括输入蛋白质、血浆及全血，同时及早灌注营养液及其他高热量、高维生素饮食；③选用有效抗生素，预防腹腔及切口感染；④术后保持胃管通畅，以减少腹胀；⑤保持水电解质平衡，以促进切口愈合。

2. 造口肠管脱垂

预防方法是：造口肠管通过的腹壁筋膜层戳孔不宜过大；造口肠壁浆肌层应妥善与腹膜层、筋膜及皮肤缝合固定。

3. 造口狭窄

多由造口瘢痕组织挛缩所致。预防方法是：造口不可过紧、过小，术后2周予以扩张。

4. 造口肠管回缩

多由小肠系膜较短，术后持续牵拉引起。另一原因是肠管在腹壁外保留过短。肠管回缩后应重新手术拉出腹壁，妥善固定。

5. 肠梗阻

多由肠管粘连后粘连带压迫所致，有时也可见到以造口肠管为轴心的肠管扭转。一旦发生梗阻，应及时手术解除梗阻。

【经皮内窥镜引导下胃空肠造口】

有报道经皮内镜引导下胃/空肠造口293例，经皮内镜引导下十二指肠造口4例，直接法经皮内镜引导下空肠造口4例，经皮内镜引导下结肠造口4例，在肠功能恢复后，给予幽门下的肠内营养(鼻肠管或经皮内镜下空肠造口术)是较理想的营养支持途径。

【六步法经皮内镜下胃空肠造口术】

经皮内镜下胃/空肠造口术广泛适用于因咽、食管、胃、十二指肠病变而不能进食的病人,或是因其他原因需要长期依赖肠内营养制剂的病人。其中,对有明显胃食管反流病人、误吸高危病人、腹部大手术后病人、胃切除术后病人、胃排空不良病人尤为适用。截至目前,河南省肿瘤医院普外科赵玉洲博士团队已完成类似手术逾百例,其间曾多次突破此项手术的禁忌,为有腹部手术史的病人实施了此项手术,均取得成功。

赵玉洲博士团队采用六步法进行经皮内镜下胃空肠造口术,技术成熟,操作简便,安全易行,现介绍如下。

第一步:选择合适的穿刺点。

第二步:局部麻醉穿刺点并以穿刺针穿刺入胃腔。

第三步:放置并牵引出导丝。

第四步:导丝连接并牵引出 PEG 管。

第五步:自 PEG 管放置 PEJ(经皮内镜下空肠造瘘)管。

第六步:固定 PEG 管并安装附件。

(陈春球　尹　路)

回肠造口术

目前腹腔镜下手术和开腹手术均是成熟的外科手术方式，治疗原发病的具体手术方式主要取决于原发病的特点及手术难易程度。回肠造口术的术式取决于原发病切除的术式。因此，回肠造口术可以通过腹腔镜施行，也可以通过开腹施行。

回肠造口术适用于结肠损伤或结肠穿孔病人。在修补结肠病变之后做暂时性回肠造口，可使结肠得到充分休息，保证结肠病变顺利恢复，减少结肠瘘的发生。

一、适应证

(1) 暂时性回肠造口。

(2) 某些疾病需要做永久性回肠造口术，如溃疡性结肠炎、家族性结肠息肉病须做全结肠切除，可选择做永久性回肠造口。

二、术前准备

须行小肠造口的病人病情不同，术前准备也有差别。但这类病人多因急诊入院，病情危重，常常合并水电解质紊乱，甚至合并休克，故应于术前做好各项准备工作，尽快施术，不可拖延过长时间，以免贻误病情。

(1) 合并中毒性休克时，应立即行抗休克治疗，边抢救，边做手术准备。

(2) 立即查血尿常规、血生化，如钾、钠、氯、CO_2 结合力、尿素氮、血气分析、血细胞比容，了解血浓缩的程度及水电解质紊乱的程度，制订初步的补液措施及计划。

(3) 立即开放静脉通道，休克严重时可行静脉切开，快速输液，以便迅速改善脱水、酸中毒。必要时输全血或血浆，以提高胶体渗透压。

(4) 放置胃管，行胃肠减压。补充维生素 B_1、维生素 C 及维生素 K。

(5) 应用抗生素。

三、麻醉和体位

麻醉以全身麻醉下气管内插管为首选。椎管麻醉或硬脊膜外阻滞麻醉会降低血压，故不够安全。病情危重者可采用基础麻醉＋普鲁卡因局部浸润麻醉。体位可取仰卧位。

四、手术步骤

(1) 做下腹部弧形切口或右下腹腹直肌切口。

(2) 将末端回肠距回盲瓣 10 cm 处提出切口外，分离对应的肠系膜，切断结扎肠系膜血管直达系膜根部。注意保留肠管两端的血运。

以 Kocher 钳钳夹肠管两端，切断肠管，残端以乙醇纱球擦拭，远端肠管做两层荷包缝合，将肠管封闭后置入腹腔。在腹直肌外缘处做一斜切口，长 2～3 cm，切开腹外斜肌腱膜，切断腹内斜肌及腹横肌，切开腹膜。将近端肠管提出切口外约 4 cm 长。将肠管浆肌层与腹膜、筋膜、皮肤分层间断缝合，以防造口肠管回缩，或其他肠管经此切口疝脱出。

暂时封闭造口，术后 48～72 h 再予开放，以减少对切口的污染。但一些学者主张造口可在术中开放，除可减轻回肠内压外，新成形的造口外形好、愈合快、局部瘢痕组织少，可减少造口的并发症。

五、术后处理

回肠造口术术后处理同空肠造口术后。

【改良回肠袢式造口】

改良回肠袢式造口是指肠造口从腹壁上一个切口引出，手指可探查到两个开口的肠造口，其中一个开口与上消化道相通，粪便从此开口排出，也称为近端开口；另一个开口与远端肠管相连接，也称为远端开口。即回肠袢式造口的病人肛门仍然是保留的。这种造口临床上比较多见，且以临时性为主，术中多数留置支架管，但少数没有。是否放置支架管，由术者根据手术情况决定，支架管一般在 1 周左右拆除。不同医院取材不同，因此放置支架管的做法也不同，有的支架管为圈状，有的为条状（图 2-4）。

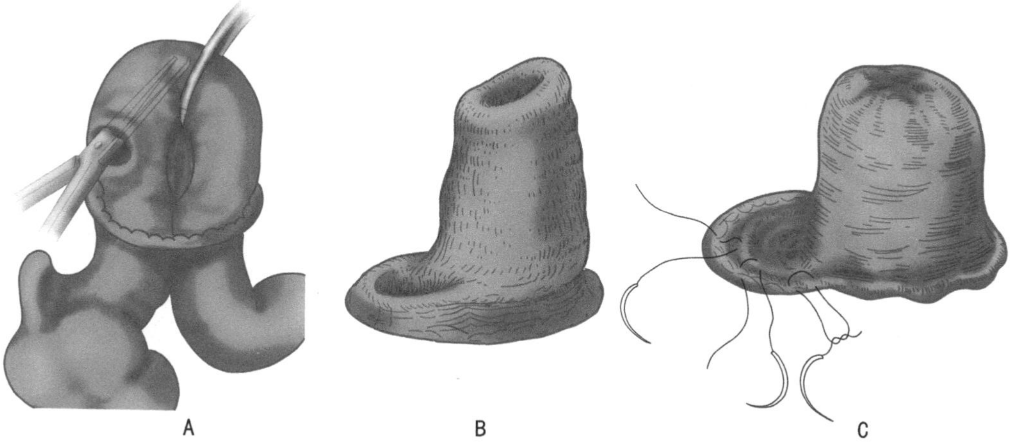

注：A. 切开肠管，夹持黏膜；B. 袢式造口外观，高位为近端小肠，低位为远端小肠；C. 缝合造口边缘至皮肤

图 2-4　回肠袢式造口

六、回肠造口术后常见并发症及预防措施

回肠造口并发症发生率比结肠高，是由于回肠内含水分较多且肠液对皮肤刺激较大，尤其是高位回肠造口（离空肠比较近的回肠造口）。

1. 造口周围皮肤炎症

预防的关键在于选择合适的造口位置，保持造口周围皮肤清洁和干燥，底盘裁剪大小合适。皮肤不平或粪水渗出较多时，可用防漏膏保护皮肤。对于已经出现粪水性皮炎的病人，彻底清洁皮肤后，均匀涂抹护肤粉，后用皮肤保护膜多层涂抹，半干时涂上防漏膏，贴造口袋即可。术后 1～2 d 需每日更换 1 次造口袋。待病情稳定后每 4 d 更换 1 次造口袋，从而预防造口附近皮肤的损伤。更换造口袋时，应仔细检查造口袋的底部是否出现浸渍，并向病人详细讲解造口袋的具体使用方式及注意事项。

2. 造口肠管脱垂

造口肠管脱垂的预防关键是术中造口肠管通过的腹壁筋膜层戳孔不宜过大；造口肠壁浆肌层应妥善与腹膜层、筋膜及皮肤缝合固定。

3. 造口狭窄

造口狭窄多由造口瘢痕组织挛缩所致。术中造口不可过紧、过小，术后 2 周予以扩张。可以小指、无名指、中指循序渐进，先每日 1 次，后隔日 1 次，扩张仍无效者需要用扩张器或者手术方法来解除造口狭窄。

4. 造口肠管回缩

造口肠管回缩多由小肠系膜较短，术后持续牵拉引起。另一原因是肠管在腹壁外保留过短。控制体重及减轻增加腹内压的因素是预防的重要措施。选择凸面底盘造口袋配合腰带使用有较好的治疗效果。肠管回缩严重时应重新手术将肠造口拉出腹壁，妥善固定。

5. 肠梗阻

肠梗阻多由肠管粘连后粘连带压迫所致，有时也可见到以造口肠管为轴心的肠管扭转。一旦发生梗阻，应及时手术解除梗阻。

（陈春球　尹　路）

横结肠双腔造口术

多数学者认为横结肠双腔造口术(图 2-5)比盲肠造口术更安全且有效,因其可以完全减压、完全转流粪渣。前者减压满意率为 85%～95%,而后者只有 50%～75%。但前者有以下缺点:如造口较大、护理不便、穿孔远端肠腔的粪便仍可继续污染腹腔。

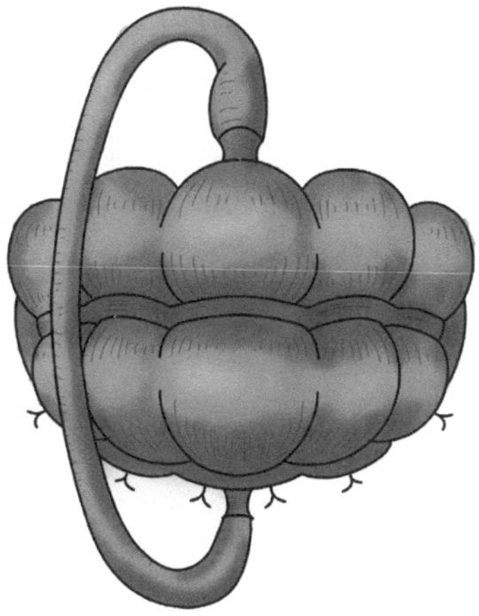

图 2-5 横结肠双腔造口术

一、适应证

(1) 不能切除的左半结肠癌或狭窄。

(2) 伴有梗阻的左半结肠和直肠癌或狭窄者,作为切除术的术前准备。

二、术前准备

(1) 结肠急性梗阻者,应及时纠正水电解质紊乱,并做胃肠道持续抽吸减压,必要时输血或白蛋白。

(2) 如病情允许,应口服抗生素,以减少肠道内细菌,防止感染。

三、麻醉方式

硬膜外麻醉。

四、禁忌证

(1) 右半结肠有梗阻性病变者,不宜行横结肠造口术。

(2) 乙状结肠扭转是绝对禁忌证。

五、手术步骤

(1) 在脐与剑突连线中点的右侧做一横切口,切断右腹直肌。

(2) 在横结肠肠系膜无血管区戳一小口。

(3) 切口两端的腹膜稍缝数针,以免肠袢膨出。

(4) 如结肠胀气明显,可在结肠壁上做一荷包缝合,于荷包缝合中央处切开肠壁。如胀气不明显,也可暂不切开肠壁。

六、并发症

(1) 造口肠管内陷。

(2) 小肠脱出。

(3) 造口周围感染。

七、术后处理

(1) 非梗阻病例,一般在术后 2～3 d 切开肠壁,造口有粪便排出者,需经常更换敷料。

(2) 手术时做插管减压者,术后连接引流瓶,并固定好勿使管道脱出,以免粪便污染腹壁切口,术后 3～4 d 切开结肠时拔除。

(3) 支撑肠段的玻璃管在术后 2 周内拔除。拔除时间不宜过早,以免外置肠段缩进腹腔。

八、注意事项

(1) 肠袢与腹膜缝合前,应认真辨别其近端、远端,以防肠扭转。

(2) 腹壁切口缝合松紧要适当,过紧会影响造瘘肠袢的血液循环及引起排便不畅;过松会引起肠脱出。一般以缝合后结肠旁能伸入一示指为合适。

(3) 病人术后进食易消化食物,定时进餐,闭嘴咀嚼,以免吞进过多空气,维持适当的液体摄取,减少会引起腹泻、便秘和产气食物的摄入。

(陈春球　尹　路)

第七章 乙状结肠造口术

乙状结肠造口可经腹腔镜或开放手术进行。腹腔镜是微创手术，行肠造口和闭合是这一手术的适应证之一。已发表的多篇文章证实这种手术耐受性好，并且安全有效。这种手术明显的优点在于既避免了开腹，又保留了对所选肠管的精确识别和定位。由于结肠造口的流出物是无腐蚀性的，所以行结肠造口是安全的。

一、适应证

（1）直肠肛门严重损伤。

（2）急性直肠梗阻或狭窄。

（3）直肠、肛门的恶性肿瘤，腹会阴联合直肠癌根治术做永久性的人工肛门或晚期直肠癌姑息切除的病人。

（4）直肠肛门反复发作的炎症和复杂性瘘管，如憩室炎、克罗恩病、先天性畸形等。

（5）合并肠梗阻、术前无法进行肠道准备的急诊手术病人。

二、手术方法

1. 腹膜内造口

（1）在拟造口位置用 Allis 钳提起体表皮肤，切除直径 1.5～2 cm 的皮肤后，用电刀分离皮下组织，纵向十字切开腹直肌前鞘，钝性分离腹直肌后十字切开后鞘及腹膜。

（2）适当游离降结肠，在裁剪结肠系膜时注意保护边缘血管弓。目前腹会阴联合直肠癌手术多于腹腔镜下完成，编者的经验是在使用切割闭合器离断肠管后，用带锁扣的腔镜肠钳将近端肠管固定好，在切开腹壁后直接将乙状结肠自切开处递出。肠管末端应高出皮肤 3～4 cm，以防止在缝合皮肤与肠管黏膜前使外提肠管过短，日后出现造口凹陷。注意在腹腔内的乙状结肠不宜迂曲过长，以免粪便通过不畅导致肠扭转。

（3）编者通常将乙状结肠与腹壁缝合 3 层：外提肠管后，用 3-0 丝线将腹膜与腹直肌前鞘分别与结肠浆肌层缝合 6～8 针，开放造口后，将肠管与皮肤外翻缝合。

若是考虑后期回纳的乙状结肠造口，需行腹膜外造口，并将远端结肠缝合固定于造口下方，以便再次手术进入腹腔时可以快速找到远端肠管。

2. 腹膜外造口

将腹膜与腹直肌后鞘钝性分离后，将游离好的肠管循此隧道拖出至腹壁外，将腹膜与肠壁系膜及浆肌层间断缝合，腹直肌前鞘与浆肌层间断缝合，最后将肠壁全层与皮肤缝合(图 2-6)。

【节制性结肠造口】

节制性结肠造口又称节制性人工肛门，其目的是希望造口者不用或少用人工肛门袋，给病人心理、

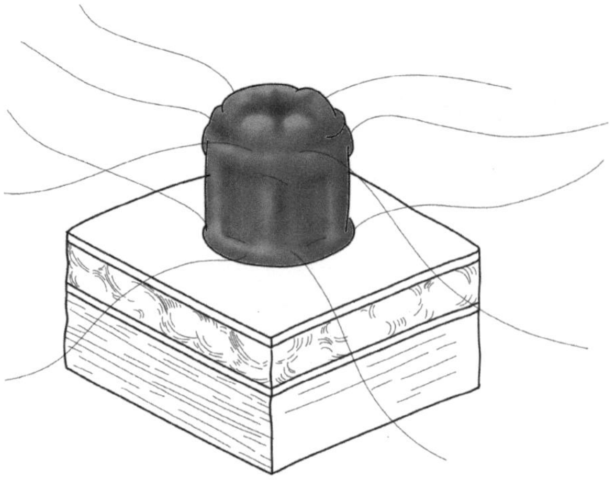

图 2-6　造口缝合固定

工作和社交带来方便。针对结肠造口节制性的要求，研究者开发出多种利用整复装置以控制肠道的运动，依照其原理，可划分为 4 类：外用装置、单纯外科技术、外科技术和被动植入装置、外科技术和主动植入装置。但目前很少应用。

1975 年，德国科学家 Feustel 和 Herring 报道了采用磁性底环及磁性帽控制结肠造口节制功能的方法。但由于感染，失败病例较多，这种方法未能得到广泛应用。英国科学家开发了一种新术式，把一块肌肉修整成直肠括约肌，通过电磁控制其开闭，从而取代结肠造口术，手术过程包括从大腿内分离股薄肌，并从膝部切断，保留上端附着处，将其整形后缝合到肛门括约肌的位置。把这块肌肉与一个很像心脏起搏器的电刺激器相连，再把该刺激器植入腹部皮下。经过一段时间训练后，病人能用电信号使该肌肉舒张或收缩，从而行使像肛门括约肌一样的开闭功能。伦敦皇家医院外科教授 Norman Williams 等已给 45 例病人做过这一手术，均取得预期效果。

（陈春球　尹　路）

永久肠造口的并发症与讨论

肠造口术是外科常用手术之一，造口术后病人虽度过生死难关，但诸多并发症常使其陷入苦恼之中。因此，防治肠造口并发症显得十分重要。

肠造口并发症防治要点总结如下：①术前准备充分，帮助病人做好心理建设，医患共同确定腹壁造口位置；②重视手术，精心设计手术，仔细认真操作；③保证造口肠曲血运；④术后防感染，指导病人及家属学会造口护理；⑤使用合适的造口袋，减少浸渍和过敏；⑥加强造口病人之间的经验交流。多数结肠造口术后并发症是可以预防的。临床医生应于术后认真观察造口情况，若出现并发症，应予以及时有效的治疗。

一、造口旁疝

造口旁疝是腹腔内容物通过因肠造口引起的腹壁缺损而形成的异常突起，通常发生在邻近造口或造口处。造口旁疝是与造口有关的腹壁疝，是较难处理的并发症。近期发生率为 2%～20%，而远期发生率可达 37%，平均发生于术后 2 年。主要由结肠与腹壁缝合不严密，缝针针距过大造成。病人营养不良、服用激素药物及患有慢性咳嗽或前列腺增生所致排尿困难时，腹内压增高，使小肠或网膜由结肠和腹壁之间的间隙疝入皮下形成疝。另外，肥胖、年老、腹壁肌肉薄弱也是造口旁疝形成的原因。主要预防措施是依靠结肠与腹壁的严密缝合，尤其是结肠与腹膜的缝合(两针之间不能容一指尖)。经腹直肌造口也有助于预防造口旁疝的发生。目前，多数外科医生相信通过腹直肌进行造口可有效减少这一并发症的发生。术前、术后应注意治疗诱因，如加强营养、治疗慢性咳嗽或尿潴留。症状轻微或不能耐受手术者可通过佩戴腹带或适宜的造瘘袋治疗。疝过大或有嵌顿绞窄时应手术治疗。手术主要有疝原位修补术和造口易位。造口易位主要用于疝修补失败需二次修补者。此外，也有研究表明佩戴造口腹带治疗肠造口旁疝，其效果优于佩戴普通腹带，在减轻造口周围不适症状、防止体形改变、减少造口袋渗漏等方面效果良好(图 2-7)。

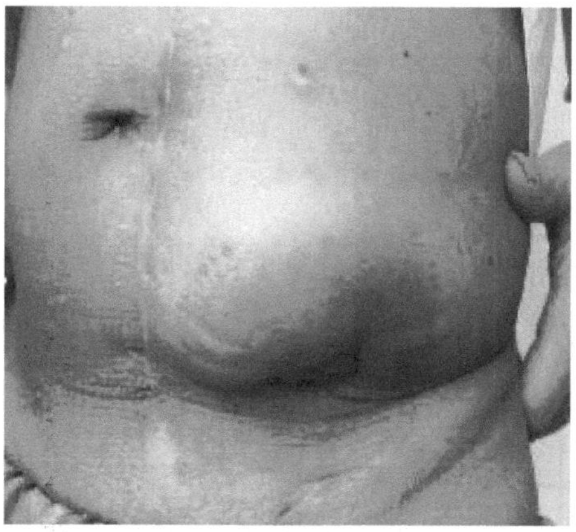

A

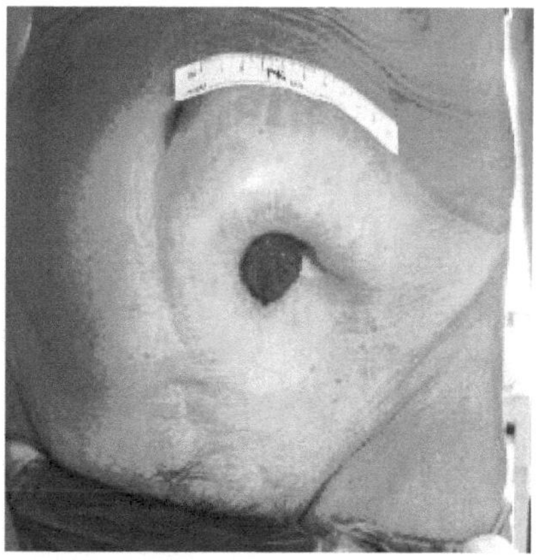

B

图 2-7　造口旁疝

二、造口狭窄

造口狭窄指造口缩窄或紧缩，表现为造口皮肤开口正常，但指诊时肠管周围组织紧缩，手指有压迫感难以进入，或者造口皮肤开口小，难以观察到肠黏膜。造口狭窄的发生率为2%～10%。造口狭窄可在术后近期和远期发生(图2-8)。早期多由造口血运障碍、感染或隧道过窄、腹壁切口过小所致。术中应注意切开的皮肤及前鞘不宜过小，应容纳两指。前鞘与结肠固定要少，不要超过4针，也可不缝。术后早期应定期扩张。晚期多由于粪便刺激造口肠管的浆膜而发生浆膜炎，致瘢痕挛缩，导致狭窄。另外，如已发生肠管回缩、坏死、造瘘口二期愈合，也易发生瘢痕挛缩而致狭窄。在考虑狭窄病因时，肿瘤的局部复发亦不能忽视，如形成狭窄，对于狭窄能容小指通过者，可用手指扩张，待瘢痕软化后可消除狭窄。对于狭窄或扩张治疗无效者可行手术。手术可做狭窄环放射状切开，或沿肠管环形切除瘢痕组织重建造口。

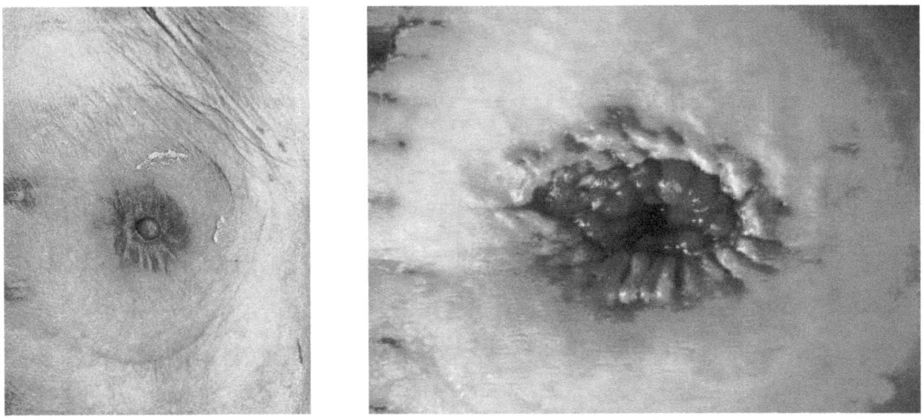

A　　B

图2-8　造口狭窄

三、造口周围皮炎

主要是排泄物及碱性肠液污染造口周围皮肤，引起接触性皮炎。也有的病人是对造口袋过敏引起的皮炎。针对此并发症，应加强对造口周围皮肤的护理，合理使用造口袋及防漏用品，减少粪便污染。严重者可给予氧化锌软膏外用，大便过稀者可适量给予止泻药。亦可通过造口灌洗养成定时排便的习惯(图2-9)。

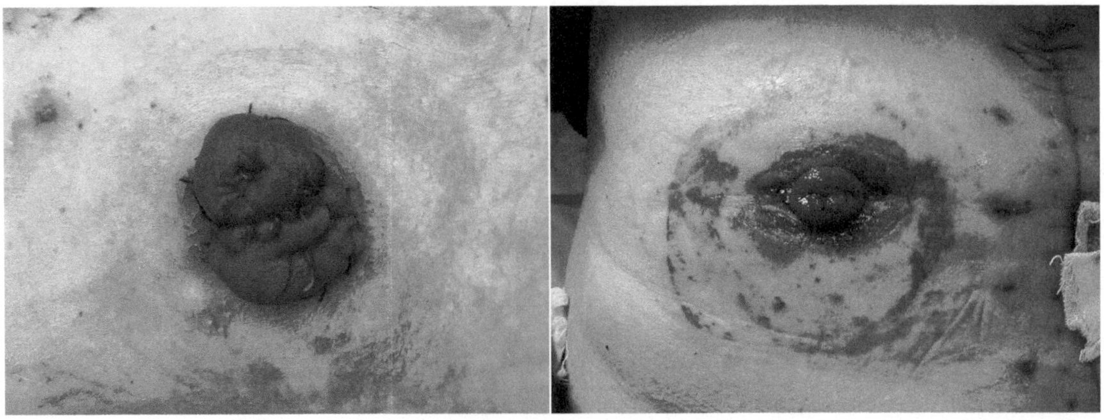

A　　B

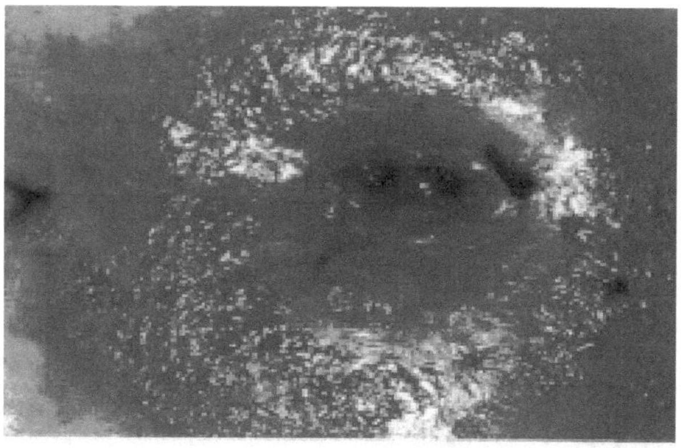

C

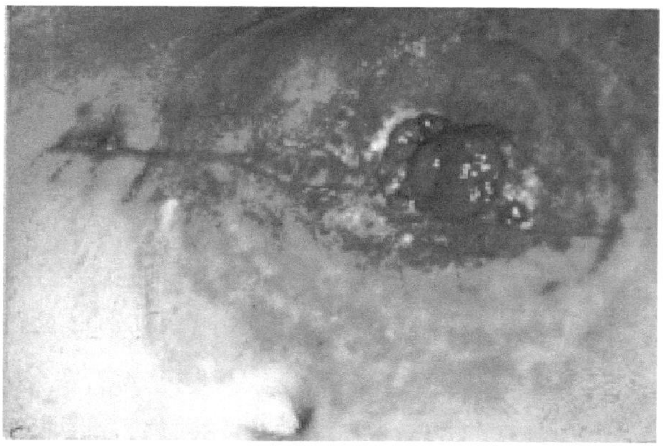

D

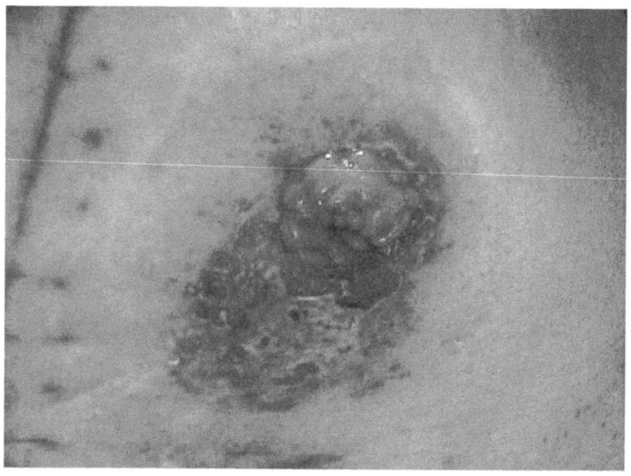

E

图 2-9　造口周围皮炎

四、造口脱垂

造口脱垂多发生在术后 2～7 个月，轻者黏膜水肿呈环形脱出，可用高渗盐水湿敷。重者表现为外突性肠套叠，发生后应手法复位、注射硬化剂或手术固定。其预防措施包括术中游离肠段不可过长，腹壁切口不可过大。还应避免便秘及其他使腹压升高的因素(图 2-10)。

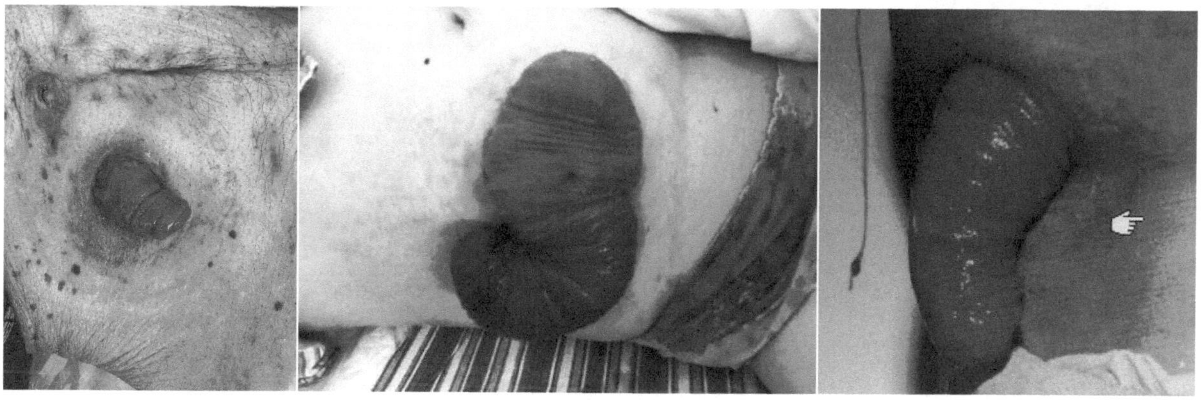

A　　B　　C

图 2-10　造口脱垂

五、造口坏死

造口坏死的发生率为1%～10%，一般发生在术后48 h，易发生在肥胖及急症手术者。表现为肠管黏膜颜色变黑，失去光泽。多发生于单腔造口(图2-11)。多由于肠管游离不够充分，肠管或系膜拖出有张力，从而影响血运，发生坏死。也可由于过分修剪肠脂垂破坏边缘动脉而影响血运，或造口肠管及系膜扭转或受压以及双腔造口支撑物压迫边缘动脉。主要预防措施包括充分游离肠管，仔细处理边缘动脉及肠脂垂，避免过分修剪造口缘的脂肪及系膜组织，避免造口过小压迫肠管影响血运，避免肠管及系膜发生扭转。术后72 h内严密观察造口血运情况，正常肠黏膜红润有光泽，针刺后可见出血点，若是肠管黏膜颜色为灰、白、青、紫或黑色，并带有恶臭分泌物，说明肠管血运障碍，要及时处理。如坏死肠管范围小，仅限于系膜缘且不超过周径的1/4，深度不足2 cm，可先保守治疗，应用生理盐水或呋喃西林溶液清洗、生物频谱仪照射、康复新液持续湿敷，静脉使用前列地尔注射液等药物改善微循环，待境界清楚后再切除坏死组织。如发现坏死深度超过腹膜，应及时手术，经腹切除坏死肠管，重建造口。

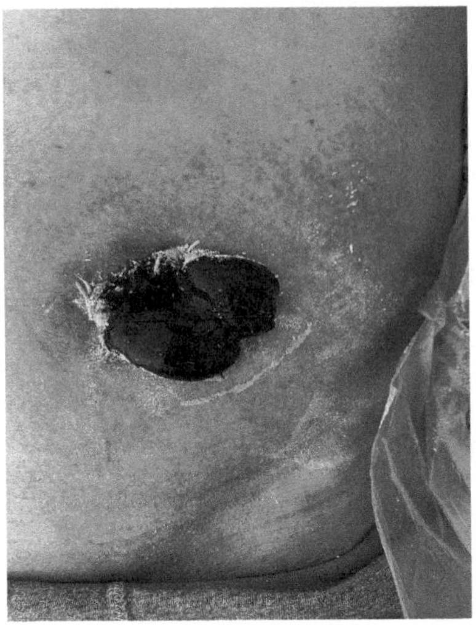

图2-11　造口坏死

六、造口回缩

造口回缩是指造口黏膜表面凹陷低于造口周围皮肤层，发生率约为6%，主要由造口肠管游离过短，造口牵出受限，吻合张力过大引起。另外，造口腹壁切口过大，明显粗于肠管；缝合针距过大；或双腔造口支撑物撤出过早亦可引起造口回缩。如发生造口回缩，回缩小者可保守治疗，密切观察，加强创面处理；回缩过大或已回缩至腹腔内者，应手术治疗(图2-12)。

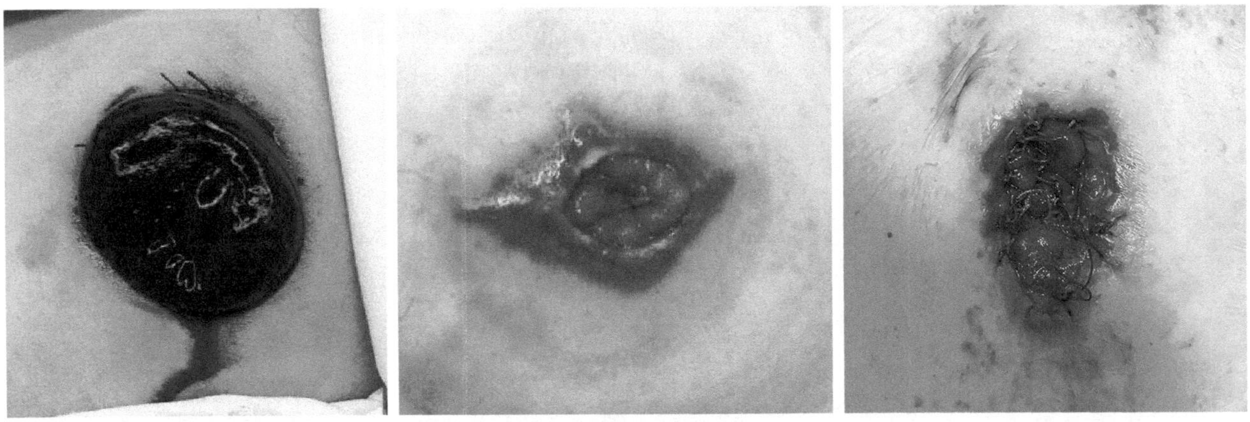

A　B　C

注：A. 造口回缩；B. 造口回缩伴皮下感染；C. 造口回缩伴周围皮肤炎

图2-12　造口回缩

七、造口黏膜皮肤分离

常见于营养不良、糖尿病或进行性类固醇治疗的病人(图2-13)。

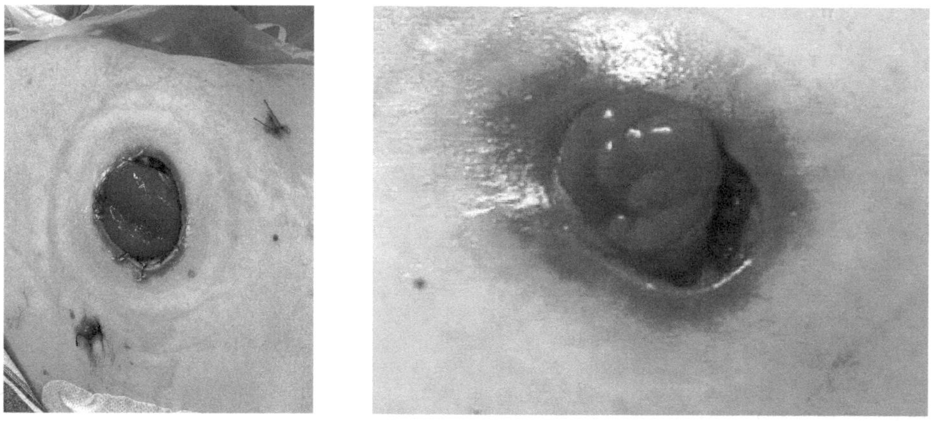

A　　B

图 2-13　造口黏膜皮肤分离

八、造口皮下瘘(罕见并发症)

造口皮下瘘(图 2-14)即造口外瘘,是指肠腔穿破腹壁与外界相通,肠内容物可经此通道向外流出,是外科的危重症之一,病死率高达 16.7%。

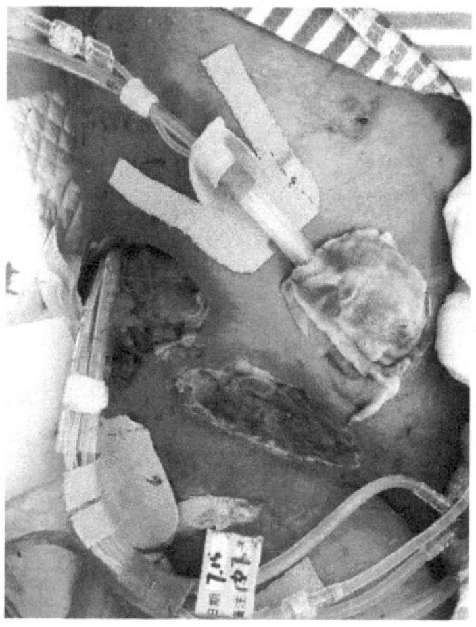

图 2-14　造口皮下瘘

(陈春球　尹　路)

第九章 肠造口回纳术

一、肠造口回纳时机

(一) 直肠癌预防性造口的回纳时机

在排除肠造口远端存在肠道肿瘤、瘘、狭窄后,提示预防性造口已起到保护作用,即可行回纳手术,一般在术后 8～12 周完成。对于因迟发瘘而行肠造口的,则要适当延迟造口回纳时间,可延长至 6～8 个月。对于术后行辅助化疗的病人,建议在第 2～3 周期的化疗期间完成造口回纳,无需因此推迟化疗疗程。

(二) 结肠损伤预防性造口的回纳时机

良性疾病病人造口回纳的需求更为迫切,但是需在充分评估全身情况、损伤肠管的愈合情况、肠道的连续性和完整性,以及肠道的通畅程度等情况后,方可行造口回纳。

(三) 炎症性肠病预防性造口的回纳时机

目前对于炎症性肠病病人造口回纳的时机尚无统一定论,一般认为在规范化的内科治疗后,待病人的临床症状改善、黏膜愈合、疾病处于静止期时再评估是否可行造口回纳。

目前普遍认为肠造口术后 8～12 周可进行造口回纳,但临床工作中还需注意个体化评估,需充分评估吻合口的愈合情况、是否有狭窄和梗阻、造口周围皮肤及腹腔有无感染、原患疾病的控制情况如何,以及病人是否耐受手术,从而决定造口回纳的时机。

二、开放肠造口回纳

1. 术前准备

口服复方聚乙二醇进行肠道准备,远端肠道自肛门行清洁灌肠。

2. 麻醉

气管插管全身麻醉。

3. 体位

仰卧位。

4. 手术步骤

①关闭结肠造口：在消毒造口及周围皮肤后,可采用间断缝合、连续纵行缝合或者荷包缝合的方式关闭造口;②造口皮肤周围切口;③游离造口;④肠切除吻合;⑤关腹。

三、腹腔镜辅助造口回纳

详见第一篇第五章。

开放造口回纳是由体表向腹腔内对行造瘘的肠襻适当进行游离，而当这些肠襻与腹壁或者腹腔内其他肠管粘连时，就给辨认带来了很多困难，从而可能造成肠管的损伤，导致切口感染、肠瘘等并发症。有文献报道，切口感染的发生率在回肠造口回纳术后的并发症中居首位。

虽然腹腔镜辅助的造口回纳也需经皮肤切除造口，但因其先经过腹腔镜的探查，具有良好的视野，可以做到在腹腔镜内直视放大下对粘连进行松解，而且在切除造口前已经将造口的肠襻游离至造口皮肤黏膜交界处，从而使得由体表向内游离的深度及复杂度减小，大大降低了肠管损伤所致的切口感染、肠瘘的风险。

（陈春球　尹　路）

第十章 肠造口护理与康复治疗

虽然造口手术可以挽救病人的生命，但排便方式的改变、造口的存在都会给病人带来身体、心理及社会适应方面的问题。如果造口护理不当，造成各种并发症，更会严重影响病人的生活质量。

一、造口治疗师

造口治疗师（enterostomal therapist）是指专门从事造口、伤口病人术前术后宣教、咨询，包括在术前造口部位的选择，术后饮食、生活，以及出院后的护理等方面提供咨询的专门人员。

世界上第一个造口治疗师是 Norma Gill（1958 年）。1961 年，Rubert B. Turnbull Jr. 医生倡议和策划成立了第一所造口治疗师培训学校，开拓了现代造口护理的先河。1978 年，Norma Gill 倡导建立世界造口治疗师协会，致力于推动造口治疗全球化发展。

在美国，专职造口治疗师必须经 2 年护理专业学习后，再经造口治疗学校培训 2～3 个月才能上岗。自 20 世纪 90 年代以来，造口治疗护理的范畴也由肠造口治疗扩展至尿路造口护理、复杂伤口护理和失禁护理。日本早在 1965 年就开始开展造口（人工肛门）康复工作，但造口治疗师学校是在 1986 年 6 月以克利夫兰医院（Cleverland Clinic）分校的形式在东京的圣路加医院成立的。新加坡的造口护理课程是由卫生部和造口康复会共同制订的，他们于 1994 年 3 月首次举办包括造口、失禁处理的理论和实践的课程讲习班，共 12 周，授课和实践的时间各占 40%和 60%，参加人员来自各医院的国家登记的注册护士。韩国于 1987 年在首尔国立大学医院成立第一个肠造口治疗师训练班，全部课程 4 周，共 124 h（讲课 40 h，实践 84 h），内容包括胃肠道、尿路和皮肤的解剖，造口手术适应证、术中处理、创伤处理、皮肤处理，结肠造口灌洗、康复等，每年一期。泰国每年举办对护士进行的短程造口护理训练班。中国台湾早在 1971 年建立造口治疗护理单位。中国香港 1982 年已有 1～2 名造口护士在全职或兼职情况下提供造口护理服务，在玛丽医院的妇产科设立造口护理诊所，1985 年香港第一所医院外的造口护理诊所成立。1995 年，香港玛嘉烈医院开办了香港第一个造口治疗师培训课程。1997 年，玛丽医院和香港大学专业进修学院开设造口治疗师培训课程，于 2001 年和 2004 年分别在广州、北京协助开办了两所造口治疗师学校。

1988 年，上海喻德洪教授访问美国克利夫兰医院及其肠造口治疗学校，回国后立即在上海长海医院举办了首届“肠造口培训班”，成立了上海造口联谊会。至 2004 年，上海长海医院共举办了同类的短期学习班 14 届，培训了 1 000 多名肛肠外科医生和护士。后来，广州、北京、广西、重庆、杭州等地都举办了肠造口治疗培训班和成立造口联谊会。广州中山大学肿瘤医院从 1998 年至今，每年都承办国家继续教育项目——造口治疗师培训班。迄今，受过短期造口治疗培训的医务人员超过 2 000 人，遍及全国各地。

中国内地正规造口治疗师培训是从 1993 年开始的，由 Norma Gill 奖学金资助。上海派出 2 名护士赴澳大利亚肠造口治疗学校学习，1994 年学成归来。1998 年，广州中山大学万德森教授赴澳大利亚考察结直肠外科和肠造口治疗进展。同年，他根据 Norma Gill 基金会“结对工程”（Twinning project），与香港玛丽医院朱建华医生和香港造口学会李伟娟女士联系，商讨在内地建立造口治疗师学校。2000 年，广州中山大学肿瘤医院派出 3 名护士、上海瑞金医院派出 1 名护士赴香港玛丽医院接受造口治疗师培训课程。2001 年，中山大学肿瘤医院、护理学院和香港大学专业进修学院及香港造口治疗学会合办了内地第一所造口治疗师学校——中山大学造口治疗师学校，共培训 5 届，学员共 59 名。2004 年，在香港造口治疗学会的帮助下，北京大学医学部成立了内地第二所造口治疗师学校，培训了 2 届，学员共 22 名。

随着造口治疗的发展，造口器材亦不断改进，辅助用品亦应运而生。自从 1935 年美国首次研制出肠造口袋以来，造口器材经历了很大的发展，由非黏性→黏性；腰带式→非腰带式；固定式→裁剪式；一次性→非一次性；不可引流→可引流；无适透膜式→适透膜式；一件装→两件装或三件装。衍生出了很多护肤用品用于防治粪性皮炎、过敏性皮炎、溃疡，也用于除臭、防漏等，如造口护肤粉、皮肤保护膜、防漏膏、防漏可塑贴环、弹力粘胶、除粘剂、活性炭过滤器、造口腹带等。

二、造口护理用品

1. 造口袋的选择原则

(1) 造口的种类。

(2) 造口及周围的皮肤情况。

(3) 排便是否规律。

(4) 收集排泄物的效果。

(5) 个人喜好。

(6) 经济条件等。

2. 理想的造口用品需要具备的功能

(1) 皮肤保护功能。

(2) 佩戴舒适、方便、隐蔽。

(3) 具有隔臭功能。

(4) 便于造口观察。

(5) 费用合理。

3. 造口辅助用品的作用

(1) 造口护肤粉：造口周围皮肤正常者，无需使用造口护肤粉；造口皮肤有红、痒等过敏症状或造口周围有皮肤损伤者，使用造口护肤粉形成保护层来保护周围皮肤；造口黏膜与皮肤分离或造口周围有瘘管形成时，使用造口护肤粉可吸收伤口的分泌物，促进组织生长、伤口愈合。

(2) 皮肤保护膜：在皮肤表面形成保护膜，保护皮肤免受外界刺激；对皮肤无任何不良刺激；使用皮肤保护膜后应等待 30 s，待保护膜形成并干燥后再使用造口袋。

(3) 防漏膏、防漏可塑贴环、弹力粘胶：用于造口周围皮肤不平或预防渗漏；可适当延长造口袋或者底盘的粘贴时间。

(4) 除粘剂：揭除造口底盘时，使用除粘剂可防止撕拉引起的皮肤疼痛等不适。

(5) 活性炭过滤器：用于过滤肠造口排出的气体，避免造口袋胀袋；有效滤除异味。

(6) 造口腹带：帮助固定底盘粘胶，减少身体活动对底盘粘胶带来的影响，延长底盘使用寿命；系牢各种便袋，降低脱落率。

三、护理措施

1. 心理护理

术后医护人员应加强与病人的沟通交流，针对病人存在的不良情绪实施个性化心理护理，帮助其缓解焦虑、抑郁、悲观等负面情绪，指导病人尽快接受术后自身新的外观，选用合理方式引导其尽快进入角色。

2. 护理的关键点

理想的肠造口状态是造口呈圆形，颜色为牛肉红或粉红色，表面平坦且湿润，略高于皮肤平面1.5 cm或与皮肤持平，造口周围皮肤颜色正常、完好。护理关键点如下。

(1) 遵循 R(Remove，揭除)、C(Check，检查)、A(Apply，佩戴)操作流程。

(2) 从上往下揭除造口袋后，用温水清洁造口黏膜及周围皮肤。

(3) 检查并评估造口颜色、形态、高度、周围皮肤、皮肤黏膜缝线和造口功能。

(4) 选择合适的造口护理产品及辅助用品。

(5) 准确测量造口大小并剪裁造口袋底盘，剪裁应以造口的形状或大小为标准，在此基础上再加2～3 mm。

(6) 粘贴造口袋底盘时，用手撑开周围皮肤使其平整，随后将底盘中央孔径对准造口，从下往上粘贴，使之紧贴皮肤。

(7) 造口袋出现渗漏或造口周围皮肤出现可疑炎症等情况时应及时更换，3～5 d 更换一次。

3. 术后肠造口常见并发症的观察与护理

(1) 造口周围炎：是最常见的造口并发症，多由粪便刺激或过敏引起，表现为局部皮肤潮红、充血、水肿、糜烂溃疡，局部剧痛。护理措施：水肿时，可用 50% $MgSO_4$ 溶液或高渗盐水湿敷。术后常规使用生理盐水作为造口清洗液，水温为 30～40 ℃，避免用力清洁而刺激造口，局部涂氧化锌软膏，使黏膜不受刺激。

(2) 肠造口狭窄：多由腹壁开口过紧，肉芽组织增生产生瘢痕收缩引起，表现为腹痛、腹胀、恶心、呕吐、停止排气排便。护理措施：术后 1 周开始扩张，用食指及中指涂液状石蜡，缓慢插入造口 2～3 cm，停留 2～3 min，注意扩张动作要轻柔，避免再次损伤造口，开始时 1 次/d，7～10 d 后改为隔日 1 次。

(3) 肠脱垂：由肠管固定于腹壁过于松弛或腹压增加引起。护理措施：术后严密观察，保证胃肠减压的通畅，避免咳嗽、提重物，防止腹压增加。

四、康复指导

1. 饮食

进食易消化、少渣的食物，适当进食新鲜的蔬菜、水果，适当饮水，忌食生冷、辛辣刺激性食物，少食产气食物和产生臭味的食物，如豆类、啤酒、大蒜、洋葱等。

2. 日常沐浴

造口及切口皮肤完全愈合后就能洗澡，注意选用无香精的中性沐浴液，禁止盆浴。

3. 日常生活指导

生活要有规律，保持心情愉快，避免紧张。术后 3 个月内适当活动，避免剧烈咳嗽、提重物等增加腹压的动作，以防肠黏膜脱出。6 个月后可恢复日常工作和生活。

(孙　静)

第三篇

外科引流

引流是外科的重要手术方式。引流管是供临床外科引流，将人体组织间或体腔中积聚的脓、血、液体导引至体外，防止术后感染、促进伤口愈合的一种医疗器械。临床上应用的外科引流管种类很多，有的用于导尿，有的用于伤口处引流，在胸腔、头颅、胃肠道、胆道等部位都有应用。100 年前，引流曾一度风靡外科界，正如 Rober Lawson Tait 所说："只要不放心，就留置引流"。但长久以来，腹腔引流一直是外科界争论不休的话题，它的应用缺乏章法，在很大程度上取决于外科医生的个人习惯。

一个世纪过去了，外科手术技术和支持治疗都发生了巨大的变化，尤其是随着近些年加速康复外科的盛行，腹腔放置引流管的问题再次被推到风口浪尖之上。

本篇就放置引流管的历史、目的、适应证、放置方法，以及其管理和并发症进行简单的阐述。

第一章 外科引流的历史

自有人类外科史以来,"切开引流"就是手术的基本术式。外科引流的概念形成于公元前 15 世纪,当时的科学家观察到感染的创口或脓肿在发生自发性破溃后,病人的全身状况会随之改善,由此认识到引流可能改善病情。但真正意义上的外科引流是由 Hippocrates 和 Celsus 描述用导管开始的。采用的引流材料及方法也随着科技的进步不断改进。1859 年,Chassaignac 介绍了软胶皮管的应用;1882 年,第一根烟卷引流问世;1895 年,双套管首次被应用于吸引引流;1899 年,虹吸引流被用于持续吸引;19 世纪末,大部分外科引流的基本原则已建立。

祖国医学中"捻"的目的即是引流。唐代医学家王焘《外台秘要·卷 27》引述了张文仲《救急方》所记载的葱管—药物—口吹式导尿法:"救急主小便不通方:取印成盐七颗,捣筛作末,用青葱叶尖盛盐末,开便孔纳叶小头于中,吹之令盐末入孔即通,非常之效。"该法与引流法不同之处在于葱管中加入了盐末,操作者主观上可能以为是盐末的利尿作用,但从客观上讲,其作用原理仍是利用气体的扩张作用,与引流法无异。由于操作者主观上寄希望于药物,在操作过程中,其着眼点在于将药物吹入尿道,而忽视了将气体吹入膀胱,因此其成功率较低。

长期以来,人们大都认为孙思邈是中国甚至是世界上第一个运用导尿术的医家。但研究表明,早在孙氏之前,葛洪与陈延之已应用了导尿术,因此在中国医学史上,孙思邈不是最早应用该技术的医家。近来,有人认为《小品方》记载了"世界上最早的冲洗、导尿及灌肠通便术"。其说法也是不确切的。确切地讲,自晋至唐出现的三种导尿术彼此之间并无继承发展关系,葛洪、孙思邈、张文仲三人均各自独立地发现并运用了导尿术。因此,从医学史意义上讲,三者均各自具有首创性,只是从时间上看,葛洪更早些。

(尹 路 孙 静 陈 泓)

第二章

外科引流的分类

引流管有不同的型号，临床医生可根据具体情况选择。如根据年龄、胖瘦的不同，器官组织腔隙的区别，引流液体黏稠度、有无成形物混杂，是否需要通过专用引流管进行特殊治疗，等等，对引流管进行选择。

一、临床上常用的引流管类型

引流管、连接管为硅胶、橡胶或聚氨酯材质，用于吸除伤口和外科手术创口产生的组织液、气体、脓血等，操作非常方便，属于医用硅胶制品。临床实践中，医生们发挥各自的聪明才智，应用了各种材料，做成了各种各样、非常实用的引流管。目前在临床上使用的引流管包括以下几种。

(一) 根据使用方法分类

(1) 输液皮条剪侧孔后使用。

(2) 输血皮条剪侧孔后使用。

(3) 引流袋上的透明塑料管剪孔后留置伤口内。

(4) 各种乳胶管修剪后使用，如 T 型管、Y 型管、蘑菇头引流管。

(5) 导尿管修剪后使用(橡胶、乳胶、硅胶)。

(6) 烟卷引流。

(7) 吸痰管剪孔后使用。

(8) 神经外科的潘氏管。

(9) 专用的硅胶引流管，可留置时间较长，大多用于感染伤口等需较长时间引流的情况。

(10) 负压封闭引流技术(vacuum sealing drainage, VSD)，用于各种复杂创面和深部引流。

(11) 硬脊膜外麻醉时留置用的细引流管，用于腰大池脑脊液引流，还可用于术后切口深部有少量积液时连上接头，行低负压引流；脊柱结核时置入，还可以通过其注入抗结核药。

(12) 硅胶的脑脊液分流管，脊髓空洞症脑脊液腹腔分流时使用。

(13) 膀胱造瘘用的三腔冲洗引流管。

(14) 经胸前路胸椎手术后使用的胸腔闭式引流管。

(15) 十字引流管。

(16) Chaffin 管。

(17) M-A 管。

(18) 医用硅橡胶制成的肠梗阻导管、胃肠减压管、胃营养导管、空肠营养导管、直肠引流导管、外科引流管等。

(19) 胃镜引导下胃造瘘导管、超声或介入下经皮肝穿刺胆道引流管(套件)、超声引导下经皮膀胱造瘘管(套件)、超声引导下经皮肾引流管(套件)。

(20) 输尿管支架导管(双J管)。

引流管可配合引流球、连接管、引导针、引流袋等组成外科手术引流导管套装,引流导管可配引流袋或引流球。其中,引流管、连接管为硅橡胶材质或聚氨酯材质,引流球为硅胶或橡胶材质,引导针为不锈钢材质,引流袋为 PVC 材质(图 3-1)。

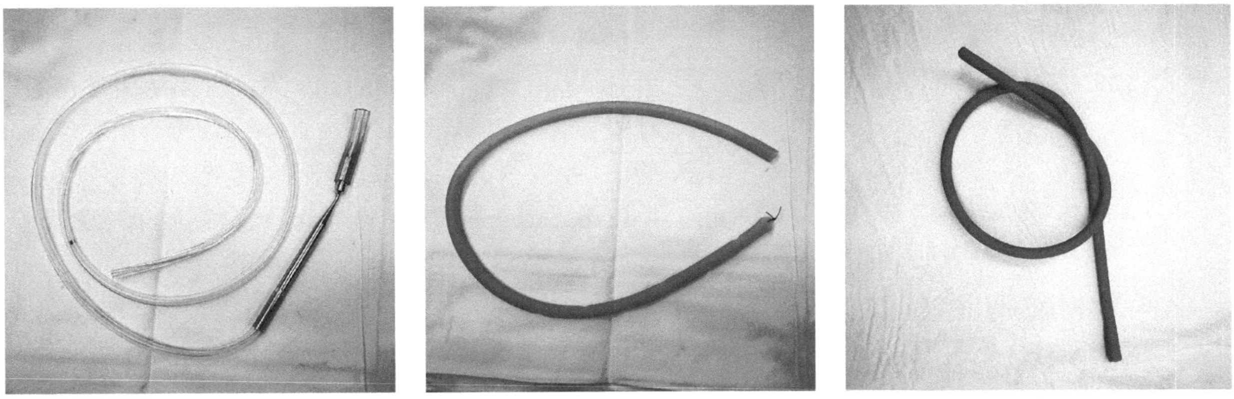

A　　B　　C

注:A. 硅胶引流管;B. 乳胶引流管;C. 橡胶引流管

图 3-1　常见的引流导管材质

(二) 根据风险程度分类

各类导管按风险程度可分为三类。

1. 高危导管

(口/鼻)气管插管、气管切开套管、T 型引流管、脑室外引流管、胸腔引流管、动脉留置针、吻合口以下的胃管(食管、胃、胰十二指肠切除术后)、鼻胆管、胰管、腰大池引流管、透析管、漂浮管、心包引流管、鼻肠管、前列腺及尿道术后的导尿管。

2. 中危导管

三腔二囊管、各类造瘘管、腹腔引流管、深静脉置管。

3. 低危导管

普通导尿管、普通氧气管、普通胃管、普通鼻饲管。

(三) 根据性状和类型分类

根据性状和类型可分为普通导管和特殊导管。

1. 普通导管

普通导管为一段具有一定长度的塑料管,前端尖细以便插入血管;尾部与注射针头尾端相同,以便与注射器相连接。

普通导管的前段有多种形状,如单弧、反弧、双弧、强化双弧、肝弧正面观、肝弧侧面观、三弧等,以利于插入不同部位的血管。导管的规格常用 F 数(French No.)来表示,如 6F 或 7F 等,F 数等于导管外周长的毫米数。

2. 特殊导管

特殊导管的形状和构造相对比较复杂,其完成的医疗功能也是多种多样的。

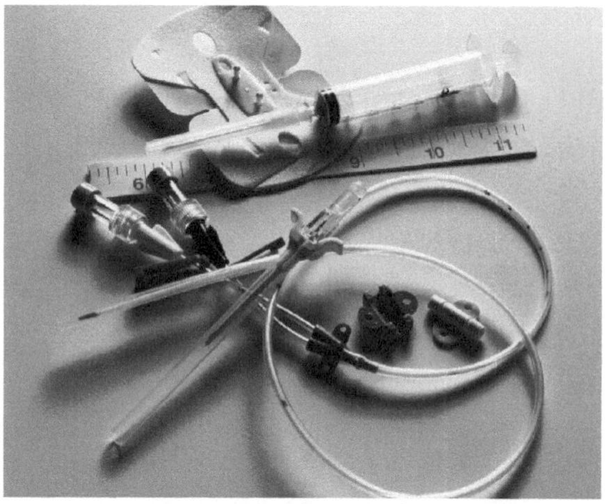

图 3-2 静脉导管用于腹腔引流

球囊类导管是应用最多的一类导管，包括普通双腔单球囊导管、双腔双叶球囊导管、双腔三叶球囊导管、双腔单球囊导管（Inoue 球囊导管）、四腔双球囊导管（颈动脉成形术用球囊导管）、可脱性球囊导管（detachable balloon catheter）、带孔球囊导管（calibratedleak balloon catheter）、冠状动脉成形术用球囊导管、快速交换球囊导管（monorail balloon catheter）、导丝上球囊导管（balloon on wire catheter）、尖段带固定引导钢丝的球囊导管（balloon on a wire system）、组合串联球囊导管（三腔双囊）、灌注球囊导管、激光球囊导管（laser balloon catheter）、射频热球囊导管（三腔单球囊导管）等（图 3-2）。

（四）根据放置引流管的目的分类

1. *治疗性引流管*

治疗性引流的指征明确，包括腹腔有积液、积血、积脓、积气、坏死组织、异物或瘘管。主要适应证有感染性疾病、肝胆疾病、胃肠道疾病。

2. *预防性引流管*

预防性引流是以监测为目的，用来观察是否有活动性出血，或胃、肠、胆道和胰瘘的发生。预防性引流管适用于腹部大手术，如肝切除术、胰十二指肠切除术、胃癌及结直肠癌根治术等。

（五）根据放置引流管的位置分类

可分为胸腔引流管、腹腔引流管、脑脊液分流管、导尿管、胆管引流管等。

二、目前外科引流管材质上存在的问题

目前临床上使用的引流管种类繁多，但是普遍存在以下问题。

（1）引流管硬度与管体抗压的矛盾。病人需要管体柔软舒适的引流管，但柔软的管体在临床应用中常因连接负压装置致扁瘪，导致引流不畅。

（2）引流管的抗弯曲性能较差，极易被弯折，造成阻塞等问题。

（3）延展性差，不能拉伸延长，在使用过程中易出现拔管断裂的现象，造成诸多不便。

（4）引流管对穿打孔后，在使用中易产生肉芽，拔管时易损伤人体组织。

三、理想的引流管

理想的引流管应具备以下特点。

（1）材质质量好（生物相容性好），同时耐酸、耐碱及耐消化液腐蚀。

（2）强度高，不易折断（可根据用途选择恰当的材质，具有适度的韧性，抗折弯能力强，同时保持留置舒适度）。

（3）壁薄而内腔大，同时柔韧性抗牵拉性能好，不易折断或被外力拉断。

（4）亲水性好。被水润湿后摩擦力减小，引流管容易滑动。

（5）不透光线，方便 X 线定位（应具有显影标识，便于导管定位）。

（6）多渠管的凹槽宽度适中。

（7）管状引流管侧孔合适（要求不易堵管和贴壁）。

（8）配有多用途连接口，便于给药、冲洗、引流、减压等。

（尹　路　孙　静　陈　泓）

第三章 腹腔引流管

一、腹腔引流管的作用机制

腹腔内积液主要依靠虹吸作用经腹腔引流管被动引流至引流袋中，体内位置较高的腔内液体通过引流管流入位置较低的引流袋中。条件是体腔中压强与引流袋中压强相等，引流管内管口不能露出液面。

二、腹腔引流管的种类

根据放置的目的，腹腔引流管可分为治疗性引流管和预防性引流管(图 3-3)。

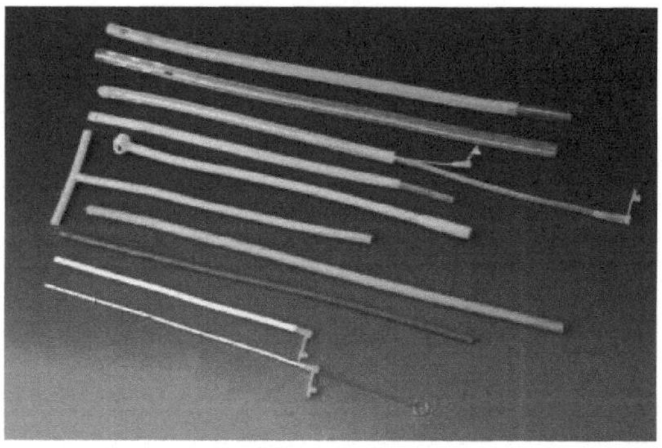

图 3-3 各类引流管

1. 治疗性引流管

(1) 感染性疾病，如肝脓肿、腹腔/盆腔脓肿。

(2) 肝胆疾病术后放置的胆道引流管，梗阻性黄疸时放置的暂时性或永久性胆道外引流管；胆石症或胆道狭窄时放置的 T 型引流管。

(3) 胃肠道手术后用于肠内营养的胃肠造口管等。

2. 预防性引流管

腹部大手术如胃癌根治术、结直肠癌根治术、肝切除术及胰十二指肠切除术等术后放置于腹腔、盆腔或膈下的引流管，腹部严重创伤、感染等术后放置的引流管。目的是防止腹腔积液、减少腹腔感染的发生，同时可早期发现术后并发症，如活动性出血、肠瘘、胆瘘、腹腔感染等，以利于早期处理。

3. 按照腹腔引流管的材料分类

(1) 纱条。包括油纱条、盐水纱条、抗生素纱条等，用于表浅或慢性感染伤口。

(2) 橡皮片。用橡皮手套剪成，用于表浅伤口治疗及预防性引流。

(3) 烟卷。用橡皮片卷纱布条制成，常用于腹腔短时间引流。

(4) 膜管。用橡皮片卷成空心管状，用于表浅创口的治疗及预防性引流。

(5) 管状引流物。常用的有硅胶管、软塑管、乳胶管、导尿管、蕈状导尿管、胃管、十二指肠引流管、T 型引流管、双腔套管等，常用于体腔及深部组织引流。

(6) 专用导管如肠梗阻导管。

① 规格：经鼻导管为 16F、18F 套件，导管长 3 m；经肛导管为 22F，导管长 1.2 m。材质为硅胶或橡胶。

② 特点：经鼻肠梗阻导管能够插入单纯性粘连性肠梗阻部位的近端进行减压，有效吸引肠内容物，

较早缓解腹痛、腹胀，减轻或消除肠壁水肿，解除梗阻，避免手术；它克服了传统消化道造影因肠管重叠致诊断及确诊困难的缺点，可以动态观察经导管注入造影剂的速度，判断梗阻的部位、程度和原因，为制订手术方式、选择手术切口提供依据；还可以经肠梗阻导管给予中药灌洗或肠内营养支持辅助治疗；能够作为小肠内支架进行小肠排列，降低并发症发生率。经肛肠梗阻导管可用于左侧大肠癌性梗阻时的减压、肠内容物的吸引和洗净；也可用于术前肠道准备和左侧结肠及直肠肠排列。

三、放置腹腔引流管的适应证

1. 治疗性的引流

(1) 局限性的脓肿、病理性积液等。

(2) 消化道瘘。

(3) 减轻张力性压迫，如气体、液体的积聚或组织水肿等。

2. 预防性的引流

适用于虽经外科治疗但易继发感染、出血、消化道瘘、积液、积气等的病人。事实上，对于预防性引流，现有的资料还无法给出一个有充分科学依据的意见。但是，经验丰富的外科医生认为下列情况必须留置引流管。

(1) 胆瘘或胰瘘的可能性极大者：这是留置引流管的主要适应证。引流管对胆汁和胰液有很好的引流作用，在胆瘘或胰瘘情况下留置引流管不但有救命效果，还有治愈作用。

(2) 包裹性脓肿：这在留置引流管的适应证中位居第二位，许多外科医生认为完全包裹(尤其是非塌陷性)的脓肿应该留置引流管。

(3) 感染源控制不理想：这在留置引流管的适应证中位居第三位，这个适应证与其他适应证有重叠，如胆瘘、尿瘘，以及无法外置的高位空肠瘘和十二指肠瘘。

(4) 十二指肠残端缝合不满意：Billroth Ⅱ式胃切除术后容易发生瘘的十二指肠残端，也是留置预防性引流管的适应证。

(5) 其他适应证：对可能发生尿瘘的情况，预防性留置引流也是一项很好的适应证，类似于在食管缝合处留置引流管。

预防性留置引流管的另一项适应证是预计可能会发生出血。但是在预计可能会出血或渗血而留置引流管的大多数病人中，引流管不是必要的，并且引流量较少；此外，在大出血时，引流管可能仅能引流出少许血液。

四、腹腔引流的注意事项

(1) 根据疾病的性质、手术中的情况，决定采用何种引流方法。如消化道手术术前未能作肠道准备时，缝合或吻合的组织有明显的炎症、瘢痕、水肿或缺血，难以防止发生瘘时；外伤手术后坏死组织未能完全清除时，应放置引流，一般以封闭吸引方式为宜。急性坏死性胰腺炎手术时必须进行充分引流，这既是治疗，也是为了预防胰腺进一步坏死。

(2) 一般引流管内端应置于伤口底部或接近需要引流的部位，胃肠手术应放在吻合口附近。否则容易导致引流不充分而残留无效腔。

(3) 引流管一般不从原切口引出，而从切口旁另戳孔引出体表，以免污染整个切口并发感染。

(4) 引流管必须固定牢靠，以防引流管滑出切口或掉入体内。一般用缝线将引流管固定于皮肤上。

(5) 在缝合组织时注意勿将引流管缝于深部组织中，否则拔引流管时将难以顺利取出。

(6) 术后必须维持引流管通畅，及时清除引流管内堵塞物。

(7) 术后应详细观察引流液的量、颜色、气味，以判断疾病的转归。

五、放置腹腔引流管的方法

(1) 引流管放置需合理，引流管放置的位置尽量和引流处接近，低位为宜，如盆腔、结肠旁沟等部位，应该让其处于病人取半卧位甚至平卧位时的最低位。仔细思考引流管放置的位置，剪去过长的部分，保留足够的长度即可。

(2) 保持引流管通畅不堵塞，不要有挤压和弯折。不要紧靠肠管或血管放置引流管。把大网膜放在引流管与重要结构之间防止压迫侵蚀。如果病人存在严重病变及有较多积液时，需要考虑使用三腔管引流及双套引流，冲洗引流也是一种可取的方法。

(3) 戳孔将引流管引出腹壁，不要从主切口引出，以降低切口感染率。确保戳孔引流处于低位，否则无法保证引流通畅，孔洞大小和引流管保持一致。

(4) 引流管在腹腔内的走行路线应尽可能短，根据指征选择引流管的种类，引流管从低位引出，并将引流管妥善固定，避免脱落。

六、引流管拔除的指征

一般根据引流的适应证及引流量决定引流管拔除的时间。拔除过早，分泌物引流不充分，容易重新积聚；拔除过晚，感染概率增加，会影响伤口愈合，甚至产生其他并发症。

1. 无菌手术的体腔渗血引流

一般情况下，体腔内预防性引流物如渗出液(血)已停止或引流量少于 30～50 mL/d，可于手术后 24～48 h 拔除引流管。拔除时，应先予以旋转、松动，使引流管与周围组织分离，然后向外拔除。如有障碍，切不可用力猛拔，以免引流管断裂，可等待次日拔除。对内部有固定的引流物更须注意。如有数根引流管，则可分次取出。

2. 脓肿引流

在脓腔缩小，引流量显著减少，小于 10 mL/d 时，可更换细引流管或逐渐拔除引流管，使伤口逐渐由肉芽组织填充，防止皮肤层过早愈合。有时可通过 X 线造影、B 超、CT 或 MRI 观察脓腔是否消失，再决定能否拔除引流管。

3. 肝、胆、胰、十二指肠、泌尿系统手术引流

肝、胆、胰、十二指肠、泌尿系统手术缝合部位附近的引流管一般保留至术后 5～7 d，待引流量减少至最少或无引流液流出时再拔除。

4. 胃十二指肠减压管

一般术后 2～5 d 拔除，拔管指征为：①吸引量减少，无明显腹胀，夹管后无腹胀；②肠蠕动恢复，肠鸣音正常；③肛门有排气或排便。

5. 胆总管引流管

一般在术后 2～3 周拔除。拔除时应明确两点：①胆管内无感染；②胆总管远端畅通无阻。拔管指征为：①病人体温正常，黄疸消退，胆汁清亮，无絮状物及结石残渣，显微镜下检查无脓球；②胆汁引流量逐日减少，粪色正常；③引流管抬高，钳夹 3 d，无右上腹胀痛不适，无发热、黄疸；④胆道造影：检查证明胆总管下端无阻塞，无结石存在(或 B 超检查 T 型引流管、胆道镜检正常)。

拔管后，伤口以凡士林纱布覆盖换药，1 周左右即可愈合。如手术仅限于胆总管探查或取石，术后 10 d 左右便可拔除引流管；如胆道感染严重或肝胆管残留结石，引流时间应延长，并可经引流管在胆道

镜下取石。对胆道狭窄或损伤成形修补术后的引流支撑管，须保留数周至数月。如需第二次手术，不应拔除引流管，以便手术时寻找胆总管。

6. 胸腔引流管

（1）胸腔闭式引流管与水封瓶衔接必须牢靠。避免接头脱落，空气进入胸腔造成急性气胸。

（2）应将水封瓶玻璃引流管末端置于水平面以下 2～3 cm，并依据引出量的多少调节玻璃管入水深度，水封瓶应低于病人胸部 15 cm 以利于引流。引流量大者应用吸引装置吸引。

（3）拔管指征：视病人病情而定，一般于术后 2～4 d 拔除。①肺膨胀良好（通过肺部听诊、X 线检查确定）。②水封瓶玻璃管水柱无波动或 24 h 内引流量少于 50～60 mL。③夹管 24 h，胸腔不再积气，即可拔管。

（4）拔管方法：先剪除固定引流管的缝线，嘱病人深吸气然后屏气，同时将管拔出。并立即以凡士林纱布及厚敷料覆盖伤口，用胶布固定于胸壁，保持 12～24 h，以防空气进入胸腔。

（5）对于脓胸引流管，闭式引流时，要经常注水测定脓腔大小，必要时，用碘油或 12.5％碘化钠溶液注入脓腔造影，如脓腔容量缩小至低于 15 mL，可取出引流管，使其自行愈合。如为开放式引流，其处理与一般脓腔引流原则相同。

七、腹腔引流常见并发症

1. 消化道瘘

常因腹腔引流管直接接触吻合部位或刺激缝合部位引起。

2. 肠粘连

腹腔引流管为异物，可刺激肠道和腹腔而致肠粘连。

3. 引流管断裂落入腹腔

拔除引流管时必须均匀用力，遇到阻力时严禁暴力扯拽。若引流管断裂，可在 B 超等引导下试行手术或及时手术，不可盲目夹取，以免加重脏器或组织损伤。引流管脱落多为粘连致密、引流管固定不牢固、体位变化导致引流管移位所致。

4. 腹腔感染

多为细菌沿腹腔引流戳孔或腹腔引流管进入腹腔引起。

5. 拔管困难、拔管后腹膜炎

拔管困难、拔管后腹膜炎的主要原因如下。

（1）固定缝线过紧、误缝引流管、引流管留置时间过长。

（2）拔管时疼痛刺激致腹肌痉挛。

（3）长距离、高负压引流使引流管管壁与周围组织紧密粘连，或肠脂垂、大网膜嵌入引流管侧孔内等。处理措施：不要急于强行拔管，强行拔管可能拔断引流管，致引流管残端滞留腹腔内或撕破大网膜致腹腔内出血，甚至撕破肠壁、胆管壁，导致弥漫性腹膜炎，严重时需再次手术。

6. 其他

引流管还可能引起腹腔内出血、引流管口疝等少见并发症。

八、常见普外科手术后的引流

1. 胃肠疾病术后的引流

一般的上消化道手术只要术中注意无菌操作，手术后不必放置预防性腹腔引流管。预防性的引流要保留至术后 7～10 d 或病人进食后 1～2 d，否则意义不大。小肠部分切除、肠吻合术后，一般不必放置引流。阑尾切除术后，无论阑尾的炎症程度如何，都不主张放置引流。虽然阑尾穿孔性腹膜炎术后是否放置引流尚存争议，但是阑尾手术唯一明确的引流指征是阑尾周围脓肿需切开引流。胃肠术后一旦发生残端瘘和吻合口瘘，胃肠内容物会流入腹腔引起腹膜炎，继而出现腹腔感染，甚至形成腹腔脓肿。因此，充分引流是处理残端瘘或吻合口瘘的最基本方法。

2. 肝脏疾病术后的引流

肝脏手术后的引流只是一种预防措施，或作为一种观察体内有无继发性出血和积液的手段。恰当的引流可以防止体内血液、组织液、胆汁或其他液体的积聚，从而预防术后感染的发生。肝脏手术后应常规放置硅胶管引流，并注意观察血液、胆汁及腹水的情况。引流管一般需放置 2～3 d，但应注意引流物的性质和量，若血液、渗液或引流量超过 50 mL/24 h，应延长拔管时间。而对于肝硬化病人也应适当延长拔管时间，并做好保肝治疗。对于肝脓肿的引流，在术前应尽量通过 B 超、CT 等检查了解脓肿的大小、数量和位置，并可在 B 超、CT 引导下行非手术穿刺引流术。对于多发性脓肿应将间隔打开，以便彻底引流。对于厚壁脓肿，因脓肿排空后脓壁在短期内不能自行塌陷愈合，不宜过早拔除引流管，必要时应配合应用抗生素溶液灌洗，待脓腔由肉芽组织充填后，逐渐拔除引流管。

3. 胆道疾病术后的引流

引流在胆道外科十分重要，合适的引流可提高手术疗效，减少并发症的发生，某些情况下可代替手术。胆囊坏疽、胆囊穿孔行胆囊切除术后，虽然原发病灶已切除，但胆囊周围必然还有炎性渗出，及时引流可防止积聚，避免脓肿形成，多用烟卷、多孔硅胶管引流。渗出不多时即可拔除引流管。常规胆囊切除术后，观察出血应用较粗的引流管，术后 24 h 无出血现象者应尽早拔除。预防胆瘘时，则应用多孔硅胶管，1～2 d 无胆瘘发生即可拔除。胆管切开后和胆肠吻合术后的预防性引流需 1 周左右，预估切口、吻合口愈合后才能拔除。术后发生胆瘘者，需持续引流至瘘口愈合。胆囊管梗阻伴全身情况差不能耐受胆囊切除术，或发作时间长、胆囊三角炎症严重、局部解剖难以辨认者，行胆囊切开引流（造瘘术）以解除胆囊高压，有助于缓解症状，避免胆囊坏疽、穿孔并控制炎症。根治性的胆囊切除需待情况好转后再施行。胆囊造瘘用蕈状管，引流一般持续到二期手术胆囊切除时。胆管引流的方法较多，可手术切开胆管置入 T 型引流管引流，可经皮经肝穿刺，或经内镜置入鼻胆管引流，引流至黄疸消退或夹管后症状不加重，但置管时间必须大于 14 d。预防胆管狭窄的引流管常用 T 型引流管、Y 型管和长臂 T 型引流管。一般放置 6 个月或以上。

4. 胰腺疾病术后的引流

胰腺肿瘤手术后，主要是预防术后胰液的渗漏。引流的准备、引流管放置的位置及安置时间都要考虑到发生胰液渗漏时的处理。已有的主动吸引引流，可将其控制于起始阶段。重症胰腺炎手术后，主要是弥补手术的不足。应用主动引流加持续灌洗，同时引流管腔要足够大，以保证可以排出小的脱落坏死组织。

九、腹腔引流管的争论

腹部外科手术后放置腹腔引流管引流是防治术后并发症和治疗部分外科疾病的重要手段，但同时也是颇具争议的一项技术。一方面，放置腹腔引流管有利于引流或排出积存于腹腔内的液体（包括血液、脓液、炎性渗液、胆汁、分泌液等）；但另一方面，腹腔引流管也增加了消化道瘘、肠粘连、腹腔感染等发生的概率。

“when in doubt, drain”（若有怀疑，即放引流）。这是 19 世纪英国外科医生 Lawson Tait 的名言，一直被认为是外科医生必须遵循的原则。然而近年来，关于是否放置引流管及放置时机成为外科医生们讨论的焦点。由于缺乏高质量证据，如何放置引流管在很大程度上取决于外科医生的经验。随着加速康复外科的兴起，提倡不放或尽量少放置引流管或早期拔出引流管的观点越来越受到重视。

那么腹腔引流技术到底该如何实施呢?

1. 为什么要放置腹腔引流管

手术放置腹腔引流管主要是希望通过引流的方式，将关腹后腹腔内的渗液和积血，以及一旦手术失败后腹腔内出现的血液、胆汁、胃肠液、胰液和腹水等液体及时引流出体外。同时，外科医生可以通过腹腔引流这个“窗口”观察引流液的量和性质，推测腹腔内的情况，早期发现并处理手术并发症，避免延误治疗时机或造成腹腔感染。因此，很多外科医生都会在手术后常规放置腹腔引流管，也就是所谓的预防性引流，而且手术越大，引流管放得越多。还有一种情况是当病人存在不明原因的腹内污染或感染时，放置引流管不仅可以将脓液排出，还可以通过引流管获得脓液进行化验，或经引流管注入造影剂以明确诊断。同样，在病人出现腹腔脓肿、腹膜炎或持续性消化液溢出时，为了去除感染源，避免消化液积聚在腹腔，外科医生也会通过放置引流管的方式将其引流出体外。这些是所谓的治疗性引流。

2. 为什么不应该放置引流管

不必要的腹腔引流可能会带来一些本来可以避免的伤害。比如，腹壁戳孔放置引流管的过程中可能造成腹壁血肿甚至出血；腹壁戳孔太大或洞口感染可能造成腹壁疝，戳孔太小则引流效果不佳；导管如果跨过肠管或血管等管道，可能导致管道受压甚至穿孔，出现肠梗阻、肠瘘或腹腔内出血等并发症；导管固定不牢靠可能会脱落，或者缩回腹腔；如果腹腔内组织（如大网膜或肠脂垂等）嵌入导管内，拔除导管时可能发生腹腔内出血，而导管也可能会断在腹腔里；此外，导管还会增加病人腹痛的情况和心理负担，妨碍病人行动。因此，放置引流管的病人往往卧床时间比较长，肺部感染和切口感染的发病率有所上升。

3. 放与不放，这是个问题

腹腔引流并不能像我们想象的那样，能将腹腔内的液体，包括脓液、消化液或渗出液等完全引出。除非腹腔内液体很多，否则引流管在放置 48～72 h 后便会被网膜和肠管等组织包裹，引流作用也随之下降，包裹的程度和致密度取决于引流管的刺激性和放置时长。所以，临床工作中我们经常能看到没有液体从引流管内流出，而是从腹腔引流管切口周围向外渗出。既然腹腔引流效果有限，使用不当还可能导致各种并发症，我们就应该有选择地放置，不能不加选择地滥用。比如，对于一般的结直肠手术，常规预防性放置腹腔引流管是没有帮助的，并不能降低吻合口瘘和其他并发症的发病率。而如果不放置引流管，就能够降低伤口感染的发生率。对于化脓性阑尾炎，合并局限性腹膜炎、弥漫性腹膜炎的阑尾切除术，只要阑尾根部处理满意，腹腔清洗干净彻底，也不主张常规放置引流管。对于肝部分切除术和肝移植手术，同样不主张常规预防性放置引流管。不过在肝胆胰手术后，如果预计术后出现胆瘘或胰瘘的可能性比较大，还是可以预防性放置引流的。对于盆腔内直肠手术、食管和胃手术后的引流问题，目前学术界尚未形成共识。一般认为，盆腔位置低、吸收面积小，术后常规放置引流能够减少感染和吻合口瘘的发生率，并且有助于早期发现吻合口瘘。但是食管和胃手术就不一样了，腹部手术后放置腹腔引流并不能减少瘘和腹腔感染的发生率。再加上引流管会被周围组织包裹，引流量与瘘的严重程度也不一定相符。只能说，放置引流管有助于发现瘘，但不一定能将胃肠液完全排出。

总而言之，外科医生最重要的任务是尽可能地将手术做得满意，不能依赖用引流管弥补手术的欠缺。如果术中对病灶的处理不满意，可以放置引流。当然，术中放置引流还有一个常见的理由是担心术后出现腹腔内出血。事实上，就算病人出现出血甚至出现大出血，引流量也是很少的。与其担心术后出血，倒不如把术中止血做好，毕竟细致的止血和缝合创面可以减少不必要的引流。

4. 如何放置引流

放置引流管并不是简简单单把引流管插入腹腔，其中的门道还是不少的。

首先，针对不同的情况，选择的引流管和引流方法是不同的，外科医生要根据具体情况决定。其次，引流管应该放在当病人处于平卧位时腹腔的最低点，病灶或缝合/吻合处附近，但不能与吻合部直接接触，更不能放入瘘口内，以免影响组织愈合，避免因导管压迫而成瘘。再次，引流管应该从距离引流点最近的地方穿出腹壁，路径越短，引流效果越好。此外，引流管不能高于病灶部位，不能“爬坡”。最后，引流管不能从切口引出，而应该另外戳孔引出体外，以免造成切口感染和切口裂开，或由于引流管妨碍切口愈合，使引流管引出处形成切口疝。另外，需要牢记的是，预防性引流放置时间一般不超过 72 h，治疗性引流管应该在没有液体引出后 24 h 内拔除，脓肿引流管宜在引流干净后 3 d 内拔除。近些年，我们在认可腹腔引流在外科治疗中的重要价值的同时，也开始意识到不加选择地滥用腹腔引流不但不能提高手术的成功率，而且会带来不必要的并发症，甚至导致手术失败。然而，腹腔引流的确又具有重要的作用，即使加入加速康复外科的新理念，也没必要为了追求新理念而将其摒弃。对于腹腔引流技术，不滥用，不放弃，才是最好的选择。

（尹　路　孙　静　陈　泓）

第四章 外科常见引流管道护理和安全管理

一、护理原则

(1) 随时注意观察引流管,保持引流管管道通畅,不要使其受压和扭曲、折转成角,以免影响引流。还要注意引流管的固定,避免移位、脱出。

(2) 使用引流管时,要注意引流瓶的位置不能高于病人插管口的平面。搬动病人时,应先夹住引流管;引流液超过瓶体一半时,即应倒空引流液,以防因液面过高所致的逆流污染。

(3) 注意保持各种引流管与伤口或黏膜接触部位的洁净,以防感染。

(4) 做好引流液颜色、性状及量的记录,并及时报告医生。

二、胃管的护理

1. 妥善固定,防止打折,避免脱出

(1) 固定胃管应用白色橡皮胶布贴于病人鼻尖部,胶布应每天更换。

(2) 胃管插入的长度要合适,成人一般为 45～55 cm。若怀疑胃管脱出,应及时通知医生,鼻饲者暂时停止,确定胃管在胃中后,方可继续进行鼻饲。

2. 判定胃管在胃内的方法

(1) 用注射器回抽可从胃管内抽出胃内容物。

(2) 用注射器向胃管内打气的同时可用听诊器在胃部听到气过水声。

(3) 将胃管插入水中无气泡溢出。

3. 保证胃管的通畅,定时冲洗、抽吸胃液

(1) 定时冲洗,每 4 h 一次。冲洗时应根据胃管的型号、手术部位、手术方式等选择 5 mL 或 10 mL 注射器,用 3～5 mL 生理盐水冲洗。冲洗时注意用力不可过猛,若有阻力不可硬冲,以免损伤胃壁或吻合口,造成出血或吻合口瘘。冲洗时若有阻力应先回抽胃液,如有胃液抽出表示胃管通畅,可再冲洗。若抽不出胃液、冲洗阻力大,应及时通知医生,及时处理。

(2) 根据胃液分泌的情况定时抽吸胃液,一般每 4 h 一次。抽吸胃液时吸力不可过大,以免损伤胃壁,造成黏膜损伤出血。

(3) 密切观察胃液的颜色、性质、量,并做好记录。

① 观察胃液的颜色、性质:胃液颜色一般为墨绿色(混有胆汁)。若颜色为鲜红色,提示胃内有活动性出血。若颜色为咖啡色,提示胃内有陈旧性血液。胃液出现颜色或性质的改变,应及时通知医生,给予相应处理。

② 准确记录胃液的量:若胃液量过多,应及时通知医生,及时处理。避免引起水电解质紊乱。

(4) 对于插有鼻饲管、胃管或禁食的病人,口腔清洁尤为重要。鼓励病人每日刷牙漱口,养成良好

的卫生习惯。对生活不能自理的病人或昏迷的病人给予口腔护理。

4. 鼻饲的护理

(1) 鼻饲前应先确定胃管在胃内,且没有腹胀、胃潴留等症状后,再行鼻饲。

(2) 每次鼻饲量不超过 200 mL,根据全天总量和病人的消化吸收情况合理分配,制订鼻饲间隔时间。鼻饲后用温开水冲净鼻饲管,并把管道固定好。持续鼻饲应匀速灌入。

(3) 鼻饲液的温度要适宜,以 35℃左右为宜。持续灌入时,鼻饲液温度应与室温相同。过热易烫伤胃壁黏膜,过凉易引起消化不良、腹泻。鼻饲时要及时清理口、鼻腔分泌物。

(4) 鼻饲开始时量宜少,待病人适应后逐渐加量并准确记录鼻饲量。

三、腹腔引流的护理

(1) 根据病情需要观察腹腔内可能安置的几种引流物和数根引流管,病人转入病房必须清点引流管道的数量,最好根据作用或名称作好标记并接引流瓶。

(2) 观察记录引流物的性状和量,外层敷料湿透时,要及时更换并估计液体量;引流管如无引流物流出,应考虑到管道堵塞的可能;如引流液为血液且流速快或多,应及时通知医生处理。

(3) 病人翻身、下床、排便时应防止引流管脱出或折断滑入腹腔,脱出者应更换新管再插入。

(4) 需负压引流者应调整好所需负压压力,并注意维持负压状态。

(5) 纱布或凡士林纱布填塞止血者应密切观察全身情况,并根据全身情况,决定下一步处理。

(6) 预防性应用的引流管应在术后 48～72 h 拔除,如为防止吻合口破裂后消化液漏入腹腔,则应在术后 4～6 d 拔除,如为引流腹膜炎的脓液,则应视具体情况而定。

(7) 腹腔引流管如术后 2～3 d 不能拔除,则每 2～3 d 应转动引流管一次,以免长期固定压迫造成继发性损伤。

(8) 如需用引流管注入抗生素等药物或做管腔冲洗,应严格遵循无菌原则操作。

(9) 观察引流物可能引起的并发症,如压迫组织坏死、出血、肠瘘、继发感染、疼痛等应当及时拔除或更换引流管,处理并发症。

(尹　路　孙　静　陈　泓)

专用肠梗阻导管置入

肠梗阻(intestinal obstruction)指肠内容物在肠道中通过受阻。肠梗阻为常见急腹症,可因多种因素引起。肠梗阻的表现:①以往有慢性梗阻症状和多次反复急性发作的病史;②多数肠梗阻病人有腹腔手术、创伤、出血、异物或炎性疾病史;③临床症状为阵发性腹痛,伴恶心、呕吐、腹胀,以及停止排气、排便等。起病初期,梗阻肠段先有解剖和功能性改变,继而发生体液和电解质的丢失、肠壁循环障碍、坏死和继发感染,最后可致脓毒血症、休克、死亡。

一、常规肠梗阻治疗不足

肠梗阻的主要病理生理改变为体液和电解质的丢失,以及感染和脓毒血症。这些改变的严重程度视梗阻部位的高低、梗阻时间的长短,以及肠壁有无血液供应障碍而不同。因此,一旦确诊为肠梗阻,实施胃肠减压是必要的急救处置措施。

然而,普通的胃肠减压管长度较短,只能在胃腔内进行吸引,只能吸引胃内积存的液体和胃液,而对于小肠内潴留的液、气体,尤其是低位小肠内的潴留物不能直接进行吸引,因此位置稍低的小肠梗阻依靠单纯胃管减压无法到达梗阻的部位,不能很好地吸引出潴留的食物和气体,从而不能解决梗阻;也就无法有效地进行肠内减压,造成梗阻近端的肠管高度膨胀,梗阻近端的肠管黏膜充血、水肿,难以通畅,所以肠梗阻的缓解率较低。同时,高度膨胀的肠管存在肠黏膜屏障的破坏,肠管壁呈严重的缺血状态,极易造成细菌移位,以致发生肠源性内毒素血症等,出现不能阻断的恶性循环,加重对机体的损害。

二、专用肠梗阻导管

临床上使用的日本库利艾特公司的硅胶材质的肠梗阻导管具有极好的亲水性、顺应性及组织相容性,前导子可顺利通过幽门,引导导管前行进入梗阻部位,快速解除梗阻,减轻肠壁水肿,恢复肠道功能,为肠梗阻保守治疗创造了条件,已经成为日本急性肠梗阻治疗指南的首选治疗方法,在中国也逐渐得到许多临床医生的认可,目前是中国市场上唯一的产品(图 3-4)。

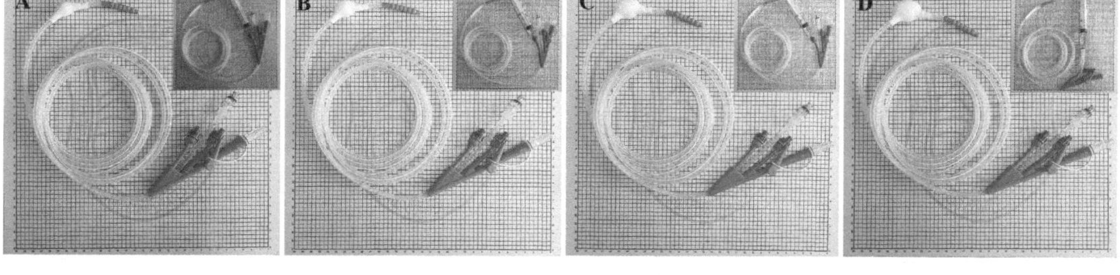

注:注射灭菌用水 3 mL(A)、5 mL(B)、8 mL(C)和 10 mL(D)对应的球囊大小

图 3-4　肠梗阻导管

1. 经鼻肠梗阻导管的优势

(1) 对于单纯性粘连肠梗阻,能够插入梗阻部位的上部直接进行吸引减压,有效吸引肠内容物,较早缓解腹痛、腹胀,减轻或消除肠壁水肿,解除梗阻,避免手术。

(2) 克服传统消化道造影因肠管重叠致诊断及定位困难的缺点,动态观察经导管注入造影剂的速度,诊断和判断梗阻的部位、程度和原因,为制订手术方式、选择手术切口提供依据。

(3) 可以经肠梗阻导管给予中药灌洗或肠内营养支持提供辅助治疗。

(4) 经过肠梗阻导管减压后,部分病人有可能行腹腔镜手术治疗,使手术更加简单、易行,提高肠切除Ⅰ期吻合术成功率。

(5) 能够作为小肠内支架导管进行小肠排列,降低并发症发生率。

2. 肠梗阻导管的放置

肠梗阻导管的置入通常有X线下直接放置和消化内镜下辅助放置两种方法,但都存在一定的失败率,尤其是在X线下插管,有50%左右的病人,在导管通过胃底进入胃体和经过胃窦部进入十二指肠这两个环节费时过长,还有一些病人无法成功置入。因此,编者采用如下新方法,分步骤置入肠梗阻导管,成功率达到100%,并基本能在10 min内完成操作。

1) 所需材料

(1) 肠梗阻导管套件:由日本库利艾特公司生产,包括一根直径为16F(5.3 mm),长度为300 cm的专用导管和一根直径为0.049″(1.24 mm),长度为350 cm的亲水加硬导丝。

(2) 辅助导丝:包括一根0.035″180 cm的PA亲水超滑导丝和一根0.035″260 cm的Amplaz导丝。

(3) 辅助导管:包括一根5F 125 cm的MPA导管和一根6F 90 cm的加硬长鞘。

2) 术前准备

(1) 拍摄腹部立位平片,明确小肠低位肠梗阻,并排除血运性或者麻痹性肠梗阻的可能。

(2) 置入胃管2~3 d,部分病人通过胃管置入减压就可以完全缓解症状,胃的良好排空和减压也为肠梗阻导管的置入提供了便利。

3) 手术过程

(1) 病人平卧于DSA手术床,通过胃管注入造影剂20 mL,观察胃腔形态及充盈情况,如果胃腔明显扩张提示减压不良,则暂停肠梗阻导管置入,调整胃管位置,进行充分胃减压。如果胃腔减压比较好,进入下一步。

(2) 采用260 cm Amplaz导丝将胃管置换成125 cm MPA导管,选用180 cm PA超滑导丝配合导管进入病人十二指肠水平段远端。

(3) 通过MPA导管,再次送入260 cm Amplaz导丝。

(4) 沿导丝,送入6F 90 cm长鞘,目的是提供一个可以交换0.049″导丝的大腔。

(5) 通过这个已经进入十二指肠水平段远端的长鞘,交换肠梗阻套件自带的0.049″ 350 cm超滑加硬导丝。

(6) 做好300 cm肠梗阻导管内外壁润滑的准备工作,沿导丝尾端在助手配合下轻松送入肠梗阻导管,用15 mL纯净水充盈前球囊。

(7) 术后立即接负压胃肠减压装置进行引流吸引,同时不定时地逐渐将导管从鼻孔送入胃腔,以便导管头端不断向梗阻端蠕动。术后第2 d再次拍摄腹部平片,验证肠梗阻导管减压效果和观察导管头端的位置。

(8) 当病人肠梗阻症状完全缓解,肛门恢复排气排便后,摄片验证,同时去除减压装置,再观察2 d,病人没有症状反复,即可拔出导管。通常肠梗阻导管置入后3~5 d肠道可以恢复通畅,如果排除肿瘤等机械压迫原因，可以在症状持续缓解后拔除肠梗阻导管。

4）编者的经验

（1）充分的术前胃管减压是顺利置入肠梗阻导管的关键。

（2）采用多次交换的方法置入肠梗阻导管，看似过程繁琐，实际上可以把一个复杂的操作分解为多个简单的小操作，在保证100%置管成功率的同时，能明显缩短手术时间（从平均30 min缩短到10 min以内），使医生和病人的X线接受量都大幅减少（仅需要2～3 min的透视时间）。

（3）采用6F 90 cm长鞘的引入是本手术方法的主要革新，因为普通导管均无法提供交换0.049″导丝的内腔，而6F长鞘符合这种需要，且在所有长鞘中又是最细的，能将病人的不适感降至最轻。

3. *在术中肠排列的应用*

（1）肠排列内固定法

肠内固定用的排列管一般保留8～10 d。待肠蠕动恢复，有肛门排气时，即可将排列管拔除。自空肠向末段回肠插入的导管拔除时与肠蠕动的方向相反，拔除时应轻柔缓慢，以免造成肠套叠，如拔除一段后遇有阻力时可暂停等待一段时间甚或等待1～2 d再拔除。排列管自盲肠向空肠插入者则为顺肠蠕动方向拔除，一般都很顺利。

肠外固定排列采用系膜固定，肠系膜间形成多个间隙，可能因引流不畅而产生积液、引起感染。肠内固定排列时，导管可压迫肠黏膜形成溃疡出血，也可因导管放置时间较长，特别是通过回盲瓣的导管可引起肠痉挛，出现功能性梗阻的现象。故排列管一般在术后8～10 d即可拔除，不需要达2周。实际上，肠袢间的黏着固定早已形成。

（2）M-A管用于粘连性肠梗阻

M-A管即单气囊双腔长管，可用于肠梗阻的减压，贯穿全小肠肠腔，起支撑定型的作用，待肠粘连形成后，肠襻即按M-A管顺序排列，不致成角、扭折而形成梗阻。应用M-A管除有可贯穿全小肠的长度外，其前端有气囊，充气后能在肠腔内形成一球状物，在肠腔外挤捏使其带动导管前进。M-A管为双腔，其一腔供气囊充气用，另一腔可作肠减压，但耐受性差。

严志文做了用小肠内置M-A管排列术治疗完全性粘连性肠梗阻的临床分析，目的是探讨肠内置小肠排列管（M-A管）肠排列术治疗完全性粘连性肠梗阻的方法和治疗效果。用该方法对26例反复发作、非手术治疗无效的完全性粘连性肠梗阻病人进行治疗，在解除梗阻因素后，应用肠内置M-A管行小肠排列术。结果所有病人均成功完成手术。术后1例病人发生小肠瘘，发生率为3.85%，经对症处理，瘘口于术后第26 d闭合，病人康复出院。随访2～6年，无病人再次发生肠梗阻。结论：采用小肠内置M-A管肠排列术治疗完全性粘连性肠梗阻，操作简便、疗效确切、并发症发生率低，是一种较好的手术方法。

产品规格简述：22F经肛门减压导管长1.2 m，配0.052″导丝长3 m和两个扩张管。8F钳道内对应扩张管长2 m，26F狭窄部扩张管长1 m。

适应证：经肛型肠梗阻导管适用于左侧大肠癌性梗阻。针对大肠癌性梗阻，术前进行肠管减压、改善肠管扩张的经肛门插入法也得到了广泛应用。

经肛肠梗阻导管各端口的功能介绍：①水囊注水阀：给水囊注蒸馏水处，也可使用注射用水或纯净水。禁止用生理盐水、葡萄糖、造影剂、矿泉水及其他有结晶化可能的药液。注意：水囊内液体每周更换一次；注水、抽水时注射器务必要旋转半圈，防止阀门关闭不良。一次注水量为10～15 mL，最大容量为30 mL。管前端标注英文BALL。②补气口：加快引流速度，防止肠壁损伤，禁止对此处使用生理盐水及其他有结晶化可能的药液，以免形成堵塞，造成减压吸引效率降低或无法引流，管前端标注英文VENT。③吸引管接口：导管置入完毕，由此处通过负压吸引器引流。④洗净排液便利的2腔导管

(Y 型)接头：可以接引流管接口进行肠管内的冲洗。

肠梗阻导管大约 3 m 长，管身由医用硅橡胶制成，其原理是在 X 线或者消化内镜下，经鼻腔插入导管进入胃腔，借助肠蠕动进入梗阻部位，对梗阻上方的肠内容物直接进行减压吸引。里面是单向阀门，可以防止消化液逆流，缓解肠梗阻症状；可以经导丝孔注入润肠的中药、石蜡油等药物，还可以植入肠道支架，撑开狭窄的肠腔。导管本身柔软，且相对无创，目前在临床上应用比较广泛。

（尹　路　孙　静　陈　泓）

第四篇
炎症性肠病

克罗恩病

第一节 概　　述

据统计,70%～90%的克罗恩病病人最终需要手术治疗。初诊为克罗恩病的病人进行手术的概率是16.3%,3年内手术的概率是33.3%,5年内手术的概率是46.6%。手术后的病死率是0%～8.4%,最主要的死亡原因是腹腔感染导致脓毒血症。病死率的巨大差别主要是由统计的病例数量导致的,大的医疗中心收治的病例数较多,病死率比较真实。

克罗恩病的绝对急诊手术指征包括胃肠道穿孔、中毒性巨结肠和胃肠道出血导致血流动力学不稳定。其他手术指征包括癌变、狭窄导致梗阻、蜂窝织炎、瘘、腹腔脓肿、不典型增生的息肉或肿块,以及药物治疗失败等。上海市第十人民医院克罗恩病外科治疗流程见图4-1。

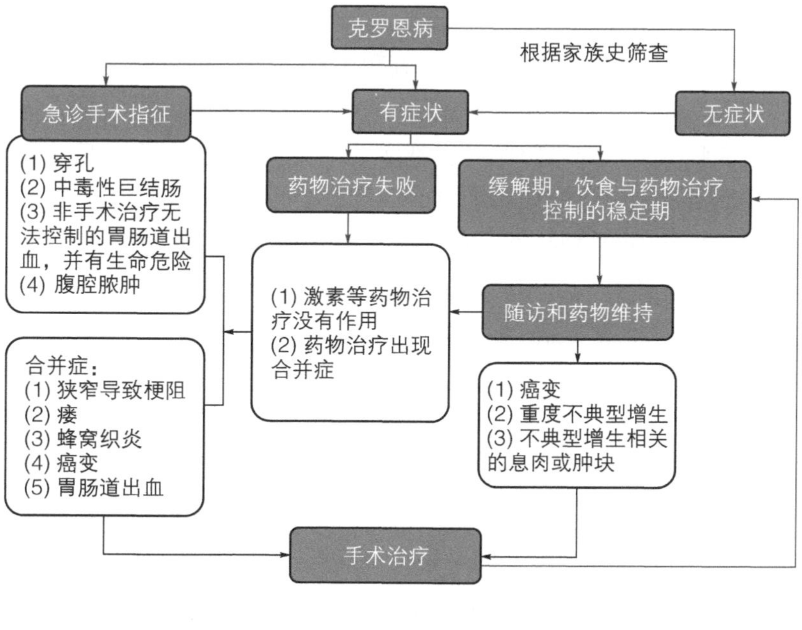

图4-1　克罗恩病外科治疗路线图

克罗恩病病人手术治疗时机选择有时会很困难。但不及时手术会增加手术后并发症的发生率,从而使手术的困难程度明显增加,也会增加外科急诊手术的治疗比率。急诊手术与择期手术相比,造口比率升高,并且病死率也会增加3倍。

克罗恩病术后仍有较高的复发率,大部分病人在一生中会有多次手术经历,有5%～18%的病人最终会因为肠功能衰竭而依赖完全肠外营养支持。反复手术导致小肠过短则会出现短肠综合征。

一、小肠和结肠手术的选择

1. 狭窄和梗阻

克罗恩病病人出现肠道狭窄、肠梗阻，特别是小肠扩张直径大于 3 cm，横结肠直径大于 5.5 cm 时，常需要手术治疗。

1) 手术治疗

纤维化吻合口狭窄要比新发狭窄的病人更需要手术治疗。手术方法可选择狭窄切除后直接行吻合术或成形术。但成形术后复发概率要高于切除手术。

2) 非手术治疗

并非所有的狭窄都需要手术治疗。内镜下扩张手术可以反复进行，可以避免手术切除治疗。反复间断性的扩张狭窄能延缓手术而没有明显并发症。内镜下扩张术短期内成功率高，但长期来说手术治疗的效果要优于内镜下扩张。另外，如果内镜扩张手术失败后，再进行补救手术，这时，造口率、切口感染率、再次手术率和再入院率要比首选手术高许多。有病例报告使用支架扩张治疗克罗恩病狭窄具有良好的短期治疗效果。但这并非常规使用，目前也没有充足的证据推荐使用。

2. 腹腔内蜂窝织炎、脓肿和瘘

1) 蜂窝织炎

如果病人腹腔内发生蜂窝织炎，应用抗生素和抗肿瘤坏死因子-α(tumor necrosis factor-α，TNF-α)治疗后病情稳定，并且没有出现腹膜炎加剧或临床症状加剧，则可以选择非手术治疗。

2) 腹腔内脓肿

大部分腹腔内脓肿需要手术处理并行相应肠段切除等综合治疗。对于出现弥漫性腹膜炎或临床症状恶化的危重病人，应立即手术治疗。术前脓肿引流和延迟手术可降低吻合口并发症的发生率。腹腔脓肿出现脓毒血症和使用类固醇激素的病人在急诊手术后吻合口瘘的发生率会很高。

如果仅仅使用经皮穿刺引流治疗腹腔脓肿很难成功，特别是在成人腹腔巨大脓肿或影像上发现瘘的脓肿病人中。单用药物治疗和经皮穿刺引流，而不处理病变肠段的治疗方法的失败率极高。如果经反复影像检查没有发现大的脓肿或瘘管，并且没有持续使用激素控制克罗恩病，可以考虑非手术治疗。但仅有少部分病例通过非手术治疗后就不再需要手术处理。

对于较大的、复杂的或伴有瘘的脓肿，先经皮穿刺引流，静脉使用抗生素至少 5 d 后手术，可能直接吻合而不需要回肠造口。

3) 肠瘘

通过肿瘤坏死因子-α抑制剂(英夫利昔等)能治愈约 1/3 的内瘘，其他病人仍然需要手术治疗。一般而言，大部分的瘘可以通过肠段切除并行一期吻合治疗。需要说明的是大肠内瘘比小肠内瘘更需要手术治疗。另外，结肠和小肠的外瘘一般都需要手术治疗。

(1) 小肠瘘：有些瘘通过药物治疗能获得长期的缓解，如不伴有其他克罗恩病并发症的回肠-膀胱瘘。然而，当小肠克罗恩病的瘘合并腹腔脓肿、小肠梗阻或肠外瘘时，大多数情况下仍需要手术治疗。小肠瘘手术后并发症和复发率较低。小肠部分切除后一期吻合，而不做造口也能获得较好的治疗效果。

(2) 大肠瘘：结肠瘘一般需要手术治疗。常见的大肠瘘是指回肠乙状结肠瘘，也是克罗恩病中常见的内瘘。这些病人需要行部分回肠和回盲部结肠切除加上一期修补或者切除部分乙状结肠，也可以直接行结肠次全切除术。有研究报道，这三种手术方式术后并发症率相仿。但也有认为乙状结肠切除术比乙状结肠修补术更易发生术后败血症。除非有重度全结肠炎，一般不行次全结肠切除术。

(3) 穿孔：肠穿孔是克罗恩病的绝对手术指征。肠穿孔部位决定了手术处理方式。简单的穿孔修补缝合术效果差，可能会导致较高的病死率。肠穿孔合并邻近脏器穿孔也必须行肠段切除术。如果同时存在粪便污染、脓肿或病人正在使用大剂量激素，一期吻合后出现吻合口并发症的概率极高。如果使用类固醇皮质激素泼尼松龙大于 20 mg，术后吻合口并发症发生率高达 20%。如果肠穿孔伴有严重回肠炎或结肠炎，需要行肠段切除、次全或全结肠切除术，同时行末段回肠造口，残端放在腹腔内或留置在皮下。

(4) 药物治疗失败：克罗恩病病人经过 3～4 个月治疗后(包括类固醇和一二线免疫调节剂，以及生物制剂)，如果仍有腹痛、严重腹泻、出血、梗阻症状、体重减轻、消化不良、脱水或全身中毒症状，就需要考虑手术治疗。根据克罗恩病的类型选择手术方式。对于急诊入院的严重克罗恩病病人，特别是 72 h 内使用过类固醇激素而症状无法改善者，需要手术治疗。然而，并不是所有的病人都应该等待药物治疗 3～4 个月无效后再行手术。如果存在严重狭窄性回结肠病变，通常保守治疗会失败，或病人接受进一步药物治疗后，存在病变加重等危险因素，就应该及早手术治疗。

(5) 胃肠道大出血：克罗恩病病人合并胃肠道出血通过药物止血治疗后，80%的病例保守治疗成功。主要处理包括输血、支持治疗，使用糖皮质激素、环孢菌素及生物制剂等。然而，40%的大出血恢复后病人仍有严重的再次出血倾向。为控制急性大量出血，可以尝试通过介入血管栓塞和内镜治疗，但失败率较高。血管造影和内镜检查很难确定一个精确的出血点，因为出血通常发生在多个炎症区域，且出血血管容易回缩，难以夹持。只能通过急诊手术抢救顽固性出血导致病情恶化的病人。对于非手术治疗无效并威胁到生命的病例，可选择全结肠切除术或者结肠次全切除术。通过手术可以降低再次出血的风险，但由于多是急诊手术，可能会出现较高的并发症。

(6) 中毒性巨结肠：如果克罗恩病病人横结肠的宽度大于 5.5 cm，同时合并系统性中毒现象伴有腹痛需要手术治疗。此类病人常使用激素和生物制剂，而借助药物和通过全肠外营养使肠道休息的处理通常会失败。外科处理中毒性巨结肠时，行肠造口要比一期吻合安全得多。手术方式是结肠次全切除并行末端回肠造口，并且乙状结肠残端放置在皮下或外置要比留在腹腔内更安全。手术时机的选择由临床医生决定，急诊手术应在临床表现有穿孔征兆前进行，而不是在 CT 或 X 线检查发现确切的结肠扩张后再进行。结肠次全切除术后需要慎重考虑如何处理直肠或乙状结肠直肠交界处的残端。没有证据表明通过残端造口或插管造瘘能改善临床结果。据报道，皮下放置残端的并发症发生率最低。如果残端留置在腹腔，由于残端破裂导致盆腔脓肿的发生率很高。

(7) 癌变和不典型增生：克罗恩病合并癌变、高级别上皮内瘤变或多灶性的低级别不典型增生时，强烈推荐行全结直肠切除术。其理论基础是克罗恩病导致的结肠癌变部分切除或次全切除结肠后，剩余结肠发生异时性癌变的可能性大大增加。部分结肠切除后癌变比例高达 40%，结肠次全切除后比例高达 35%。据统计，克罗恩病癌变首次手术后平均 7 年会发生异时性癌变。但也有推荐行全结肠切除而保留直肠，因为克罗恩病直肠癌变风险低于结肠，所以行全结肠切除术后定期检查直肠非常有必要。

二、手术技术的选择

1. 微创技术

腹腔镜下肠切除术治疗克罗恩病是安全的，并能获得良好的短期效果，如术中失血量少，能减少术后肠梗阻和缩短住院时间，同时降低切口疝的发生率。通过比较开放手术组和微创手术组发现，腹腔镜手术在短期效果中明显获益，但随访内镜和影像学检查发现两者的复发率和再手术率相似。从长期效果看，腹腔镜手术能降低粘连性肠梗阻的发生率。重要的是腹腔镜手术能够降低合并症的发生率，并能减少术后发生肠瘘的风险。腹腔镜微创手术也能成功地应用于治疗复杂和复发的克罗恩病。对于曾行中线剖腹肠切除手术的克罗恩病病人，腹腔镜手术能明显降低切口感染率。在上海第十人民医院腹部外科疑难诊治中心，90%以上的克罗恩病手术选择用腹腔镜微创技术，均取得极佳的效果。腹腔镜克罗恩病手术有一定的中转开腹率，中转的原因包括复杂性瘘和多处的成形手术。

2. 吻合技术

克罗恩病手术中通常行端-端、侧-侧和端-侧吻合，尽管以前认为不同的吻合方式会导致术后复发率的差异，但并没有完全证明，故在不同病例中不同吻合方式都有其合理性。编者通常会根据病人的情况选择吻合方式。但在回结肠吻合中，通过吻合器侧-侧吻合能降低吻合口瘘和术后复发的概率。据报道，克罗恩病术后发生吻合口瘘的概率为3%～20%。但在编者所在中心，通过大量手术病例统计发现，微创手术治疗后发生吻合口瘘的概率很低。有研究发现，结肠-结肠吻合要比小肠-结肠和小肠-小肠吻合发生吻合口瘘的概率高。吻合口瘘的主要影响因素包括低蛋白、腹腔内脓肿、激素的使用，特别是当强的松使用量超过20 mg或使用其他相当量的激素时，吻合口瘘的发生率可达到20%。英夫利昔或其他抗肿瘤坏死因子生物制剂和免疫调节剂的术前使用，不会增加吻合口瘘的风险，因此这类药物的使用不影响肠道一期吻合。

第二节　克罗恩病肠内瘘

一、概述

作为肠道自身免疫性疾病，克罗恩病会出现多种并发症。通过外科手术治疗克罗恩病并发症，是克罗恩病治疗的一部分。肠瘘是克罗恩病最常见的并发症之一。研究发现，其发生率可高达17%～50%。部分克罗恩病肠瘘病人的症状不明显，但也有的肠瘘会影响病人的生活质量，严重的会继发腹腔感染而危及生命。因此，如何正确手术治疗这类病人具有重要意义。

根据瘘发生的位置和瘘与周围器官、组织结构连续性的关系，可分为肠外瘘和肠内瘘。克罗恩病引起的肠外瘘通常可分为肛周瘘和肠皮瘘，二者分别占总病例的55%和6%。肠内瘘占克罗恩病导致肠瘘的1/3，一般指肠道与其他胃肠道部位通过瘘管相通，如胃-小肠瘘、小肠-十二指肠瘘、小肠-小肠瘘、小肠-结肠瘘、小肠-直肠瘘等；肠道也可与其他空腔脏器通过瘘管相通，形成膀胱瘘、肠-输尿管瘘、肠-子宫瘘、肠-阴道瘘等。

肠瘘的治疗大致可分为近期目标和远期目标。近期的治疗目标主要是控制感染、维持营养、改善由消化道液刺激所产生的症状，远期目标是治愈肠瘘。

对于克罗恩病肠瘘引起的局部红、肿、痛和全身发热、白细胞升高的感染表现，局部的切开引流、腹腔穿刺或者手术引流都是可行的方案。联合使用敏感、有效的抗生素也是合适的选择。维持肠瘘病人的营养对病人预后至关重要。克罗恩病肠瘘的引流量一般较少。单独的瘘不是引起营养不良的主要因素，瘘导致的消化道液刺激则因瘘的部位和类型而异。肠外瘘的引流量都比较小，局部刺激不大，通过局部伤口的护理，皮肤症状一般不重。肠-子宫瘘、肠-阴道瘘和肠-膀胱瘘可伴有相应器官明显的感染和刺激症状。

促进瘘管的愈合是治疗的远期和终极目标。保守治疗效果不佳。已有研究观察了治疗克罗恩病的主要药物如抗生素、硫唑嘌呤、他克莫司、抗TNF-α等药物对瘘的治疗作用。抗TNF-α单用或者联合使用抗生素，以及间充质干细胞的使用可以促进部分肛瘘瘘管的闭合，但对于其他类型的肠瘘没有明显的作用。

本章主要讲述肠内瘘的外科治疗。外科手术主要用于治疗克罗恩病并发症。如果病人没有明显症状的肠内瘘，特别是小肠-小肠内瘘，可以继续随访和观察。但这类病人往往合并有明显的肠道纤维化狭窄所致的梗阻，经常会出现梗阻症状，导致严重的营养不良，对于这类病人，临床医生可以提出手术建议，但较多病人一时无法接受。也可以考虑其他内科治疗方法，并建议密切外科随访，一旦病人同意手术就应考虑手术切除内瘘肠管。

其他肠内瘘多数会出现不同的症状，因为消化液的刺激作用，会在相应的器官出现漏出粪便的症状，如常见的小便中出现气体或肠液，阴道中排出大便，同时会出现相应器官的感染症状。这些病症会加剧病人的焦虑，明显降低病人的生活质量，并且这类病人往往处于克罗恩病活动期。这类病人应该积极手术治疗。

二、手术难点

发作期的病人由于存在炎症性水肿，同时伴有反复炎症发作后的粘连，使得解剖层次消失。缓解期的病人，腹腔的粘连有时会很致密，甚至有炎症累及、牵拉周围组织、器官，导致周围组织、器官发生一定程度的移位，使其损伤风险变大。当然，除以上共性外，不同位置的肠-肠内瘘手术需特别注意的难点也各不同。根据类型，肠瘘主要分为上消化道(胃或十二指肠)结肠瘘、小肠-小肠瘘、小肠-结肠瘘三类。

1. 上消化道(胃或十二指肠)结肠瘘

上腹部脏器多，毗邻关系复杂，上消化道结肠瘘手术主要是需要避免损伤十二指肠(乳头)、肠系膜上动静脉、脾脏和胰腺。此类瘘多数累及横结肠。

如果瘘累及十二指肠或者手术时损伤到十二指肠，病人属于缓解期，则需要把十二指肠分离出正常组织后，再加以细致修补才可以提高手术成功率。由于一旦发生十二指肠外瘘，病死率非常高，因此手术结束前要有针对性地行三造瘘，特别注意的是必须留置空肠营养管，以保证术后充分的肠内营养。并留置引流管，进行充分引流。

胃结肠瘘的分离比较困难，是因为手术过程中除损伤到部分胃壁外，可能影响到肝脏、胰腺和脾脏，损伤胆管的概率不大，但也需要留意。如果手术过程中出现脾脏损伤，就会变得很棘手，涉及是否切除脾脏的问题。损伤胰腺时，必须充分止血，在损伤部位的引流非常有必要，以避免出现腹膜后大出血和继发性感染。

2. 小肠-小肠瘘

因小肠系膜长，活动度大，形成的小肠-小肠瘘通常也相对游离，分离过程中造成周围器官组织损伤的风险较小，克罗恩病活动期完整切除瘘口和病变肠管，并进行小肠-小肠侧侧吻合是常见的手术方式，吻合口尽量大，编者常用钉长 100 mm 的侧侧吻合器完成吻合术。手术过程中需要尽可能多地切除病变小肠系膜，减少炎症性系膜组织的存留。切除系膜的过程中，用线将系膜残端缝合可靠，可避免术后系膜出血。如果病人处于克罗恩病活动期，常规术后进行肠造口，可以选择切除肠段的近端造口。如果是高位的肠瘘，可以将切除肠段吻合，在末端回肠造口，但最好是在小肠内置入肠排列管，以利于吻合口的愈合。

3. 小肠-结肠瘘

此类瘘通常在瘘管周围与后腹膜粘连，小肠-乙状结肠瘘、小肠-升结肠瘘较常见，这使手术时暴露输尿管存在一定的困难。术前可考虑行输尿管插管。手术过程中可能发现，肠管完全粘连在小骨盆的入盆口，这就要特别小心地分离出髂血管、输尿管和其他粘连在一起的肠管，女性病人可能会有妇科附件、子宫和阴道粘附成团。需要进行钝性加锐性的分离，对不同组织进行细致鉴别分离。手术过程中，也可以通过肛门或阴道置入卵圆钳分离周围粘连组织，其间切忌使用暴力，因为在拉扯过程中损伤其他肠管也可能会撕裂血管，导致大出血。粘连严重时，腹腔镜手术必须中转为开腹手术，通过手的触感来分辨不同器官，避免出现副损伤。

三、实例视频和体会

【病例一】 十二指肠-结肠瘘（图 4-2，图 4-3）

图 4-2 十二指肠-结肠瘘手术视频

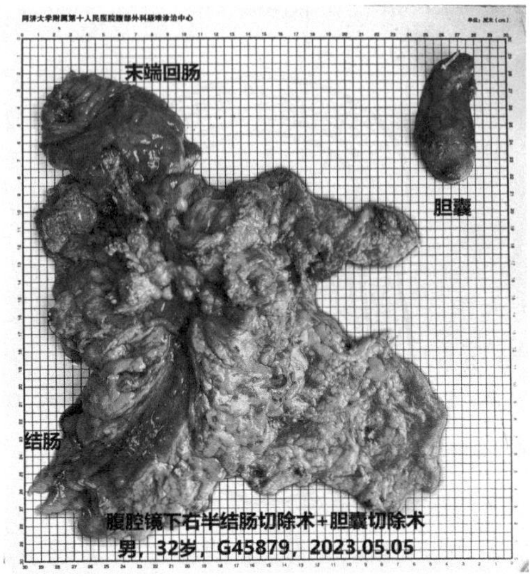

图 4-3 克罗恩病十二指肠-结肠瘘手术标本

手术体会： 此病人十二指肠-结肠瘘的术前诊断并不明确，术中发现升结肠增厚挛缩，并与后腹膜粘连严重，进一步解剖发现结肠与十二指肠降部和水平部交角处粘连严重，分离出十二指肠后发现有瘘口，并有十二指肠液流出。就此明确诊断十二指肠-结肠内瘘。因此，术前诊断很重要，不能忘记克罗恩病是全消化道的病变。克罗恩病侵犯结肠肝曲时，要注意分离十二指肠。首先是避免损伤十二指肠，如果在术中损伤了十二指肠而没有及时发现，将导致致命性后果。再者，十二指肠存在瘘口要细致找寻，并仔细分离，明确部位后进行修补，同时需要行胃造口，十二指肠内引流、肠外引流充分，另行空肠营养管的置入。在分离结肠十二指肠粘连时，要避免损伤副右结肠静脉，否则会出现大出血而损伤肠系膜上静脉。

【病例二】 小肠-小肠瘘（图 4-4，图 4-5）

图 4-4 小肠-小肠瘘手术视频

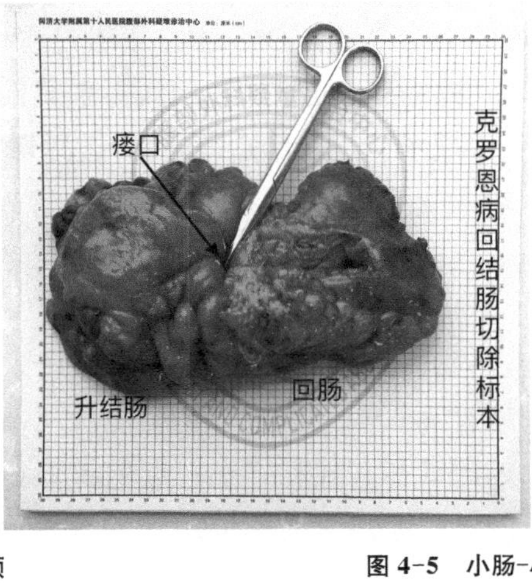

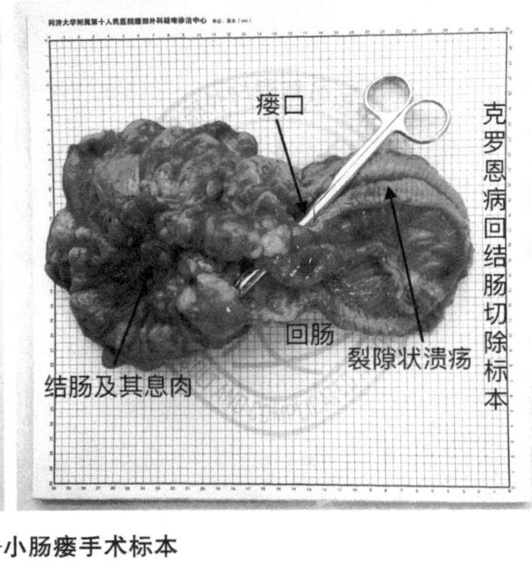

图 4-5 小肠-小肠瘘手术标本

手术体会：此病人病史较长，没有获得有效的诊断和治疗，近期因为反复肠梗阻入院治疗，通过检查发现存在小肠内瘘。克罗恩病发病率在升高，但有的医生对此病了解并不多，导致病人没有得到及时正确的治疗。该手术的关键是理清肠管走行，分离出小肠远近端，再分别探查小肠近端到屈氏韧带、小肠远端到回盲部。明确手术切除范围，以及术中决定是否需要行肠造口。在处理小肠系膜时，尽可能多切，并且需要缝合系膜残端。

【病例三】 小肠-结肠瘘(图 4-6，图 4-7)

图 4-6　小肠-结肠瘘手术视频

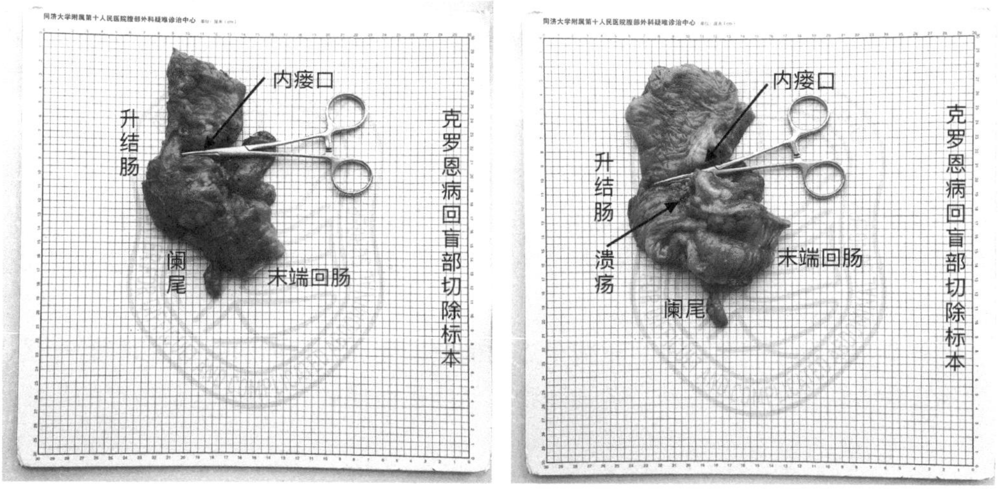

图 4-7　小肠-结肠瘘手术标本

手术体会：此病人处理的关键是要明确盆腔解剖，分离出妇科附件及子宫、阴道，避免造成损伤，因为炎症的作用，病人的结肠、小肠和妇科器官粘连成一团，分离时需要由远及近，在充分明确解剖结构的情况下，用超声刀把不同器官分离。另外，可以让助手把卵圆钳置入阴道，协助分离和分辨不同的器官。

【病例四】 小肠-膀胱瘘(图 4-8，图 4-9)

图 4-8　小肠-膀胱瘘手术视频

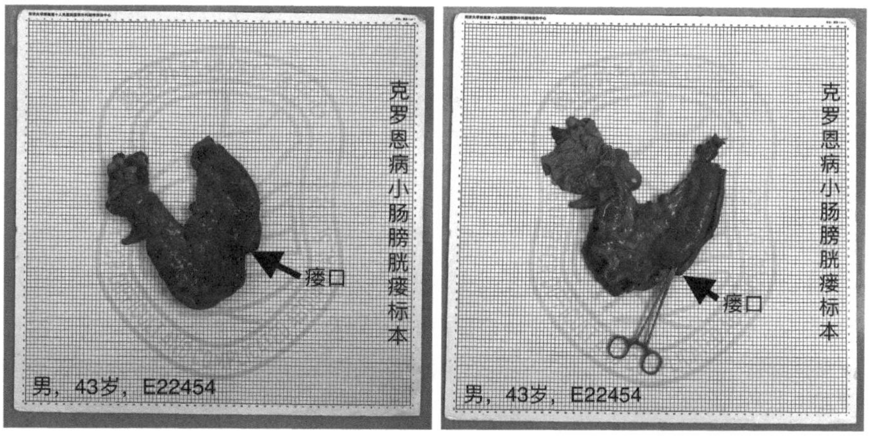

图 4-9　小肠-膀胱瘘标本

手术体会：此例病人表现为尿里排出粪性物，伴反复的泌尿系统感染。经膀胱造影、结肠镜、CTU(CT 尿路造影)等检查都无法明确瘘的位置，说明瘘口不大，时常会闭合。此类病人的手术指征是存在争议的。但根据编者的经验，此类病人会由于小的瘘口，反复发生泌尿系统感染，这是考虑手术的重要原因。反复感染会导致膀胱挛缩、肾功能不全甚至肾衰竭。术前影像学确定病变肠段和膀胱等组织粘连甚至可见瘘口是重要的影像学表现。术中需仔细分离膀胱和肠道的粘连,肠道瘘口需修补或者切除,膀胱瘘口可不处理。术后放置导尿管 2 周,夹闭导尿管后无漏尿,可拔除导尿管。

四、外科治疗克罗恩病的进展和未来

克罗恩病手术与规范化的肿瘤手术有很大不同,个体差异大,需要外科医生具备丰富的经验,并注重个体化的手术治疗。克罗恩病的病因还不十分明确,其治疗也相对棘手。常见并发症是肠瘘,因为反复发作,可能存在多发的瘘。因此术前明确诊断很有必要。形成复杂瘘后手术治疗困难,并且效果欠佳,故针对克罗恩病肠瘘的发展过程需要深入研究,尽早手术干预,从而避免病情进一步发展,这对病人更为有利。

克罗恩病肠瘘治疗的最新进展是应用干细胞,但目前成功病例的报道主要是对于肛瘘的治疗,能否进一步推广,有待新的临床研究证据。在手术方面,希望能提出规范化的外科治疗方案。采用何种吻合方式和手术切除范围如何选择需要进一步探讨。此外,如果能通过标记炎症因子浓度来确定手术范围将是很好的方法。

外科手术的主要目的是尽量减少近期的并发症和延长远期的复发时间,尽量避免再次手术,这将大大提高病人的生活质量和减少各类药物的使用量而使病人获益,这是治疗的最终目的。

第三节　克罗恩病肠外瘘

一、概述

克罗恩病肠外瘘主要分为肛瘘和肠皮瘘。肛瘘是克罗恩病肠外瘘的主要表现方式,占克罗恩病肠瘘的 55%。部分克罗恩病病人首先表现为肛瘘,占克罗恩病病人的 10%。有些克罗恩病可以在肛瘘出现数年后才发作。肛瘘可按照内口的高低分类,在齿状线以上的是高位肛瘘,在齿状线以下的是低位肛瘘;按照复杂程度可分为单纯性肛瘘和复杂性肛瘘,单纯性肛瘘,是指位置低,无疼痛,只有一个单纯性外口,无阴道累及,无直肠、肛门狭窄;复杂肛瘘指高位的,伴疼痛,有多个外口,有直肠阴道瘘或有直肠肛管狭窄,内镜评估直肠有活动性炎症者。肛瘘治疗的目的主要是通畅引流和促进愈合。治疗前需全面评估瘘管走行、数量、复杂程度和是否存在脓肿等。Irvine 在 1995 年提出了评估克罗恩病肛瘘严重程度的肛周疾病活动指数(perianal disease activity index,PDAI),具体见表 4-1。PDAI 指数在评估肛瘘治疗效果时有一定作用。肛瘘的药物治疗跟肠内瘘的方法基本一致,包括应用抗生素、硫唑嘌呤、他克莫司、抗 TNF - α 单抗等。肛瘘的手术治疗,占克罗恩病治疗的 25%~30%,但没有任何一种手术方式适合所有的肛瘘病人,具体的手术治疗将在后续章节中阐述。

克罗恩病肠皮瘘中,活动肠管病变处的肠瘘发生率最高,占 77%,而手术后吻合口部位的瘘占 23%。因为可以导致感染性并发症、代谢和电解质紊乱、广泛的皮肤破坏和生理功能紊乱,肠皮瘘有一定程度的并发症和病死率。虽然引起死亡的首要因素是感染,但高流量肠瘘、有并发症或者合并症,低白蛋白血症也是重要的原因。治疗方案包括综合性药物治疗和后期必要的手术。目前,克罗恩病肠皮瘘的药物治疗基本同肛瘘,但其前瞻性随机对照研究很少。

表 4-1 肛周疾病活动指数

肛瘘评估项目	评分及其内容				
	0	1	2	3	4
分泌物	无分泌物	少量黏液样分泌物	中等量黏液或者脓性分泌物	大量黏液或脓性分泌物	粪样流出物
疼痛/活动限制	无疼痛，无活动限制	轻度不适，无活动限制	中度不适，一定程度的活动限制	明显不适，活动明显受限	严重疼痛，活动严重受限
性活动受限	无性活动受限	轻度性活动受限	中度性活动受限	明显性活动受限	无法进行性活动
肛周疾病类型	无肛周疾病或肛周皮肤病变痕迹	肛裂或黏膜撕裂	<3 个肛周瘘管	≥3 个肛周瘘管	肛门括约肌溃疡或瘘管伴明显皮肤破坏
硬化程度	无硬化	轻度硬化	中等硬化	严重硬化	明显波动感或可及脓肿

注：项目 1～3 由病人评估；项目 4～5 由临床医生评估；PDAI 评分范围为 0～20 分，分数越高，疾病越严重。

综合性保守治疗可分为急性期、早期、后期三个阶段。急性期的治疗主要是控制腹腔感染，纠正水电解质紊乱，皮肤护理和控制疼痛。早期的治疗包括逐渐启动营养支持、控制瘘的流量、精神评估和运动。后期的治疗包括瘘的位置，以及剩余肠段长度和质量的评估。可将综合性保守治疗归纳成"SNAP"，即控制感染和皮肤护理(sepsis and skin care)，营养支持(nutritional support)，肠道解剖的确认并为手术做准备(definition of intestinal anatomy and development of a surgical procedure)。

手术治疗中，早期手术仅应局限于无法控制的腹腔内感染和出血。切除腹壁、瘘管和受影响的肠段，与仅内翻缝合相比，不仅可以提高手术成功率，还能降低复发率。可能的话，重新吻合的肠管需要完整地从粘连中分离出来。对于切除较大腹壁造成缺损的，需要用补片或者转移皮瓣来覆盖。总之，由于内在肠道的病变和多次手术，腹壁组织质量较差，肠皮瘘的复发率较高。肠瘘手术后，即使已经痊愈，后期克罗恩病的继续治疗也至关重要(图 4-10)。

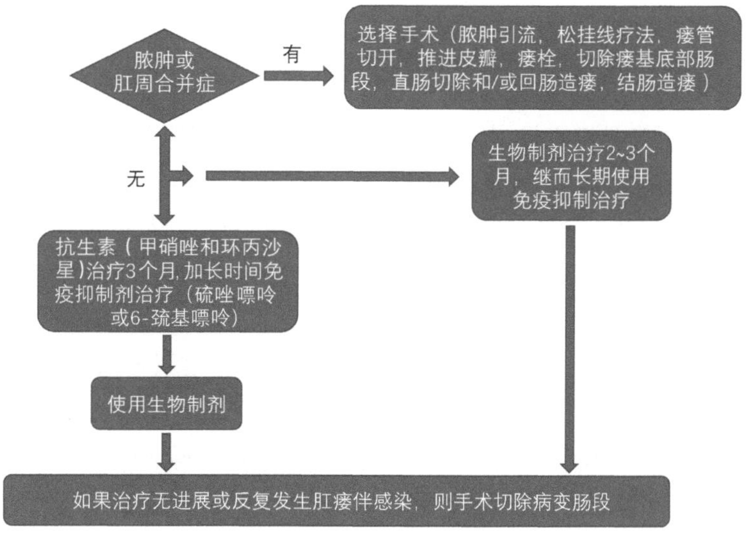

图 4-10 克罗恩病肠外瘘治疗路线图

二、手术难点

对于表浅或者低位肛瘘，如果直肠无活动性炎症，可行瘘切开引流术，治愈率可达 85%。其他的肛瘘，包括高位或复杂肛瘘，需要联合药物和挂线疗法(图 4-11)。挂线疗法是用不可吸收线等材料，轻轻地插入瘘管组织。挂线疗法可以在瘘管组织愈合后 3 个月去除，如果没有愈合，也可维持更长时间。一项研究评估了挂线疗法 10 年后的疗效，仅 20%的病人达到完全愈合。Hyman 和 Makowiec 等分别报道推进瓣初始治愈率可达 71%～89%，但在术后的随访过程中，复发率可达 34%～50%。造成推进瓣治疗失败或复发的因素包括克罗恩病结肠炎、克罗恩病活动期、小肠克罗恩病和直肠炎等。也有用猪肠道胶原冻干粉制成的栓子闭合肛瘘窦道的，从内口一直封堵到外口，虽然近期疗效很好，但远期疗效也有限。纤维蛋白原在封堵肛瘘中无明显效果。暂时行造口粪便转流可促进 47%的病人瘘管愈合。以上手术治疗无效或者造口回纳后肛瘘很快复发者，有时无法避免行永久性造口。永久性造口的独立因素包括：复杂肛瘘、肛门失禁、直肠切除、结肠型克罗恩病和肛门狭窄。重要的是，若仅行回肠造口，虽然肛周局部的症状可以缓解，但本身无法改变疾病的自然病程，也无法降低复发率。如果以上治疗瘘的手术方法均无效的话，就不得不行直肠切除＋永久性造口。一项 20 年的克罗恩病肛瘘的回顾性分析发现直肠切除的发生率约为 14%。但此类病人行直肠切除术，有 23%左右的病人可能会出现持续会阴窦道或会阴创面不愈合。对于这些会阴愈合不良的病人，可行腹直肌皮瓣或者股薄肌间置术。而为了预防会阴窦道或会阴创面不愈合，在直肠切除时推荐括约肌间切除，同时该手术方式还有利于减小创伤。总之，克罗恩病肛瘘的处理是一项具有挑战的工作，寻求有经验的医生治疗非常重要。

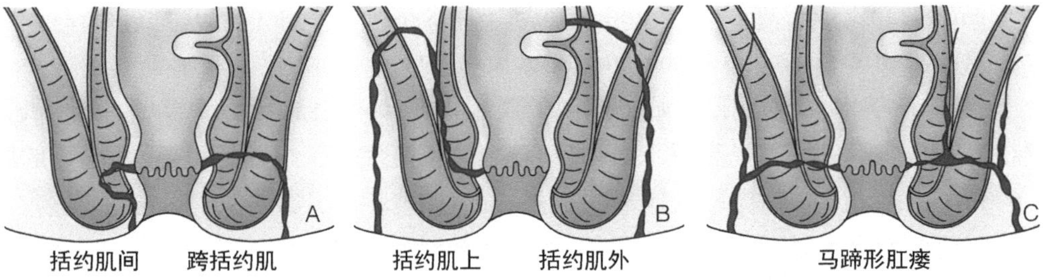

注：A. 左侧为括约肌间型，右侧为跨括约肌型；B. 左侧为括约肌上型，右侧为括约肌外型；C. 马蹄形肛瘘

图 4-11　肛瘘分类图

根据发生原因，克罗恩病的肠皮瘘可分为两大类。一类是原发性，即因克罗恩病本身疾病的进展而发生穿孔，然后发生瘘；另一类是继发性，是在治疗克罗恩病或者其他疾病时，由于技术原因或者克罗恩病导致肠管吻合口不愈合，发生瘘。发生原因不同，治疗方法上也略有差异。原发性的肠皮瘘，瘘管通常与活动性病变的肠管相通。除了常规治疗瘘以外，需加入抗克罗恩病的治疗。在治疗后期，结合抗克罗恩病的治疗，如使用免疫抑制剂等，尤其是抗 TNF－α 等生物制剂。经治疗，部分病人的瘘管可以自我愈合。而对于无法自我愈合的病人，确定性手术在所难免。虽然没有高级别的证据，但编者会选择克罗恩病处于缓解期时进行手术。而对于继发性的肠皮瘘，多发生在原手术吻合口或者阑尾残端。如果发生在术后早期，则可能与手术技术相关，此时局部尚未形成粘连包裹，一旦发生引流不畅，需要急诊手术，而且通常需要造口。如果是术后 1 周甚至更晚发生瘘，此时已形成一定程度的粘连包裹，感染容易局限，治疗可参照原发性瘘。

治愈消化道瘘的手术和一般的消化道瘘手术总体上无明显差异，具体可参见本书的肠外瘘部分。但由于克罗恩病还伴有肠管狭窄、溃疡等病变，通常不推荐进行瘘口的楔形切除＋修补。优先选择的术式是包含瘘口的肠段切除吻合，切除明显狭窄部位，但又需要尽量保留多的肠段。除了近端造口外，如果进行吻合，建议进行大口径的侧-侧吻合，保证吻合口肠腔内容物可以顺利通过，从而降低肠腔内压力是后期吻合口愈合的关键。吻合口全周的浆肌层缝合加固也可能有利于降低吻合口瘘的发生率。

在手术方式上，以前主要是开腹手术。腹腔的炎症、多次手术、感染等造成广泛而致密的粘连，会使手术难度大大增加。但编者尝试了多例腹腔镜下克罗恩病肠瘘切除术，效果较好，在有经验的中心可以逐渐推广开展。首先，在建立第一个 Trocar 孔时，需要选择远离瘘口和原手术切口处，通过逐层切开进入腹腔建立气腹。一旦能进入腹腔并建立气腹，则有很大的机会在腔镜下完成手术。同时，建立第一个 Trocar 孔还应尽可能考虑万一无法进入腹腔建立气腹的情况，因此该 Trocar 孔位于中转开腹的切口上。通过本中心不少于 10 例次的经验，编者发现，传统开腹瘘切除术，需在远离瘘口的地方做切口进腹，导致手术切口很长。但如果先尝试腔镜下进腹，成功便可通过腔镜逐渐向瘘口周围分离；如果能在腔镜下完成手术，创伤会显著减小，即使中转开腹，切口也明显变小。其次，在腔镜肠瘘粘连的分离中尤其要预防医源性损伤。在腔镜下，由于无触感，很容易损伤粘连的肠管和周围组织。所以，编者建议腔镜肠瘘切除术仅在有大量开腹手术经验的团队中开展。手术时，需恰到好处地运用冷、热、钝、锐分离。

三、实例视频和体会

【病例分享】 克罗恩病肠外瘘切除术视频（图 4-12）

图 4-12　克罗恩病肠外瘘切除术回放视频

手术体会：

（1）注射美蓝：术前经瘘口注射美蓝，使瘘管着色，以便手术时准确定位瘘管。

（2）进腹：病人做过两次手术，一次是阑尾切除，一次是阑尾根部盲肠楔形切除，同时曾有腹腔感染。推测病人腹腔内如果发生粘连，则以右下腹为主。为了进腹顺利，先在开放下行左上腹部小切口，逐层切开进入腹腔后直视下置入 Trocar，建立气腹。选择该切口使整个气腹建立过程比较顺利，也避免了医源性损伤。

（3）手术关键决策：分离出瘘口以及瘘口近端的回肠和升结肠是手术成功的关键。分离过程中最大的风险是右侧输尿管损伤，因为一旦损伤，处理起来十分棘手。时刻注意输尿管的走行和避免右侧输尿管损伤是手术的既定策略。

（4）边分离边止血：由于肠瘘手术的创面存在粘连和炎症，在分离过程中比较容易渗血。腔镜下创面的渗血，一方面会使视野暗淡，另一方面会使手术部位显露不佳。为了尽可能减少创面渗血，需用电凝棒等边分离边止血。

（5）冷、热、钝、锐分离结合：使用剪刀分离是锐性冷分离，优点是精确，缺点是容易渗血。电刀是锐性热分离，相对精确，止血效果较好，但容易产生热传导损伤。器械的推和拔等，属于钝性冷分离，在进入疏松组织间隙方面有优势。本例病人的组织粘连不是十分致密，所以选择锐性的剪、钝性的推和拔比较多。本例粘连分离顺利，没有造成其他医源性损伤。

（6）腹壁瘘管的处理：瘘管可见肠道黏膜，而黏膜会分泌黏液等物质。手术时需破坏瘘管里的黏膜组织和可能的感染组织（通过电刀切除、纱布反复拉扯物理破坏等），否则会导致术后伤口继续渗液或感染。本例还放置伤口引流，是预防术后伤口并发症的又一措施。

（7）造口：病人既往肠炎诊断明确，具体原因还有待进一步鉴别诊断。病人肠瘘和营养不良，一期吻合再次发生瘘的可能性极大。因此，选择先造口，然后在改善病人全身营养状况并最好能明确肠炎的原因后再考虑回纳，是当下安全和合理的决定。

(8) 微创治疗肠瘘：本中心已实施多例腹腔镜克罗恩病肠瘘手术，在分离粘连、显露瘘管等能达到和开腹手术相近的效果，而在减轻术后疼痛、促进病人早期下床活动等方面有一定优势。

四、治疗进展

近年来，沙格司亭(一种粒细胞-巨噬细胞集落刺激因子)被报道具有治疗克罗恩病的效果，具体能否治疗克罗恩病肛瘘和肠皮瘘，需要进一步研究。因其无明显的抑制免疫系统的功能，是否在治疗瘘的同时对伴有感染的病人具有优势值得深入探讨。日本一项关于口服球形可吸附碳治疗难治性克罗恩病肛瘘多中心的、前瞻性、随机对照研究发现，与安慰剂对比，可吸附碳能将肛瘘的改善率由10%提高到37%，而疾病的缓解率也由6.7%提高到29.6%。可吸附碳治疗克罗恩病及其肛瘘的机制可能与逆转肠道内微生物群进而减轻肠道免疫反应和促进黏膜修复有关。

克罗恩病肠外瘘的治疗需要对本病病因及产生机制进一步研究。当前克罗恩病瘘的病理生理假说如下：克罗恩病引起黏膜深大溃疡，但黏膜固有层的成纤维细胞迁移能力受损，使其无法迁移到溃疡组织，从而抑制由其介导的伤口收缩、细胞外基质合成所参与的溃疡愈合。此时，内皮细胞会发生上皮间质细胞转化，使内皮细胞间的紧密连接变得松弛，由于细胞具有侵袭能力，最终这些细胞侵入肠管深部并导致瘘管的形成。但以上的具体分子机制还不十分清楚。因此，未来针对该分子机制的深入研究，进而探讨预防和治疗瘘的方法，具有重要意义。此外，有报道称，内镜下在肠腔内使用OTSC来进行瘘口的夹闭，能够促进缓解期瘘口周围肠道病变的愈合，为肠皮瘘的治疗提供了一种方案，但该方法只见到个案报道，能否广泛地应用，需要进一步探讨。

第四节　克罗恩病肠狭窄

一、概述

纤维化狭窄导致的肠梗阻是需要外科处理的严重的克罗恩病并发症。当前对纤维化狭窄形成的机制仍然不十分清楚。当肠道存在溃疡等病变时，成纤维细胞、肌成纤维细胞、平滑肌细胞等间质细胞(后续为了阐述方便，用间质细胞统一替代)在此处聚集，分泌如胶原蛋白、纤维粘连蛋白等细胞外基质，填充组织缺损。该机制能够充分解释当肠道受到短期、轻度损伤，如消化性溃疡、感染性肠炎、轻度憩室炎等时，自我修复的原理。当炎症向慢性和严重方向发展时，例如克罗恩病，炎症因素就会驱动产生过量的细胞外基质。这个尝试修复组织损伤的机制使肠腔内径减小，形成狭窄并最终引起梗阻。在此过程中，炎症和纤维化相互交织，共存在肠道狭窄病变中。传统观点认为，间质细胞是炎症中激活免疫细胞的旁观者，通过增殖和分泌细胞外基质被动地应对局部环境中的炎症。但现在认为既往的观点过于简单。纤维化是慢性炎症过程中不同的炎症介质通过一系列反应造成的后果(表4-2)。转化生长因子β1(TGF-β1)、胰岛素样生长因子、血小板获得生长因子、碱性成纤维细胞生长因子(bFGF)、白细胞介素13(IL-13)、白细胞介素17(IL-17)等细胞因子，是目前已知在驱动肠道结构和功能并导致纤维化相关临床症状的分子。基质金属蛋白酶组织抑制因子和基质金属蛋白酶或组织蛋白酶的失衡也参与其中。间质细胞是高度运动和功能多样化的细胞，一旦机体感知到肠道损伤，它能通过从周围组织中募集间质细胞，或者促进存在于损伤组织内的间质细胞增殖，甚至可以通过肠道上皮细胞或者血管内皮细胞发生上皮间质转化而来。此外，循环中的间质前体细胞和骨髓干细胞获得的间质细胞也能被趋化和募集到肠道损伤黏膜处。更有甚者，肠道的细菌也能够起到促进纤维化的功能。

表 4-2　肠道纤维化促进介质

促肠道纤维化介质分类	促肠道纤维化介质
细胞因子	IL-1，IL-4，IL-6，IL-13，IL-22，IL-33，TNF-α，MCP-1
生长因子	TGF-β，bFGF，PDGF，IGF-1，IGF-2，CTGF
细菌产物	TLR5 配体

在人和动物模型的肠道慢性炎症中，微环境中 Th1 标志物向 Th2 方向转变，同时促纤维化细胞因子（如 IL-4、IL-13 和 TGF-β1 等）增加，伴随着细胞外基质的过度沉着。现在还发现纤维化可以独立于炎症之外而单独进展。反过来，肠壁细胞外基质的沉着会增加组织的僵硬程度，其能通过整合素介导的机制激活间质细胞。

由于克罗恩病是透壁性炎症，细胞外基质的累积和间质细胞的扩增导致肠壁全层增厚从而形成狭窄。然而，迄今为止，尚无被证明有效或者被广泛接受的组织评分系统来评价纤维化程度。大部分研究使用他们自己的半定量或粗略的组织病理参数。这些因子包括纤维化的程度和肌层的厚度。一些临床评分系统，比如克罗恩病活动指数（CDAI）在一定程度上和组织炎症相关，但没有纤维化指标。事实上，狭窄的发生可以和 CDAI 相冲突。由于缺乏标准化的组织学评分系统，目前比较不同研究中的临床纤维化程度尚不可能。

二、流行病学、自然病史和危险因素

在诊断时，大部分克罗恩病病人在病理上存在炎症反应。随着时间的推移，大部分病人会发展出相应的并发症，如狭窄和瘘。使用 Vienna 分类，在确诊时，77％的病人仅仅存在炎症反应，但同时有 11％的病人存在狭窄，16％的病人存在瘘。随着时间的推移，这些病人中，发生并发症的比例将上升。克罗恩病病人累积并发症发生率在 5 年时是 48％～52％，10 年则达到 69％～70％，其中约一半病人发展为狭窄。而当疾病进展到 10 年，发生狭窄、瘘或脓肿等需要手术的并发症占 40％～71％。虽然证据极其有限，但在既往研究中存在如下观点，即有狭窄病变的病人，与穿透性病变如瘘或者脓肿的病人，被认为疾病进展更慢。这个观点反映在 Vienna 或者蒙特利尔分型系统中，一旦病人出现了瘘，就将其评分为具有最高级别的并发症，而不管是否存在狭窄。病人只有在仅存在狭窄一个并发症时才被分类为狭窄型。但是，从病理上来看，瘘和脓肿将发生在具有全层炎症且狭窄导致的上游肠腔内压力明显增高处。一项研究发现，通过瘘来预测狭窄具有高达 86.2％的阳性率。一个被广泛接受的观点是，狭窄一旦发生，将随着时间逐渐进展。不过，这个结论缺乏纵向的强有力的数据支持。

最容易形成狭窄的部位是回肠和回结肠区域，可能是由于回肠管腔相对结肠来说更小。然而，克罗恩病所致的狭窄可以发生在任何部位，包括上消化道、结肠和直肠。有的研究尝试通过炎症发生的部位来解释狭窄发生的部位。从炎症发生的部位看，40％～55％发生在末端回肠和结肠，15％～25％仅发生在结肠，25％～40％发生在回肠以外，而高达 10％的病例累及上消化道。但这种解释缺乏真实的数据支持。根据一项全国性克罗恩病协调组的研究，25％的病人至少有一处小肠狭窄，10％的病人至少有一处结肠狭窄。克罗恩病病人由于狭窄接受肠道切除手术后，吻合口术后发生再狭窄是比较常见的，特别是在回结肠吻合的病人。

狭窄的生物标志物有助于人们理解纤维化发生的机制和对病人进行分层。这也将有助于临床医生为病人制订随访策略和早期对特定病人进行药物干预治疗。目前，最常用来研究的风险因子包括临床因素、环境因素和内镜参数（表 4-3）。然而，必须说明，下面将讨论的生物标志物本身并非纤维化狭窄的特异性指标，而是表明克罗恩病并发症存在的指标。因此，目前的生物标志物仅仅是部分和肠道纤维化相关的。

表 4-3　克罗恩病纤维化狭窄的预测因子

类别	指　标
临床因素	确诊时年龄<40 岁；确诊时存在肛周疾病；初次发作时需要使用类固醇激素；小肠病变的位置
环境因素	吸烟
内镜参数	深黏膜溃疡
遗传因素	NOD2/CARD15；MMP3 基因中的 5T5T；rs1363670
血清学检测	抗微生物抗体

最常用来预测克罗恩病严重病程的临床指标包括确诊年龄小于 40 岁，确诊时伴有肛周疾病或者在初次发作时需要使用类固醇激素等。如果病人具有以上 3 个危险因素中的 2 个，即有 90%的可能性致残。吸烟是另外一个克罗恩病并发症的危险因素，也使从确诊到出现首次狭窄的病程更快。对于存在深、大黏膜溃疡的活动性结肠炎或者回结肠炎的克罗恩病病人，后期需手术介入的概率更高。小肠炎症也被确定为病人进展到狭窄病变和更高手术率的预测因素。临床通常使用的分型系统，特别是蒙特利尔分型，仅仅在出现明显临床症状后才能确定狭窄的存在，具有明显的缺陷。

一些遗传标志物也被建议用来预测克罗恩病狭窄型病变的发生。NOD2/CARD15 是第一个被发现和克罗恩病相关的基因，具有促进形成狭窄型病变的低度风险。在三个常见的变异中发生至少一个，将增加 33%的风险。变异越多，风险越高。具有 NOD2/CARD15 变异的克罗恩病病人需要手术治疗狭窄型病变的概率更高，时间更早。和狭窄形成或发展到狭窄的时间有关的一些单基因也被发现。MMP3 基因中的 5T5T 基因型和 IL－12B 位点附近假蛋白基因（rs1363670 GG 纯合子）与纤维狭窄独立相关。但由于这些遗传变异在克罗恩病的人群中发病率较低，限制了它们的临床应用。

在炎症性肠病，特别是克罗恩病病人的循环血液中可以检测到抗微生物抗体，这些抗体是由于肠腔内细菌的免疫失调而产生的。这些抗体中包括第一个被发现也是研究最多的抗金黄色葡萄球菌抗体；近期一些其他抗体，如抗糖原抗体、CBir1、抗 I2 或者 OmpC 等被发现。不同浓度的血清标志物定量或者定性与克罗恩病并发症相关联，包括狭窄，这些指标并非狭窄的特异性标志物，而是和更复杂的疾病病程相关。此外，这些标志物也不是克罗恩病特有的，在其他的疾病中也可发现，而且它们的出现和浓度的关系也不太稳定。

总之，临床参数是目前克罗恩病纤维化狭窄最准确的预测因素，但它们并无特异性，仅仅反映克罗恩病发展成并发症的一个趋势。

三、诊断

在肠道纤维化的晚期，病人的临床表现为肠道梗阻，这一症状也是病人就诊的主要原因。一些影像学方法可以用来评估肠道情况（图 4-13）。消化道钡餐可以评估小肠的狭窄程度和范围。结肠镜、小肠镜、双气囊小肠镜等内镜对浅层的黏膜病变和肠腔的狭窄具有较高的敏感性，可以直接观察到狭窄；但内镜无法评估透壁性疾病和肠外并发症。近些年来，CT 和 MRI 等影像学的研究逐渐普及。但即使使用这些强大技术，要直接定义狭窄也不是件容易的事。小肠的狭窄会因扩张和肠道的蠕动而变得难以判断。在当前的操作流程中，使用了糖原和中性口服对比剂使这些效应最小化。然而，不同研究对狭窄的定义也不一致，通常包括肠腔狭窄程度、肠壁厚度和是否存在近端的肠道扩张。近端扩张是被广泛使用的有关狭窄诊断的一个相关表现，但扩张标准并没有统一，并且也可能由于其局限性而无法成为临床有用的定义。

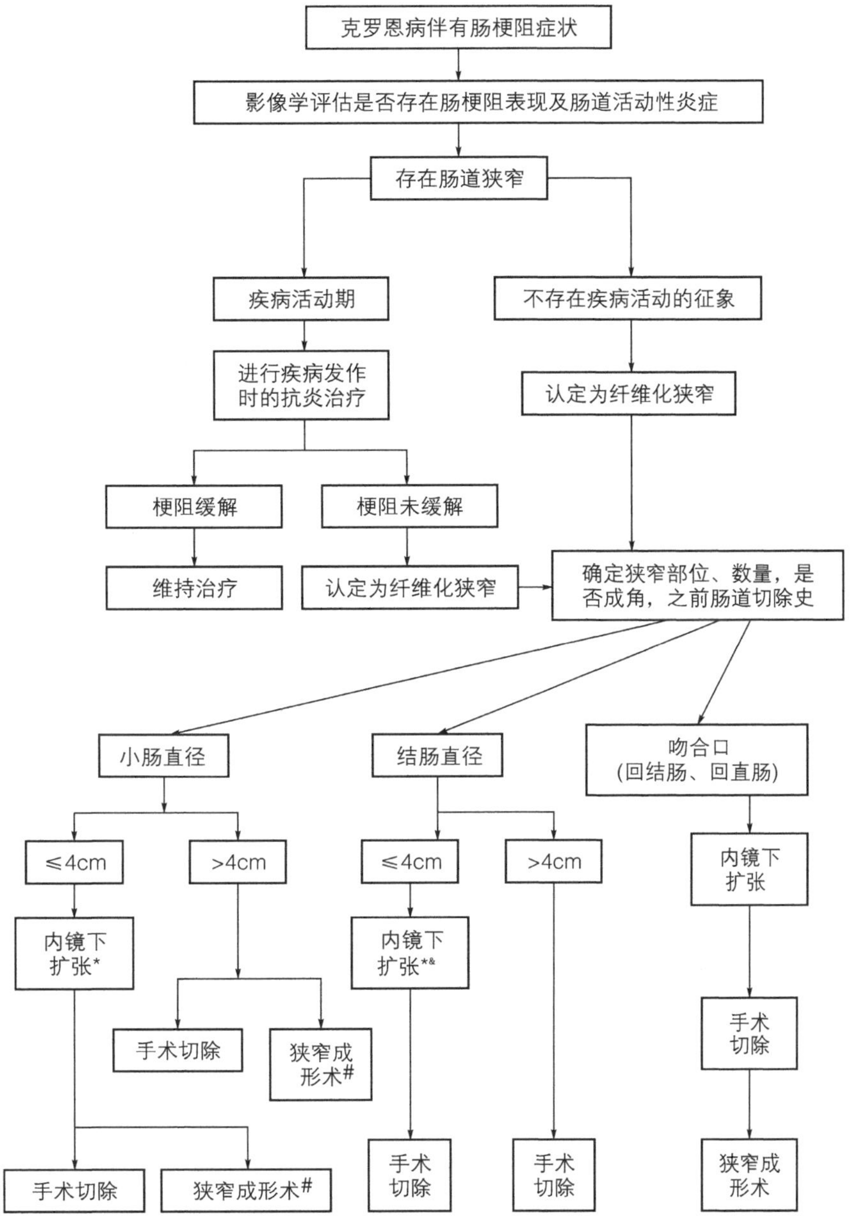

注：* 表示内镜可及、技术可行。& 表示需要排除恶性病变。# 狭窄成形术的指征包括：广泛肠段的多处狭窄、之前手术切除大于 1 m 的小肠、短肠综合征、没有脓肿的狭窄或者感染性瘘、十二指肠狭窄、吻合口狭窄。禁忌证包括狭窄处伴有脓肿、穿孔所致的弥漫性腹膜炎、怀疑癌性狭窄和较差的营养状态。疾病是否活动不影响狭窄成形术

图 4-13　克罗恩病肠狭窄诊治流程

越来越多的医生接受使用 CT 来评估小肠的异常，几乎已经完全取代传统的钡餐。计算机断层肠扫描(computer tomography enterography，CTE)是用来评估克罗恩病最常见的方法，CTE 的优势是具有高空间分辨率、可及性广，而且快速。新的放射减量技术和增强图像质量的算法使检测时放射剂的暴露显著减少。

CTE 较传统的 CT 在检测肠道病理包括狭窄方面更具有优势，但评估 CTE 诊断小肠狭窄的准确性在各个研究间差别较大，包括诊断标准和金标准等尚未统一，因此无法进行有效的对比。有研究表明，CTE 发现小肠狭窄的敏感性可达 85%～93%，而特异性达 100%。虽然对于单个狭窄的病人来说，几乎可以 100%确诊。但对于多个狭窄，确诊狭窄数目的准确性仅为 83%。对于 31%的克罗恩病病人，

CTE 可以高估或者低估疾病的并发症。接近一半的克罗恩病病人会因 CTE 而改变临床治疗方法。

MRI 能够避免射线的暴露，但花费更高，耗时更长，同时可及性低。刚开始时，这个领域的进展由于低空间分辨率和运动伪影而受阻，但随着新一代扫描探头和软件的使用，更高的分辨率和更快的图像序列增加了 MRI 在克罗恩病中的应用。MRI 对于诊断克罗恩病具有高准确性(敏感性为 78%，特异性为 85%)。在检测狭窄方面，MRI 的敏感性为 75%～100%，特异性为 91%～100%。一项研究发现 CT 和 MRI 在诊断狭窄肠道方面具有可比性，敏感性分别为 85%和 92%，特异性分别为 100%和 90%。

使用外科组织病理作为参照，标准的 CTE 发现的异常黏膜增强、肠系膜高度血管化、肠系膜炎症、肠壁增厚等炎症指标和克罗恩病狭窄的炎症分级相关。但是，CTE 中炎症的确认并不能提示局部肠段的纤维化。和 CTE 等效，MRE 下黏膜的增强和肠系膜的高度血管化与组织炎症相关。相反，MRI 的肠壁增厚与药物治疗反应呈负相关，与肠道纤维化呈正相关。在另外一项研究中，CTE 被认为能够区分炎症和纤维化狭窄。CTE 和 MRE 在不同的研究者和不同的研究中的一致性比较高。

目前，没有特异性的影像学方法能检测肠道纤维化。MRI 的一种序列对僵硬组织敏感，例如胶原，但对水肿和炎症相对不敏感。这被称为磁转移磁共振技术，能够对大鼠克罗恩病的纤维化进行半定量，也被初步应用到克罗恩病病人的检查中。

在大多数研究中，评价诊断病变肠管的敏感性和特异性的横断面影像学技术中，手术被认为是金标准。但这存在明显的选择性偏倚，因为狭窄性疾病的发病率在手术人群中和广大克罗恩病病人中的比例是不同的。由于克罗恩病是一种慢性、进展性、破坏性的疾病，而目前只在某个特殊时间节点进行检查，因此是不充分的。Lehman 指数根据疾病的位置，综合了不同诊断方法(CTE、MRE 和内镜)，或许能够在将来作为评价纤维化狭窄的方法。

四、治疗

高达 80%的克罗恩病病人在疾病诊断的 10 年内需要至少一次手术切除。大部分需要手术治疗的病人是由于肠道狭窄。此外，狭窄成形术也被用来尽可能地保留肠道长度。

1. *药物治疗*

克罗恩病肠道狭窄的传统治疗药物包括口服或者静脉滴注糖皮质激素，其他的治疗包括口服营养液、流质饮食或禁食让食肠道休息等。当存在持续的症状后，才进行肠道切除手术。免疫抑制剂(如硫唑嘌呤)和生物制剂(如抗 TNF-α 抗体)提供了更多的选择。尽管存在这些进展，但迄今为止，还不存在抗肠道纤维化的特异性治疗药物。令人震惊的是，即使使用硫唑嘌呤后，狭窄的发生率和手术比例在过去的几十年内并无降低。一些数据显示，更早和延长使用免疫抑制药，包括抗 TNF-α 抗体，能够减少手术介入的需求和住院率。虽然这些数据令人鼓舞，但这类研究(无论是回顾性还是前瞻性)随访时间均很短。反过来，这些研究提示编者目前使用的控制炎症的方法不足以预防狭窄的发生。尽早联合硫唑嘌呤和抗 TNF-α 治疗对于预防纤维化狭窄是否更有效也仍然未知。

当前，一些方法被用来区分药物治疗有效的狭窄和需要手术的狭窄，如影像学(CTE、MRE)，实验室标志物(CRP、ESR)和粪便标志物(钙卫蛋白)。有研究者报道了非手术保守治疗 26 例急性小肠梗阻，除 1 例外，其他的病例通过清流质、小肠梗阻导管、完全肠外营养、静脉使用类固醇皮质激素、静脉补液等方法，在 72 h 内梗阻均获得了缓解。在随后的 52 个月的随访中，75%的病人再次发作了至少一次的梗阻，但后续的药物治疗都有效。46%的病人最终接受了择期手术。如果上述病人在后续至少 8 个月内没有发生梗阻，后续仅有 17%的概率需要手术，提示药物治疗能在一定程度上避免手术。

基于两项回顾性报道，有研究者产生了一些关于在已确定具有狭窄型病变的病人中使用英夫利昔单抗的想法。纳入研究的 20 个病人中，有 15 个病人具有肠梗阻症状并接受了英夫利昔治疗。经小肠增强超声检查，没有病人出现狭窄进展或者出现新的狭窄。80%的对英夫利昔有反应的病人狭窄型病变完全消退。

目前没有特异性药物可治疗肠道纤维化狭窄。主流医学认为，纤维化一旦形成是不可逆的。但肝脏和肺纤维化的数据对这个结论提出了挑战。开发特异性抗纤维化的治疗是目前着重研究的领域，相关的机制和平台也在开发中。

2. 内镜扩张

如果药物治疗无法改善梗阻症状，内镜扩张成为部分克罗恩病狭窄型病变病人可接受的处理方法。其主要应用在短的、相对孤立的、标准结肠镜可及位置的狭窄，或者是回盲部切除术后回盲部吻合处可修复的狭窄。大部分是在内镜下气囊充气后对肠腔狭窄处进行局部扩张。但整体上，目前已知的报道在技术、随访时间、研究终点上的差异非常大，无法得出有效结论。

目前，对于克罗恩病纤维化狭窄内镜下扩张结果的影响因素大部分未知。扩张操作成功、狭窄长度≤4 cm 或者在狭窄处无溃疡与最终扩张治疗成功呈正相关。在各种研究中，关于吸烟的影响，这一研究结果不一致。在另一项研究中，CRP 浓度、内镜下的疾病活动和扩张后的药物治疗都对后续的病程无显著影响。大部分的研究是基于对吻合口狭窄的观察，原始或者手术后的狭窄在使用内镜扩张和再次手术率之间无显著性差异。注意排除小肠腺癌，影响到结肠的克罗恩病发生恶性肿瘤的概率和溃疡性结肠炎相当，比例较无 IBD 病人升高。内镜医生应该在扩张前进行活检，在气囊扩张前进行活检并不增加扩张导致的穿孔风险。随着更深肠镜的施行，使更近端的小肠扩张变得可行。

小肠机械性扩张治疗的安全性是一个重要的方面。目前仅有有限的病例数和很少的研究观察了扩张治疗的安全性问题。在一项随机对照研究中，29 例儿童病人进行内镜下球囊扩张联合病灶内类固醇激素局部注射，没有发生相关并发症。一项系统性回顾收集了 13 项研究，发现主要并发症（定义为出血、穿孔、感染和其他需要住院的事件）的发生率是 2%。最高级别的两个研究统计的发病率分别为 11%和 18%。在另外一项研究中，对 178 个病人进行的 776 次扩张中，并发症的发生率是 5.3%，包括肠道穿孔、明显出血、少量出血、腹痛或者发热。据编者所知，没有发现内镜下扩张导致死亡的报道。

3. 内镜扩张的辅助技术

内镜下注射类固醇激素已经被成功应用在其他胃肠道疾病所致的狭窄中，比如溃疡、糜烂、吻合口狭窄或放射后的纤维化。曲安耐德被认为是合适的药物，因为该药物代谢慢，作用可以持续 3～4 周，将提供较长效的局部效应。

对于克罗恩病狭窄的治疗数据大多是回顾性和非对照的研究。13 例克罗恩病病人接受类固醇局部病灶治疗后短时间的成功率可达 100%，但是相关研究没有提供随访资料。在一项评估吻合口狭窄的回顾性研究中，激素局部注射延缓了再狭窄时间并降低了再扩张率。一项系统性回顾激素局部注射的研究发现，该治疗提高了扩张有效率。但在这个研究系列中，仅仅观察的是吻合口处狭窄，狭窄的跨度时间也很长，从术后 8 年到 30 年。同时，由于是多中心研究，不同中心的内镜操作过程也可能不同，从而使结果受到了影响。小样本、非对照、病例报道形式的一些研究评估局部注射抗 TNF-α 抗体治疗获得了良好的效果。

也有医生尝试在内镜下放置支架。根据报道，其初始有效率可达 100%，但主要的并发症包括移位、穿孔和瘘。在一项含有 11 个病人的前瞻性队列研究中，即使使用可取出的支架，也会因并发症过高而不能作为常规治疗方案。还有研究提示，通过内镜下扩张联合狭窄处切开具有较好的治疗效果，同时没有增加并发症发生率。该技术还成功地与局部激素注射相联合。在内镜下扩张后全身使用布地奈德与仅仅进行扩张相比，前者可以获得更好的治疗效果。

五、外科手术治疗

1. 外科手术切除

对于药物治疗或内镜扩张治疗失败，无法进行内镜扩张的病例，受累肠段的外科切除是最常用的治疗策略。但外科手术切除潜在的问题是反复多次切除后肠道越来越短，最终发生短肠综合征。因此，应尽可能少采用外科切除的治疗方法。显微镜下切缘是否存在炎症和吻合的类型(端-端或侧-侧吻合)并不影响术后的复发特点，也支持少切除肠段的观点。在临床工作中，大体正常的肠管，通过大拇指和食指在系膜-肠道缘的触摸来手工评估组织厚度，就足够指导术中切除的边缘选择。

肠道切除主要适用于短的、局部严重的狭窄，或伴有脓肿、瘘或疑似癌变者。如果病人存在多节段小肠狭窄，同时又有足够长度的小肠，行肠切除也是可以考虑的。但需要根据每个病人的情况而定。这些因素包括激素和免疫抑制剂的使用，病人的营养状态等，以及术后并发症及短肠所造成的营养障碍。

2. 狭窄成形术

为了保留肠管长度和降低吻合口瘘的风险，狭窄成形术成为一个选择。狭窄成形术通常可分为3类：对于短的狭窄(长度<10 cm)，通常采用传统的成形方法(Heineke-Mikulicz 成形术，HM 法)；对于长度在 10～25 cm 的中等程度狭窄，采取改良的成形术，如 Finney 法；对于更长的狭窄，采用肠肠侧-侧吻合(Michelassi 法)。

狭窄成形术的指征包括：①长段肠管存在多节段狭窄；②>100 cm 的肠切除史；③短肠综合征；④无合并脓肿或感染性瘘的狭窄；⑤十二指肠狭窄及吻合口的狭窄。禁忌证包括：狭窄处存在脓肿、穿孔合并弥漫性腹膜炎、怀疑狭窄部位有癌变及营养状态差者。狭窄处有活动性炎症并不能阻碍成功施行狭窄成形术。狭窄成形术不会增加复发率和再手术率。狭窄成形术整体的合并症发生率在 0%～57%，平均为 13%，主要并发症(吻合口漏、脓肿、瘘、感染)发生率约 6%。

Finney 和 HM 狭窄成形术的复发率为 28%～41%。Michelassi 侧-侧异向蠕动狭窄成形术的 5 年复发率为 23%。在一项 Meta 分析中，HM 法较 Finney 法的合并症发生率更低，但再手术率和复发率更高，就狭窄成形处的疾病复发率而言，成形术比肠道切除术略低或者两者无明显差别。对于怀疑小肠癌症的狭窄，术中进行快速冰冻检查是需要的。目前还没有对比内镜扩张和狭窄成形术的研究。

六、狭窄治疗的实际决策流程

外科手术和内镜扩张不应被认为是治疗狭窄相对立的选择。在初始或者已经接受过手术的病人，成功的内镜扩张具有推迟甚至避免手术的潜力。而在扩张后反复发作梗阻症状的病人，则需要考虑手术。无法成功扩张、内镜无法达到的狭窄、成角的狭窄导致气囊无法通过等也是手术的指征。由于很多研究没有严格设计对照组，无法有效对比内镜扩张和手术的效果，但大部分外科治疗中心对于内镜下扩张具有正面的评价。

目前大致达成的共识是：病人不是急性发病、具有肠梗阻症状、≤4 cm 的短狭窄、内镜可及、良性和纤维化(而不是炎性)狭窄可以采用内镜下扩张。这些特点最常见于术后吻合口部位的狭窄。由于内镜是无法通过大部分回肠和吻合口狭窄的，因此内镜扩张前进行横断面的影像学研究就十分重要，能够提前判断狭窄的长度和狭窄近端的成角。如果基于内镜评估，原始的狭窄通常比预期长，而手术后的吻合狭窄通常比预期短。内镜扩张前推荐进行肠道准备，因为如果狭窄在乙状结肠，仍然有可能发生穿孔。扩张是否成功可以即刻用内镜是否可以通过来评估，内镜可以通过，就可能缓解梗阻的症状。

如果内镜扩张不可行，则病人需要手术。只要能够进行成形术，该术式就应该成为首选，因为其治疗有效而并发症发生率较低。这个对之前多次手术和有潜在短肠综合征倾向的病人尤其重要。较肠道切除术，成形术的疾病复发率略低或与肠道切除术相似。在欧洲克罗恩病和结肠炎组织指南中，特别提出成形术是空回肠克罗恩病肠切除有效和安全的替代方法，也包括＜10 cm 的回结肠吻合口的复发。结肠狭窄成形术在技术上是可行的，但不推荐，因为其增加了患癌的风险。

由于缺乏强有力的科学证据及前瞻性的数据，如何给克罗恩病狭窄并发症的病人制订治疗计划是充满挑战的，这通常依赖于专家的经验。欧洲克罗恩病合理治疗小组（EPACT Ⅱ）为治疗克罗恩病狭窄制订了合适的标准。编者对这些建议进行了修改和拓展。具体见图 4-13。

在临床工作中，编者总结出了一种全新的经肠梗阻导管术中扩张多节段狭窄的方法。该方法适用于轻、中度较长节段狭窄而小肠偏短不适合行小肠切除的病人。通过术中在肠梗阻导管中前端水囊注入 5 mL 或者 8 mL 灭菌注射用水，达到扩张狭窄的目的，由于术中操作精细，扩张效果好，经 10 例以上实践，均未出现严重并发症。

七、临床病例和手术体会

【病例一】 克罗恩病导致的小肠狭窄，引起不全性梗阻（图 4-14，图 4-15）

图 4-14 克罗恩病伴小肠狭窄手术视频

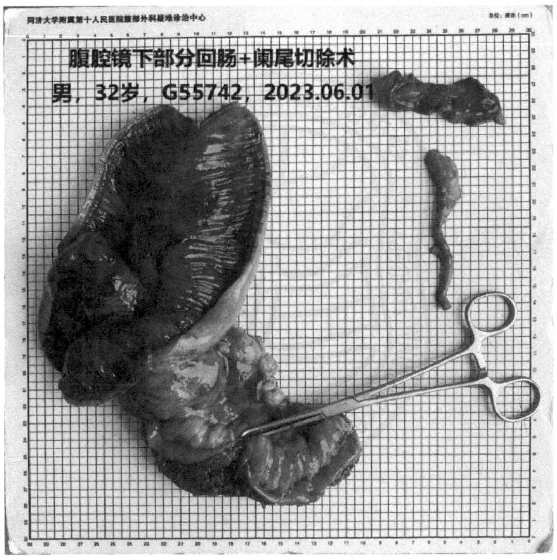

图 4-15 克罗恩病伴小肠狭窄手术标本

【病例二】 克罗恩病导致的结肠狭窄（图 4-16，图 4-17）

图 4-16 克罗恩病伴结肠狭窄手术视频

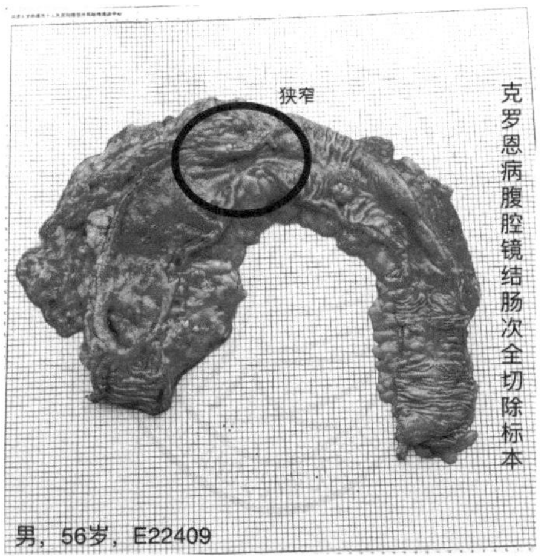

图 4-17 克罗恩病伴结肠狭窄手术标本

【病例三】 克罗恩病伴狭窄行术中肠梗阻导管扩张和肠排列术(图 4-18,图 4-19)

图 4-18 克罗恩病伴狭窄行术中肠梗阻导管扩张和肠排列术手术视频

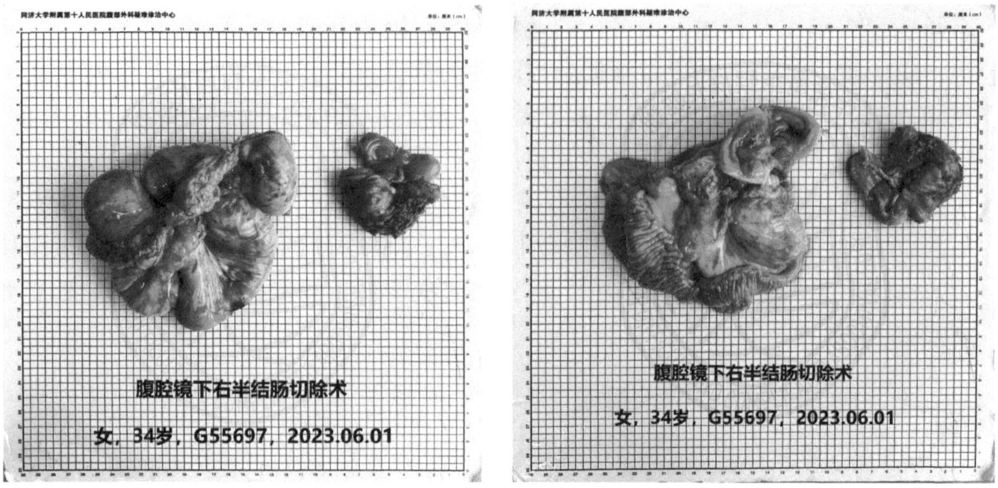

A　　B

图 4-19 克罗恩病伴狭窄行术中肠梗阻导管扩张和肠排列术手术标本

手术体会：

克罗恩病肠狭窄导致的不全性肠梗阻反复发作，尤其是长节段的病变，需要外科手术。如果病人小肠有足够长度，行切除的效果比较明确。多节段病变、切除有短肠风险、高位空肠切除吻合是这类病人处理的难点。手术操作本身并无特殊难度。关于肠道的吻合，我们推荐尽可能行侧-侧大口径吻合，保证吻合口的通畅，尽可能避免远期狭窄。而对于轻、中度多节段较长小肠病变，通过肠梗阻导管排列扩张，既能有效防止术后发生粘连性肠梗阻，又扩张了狭窄。

八、未来发展方向

目前我们无法预测哪些病人将发展成严重狭窄，哪些病人将会快速进展。此外，现在的生物治疗将如何改变克罗恩病的进程仍有待研究。肠道纤维化的过程比我们想象的复杂，而预防纤维化比简单的早期治疗炎症更复杂。

在随机对照研究结果成为治疗评估标准的年代里，需要大样本的随机对照研究来指导治疗。然而，缺乏肠道狭窄的统一标准和缺乏一个可及的实验终点是研究困难的重要原因。病理学家、内镜医生和放射医生都各自使用他们自己研究小组或者中心的评分系统，使各个研究之间的对比十分困难。

肠道纤维化狭窄的机制也需深入研究。急需寻找有效的生物标志物，以利于监测疾病的进展、评估治疗效果和治疗无症状的纤维化狭窄病人。生物标志物将能够帮助我们更好地决策何时进行内镜和手术治疗，以及如何使用一些新的方法来治疗，比如应激通路抑制剂和微生物制剂等。

第五节　克罗恩病腹腔脓肿

在穿透性克罗恩病病人中，如果穿孔进入一个相对疏松的间隙或者腹腔内相对封闭的腔，则通常会伴随细菌的感染，形成脓肿。脓肿通常被认为是严重的并发症。根据相关文献的内容，克罗恩病病人发生腹腔脓肿的概率为10%～30%。

伴腹腔内脓肿的小肠活动性CD病人，给多学科团队带来了难题。活动性疾病应使用药物治疗，但脓肿的存在则禁忌使用免疫抑制药物。从既往经验来看，病人可以同时接受外科引流或肠切除术治疗。由于可行经皮穿刺引流，因此腹腔内脓肿的治疗策略已转向非手术方法。尽管在这两种方法中，抗生素治疗都是大部分治疗方法中的一部分，但CD的医学治疗必须个体化。当活动性CD与腹腔内脓肿同时存在时，决策很复杂。药物和手术的作用和时机需要与胃肠病学家、结直肠外科医生和放射科医生在多学科的环境中进行讨论。

一、腹腔内脓肿的治疗选择

1. 外科引流

传统上，外科引流术是CD腹部脓肿的首选治疗方法。该过程包括在排空所有脓肿内容物的情况下探查腹腔和骨盆。腹腔内脓肿的外科引流结合小肠切除术通常会导致广泛器官切除，包括合并在炎性肿块中的“健康”器官。如果进行切除和吻合，手术引流会导致较高的并发症发病率，并可能因伤口感染，切口裂开、小肠瘘和吻合口瘘而变得复杂。由于该过程通常在病人急性发病的情况下施行，因此通常认为需要行肠造口术。

2. 经皮穿刺引流

经皮脓肿引流的定义是在影像引导下放置导管或引流管，并将其保持在适当位置以提供连续引流来引流液体。可以在超声或CT引导下穿刺引流，通常将其与抗生素治疗相结合。在20世纪80年代末和90年代，该方法的文章被发表后，经皮引流术变得很流行。尽管相关文献表明，有14%～85%的病人避免了手术，但该技术目前更常用于通向选择性手术的桥梁。这使病人能够从败血症并发症和营养不良中康复。但是，并非所有脓肿都是“可引流的”或“引流可到达的”。引流的有效性取决于脓肿的特征，例如病因、部位、数目、大小，以及瘘管的存在或与重要结构的距离。相关文献显示，CD病人自发或手术后腹腔脓肿的病人中，有74%～100%可以成功进行经皮引流。但是，在8%～20%的病人中需要多次经皮引流。开始使用抗生素和经皮引流后3～5 d内应观察到临床症状的改善，并且引流量减少。如果病人的病情没有改善，则需要进行重新评估和影像检查，以确定脓肿是否已完全排出。如果没有，则需要重新设置引流管或进行外科手术。

经皮引流似乎是一个相对安全的操作。尽管插入导管可能会损伤脓肿附近的重要结构，但严重的出血或重要器官的损伤很少见。自发性和术后脓肿（未针对CD规定）的经皮引流并发症发生率约为10%。在5%～11%的病例中会发生如下主要的并发症，如败血症、小肠瘘、结肠穿孔和死亡（归因于败血症或出血）。较轻的并发症（例如导管插入部位的菌血症或感染）发生率约为3%。

3. 药物治疗

CD腹腔内脓肿的治疗都要用到抗生素。一些研究表明，小的脓肿（<3 cm）可以单独用抗生素治疗，特别是在没有相关瘘管的情况下或初始使用免疫调节剂的病人中。重要的是要密切观察病人的临床情况，并在病情恶化时进行干预。CD病人的抗生素治疗应选择菌敏感（有时是真菌）的抗生素。如果不可行引流并且无法分析细菌，则抗生素应覆盖革兰氏阴性细菌和厌氧菌。因此，将氟喹诺酮类或第

三代头孢菌素与甲硝唑联用是合适的。抗生素治疗的适宜时间尚不清楚。文献报道，CD 内腹腔脓肿经药物治疗后复发率为 37%～50%。

二、经皮穿刺引流和外科手术引流的对比

几项回顾性研究评估了经皮引流与腹腔脓肿手术引流对比的结果。手术引流的并发症发生率明显更高(69% vs. 20%，$P=0.036$)。与初次经皮引流相比，初次手术引流的最终造口形成率也明显更高(9/13 vs. 1/10，$P=0.01$)。Nguyen 等报道，经皮引流治疗的病人比手术引流的病人住院时间短(5.0 vs. 15.5 d，$P=0.001$)。但是，结果可能因疾病严重程度的差异及两组之间脓肿个数的差异而存在偏差。Kim 等人也观察到了住院时间的这种差异。

尽管尚无将 CD 相关脓肿病人经皮引流与手术引流进行比较的随机对照试验，但共识是赞成经皮引流，前提是脓肿在技术上是可引流的。脓肿有时因其位置或大小不适合经皮引流，并且抗生素治疗无效。在这种情况下，回肠造口可能会减轻炎性肿块。为了指导临床决策，Feagins 等提出了治疗 CD 病人腹腔内脓肿的流程(图 4-20)。

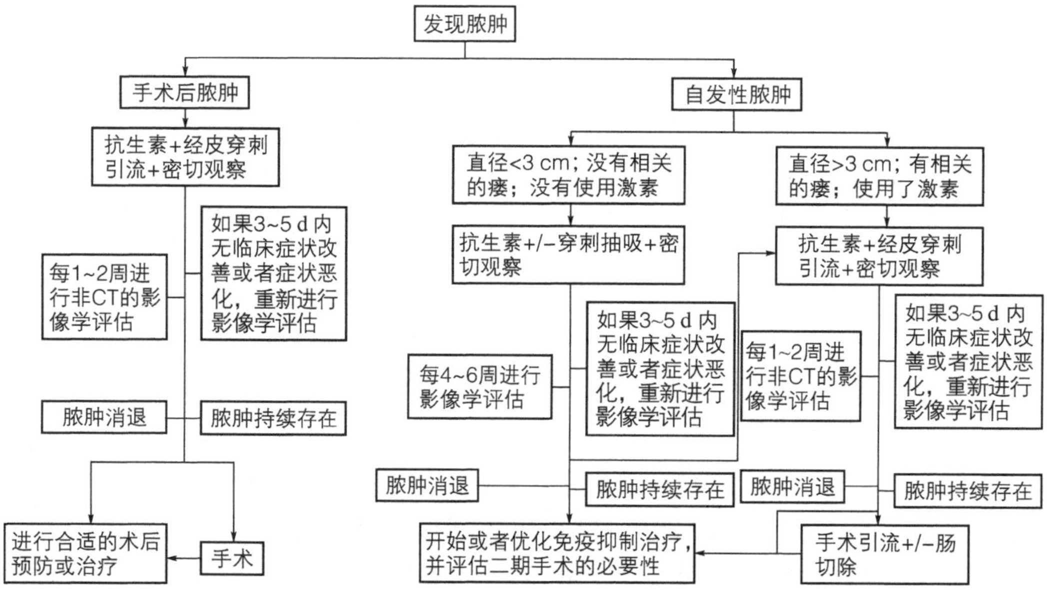

图 4-20　Feagins 等提出的治疗 CD 病人腹腔内脓肿的流程

三、一期手术引流并切除还是经皮引流后二期切除

小肠切除术，尤其是 CD 穿孔性回肠炎，与术后并发症有关，并发症可能包含吻合口瘘、脓肿和瘘管形成。CD 病人肠切除后发生严重腹腔内脓毒症并发症的概率为 9%～13%。手术时存在腹腔内脓肿会增加腹内脓毒症并发症的风险，特别是对于回盲肠切除术，这种并发症的发生率从 7.2%增加到 40%。在一项回顾性队列研究中，Müller-Wille 等人评估术前经皮脓肿引流术是否可减少 CD 病人术后严重的脓毒性并发症的概率。结果表明，与没有经皮引流的病人相比，经皮引流可以显著减少严重的腹腔内败血症并发症的发生率(25% vs. 69%，$P=0.04$)。Zerbib 等还回顾性分析了术前穿刺引流处理的结果，包括营养支持、静脉内抗生素、停用类固醇、免疫抑制药物和生物制剂，以及脓肿引流(不处理脓肿)。他们得出的结论是，这种术前穿刺性 CD 治疗后进行回盲部切除术，使术后肠造口率降为 7%，而总体的并发症发生率为 18%(Clavien-Dindo>3 的病人仅 5.3%)。

最重要的是，手术前的经皮引流为外科医生提供了一个更好的机会，可在不造口的情况下进行一期吻合。

在CD病人中，由于手术具有短期和长期的优势，因此建议采用腹腔镜手术。有时甚至可以使用单孔法来手术。Wu等评估了腹腔镜穿透结肠切除术与无合并症CD病人的手术结局，两组之间的腔镜转开放手术比例，术后发病率或恢复时间均无差异。Goyer等还进行了一项前瞻性研究，评估接受回结肠切除术病人的结局。与单纯性原发性CD相比，穿透性病人的术后并发症和住院时间无差异。但是，他们发现CD穿透性病人的手术时间增加，腔镜转开放手术风险增加及转流性造口的可能性更高。

四、腹腔内脓肿治疗后手术切除病变肠段的必要性

关于经皮引流或手术引流后应延迟切除的问题，目前尚无足够的数据。大多数术者赞成行延迟的择期切除术，但尚未形成共识。最初经皮引流治疗的脓肿病人中有20%～77%需要手术。现有文献表明，存在狭窄导致的肠梗阻或肠皮肤瘘的情况下，小肠切除术的效果更好。其他更倾向于手术的因素是局限性疾病(<30 cm)和同时已充分接受抗TNF治疗的复发脓肿。已行回肠造口以减轻炎症肿块症状的病人也符合延迟切除的条件。

五、腹腔脓肿治疗后的复发

在一项回顾性研究中，Nguyen等评估了手术或经皮引流的CD病人脓肿复发的5年累积概率。经皮引流的病人为31.2%，而接受手术的病人为20.3%($P=0.25$)，复发率相近。他们的研究还表明，脓肿诊断时，肛周疾病史和活动性回肠病史与脓肿复发时间显著相关(HR=2.58，95%CI：1.18～5.65，$P=0.02$；HR=3.02，95%CI：1.37～6.66，$P=0.01$)。年龄、住院时间、引流前的药物治疗、穿透性疾病的病史(不包括肛周疾病)、脓肿的大小、脓肿消退时的初次引流和使用皮质类固醇激素与本次腹腔内脓肿的复发无关。

研究还探讨了药物治疗减少脓肿复发的功效。引流后给予抗TNF药物可减少脓肿复发的风险。与未治疗的病人相比，接受免疫抑制单药治疗的病人也有预防脓肿复发的趋势，尽管这在统计学上并不显著。但是，在这项研究中，有22%的病人最终在复发性穿透性疾病的随访期间需要再次进行手术。

六、预防术后疾病的复发

穿孔性CD手术后复发的发生率很高。回肓肠切除术后一年，在73%～93%的病例中，内镜下可以发现吻合部位复发的证据。临床复发率(未治疗)要低得多，为20%～30%。因此，推荐使用结肠镜检查来监测和评估术后1年内的复发。

文献中已经确定了术后疾病复发的危险因素。吸烟、既往肠外科手术史、CD穿孔表型、肛周病变的位置和先前广泛的小肠切除术(>50 cm)与术后早期复发相关。自发性CD脓肿表明存在穿孔性疾病，必须将其视为复发的危险因素。ECCO(欧洲克罗恩病和结肠炎组织)指南建议在手术后2周内开始预防性药物治疗，尽管没有数据表明早期应用药物治疗优于晚期应用，治疗应持续至少2年。此外，应鼓励病人戒烟。

美沙拉嗪和抗生素：文献显示，美沙拉嗪可将内镜复发率降低18%，需要治疗的人数(number needed to treat，NNT)=5.5。关于临床复发，总体风险差异为15%，NNT=6.6。对于没有复发危险因素的病人，可以使用美沙拉嗪预防。已显示咪唑类抗生素可有效预防术后复发，但其不良反应限制了其使用。

硫唑嘌呤：对于有一种或多种术后早期复发危险因素的病人，广泛推荐术后使用硫唑嘌呤或巯基嘌呤。Peyrin-Biroulet 等发表了四项对照试验的 Meta 分析，结果显示，相比于安慰剂，硫唑嘌呤在预防 1 年和 2 年复发率方面均有效。在这项研究的敏感性分析中，硫唑嘌呤在预防 1 年术后复发方面的疗效优于安慰剂（平均差异＝13％，95％CI：2～25，P＝0.025，NNT＝7）。然而，在硫唑嘌呤组中观察到较高的不良事件发生率（17％ vs. 10％，P＝0.021）导致了停药。ECCO 2010 版指南指出，使用硫唑嘌呤比单独使用美沙拉嗪或咪唑类抗生素能够更有效地预防临床和内镜复发。

抗 TNF 药物：抗 TNF 药物也可以用于预防性治疗。一项比较阿达木单抗、硫唑嘌呤和美沙拉嗪的随机对照试验表明，肠切除术后给予阿达木单抗在预防内镜和临床 CD 复发方面非常有效。与接受硫唑嘌呤（64.7％，OR＝0.036，95％CI：0.004～0.347）和美沙拉嗪（83.3％，OR＝0.013，95％CI）的病人相比，阿达木单抗治疗组的内镜复发率（6.3％）显著降低：0.001～0.143）。此外，阿达木单抗组的临床复发率显著低于硫唑嘌呤和美沙拉嗪组。

一项小样本量先导性的随机对照试验（24 例病人）显示，与术后安慰剂相比，接受英夫利昔单抗治疗的病人内镜复发率较低。在其他小型前瞻性队列研究和病例队列中也得到了这个结论。

七、实例视频和体会

【病例】 病例和手术视频（图 4-21，图 4-22）

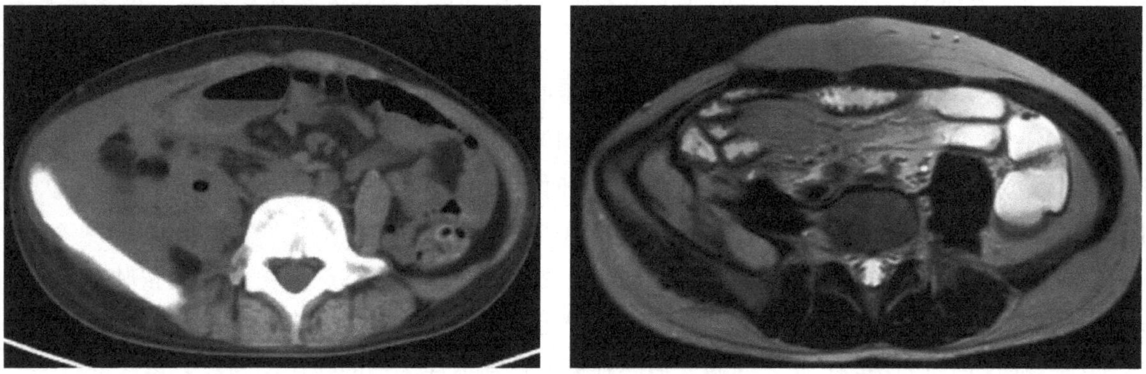

A　　B

图 4-21　克罗恩病肠内瘘伴右侧髂腰肌脓肿形成手术前后影像图

图 4-22　克罗恩病肠内瘘伴右侧髂腰肌脓肿形成手术

手术体会： 腹腔脓肿，尤其伴有严重全身感染症状的病人，及时引流是必要的。但 CD 病人如伴发腹腔脓肿，通常表示 CD 处于活动期且伴有肠瘘。因此，还需要考虑治疗活动性病变的需要。穿刺引流，通常是因为病人病情较重，全身情况差；手术引流的优势是引流彻底，同时可以处理肠瘘，在病人全身情况允许的前提下，是可以考虑手术引流的；而保守治疗通常适合全身感染症状不重的病人，在控制感染后，再治疗 CD。

八、小结

经皮引流和应用抗生素是 CD 腹腔内脓肿病人的首选治疗方法。急性手术切除或引流的作用由于经皮引流的进展及其优越的结果而受到限制。在极少数的情况下，经抗生素治疗的经皮引流失败，回肠造口可能是减轻炎症性肿块的最后手段。如果败血症得到控制，则应尽早用药。药物治疗失败的病人最好在脓毒症消退并优化术前条件后进行切除。如果存在狭窄、肠胃瘘或难治性活动性疾病，则选择非手术治疗可能会导致治疗失败。

第六节 克罗恩病腹腔游离穿孔

一、概述

穿透性克罗恩病如果穿孔，就会形成弥漫性腹膜炎，是需要处理的急腹症。这种紧急情况并不多见，在所有 CD 病人中的发生率低于 2%，但这一数据是西方国家的人口数据。韩国的一项回顾性队列研究报告显示，在 1982—2008 年被诊断出患有 CD 的人中，自发穿孔的发生率为 6.5%。该结果与日本 Meta 分析报道的日本 CD 病人中自发穿孔的发生率相似(6.8%)。我国则缺乏相应的统计数据。

人们普遍认为，亚洲人和高加索人之间的 IBD 表型不同。关于自发穿孔的位置，有报道，50.0%的穿孔发生在回肠，50.0%的穿孔发生在结肠，这是基于高加索人群的数据。但是，上文提到的韩国研究发现回肠穿孔的发生率显著更高(86.2%)，而结肠穿孔仅发生在 7.4%的病人中。日本的研究也报道了 80.0%的穿孔发生在回肠中。这些发现可能反映了这些病人的不同特征，以及亚洲病人小肠受累比例更高的事实。尽管多元回归分析未确定回肠中疾病的位置与游离穿孔之间的相关性，但编者认为穿孔风险可能与初始病变位置及诊断相对困难有关。

多因素 logistic 回归分析确定，确诊 CD 时年龄超过 30 岁与自发穿孔显著相关(OR=2.082，P=0.002)。在韩国的研究队列中，游离穿孔组的 CD 确诊平均年龄为 31.8 岁。这些结果使编者认为，研究中的高游离穿孔率可能归因于诊断延误和随后的治疗延误，这可能导致不良的预后。穿孔组的症状发作和诊断之间的时间间隔比非穿孔组的更长，但这一差异没有统计学意义(P=0.074)。另外，在穿孔组中有 52%的病人出现了游离穿孔，这与 CD 的诊断有关，而在其他研究中，据报道其为 23%～30%。有研究者推定，高比例的游离穿孔病人同时具有 CD 的临床表现，这表明一旦无法早期确诊 CD，将导致 CD 病人的自发穿孔率增加。

先前的研究报告表明，类固醇可通过掩盖临床体征和防止穿孔的闭合从而增加自发穿孔的风险。一些研究报道，抗肿瘤坏死因子(TNF)药物是游离穿孔的危险因素。但是，抗 TNF 药物对游离穿孔的影响存在争议。韩国一项对 721 名受试者进行的回顾性研究报告，根据引入生物制剂的情况不同(两组取决于使用日期)进行分组，对于手术的累积概率(P=0.905)和再次手术的概率(P=0.418)，两组之间没有区别。因此，需要进一步开展“尽早使用生物制剂”的前瞻性研究，以准确评估抗 TNF 制剂对自发穿孔的影响。

CD 游离穿孔确切的发生机制尚不清楚，但目前已提出 2 个假设。第一个也是最合理的假设表明，狭窄附近的腔内压力升高会导致肠扩张，使覆盖在深溃疡上的薄层穿孔。有研究表明，肠狭窄是与自发穿孔相关的独立危险因素(OR=1.982，P=0.004)。第二个假设表明，在一些没有扩张和狭窄的病人中，肠缺血可能归因于小血管的炎症。但要确定小血管炎对肠缺血的影响并最终形成穿孔的经过是十分困难的。

除肠狭窄外，穿孔病人还经常发生其他并发症，例如瘘管和腹腔内脓肿，并且住院率更高。自发穿孔组的病死率(4.5%)高于非穿孔组的病死率(0.6%)(RR=7.72，P<0.001)。鉴于没有手术并发症

导致死亡，该研究认为穿孔可能预示不良结局，因为它是急性且严重的并发症，需要紧急手术，并且是疾病自然过程的组成部分。然而，随着外科手术操作的改进及包括生物制剂在内的新型药物的使用，可能有助于病人的治疗。

二、实例视频和体会

病人，男，51 岁，因腹痛 1 d 入院。病人 1 d 前无明显诱因下出现全腹疼痛，以右下腹部最明显，疼痛持续，伴发热。到我院急诊，查 CT 示：前列腺钙化灶，盆腔少量积液。升结肠近段、回盲部及远段回肠肠壁增厚，炎性病变伴腹腔散在渗出、少量积液和周围少许游离气体，首先考虑消化道穿孔（图 4-23）。既往有克罗恩病病史 5 年，未规律治疗。体格检查：腹部略膨隆，未见明显胃肠蠕动波，腹壁静脉无曲张，全腹有压痛，以右下腹部最明显，伴反跳痛及肌卫，未及明显包块，肝脾肋下未及，墨菲征阴性，移动性浊音阳性可疑，肠鸣音未闻及。急诊予剖腹探查，术中见：在距离末端回肠约 30 cm 处有一穿孔，伴消化液流出。穿孔周围小肠明显充血、水肿，部分呈节段性狭窄，符合克罗恩病伴穿孔表现。最后行含穿孔小肠的回盲部切除＋末端回肠造口＋腹腔冲洗引流术。术后恢复可。

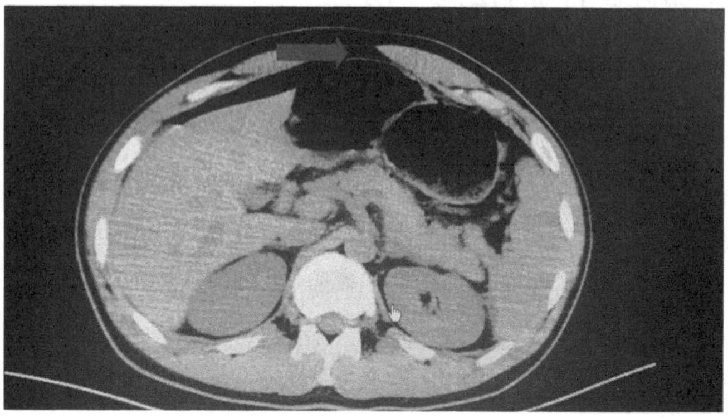

图 4-23　克罗恩病游离腹腔穿孔术前 CT 表现

手术体会：

CD 游离穿孔相对肠皮肤瘘和腹腔脓肿少见，编者认为可能跟 CD 为反复发作的炎症疾病，通常在病变肠管周围会发生粘连，限制了发生游离穿孔的可能。相反，病人如果发生游离穿孔，则提示从病变累及浆膜到穿孔病程短，进展迅速。加上急性弥漫性腹膜炎，这类病人应尽可能避免术中一期吻合。而处理方式主要是穿孔近端肠造口，可根据情况决定是否切除病变肠管或者肠外置；对于高位的空肠穿孔，不得以吻合，建议放置好空肠营养管，并充分引流；术中反复冲洗腹腔，避免形成后续的腹腔脓肿，这点非常重要。

三、未来发展方向

CD 病人发生游离穿孔导致的急腹症是危及生命的重症，重在预防。药物，尤其是生物制剂，在治疗和预防游离穿孔中的作用需要全面审慎的评估。

（陈春球　杨木清）

第二章 溃疡性结肠炎

溃疡性结肠炎(ulcerative colitis, UC)是起源于直肠,由远段结肠延续向近段不同程度进展的肠道黏膜慢性炎症,通常炎症和非炎症的黏膜有明显的分界线。且病人通常会经受周期性的复发和缓解。首次发作后,高达90%的病人会复发一次或多次,并且在最初诊断后的2年内出现早期复发或活动性疾病,与随后病情恶化相关。

对于怀疑患有UC的病人,应始终进行粪便培养和艰难梭菌毒素检测以排除感染原因。大部分病人是在柔性(或刚性)乙状结肠镜检查中确诊UC。但通过回结肠镜检查可以明确疾病的诊断、程度和严重性,并与CD相鉴别,同时提供疾病进程的信息,包括潜在的异型增生和危险分层,而这将影响治疗方案的选择。为了进行组织学评估,在初次内窥镜评估期间,应检查全肠道的五个部位(包括回肠、升结肠、横结肠、降结肠和直肠),至少取两个活检标本。

3%以上的UC病人并不累及直肠,但是在接受了经验性局部治疗的病人中,直肠的斑片性炎症更为常见。UC中可能出现"盲肠斑片",即孤立的阑尾周围炎症和反流性回肠炎,但是如果UC并不具有典型的组织学和临床特点,则需要进行小肠评估以排除CD(CT、MR和小肠超声检查等)。据报道,高达20%的广泛性结肠炎病人有回肠炎,被称为"倒灌性"回肠炎。

一、组织学

本病缺乏特征性病理改变,但基础浆细胞增多,弥漫性隐窝萎缩和变形,绒毛表面不规则和黏液耗竭加上临床表现可诊断UC。结肠内或活检组织内炎症分布不均,可以在长期患有UC疾病或治疗后的病人中出现。

二、UC和CD的比较

在5%~15%的IBD病人中,内镜和组织学评估无法区分CD结肠炎和UC,这些病人被标记为IBD未分类(IBD-U),或者经结肠切除术组织学评估后特征仍不确定,仍描述为不确定的结肠炎。IBD-U在儿童比成人更常见。在一小部分UC病人中,他们的诊断后来改变为IBD-U或克罗恩病。

三、表型分型

成人的蒙特利尔分类和儿童的巴黎分类(表4-4)可用于为病人确定表型,以进行治疗。患IBD的儿童通常比成年人患上更广泛的疾病。确定结肠炎病人的炎症范围对于预后很重要,因为治疗方案的选择取决于疾病范围。一项系统Meta分析显示,广泛性结肠炎的10年结肠切除率为19%,左侧结肠炎为8%,直肠癌为5%。男性、年轻人、诊断时的炎症标志物升高也增加了结肠切除的可能性。回肠炎还与更具侵略性的疾病及原发性硬化性胆管炎有关。患有广泛性结肠炎的人患结直肠癌的风险也增高。

表 4-4 UC 的蒙特利尔和巴黎分类

	蒙特利尔分类		巴黎分类	
范围	E1	溃疡性直肠炎	E1	溃疡性直肠炎
	E2	左半结肠炎(脾曲以远)	E2	左半结肠炎(脾曲以远)
	E3	广泛性结肠炎(累及脾曲近端)	E3	广泛性结肠炎(肝曲以远)
			E4	全结肠炎(累及肝曲近端)
严重程度*	S0	临床缓解	S0	从未严重
	S1	轻度 UC	S1	曾经严重
	S2	中度 UC		
	S3	重度 UC		

注：* 严重程度由小儿溃疡性结肠炎活动指数(PUCAI)≥65 定义。

疾病的严重程度在确诊后可能会改变。多达一半的直肠炎或直肠乙状结肠炎会发展为更广泛的疾病。在患有直肠炎的病人中，最终有 10%会发展为广泛性结肠炎。但是，随着时间的推移，炎症的程度也会减弱，并且分类应始终保持最大程度不变。内窥镜检查可能会大大低估真实范围(尤其是在静态 UC 中)，这应通过对活检标本进行确认。

四、临床和内镜下的疾病活动

表 4-5 中显示了与疾病活动相关的定义。UC 的 Mayo 评分广泛用于临床试验，并且可以作为临床和内窥镜检查的综合工具应用于临床实践(表 4-6)。0～12 分包括大便次数、直肠出血、医生的整体评估及内窥镜检查黏膜炎症。部分 Mayo 评分使用了全部评分的非侵入性成分，并且与病人对治疗反应的感知相关。

表 4-5 IBD 治疗中的一些术语及其定义

术语	定义
类固醇激素依赖性	在 3 个月内不能停止 10 mg 泼尼松龙以下的全身性类固醇激素使用而没有复发的活动性疾病；或在停止类固醇的 3 个月内 IBD 症状复发
类固醇激素抵抗	全身使用类固醇激素而不能诱导症状缓解
黏膜愈合	通常指的是不存在宏观的黏膜炎症或溃疡，各研究之间的精确定义有所不同。通常是通过内窥镜定义的，但最近人们对“组织学愈合”也产生了兴趣
目标性治疗	目标不仅是缓解症状，还包括减少因不受控制但无症状的炎症而导致未来复发或发生并发症(例如回肠狭窄或结肠癌)的风险。实现目标，并检查收益与风险和成本之间的平衡
治疗药物监测	测量药物(±抗药物抗体)水平以评估依从性、药物代谢和免疫原性，以指导剂量调整或停止治疗(例如，尽管进行阶梯治疗但病人仍复发，或低阶梯治疗时产生高滴度的抗药物抗体)
病人报告的结果	直接来自病人的有关 IBD 及其治疗方法的感觉或功能的报告，无需医护人员的解释。提供干预结果或护理质量的指示
病人报告的结果测量	用于测量 PRO 的工具或仪器

表 4-6 Mayo 溃疡性结肠炎评分

Mayo 指数	0	1	2	3
大便频率	正常	比正常多 1～2 次/d	比正常多 3～4 次/d	比正常多 5 次/d
直肠出血	无	<50%的大便带条纹状血液	大部分时间存在明显的便血	单纯血液排出而未见大便
黏膜(内镜评分)	正常或无活动性疾病	轻度病变(发红,血管纹路减少,轻度脆性增加)	中度病变(明显的发红,无血管纹路,脆性增加,糜烂)	中度病变(自发性出血,溃疡)
医生综合评价	正常	轻度患病	中度患病	重度患病

注：Mayo 评分=以上四个参数的总和(最大 12 分)；临床反应：基线 Mayo 得分降低≥3 分,并且比基线得分降低 30%,直肠出血量表至少降低 1 分或直肠绝对出血得分为 0 或 1；临床缓解：Mayo 分数≤2,且单个子评分不大于 1；黏膜愈合：Mayo 分数≤1 的黏膜评分；疾病活动：轻度 3～5 分,中度 6～10 分,重度 11～12 分。

内窥镜对疾病活动的判断存在很大差异。UC 内窥镜严重程度指数的提出旨在提高判断的可靠性(表 4-7)。改良的 Mayo 内镜评分是另一种简单的内窥镜活动指标,与临床和生物学活动密切相关(表 4-8)。尽管两者均已得到广泛验证,但观察两者之间的差异仍然是这些视觉评分的重要缺陷。

症状和内窥镜评分可能无法准确量化疾病对生活质量(包括疲劳和心理社会功能)的影响,或者如果该指标比较复杂,则可能难以应用于临床实践。临床试验中逐渐增加强调的 PROM(无临床医生参与的病人填写的标准化问卷),可能会转化为常规临床实践。

表 4-7 溃疡性结肠炎内镜严重程度指数(UCEIS)

描述(最严重病灶的评分)	Likert 量表	定义
血管纹路	正常(1)	毛细血管分支清晰可见,或毛细血管边缘模糊,或毛细血管末端片状丢失
	片状闭塞(2)	毛细血管纹路片状消失
	完全闭塞(3)	毛细血管纹路完全消失
出血	无(1)	无可见出血
	黏膜(2)	在内镜下,黏膜表面有一些凝结的血液斑点或条纹,可以洗掉
	轻度管腔内出血(3)	肠腔内有一些游离的液性粪便
	中到重度管腔内出血(4)	内窥镜下血管出血,或清洗腔内血液后可见黏膜渗出,以及黏膜可见出血性渗出
糜烂/溃疡	无(1)	正常黏膜,无可见的糜烂或溃疡
	糜烂(2)	黏膜上的微小(≤5 mm)缺陷,呈白色或黄色,边缘平坦
	浅溃疡(3)	黏膜较大(>5 mm)缺损,与糜烂相比,是离散的纤维蛋白覆盖的溃疡,但仍是表浅的
	深溃疡(4)	黏膜中较深的凹陷性缺损,边缘略微隆起

注：UCEIS 评分=内镜下结肠累及病变最严重的以上三个变量的总分。缓解期,评分≤1 分。血管纹路、出血、糜烂/溃疡这三个评分参数在严重性评估中占 90%的可变性。

表 4-8　改良的 Mayo 内镜评分

分类	升结肠	横结肠	降结肠	乙状结肠	直肠
Mayo 内镜下评分：大体评估每个节段中最严重的发炎部分（评分 0～3 分：参见表 4-6）	a	b	c	d	e
病变最大范围（退镜时）	ME				
扩展的修正指数（EMS）	EMS=（a+b+c+d+e）×ME				
改良的 Mayo 内镜评分（MMES）	MMES=EMS/评分>0 的项目数				

五、治疗目标

药物治疗的最终目标是一个有争议的问题，因为尽管在临床和内窥镜检查中都提出了许多参数，但对于缓解的定义尚无完全一致或经过验证的定义。由于对临床实践具有影响，使用黏膜愈合作为治疗目标存在争议，需要更多的内窥镜评估，并且可能需要对无症状病人进行进一步的治疗。在一项澳大利亚的回顾性研究中，246 例病人中有 61%处于临床缓解期，但临床和内镜下均处于缓解期（Mayo 内镜评分≤1 分）的仅占 35%，并且 246 例病人中只有 16%处于组织学缓解期。使用 Mayo 内镜评分对获得 0 分而不是 1 分的判断价值尚无共识，虽然有文件记载两者之间在未来疾病进程方面存在差异。尚无明确的证据表明组织学缓解及内镜缓解的重要性。组织学缓解现已成为 UC 中一些新药试验的终点，但对该定义仍缺乏共识，长期受益的证据仅来自观察性研究。然而，越来越多的证据表明，内镜和组织学炎症的存在可预示未来会发作，持续缓解则需要皮质类固醇和结肠切除术。同样，有证据表明黏膜愈合可减少未来患结肠直肠癌的风险。因此，越来越多的共识是，UC 的目标应是临床和/或病人报告的缓解（定义为无直肠出血和恢复正常的排便习惯）并结合内镜缓解（Mayo 内镜评分≤1 分）。需要更多的证据来证明采取更激进的方法来实现黏膜愈合，包括增加对病人的潜在毒性（尽管缺乏临床症状）的可接受性。可以用于临床实践的内窥镜愈合和组织学愈合均需要广泛被认可的定义，并且还需要更多证据证明粪便钙卫蛋白或其他生物标志物可作为黏膜愈合的非侵入性替代物的作用。需要对黏膜愈合进行长期的前瞻性研究，以为这种方法的风险和益处提供证据。

六、活动性溃疡性结肠炎的治疗

口服 5-氨基水杨酸（5-ASA）是轻度至中度活动性 UC 的标准疗法。Meta 分析支持口服 5-ASA 诱导轻度至中度活动性 UC 治疗的疗效。每天一次的剂量与分剂量一样有效。≥2 g/d 的剂量比<2 g/d的剂量更有效。大部分轻度至中度 UC 病人将对 2～3 g/d 5-ASA 产生反应（取决于所用的制剂），对于症状较重或最初无反应的病人，可使用更高剂量。

应该为所有 UC 病人（包括患有广泛疾病的病人）提供口服和灌肠 5-ASA 联合治疗，对口服 5-ASA 反应不完全的病人应增加局部治疗。口服和局部 5-ASA 治疗相结合甚至优于单药治疗，即使在全结肠炎病人中也是如此。对四项关于活动性 UC 的研究进行的 Meta 分析证实，与单独口服 5-ASA 诱导缓解相比，口服和局部联合治疗的无缓解相对风险为 0.65（95%CI 为 0.47 至 0.91）。一项 18 例病人的小型研究显示，相较于标准剂量口服 5-ASA 治疗复发频繁的 UC 病人，高剂量 5-ASA 联合 5-ASA 灌肠疗效更佳。尽管灌肠治疗具有明显的好处，但病人在管理和保留灌肠方面的实际困难仍然是主要障碍，因此在这一领域仍然需要大力支持和教育。

对于中、重度溃疡性结肠炎，可以口服糖皮质激素治疗。

为了减少 UC 发作的风险和频率，提倡 5－ASA 维持治疗。最新的 Cochrane 分析表明，使用更高剂量(2 g 或更多)可获得更好的疗效。直肠 5－ASA 也是远端溃疡性结肠炎的有效维持疗法。有随机对照试验评估所有主要的 5－ASA 制剂每天一次给药，并且系统评价证实每天一次给药与分次给药方案一样有效。在社区调查中，依从性是影响疗效的一个主要问题，一些研究表明，简化的给药方案与更好的依从性相关。因此，应将每日一次给药视为所有 5－ASA 使用的标准给药方案。

对于 5－ASA 治疗失败的 UC 病人，可根据情况选择硫唑嘌呤、英夫利昔单抗、阿达木单抗、戈利木单抗(Golimumab)、维多利珠单抗(Vedolizumab)、托法替尼(tofacitinib)、乌司奴单抗(ustekinumab)和甲氨蝶呤等药物。

这些药物的选择，需综合考虑，具体选择考虑的因素，见表 4-9。病人可能更能接受口服或皮下治疗，而不是静脉内治疗，尽管后者对于存在依从性问题的病人是首选。托法替尼作为口服制剂，无需担心免疫原性，是一个有吸引力的选择，但至今尚无实际经验。由于担心恶性肿瘤或感染的风险，因此肠道选择性治疗可能更安全。尽管从 GEMINI 试验开始的长达 9 年的长期试验扩展的安全性令人放心，但目前维多利珠单抗和抗 TNF 治疗之间的长期比较安全性数据尚不足以证实这一点。也要考虑可能存在明显的肠外表现。

表 4-9　选择生物制剂、免疫抑制剂、免疫调节治疗的考虑因素

考虑因素
给药途径(口服、皮下、肌内、静脉内)
对诱导治疗的反应速度(考虑是否需要桥接疗法)
潜在的免疫原性和是否需要联合治疗
包括癌症风险在内的不良反应
持久性(药物持续使用，初始改善后无反应消失)
可以使用输液设施和治疗药物监测
总成本(包括药物输送和监测)

七、直肠炎

1. 5－ASA 栓剂治疗直肠炎

当治疗轻度至中度直肠炎时，一线治疗药物应为 5－ASA 栓剂。这些药物在局限于直肠的疾病中获得了更高的药物黏膜浓度，并且比口服 5－ASA 单药治疗更快，效果更好。局部治疗与口服 5－ASA 联合使用可获得更高的缓解率。对栓剂没有充分反应的病人应及早联合口服治疗。正如将 5－ASA 栓剂与氢化可的松泡沫灌肠剂进行比较的研究所示，对于直肠炎，栓剂比灌肠剂更可取，因为它们将药物特异性地输送到直肠(灌肠往往聚集度更高，且主要在乙状结肠中)，并且也具有更好的耐受性/保留性。局部 5－ASA 比局部皮质类固醇有效。Cochrane 评价并未显示直肠治疗的剂量反应关系(该研究评估了远端结肠炎的治疗，包括直肠炎和直至脾曲的左侧结肠炎)。进一步评估黏膜愈合的研究显示口服 5－ASA 而非应用 5－ASA 栓剂的剂量反应关系(再次评估的是直肠炎和远端结肠炎)。分剂量并不方便，一项将每日使用 1 g 5－ASA 栓剂与每日使用 500 mg 5－ASA 栓剂 3 次进行比较的研究显示，每日 1 次剂量具有更高的便利性和相似的功效(除了黏膜愈合作用)。进一步的研究表明，每天 1 g 和每天 2 次 500 mg栓剂之间无疗效上的差异。对于大多数病人，睡前使用 1 次这一剂量是可行的，可以将栓剂保留尽可能长的时间。

2. 直肠炎的维持治疗

许多病人对 5 - ASA 栓剂治疗反应迅速。如果复发很少,多数病人乐于在开始发作时使用栓剂,但后续不进行维持治疗,因为直肠炎的直肠癌风险与普通人群相似。对于许多人来说,5 - ASA 栓剂是直肠炎最有效的维持疗法。但是,在长期治疗中一些病人可能选择不长期使用直肠栓剂进行治疗,而倾向于口服治疗。值得注意的是,隔夜或每隔三夜应用栓剂治疗似乎并未显著降低临床症状缓解的维持率。

3. 皮质类固醇栓剂在直肠炎中的使用

类固醇栓剂对直肠炎也有效,但治疗效果不如 5 - ASA,因此,其使用应仅限于对 5 - ASA 不耐受或无反应的人。如果可能,应继续口服 5 - ASA。对于那些对 5 - ASA 无反应的病人,值得尝试的是在早晨添加泼尼松龙 5 mg 栓剂,而在睡前继续使用 5 - ASA 栓剂。一项研究在四组前瞻性、双盲、双模拟随机试验中使用了一种新型布地奈德栓剂用于治疗 UC 直肠炎,其分别使用布地奈德 2 mg、布地奈德 4 mg、5 - ASA 1 g 或布地奈德 2 mg 加 5 - ASA 1 g。在德国、俄罗斯和英国进行的为期 8 周的研究连续 3 d 评估了临床症状缓解的主要终点(改良的 UCDAI 的直肠出血和粪便频率得分为 0)。布地奈德 4 mg 比 2 mg 更有效,但与 5 - ASA 1 g 或布地奈德 2 mg 联合 5 - ASA 1 g 的组合在疗效上没有区别。

4. 难治性直肠炎的治疗选择

直肠炎的治疗流程如图 4-24 所示。在严重或顽固性直肠炎中,重要的是确保常规治疗已得到适当实施(通过评估依从性),并且诊断正确。便秘在直肠炎的治疗中是常见的,可能并发肠易激综合征,可能导致症状和对治疗的不良反应。重要的是要排除可能引起这些症状的其他疾病,包括感染(淋巴肉芽肿性病、淋病奈瑟菌、单纯疱疹病毒、梅毒、十二指肠贾第鞭毛虫、阿米巴病)、孤立性直肠溃疡、银屑病结肠炎、化学性结肠炎和直肠脱垂。

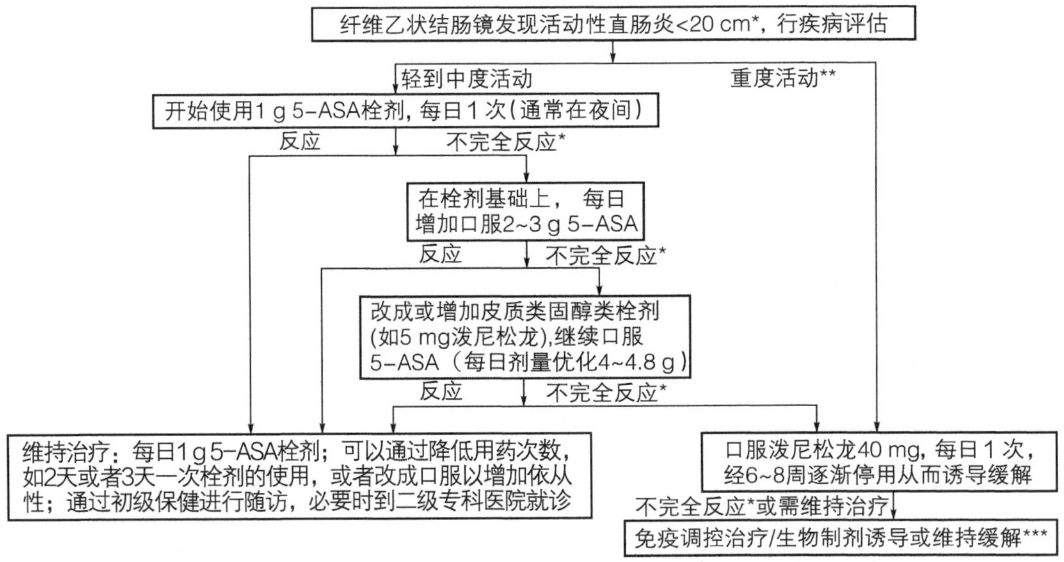

注：* 表示当治疗后出现不完全反应或者复发,需要鉴别诊断:感染,包括性传播疾病;近端便秘;克罗恩病;合并肠易激综合征;直肠脱垂或者溃疡;行结肠镜检查排除更广泛的结肠炎。 ** 表示病人存在全身不适或可疑的急性重症结肠炎。 *** 表示如果传统治疗无效,考虑使用他克莫司、临床试验、手术

图 4-24 直肠炎治疗流程图

如果诊断正确且标准治疗失败,则应添加硫唑嘌呤治疗,如果无反应,应升级应用生物制剂。许多

UC试验都排除了直肠炎，但是一系列英夫利昔单抗治疗直肠炎的结果表明其良好的反应。183例难治性直肠炎病人有残疾症状，但通常身体状况良好，通常不愿进行直肠结肠切除术，因此对许多其他疗法进行了评估。根据小型试验，还有许多其他治疗方法，例如直肠应用他克莫司（0.5 mg/mL，每天3 mL，每日2次），因为主动吸收会导致药物血清水平显著升高，所以需要密切监测和调整剂量以避免毒性。

5. 停止5－ASA或硫唑嘌呤治疗

许多UC试验表明，缓解期较长的病人复发率较低，并且缓解期是独立的预测因素，与接受的治疗无关。试验还表明，年龄是危险因素，复发率与年龄成反比。一项美沙拉嗪维持疗法的研究评估了UC病人的临床、内镜和组织学已确定的缓解[以乙状结肠镜检查为基础，并将其分为短期缓解组（1～2年）和长期缓解组（>2年），中位数为4年]。病人随机接受美沙拉嗪每日1.2 g或安慰剂。在短暂缓解组中，接受美沙拉嗪1年的复发率是23%，安慰剂为49%（P=0.035）。在长期缓解组中，美沙拉嗪（复发率为18%）或安慰剂（26%）无显著差异。长期缓解组病人年龄更大，病程更长。

除了考虑5－ASA在延长缓解中的预防复发价值外，另一个考虑因素是潜在的预防结肠直肠癌的益处。理论上讲，5－ASA可能具有预防结直肠癌的特性，但尚不清楚5－ASA是否具有独立获益，或记载的获益是否与黏膜愈合有关。大肠癌的风险与炎症有关。因此，无论采用何种治疗方法，黏膜愈合均应是预防大肠癌的主要目标。应该告知病人5－ASA是一种安全有效的长期治疗方法，如果已证明其长期的临床和内窥镜检查处于缓解期，则没有明确的证据表明继续使用5－ASA可以进一步降低结直肠癌的风险，但是如果停止5－ASA后的后续评估显示出黏膜炎症，则应重新使用5－ASA。

关于硫唑嘌呤戒断的大多数已发表数据仅评估缓解期为1～2年的UC病人。在唯一一项硫唑嘌呤的随机对照戒断试验中，与无皮质类固醇临床缓解（平均11～12个月）相比，停用药物的病人在第一年末复发率接近60%。硫唑嘌呤的持续使用率为36%。其他在研究设计和随访中具有明显异质性的队列研究也报告了2年时复发率为21%～100%。一项前瞻性研究对UC病人进行了至少3年的硫唑嘌呤治疗，治疗后病人获得了临床、生物学和内窥镜缓解，停止治疗后平均随访55个月，复发率达到37%。缓解期较长（5～10年）的复发风险明显降低，持续治疗的益处可能小于药物毒性（包括淋巴瘤）的风险。如果复发，通过药物治疗很有可能重新获得缓解（在一项观察性研究中，这一比例为92%）。继续进行5－ASA治疗的病人复发率较低。因此，如果硫唑嘌呤耐受，所有停用硫唑嘌呤的病人均应接受5－ASA治疗。在缺乏高质量数据的情况下，经过适当地咨询病人后，对于长期（5～10年或更长时间）临床、内镜和组织学缓解的病人，可以选择停用硫唑嘌呤。定期监测钙卫蛋白可能是一种经济有效的监测硫唑嘌呤戒断后黏膜愈合的方法。

八、急性重症溃疡性结肠炎

在UC病人中，有15%～25%的病人在其自然病史的某个阶段需要住院治疗急性重症发作。急性重症溃疡性结肠炎（acute severe ulcreative colitis，ASUC）是一种潜在的危及生命的疾病，其特征是使用改良的Truelove和Witts标准进行临床和实验室评估，或者对于青少年病人，使用小儿UC活动指数。C反应蛋白（CRP）比ESR使用得更多，并且具有随年龄增长而发生非特异性增加的优点。英国的一项回顾性研究（1950—2007年）显示，初次确诊ASUC时，接受结肠切除率为19%，但经过多次入院后，结肠切除率升至38.2%。在生物制剂时代，CONSTRUCT试验中ASUC病人入院后的结肠切除率在住院期间为23%，在另一项研究中，随访2年的结肠切除率为19%。

所有诊断为ASUC的病人均应进行基线血液（血常规、CRP、尿素氮和肌酐、肝功能和镁离子水平）、粪便培养和艰难梭菌测定、放射成像（腹平片或CT）和结肠镜检查，入院后应密切监测相关指标（图4-25）。MRI和超声检查可能在确定结肠炎的范围中有作用，但在检测穿孔方面不如CT敏感。这些

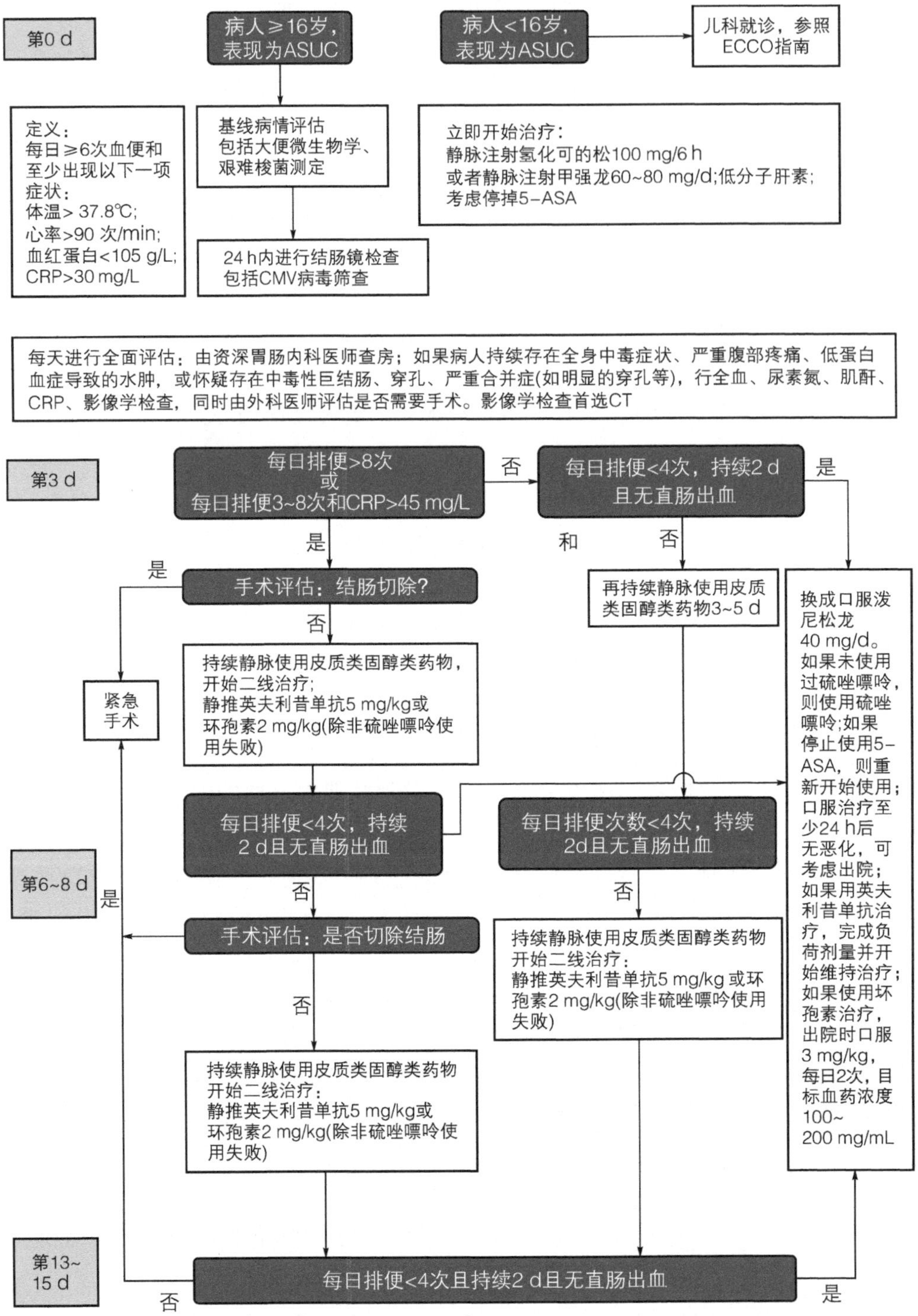

注：基础状况评估：血常规、CRP、尿素氮和电解质、肝功能检测、镁离子浓度；大便感染筛查和艰难梭菌检测；影像学检查（X线或CT）。二线的筛查内容包括：乙肝和丙肝、HIV和VZV（如果没有接种天花、单纯疱疹病毒、水痘等疫苗），复查结核临床风险分层（X线片或者γ干扰素释放实验）。

如果确诊艰难梭菌感染，口服500 mg万古霉素，每6 h一次，治疗10 d并持续使用激素。

进行结肠镜检查并活检，紧急组织学检查并评估CMV感染情况。深溃疡预示着不良预后；如果确诊CMV结肠炎，使用更昔洛韦5 mg/kg，每12 h一次，持续3～5 d，然后900 mg每12 h，持续2～3周。并从病毒学家处获得在免疫抑制情况下的治疗建议。

在等待大便培养时，不要推迟激素治疗

图4-25　急性重症溃疡性结肠炎诊治流程图

结果将有助于确定病人的预后(特别是明确是否需要皮质类固醇类药物和预测治疗结局)。乙状结肠镜检查对于确定诊断和获得组织学检查非常重要,包括评估巨细胞病毒(cyto megalovirus, CMV)和预后。应尽快进行粪便培养(包括频率、性状、是否血便)和显微镜检查,以排除艰难梭菌感染。由于近一半病人类固醇激素治疗失败,因此应考虑对所有入院的 ASUC 病人进行生物学前筛查。

1. ASUC 的皮质类固醇激素治疗

静脉注射皮质类固醇激素,如每天 4 次 100 mg 的氢化可的松或每 24 h 60 mg 的甲基强的松龙,是治疗 ASUC 的里程碑式方案。在这些剂量下,甲基泼尼松龙的盐皮质激素作用比氢化可的松少,因此引起的低钾血症明显减少。给予更高的剂量并没有真正的优势,推注与连续输注一样有效。尽管 Meta 回归分析未能显示 400 mg 氢化可的松剂量和结肠切除率之间的关系高于 60 mg 甲基强的松龙,但分析结果显示 400 mg 氢化可的松等同于 80 mg 甲基强的松龙。对于儿童和青少年,建议剂量为 1～1.5 mg/(kg・d),最高剂量为 60 mg。

在 Truelove 和 Witts 进行的具有里程碑意义的研究中,对 213 名严重程度不同的急性发作病人给予每天口服 100 mg 可的松的治疗。在接受类固醇治疗的病人中,有 41%的病人达到了临床缓解,而在安慰剂组中为 16%。在随后的研究中,对 49 名重度 UC 病人给予了静脉泼尼松龙 21-磷酸治疗,治疗 5 d 后临床缓解率为 73%。与当今使用的结果相比,这些研究中的定义和术语差异很大。一项针对 32 项共 1991 名病人的 ASUC 类固醇治疗试验的系统评价显示,应用类固醇的总体缓解率为 67%,其中 29%(95%CI 为 28%～31%)进行了结肠切除术。病死率为 1%($n=22/1991$;95%CI 为 0.7%～1.6%),并且这些结果在 1974 年至 2006 年之间均未发生变化。在 CONSTRUCT 队列中,排除了感染或其他诊断,对静脉应用类固醇的缓解率为 49%。延长治疗时间超过 7～10 d 不会带来任何额外好处,并且会增加毒性。静脉应用类固醇治疗 3 d 后应评估病人的临床和生化反应,以确定是否需要使用挽救药物或进行外科治疗。

与没有 IBD 的住院病人相比,ASUC 病人发生静脉血栓栓塞的概率高 2～3 倍,因此预防性皮下应用低分子量肝素很重要,并且不会加重结肠出血。

ASUC 病人应进行粪便培养和艰难梭菌毒素检测。艰难梭菌感染与住院 IBD 病人的不良结局有关。如果检测到(或强烈怀疑)艰难梭菌,则不应停止使用皮质类固醇激素治疗,而应给予口服万古霉素治疗。近期前往阿米巴虫流行地区的人应考虑阿米巴病可能性,在粪便培养前应考虑使用甲硝唑。

2. 急性重症溃疡性结肠炎结局预测因子

预测 ASUC 结肠切除术因素的大多数研究都是针对接受静脉类固醇±挽救疗法治疗的病人,而不是专门针对环孢素或英夫利昔单抗启动治疗后的病人。一项研究表明,在多变量分析中,糖皮质激素治疗第 3 d,白蛋白是结肠切除术的唯一预测因子。静脉类固醇治疗第 3 d 的 CRP/白蛋白比为 0.85,预测结肠切除术的敏感性为 70%,特异性为 76%。仔细地进行乙状结肠镜检查对于 ASUC 是安全的,并可提供有关疾病严重程度的重要信息。严重的内镜病变(溃疡深、黏膜层广泛丧失、井样溃疡或大糜烂病灶)与对皮质类固醇无反应和需要结肠切除术有关。一项对 89 名接受静脉注射皮质类固醇和/或英夫利昔单抗或环孢素治疗的 ASUC 病人的研究使用了 UCEIS 评分,结果显示几乎所有入院时 UCEIS 评分为 7 或更高的病人都需要挽救疗法。而另一项研究同样表明,UCEIS 可以预测是否需要挽救治疗或手术。

3. 环孢素或英夫利昔单抗的 ASUC 挽救疗法

3 d 后对皮质类固醇疗法无反应的病人应考虑接受二线"挽救"疗法或手术。早期的临床风险分层工具可用于预测药物治疗的成败(表 4-10);与结直肠外科医生讨论后,对那些有高失败风险的人应给予挽救治疗。

表 4-10　ASUC 皮质类固醇治疗失败的预测因素

皮质类固醇治疗 3 d 后评估	得分	总分数	失败风险
排便>8 次/d 或 3～8 次/d 和 CRP>45 mg/L			85%
平均每日排便次数			
<4	0		
4～6	1	0～1	11%
7～9	2	2～3	45%
>9	4	≥4	85%
X 线下横结肠扩张≥5.5 cm	4		
入院时白蛋白<30 g/L	1		
24 h 大便次数+[0.14×CRP(mg/L)]>8			72%
CRP/白蛋白比例大于 0.85，联合大便频率>3 次/d			74%

4. *环孢素治疗 ASUC*

环孢素治疗 ASUC 的显著优势在 1994 年的一篇论文中得到了证明。一项随机对照试验表明，治疗 ASUC，静脉给予环孢素 2 mg/kg 与 4 mg/kg 一样有效，第 8 d 的缓解率分别为 83%和 82%，结肠切除率无差异。研究显示，接受静脉注射环孢素的病人短期结肠切除率为 26%～47%。环孢素的初始剂量为静脉注射 2 mg/(kg · d)，目标环孢素血浓度为 150～250 ng/ mL。应将应答者的口服剂量转换为静脉注射剂量的两倍，并以分次剂量每日 2 次给药，目标血浓度为 100～200 ng/ mL。口服环孢素应作为桥接疗法持续数月，如果给予硫唑嘌呤维持疗法，长期结局会更好。一项研究中其缓解率从 40%增至 66%。那些需要进行环孢素挽救疗法但硫唑嘌呤疗法已经失败的人结果会更差。

一项研究报道了应用大剂量环孢素治疗 UC 系列病例出现显著的毒性，其中 5%的病人发生严重感染，病死率为 1%～3%。与环孢素治疗相关的主要不良事件包括肾毒性(6.3%)、癫痫发作(3.6%)、过敏反应(0.9%)和死亡(1.8%)。

5. *英夫利昔单抗治疗 ASUC*

英夫利昔单抗在 ASUC 的治疗中也有效。瑞典的一项的长期研究显示，在不使用英夫利昔单抗维持的情况下，单次输注英夫利昔单抗在 3 年时的结肠切除率显著低于对照组(50% vs 76%；$P=0.01$)。英夫利昔单抗使用的禁忌证包括潜伏性结核、活动性败血症、充血性心力衰竭和脱髓鞘，开始治疗前需要进行筛查。硫唑嘌呤与英夫利昔单抗联合治疗具有协同作用，即使在以前使用硫唑嘌呤单药治疗失败的病人中，也有提高英夫利昔单抗水平并减少英夫利昔单抗抗体形成的证据。硫唑嘌呤或巯基嘌呤应在住院期间开始应用，出院后继续使用。一旦病人对挽救治疗反应良好，应停用皮质类固醇。对于泼尼松龙剂量为 20 mg 或更高的病人，应提前预防肺孢子菌肺炎。

九、外科手术治疗

溃疡性结肠炎是累及结肠和直肠黏膜、黏膜下层的非特异性炎症，其发病率为 9～20 例/10 万人，目前总体呈上升趋势。确切的病因还不十分清楚，通常认为是遗传和环境因素影响下，宿主对肠道正常菌群的过度免疫反应导致的。虽然静止期和活动期的溃疡性结肠炎都是以药物治疗为主，但外科治疗不可或缺。研究表明，虽然药物等保守治疗方法有所进展，但是 10 年累积的结肠切除风险仍高达

10%。不仅如此，重症溃疡性结肠炎需要急诊手术的比例基本没有改变。在急性发作期病人中，高达10%的病人需要急诊手术。

按照临床表现，UC 分为轻、中和重症。ASUC 通常需要急诊住院治疗。其中，出现急性腹膜炎的中毒性巨结肠，或者结肠穿孔的病人，需要立即手术。无上述表现的住院病人需要在手术治疗和药物治疗之间进行选择，需要在充分观察药物治疗反应和推迟手术而增加术中和术后并发症、延长住院时间之间进行权衡。研究表明，术前过长时间的激素治疗会增加术后感染的概率。所以，出现以下 3 种情况也应考虑及时手术：①静脉使用激素 3～5 d 后无明显好转；②使用一线药物治疗 48～96 h 后无明显改善，可考虑手术或改成二线药物治疗；③二线药物治疗 5～7 d 后失败的病例，也可考虑手术治疗。超过以上时间间隔的药物治疗，由于全身健康和营养状况的恶化，会使手术并发症的发生概率增加。

轻、中度 UC 病人通常经药物治疗病情可以缓解。如果进展为急性重症，则按 ASUC 处理。择期手术适用于药物无法控制、有并发症、无法耐受药物、为了减轻肠外表现及伴有上皮严重异型或癌变者。

1. 手术难点

急诊手术通常会选择结肠次全切除术＋末端回肠造口。保留直肠是因为急诊手术病人全身情况差，缩短手术时间和减少创伤有利于减少并发症的发生，同时尽量避免损伤盆腔神经。此外，急诊手术病人诊断有时并不十分明确，保留直肠，还能保留盆腔组织解剖层次，有利于经病理检查明确诊断病变性质后的再次手术。直肠或乙状结肠残端关闭或者通过左下腹造瘘，需根据术前和术中对剩余残端是否发生穿孔或闭合的残端是否存在感染而无法愈合进行综合评估。编者所在中心更倾向于闭合残端，然后在残端周围充分放置引流来处理。残端还存在出血的可能，要注意术中充分止血。病人恢复 3 个月以上，再考虑加做全结肠直肠切除＋回肠储袋肛管吻合术。

择期手术包括全结肠切除＋末端回肠直肠吻合术、全结肠直肠切除＋末端回肠造口、全结肠直肠切除＋回肠储袋肛管吻合术(ileac pounch-anal anastomosis，IPAA)。虽然全结肠切除＋末端回肠直肠吻合术在现代外科治疗 UC 中较少应用，但仍然适合少部分病人，这部分病人直肠病变轻，上皮无明显异型，直肠扩张能力基本正常，从而能够起到储存大便的功能及保留肛门括约肌的正常功能。此外，对于育龄期妇女有怀孕意愿者，则更倾向于做这类手术，因为直肠切除＋IPAA 会降低受孕概率。全结肠直肠切除后肛门括约肌功能差的病人，如果愿意接受永久性造口，可行末端回肠造口。目前，UC 手术使用最广泛的术式是全结肠直肠切除＋IPAA 术。该手术按照执行过程，可分为一步法、两步法和三步法。一步法是在全结肠直肠切除后直接行 IPAA，不造口。二步法是第一次手术时切除全结肠直肠后行 IPAA，然后做回肠造口，第二次手术时关闭回肠造口。三步法是第一次手术行结肠切除＋末端回肠造口，第二次手术行直肠切除＋IPAA，后行回肠造口，第三次手术再关闭回肠造口。

决定行 IPAA 术前，一定要结合炎症性肠病的诊断、病人的临床表现、病人的预期、外科医生和医院的整体实力来综合决定。临床研究报道，UC 储袋功能不全的发生率约为 11%。但未定型肠炎和 CD 储袋功能不全的概率分别为 27%和 50%。由于 CD 储袋功能不全的发生率非常高，常规不推荐行 IPAA 术。所以，对于术前诊断并不十分明确的病人，选择三步法比较合适。待术后结肠标本病理进一步明确诊断，再行 IPAA 更为妥当。

在手术的实施上，目前主要有传统的开腹手术和腹腔镜手术两种。从已发表的数据和编者的经验来看，腹腔镜手术较传统开腹手术有更明显的优势。具体体现在无论是急诊手术还是择期手术，腹腔镜手术的切口明显小于开腹手术，并能显著减少术后并发症、住院时间、切口感染、肺部感染等，而储袋并发症的发生率相当。目前也有少数中心开展机器人全结肠直肠切除＋IPAA 术，体现了和腹腔镜类似的优势。对于储袋的重建方式，目前主要有 J 型储袋和 S 型储袋(图 4-26)。

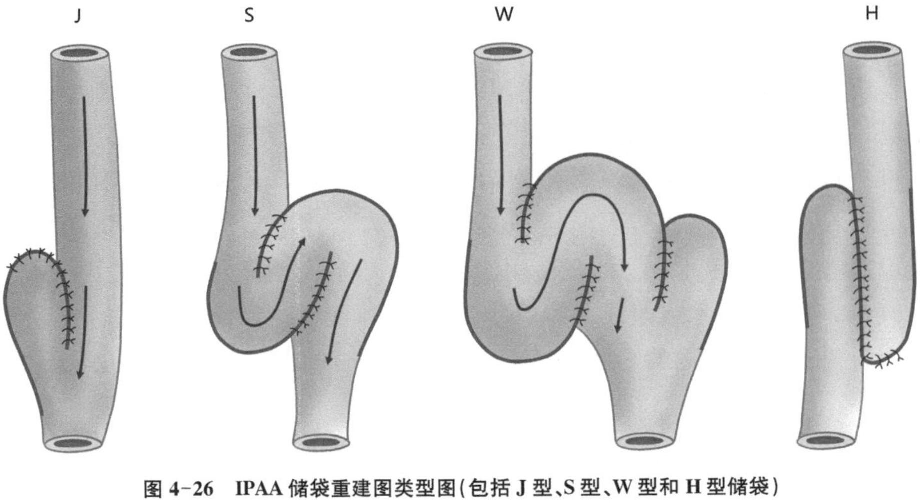

图 4-26　IPAA 储袋重建图类型图(包括 J 型、S 型、W 型和 H 型储袋)

2. 手术并发症

(1) 近期并发症

IPAA 最重要的并发症是吻合口瘘,可发生于储袋吻合处或者吻合口。一项包含 1554 例病人的研究中,206 例病人(13.3%)发生感染性并发症,其中储袋吻合处感染性并发症占 35%,储袋瘘为 19.4%。吻合口瘘发生率为 5%～15%。吻合口瘘可有多种表现形式。未行转流性回肠造口病人出现低热、盆腔或耻骨上疼痛和(或)肠梗阻时,需高度警惕发生吻合口瘘。对这些病人,应立即进行 CT 扫描或储袋造影。未行回肠造口的病人,肠瘘导致弥漫性腹膜炎而需要急诊手术的情况并不常见。通常情况下,可以通过抗生素联合储袋引流治疗控制病情。即使有回肠造口的病人,亦有可能发展为腹腔脓肿而需要经皮穿刺引流。对曾经出现过吻合口瘘临床症状或有放射学证据的病人,当多次储袋造影均显示愈合,闭合回肠造口时仍需格外小心。对于这类病人,吻合口瘘可因为储袋休息而闭合,但未完全愈合,当闭合造口后可再次出现症状。对于这类病人,应于闭合造口前于麻醉状态下进行检查,甚至通过剖腹探查高度疑似的病人。然而,虽然有这些手段,个别病人还是可能于闭合造口后出现新的吻合口瘘与瘘管。

对于女性病人,有发生储袋-阴道瘘的可能。据报道,储袋-阴道瘘的发生率为 4%～14%。多数储袋-阴道瘘发生于回肠肛门吻合平面。引起瘘的原因可能有两种:一是吻合器吻合操作中,误将阴道后壁卷入了吻合器;二是继发感染后引起瘘。虽然有多种方法修补阴道瘘,但编者所在中心的经验是通过推进瓣的方法进行修补,具体见本书阴道瘘修补相关章节。

肛门狭窄是肛周常见的并发症,文献报道发生率为 11%～38%。虽然多数吻合器吻合病人也可出现肛门狭窄,但该病多发生在手工吻合病人与回肠造口而肛门闲置时。在闭合回肠造口时进行扩肛通常足以解决肛门狭窄的问题,且复发率并不高。

(2) 远期并发症

直肠残端封套炎发生在残留的一小段直肠黏膜和回肠吻合口处,这是因为多数外科医生行 IPAA 时并不行黏膜剥除术,而于齿状线上以吻合器吻合,因此可残留一小段直肠黏膜。仅留 1～2 cm 黏膜是较为理想的结果,多数病人此处黏膜可发生炎症,但其中大部分不会出现症状或仅有轻微大便带血。内镜检查有助于诊断,多数病人通过药物治疗可缓解,症状严重到需要手术的病人较少。

储袋炎是发生于储袋黏膜的非特异性炎症。储袋炎的临床表现多种多样,包括大便次数增加、直肠出血、腹部绞痛、直肠刺激症状与里急后重、大便失禁、低热等。内镜下储袋炎表现为黏膜水肿、颗粒样改变、接触性出血、血管形态异常、出血及浅表溃疡。当病人储袋功能欠佳时常被归为储袋炎。实际上，储袋炎是一个专有诊断，需综合判断。Sandborn 报道，术后 1 年、5 年、10 年的储袋炎发生率分别为 15%、36%和 46%。储袋炎的病因尚不十分明确，可能与细菌过度生长有关，而家族性息肉病病人较少发生储袋炎。肛门狭窄为该病的另一个风险因素，因为影响到储袋的排空。抗生素是治疗储袋炎的首选方法，甲硝唑和环丙沙星可有效治疗储袋炎。多数储袋炎发病病程较短，很少反复发作或发展为慢性储袋炎。益生菌疗法可降低储袋炎的发作风险，且可用于储袋炎发作后缓解症状。

不典型增生可发生在回肠储袋的黏膜上，也可发生在直肠出口剩余黏膜上。对于储袋回肠黏膜癌变，目前还不能得出储袋病人癌变风险增加的结论。而对于远端残余的直肠黏膜，由于 UC 的癌变风险有所增加，则直肠出口发生癌变的概率可能较正常人群增加。所以，IPAA 术后病人的随访是必需的，但频率和方法仍未确定。根据针对未手术 UC 病人的监测和随访指南，对于吻合器吻合的病人，术后 10 年开始，应每 2 年进行一次复查，包括内镜与活检。

UC 对病人生活质量有显著的影响，其疾病活动度是评估预后的最重要指标之一。而由于 IPAA 可以根治溃疡性结肠炎，大多数手术治疗的 UC 病人可回归高质量的生活。

【病例分享】 全大肠切除+回肠储袋肛管吻合病例（图 4-27～图 4-29）。

图 4-27　UC 行全大肠切除+回肠储袋肛管吻合手术回放

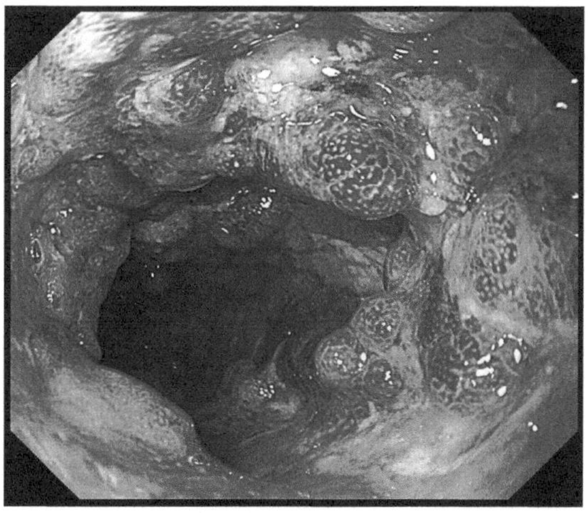

图 4-28　UC 肠镜图

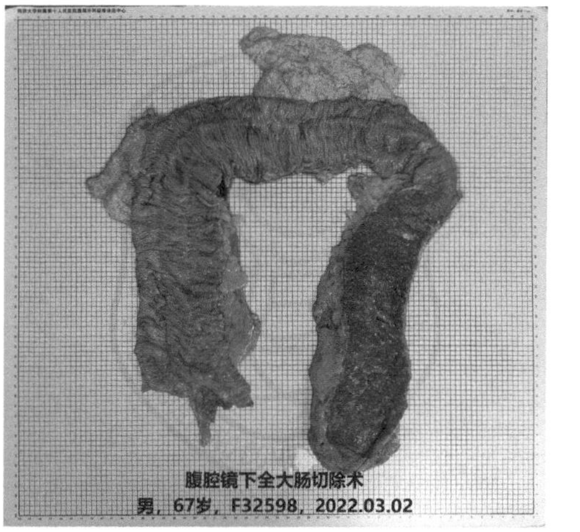

图 4-29　UC 行全大肠切除术+回肠储袋-肛管吻合手术标本

手术体会：

病人 UC 诊断明确，曾行包括激素治疗在内的多种治疗，仍然无法完全缓解，手术指征明确。

手术 Trocar 孔的位置选择是手术顺利完成的关键之一。5 孔法需要兼顾盆腔直肠切除手术和横结肠切除手术。

按照直肠-乙状结肠-降结肠-结肠脾曲-升结肠-横结肠的顺序分离全结肠。手术过程中优先分离离断主要血管，但不需要做血管根部结扎，然后用 ligasure 把结肠系膜离断，保持手术野清楚、无出血。

分离全部直肠，见到提肛肌肛管入口。术中避免损伤女性阴道，男性精囊腺、前列腺和尿道。

将肠系膜上动静脉向上分离至起始部，见到十二指肠水平段。

助手辅助下进腹，在齿状线上 2 cm 处用闭合器闭合切除直肠。取出全大肠标本，回肠末端作 J 型储袋，储袋长度大于 15 cm。注意小肠系膜长度，明确小肠肛管吻合后不出现过高的张力。

吻合结束后留置肛管，确保充气试验阴性。盆腔放置两根引流管，注意使管口放在最低位。

3. 外科治疗进展和未来

UC 外科治疗相对成熟，进展较少。近年来，随着手术机器人的应用增加，部分中心已将其应用在全结肠直肠切除＋IPAA 术上。其在微创上与腹腔镜有类似的效果。但由于该手术需要更换机器人机械臂和操作孔，更复杂、更耗时，较腔镜是否更有优势，需要进一步对比研究。

另外，经肛的 IPAA（Ta-IPAA）已经在一些中心开展，包括应用在 UC 的治疗中。一项多中心的研究发现，Ta-IPAA 和经腹的 IPAA（Ab-IPAA）在治疗 UC 方面的术后效果相似，比如两者术后在储袋功能不全、术后大便频率、肛门功能，甚至性功能等方面都无显著性差异。仅在降低吻合口瘘和术后严重并发症（Ⅳ级并发症）方面，Ta-IPAA 较 Ab-IPAA 有一定的优势，但没有显著性差异。编者认为 Ta-IPAA 术可行，但需要较长的学习曲线，并需要做好充分的手术准备工作，对手术医生的技术要求也更高。正如经肛直肠癌根治术目前存在严重争议，需要进一步观察一样，Ta-IPAA 治疗 UC 的效果也需要进一步验证。

（杨木清）

第三章 炎症性肠病手术标本的病理学特征

至今，炎症性肠病的诊断仍然缺乏金标准，需要结合临床、实验室检查、影像学检查、内镜检查和组织病理学表现进行综合分析，在排除感染性和其他非感染性结肠炎的基础上进行诊断。因此，有时确诊颇为困难。外科手术可以提供完整的切除标本，更加完整地了解病变的全貌，有助于提高确诊率。因此，我们也应熟悉掌握炎症性肠病的临床病理特点，才能更准确地把握疾病诊断及制订正确的治疗方案。

一、UC 临床病理学变化

UC 大体特点：大肠黏膜及黏膜下层的广泛性炎症乃至溃疡形成是 UC 的主要病理特点，表浅性、连续性及上升性是 UC 的特征性病理改变。典型病变呈现连续性，即起病于直肠，并向近端肠管扩散，近端肠管累及的程度及范围各异，表现为直肠炎、直肠乙状结肠炎、左半结肠炎、次全结直肠炎及全结肠炎。初诊病人远端直肠、乙状结肠受累程度重于近端，直肠几乎 100%受累。除少数全结肠型 UC 病例可出现倒灌性末段回肠炎(通常≤20 cm)，UC 不会出现小肠病变，黏膜面常见布满增生性息肉样突起，当黏膜存在溃疡时，溃疡间增生的黏膜向肠腔面隆起，形成黏膜岛。黏膜广泛糜烂，黏膜皱襞消失，黏膜平坦，灰褐色污浊，局部披覆脓苔。除极少中毒性巨结肠病人可出现结肠的全层病变甚至穿孔外，UC 病变局限于黏膜层及黏膜下层；病变呈连续分布，病变间不存在正常黏膜。这些特点显著区别于 CD 结肠炎，后者约 40%的病人直肠常无病变，即使伴肛门周围病变的病人亦如此。

UC 显微镜下特点：显微镜下病变主要局限在黏膜层及黏膜下层。最常见的形态学改变是腺体大小显著不等，腺体之间距离增宽，排列紊乱，固有膜内大量炎症细胞浸润，以淋巴细胞和浆细胞为主，其次为中性粒细胞和嗜酸性粒细胞，隐窝基底与黏膜肌层距离增宽，黏膜肌层一般连续，固有层基底部浆细胞增多。最具诊断意义的是隐窝炎和隐窝脓肿。

二、CD 临床病理学变化

CD 大体特点：典型 CD 的手术切除标本表现为病变不连续，呈节段性分布。受累肠段可见浆膜炎性渗出和(或)浆膜粘连。脂肪攀爬或蔓状脂肪指的是脂肪组织扩展到肠系膜对侧的浆膜表面，主要见于小肠 CD，在结直肠 CD 中并不常见。脂肪攀爬对 CD 有诊断价值。早期黏膜面见阿弗他溃疡，溃疡扩大可融合为深的纵行线状溃疡，边缘黏膜水肿。深的不连续的溃疡将水肿的非溃疡黏膜分隔成岛状，形成典型的鹅卵石样外观，也可见到假息肉。瘘管形成在小肠 CD 中常见，主要见于累及回肠和(或)回结肠的病例，结肠 CD 相对少见。肠道狭窄见于有纤维化和纤维肌性增生的透壁性炎症反应部位，表现为肠壁增厚、僵硬。CD 结肠炎病人病变的黏膜间可出现斑片状或节段性的正常黏膜，常出现纵行及裂隙性溃疡，小肠常同时合并病变，是与 UC 相鉴别的重要依据。但约 15%的 CD 局限于结肠，其中约有 2/3 的病例可出现全结肠的连续炎症改变，甚至典型的中毒性巨结肠，这种情况下，除非肠镜活检取到肉芽肿性病变，否则 UC 及 CD 结肠炎的鉴别诊断非常困难，有 10%～15%的病人虽经各种检查手段，仍难以确定类型时，可诊断为不定型结肠炎，但只是暂时性的诊断。需要特别强调的是，不定型结肠炎这一诊断不能根据内镜活检黏膜确定，只能用于手术切除标本病理检查仍然无法区分 UC 和 CD 者。不能由于临床、内镜及影像学信息不充分，或者对炎症性肠病少见亚型不了解而滥用这个诊断名称。

UC 和 CD 手术切除标本特点比较见表 4-11。

表 4-11　UC 和 CD 手术切除大体标本特点比较

大体标本	溃疡性结肠炎(UC)	克罗恩病(CD)
累及范围	主要为结肠	整个消化道
回肠	可引起倒灌性回肠炎	常受累
结肠	左半结肠多于右半结肠	右半结肠多于左半结肠
直肠	绝大多数受累	少见
病变表现	弥漫性	节段性
溃疡	浅表性溃疡	阿弗他溃疡，融合性深在线性溃疡
假息肉	常见	不常见
跳跃性病变	缺乏	存在
鹅卵石样外观	缺乏	存在
裂隙状溃疡	缺乏，除非暴发性结肠炎	存在
瘘管	通常缺乏	存在
黏膜萎缩	明显	不明显
肠壁	正常	增厚
脂肪攀爬	缺乏	存在
肠腔狭窄	少见	多见，偏心性

CD 显微镜下特点：CD 的主要镜下特点为全层透壁性炎症反应、裂隙状溃疡、肠壁全层淋巴细胞聚集形成、上皮样肉芽肿，切除标本病理活检约 50%的病人存在非干酪性肉芽肿，但肠镜活检发现肉芽肿的概率相当低，结肠 CD 出现上皮样肉芽肿的概率比回肠多。CD 的其他镜下特点：黏膜下层和固有肌层神经节细胞及神经纤维增生紊乱、淋巴管扩张、幽门腺化生、肌层肥大。

UC 与 CD 手术切除标本显微镜下特点比较见表 4-12。

表 4-12　UC 与 CD 手术切除标本显微镜下特点比较

项目	溃疡性结肠炎(UC)	克罗恩病(CD)
不规则隐窝结构	弥漫性	局灶性
慢性炎症反应	弥漫性，近端减轻	局灶性
炎症反应分布	浅表，黏膜层或黏膜下层	透壁性
浆膜炎	缺乏，除非暴发性结肠炎	存在
淋巴细胞聚集	常见于黏膜层和黏膜下层	常为透壁性
上皮样肉芽肿	缺乏，除非伴有隐窝破裂	存在
急性炎症反应	弥漫性	局灶性
隐窝炎	弥漫性	局灶性
隐窝脓肿	常见	不常见
神经纤维紊乱	罕见	常见
肌层肥大	缺乏	存在
潘氏细胞化生	存在	不常见
幽门腺化生	罕见	存在

（杨木清）

第五篇
肠瘘

第一章 肠道的解剖与生理概要

第一节　小肠的解剖与生理

一、小肠的解剖

小肠起自胃的幽门环，止于回盲瓣，是腹腔内空腔脏器中最长的部分，全长在体 2～3 m，离体后 5～7 m(图 5-1)。小肠盘曲于腹腔中下部，是消化与吸收营养物质的重要场所，并有重要的免疫和内分泌功能。

小肠分为十二指肠、空肠和回肠三个部分，由于空肠和回肠依肠系膜固定于后腹壁，因此，这两部分小肠又称系膜小肠。

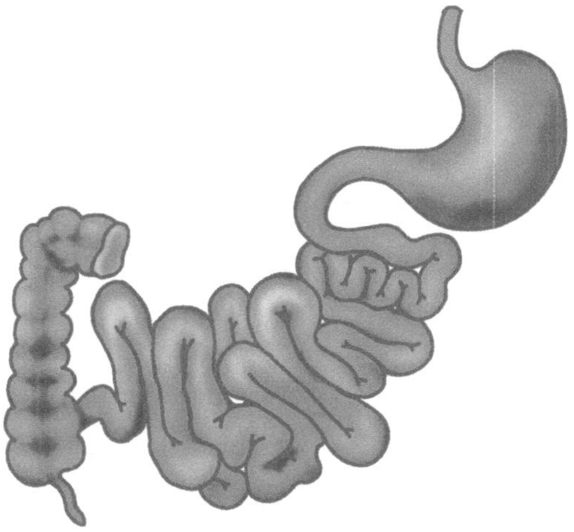

图 5-1　小肠的解剖结构

(一) 十二指肠

1. 位置与形态

十二指肠长约 25 cm，相当于人的 12 个手指的宽度，由此而得名。十二指肠的上端连于幽门，下端到十二指肠空肠曲延伸至空肠。整个十二指肠呈"C"形包绕胰头，平第 1 腰椎与第 3 腰椎之间紧贴于腹后壁，除第 1 段及第 4 段部分肠管外，绝大部分十二指肠位于腹膜后位。十二指肠共分 4 部分，分别称为球部、降部、水平部和升部。

(1) 球部：长约 5 cm，平第 1 腰椎，起自幽门向右并稍向上后方，至肝门下急转向下移行为降部。该部近侧一半上前下三面有腹膜覆盖，具有相当的活动度，而远侧一半为腹膜后器官，活动度受限制。此部上方为肝左内叶的脏面及肝十二指肠韧带，下方为胰头，前方为胆囊，后方有胆总管的十二指肠后段、胃十二指肠动脉与门静脉经过，与下腔静脉之间仅隔一层疏松结缔组织。

(2) 降部：长 7～10 cm，在第 1～3 腰椎体的右侧至第 3 腰椎体的下缘处，然后左转，下接十二指肠水平部。整个降部位置较深，其后有右肾及右侧输尿管，左侧有胰腺头部紧贴，多数情况下，胆总管与胰管汇合后开口于其后侧壁的乳头，称十二指肠乳头。此部前方有横结肠跨过。

(3) 水平部：长 10～12 cm，此部呈水平走向，平第 3 腰椎连接降部后越过右输尿管、下腔静脉、脊柱及腹主动脉，在第 3 腰椎左侧延伸至升部。此部上缘邻接胰头胰体，前方有横结肠及肠系膜上血管。

(4) 升部：此部最短，长 2 cm，自腹主动脉前方开始，向左前上方上升，至第 2 腰椎左侧，再向前下方，形成十二指肠空肠曲续于空肠。在十二指肠空肠曲左缘、横结肠系膜根部下方有一腹膜皱襞，悬吊十二指肠空肠曲，称为 Treitz 韧带（又名十二指肠悬韧带）。此韧带是一重要的标志，手术时靠此确认空肠起始部。

2. 结构特点与临床意义

十二指肠黏膜形成许多环形皱襞，只有上部的黏膜较平坦而无皱襞，是溃疡穿孔的易发部位。十二指肠上部有腹膜覆盖，相对游离，胆囊发生炎症时可与此部形成粘连，偶尔也可见到胆囊十二指肠瘘。十二指肠空肠曲的肠管以锐角转弯，当此处有肿大的淋巴结或存在粘连、肠吻合口水肿等因素时，易出现梗阻现象。由于十二指肠为边缘性血供且肠壁薄，大部分无浆膜包裹，在创伤后缝合时易发生愈合不良而致十二指肠瘘，相当凶险。

3. 十二指肠的血管、淋巴和神经

（1）血管：动脉主要是十二指肠上、下动脉。胰十二指肠上动脉是胃十二指肠动脉终末支之一，为前后两支，分别沿十二指肠与胰头之间的前后方下行。胰十二指肠下动脉由肠系膜上动脉发出，分成前后两支上行，在十二指肠降部内侧与十二指肠上动脉的前后支吻接成弓。静脉与同名动脉伴行。胰十二指肠上静脉前支汇入胃网膜右静脉，最后流入肠系膜上静脉。后支汇入门静脉。胰十二指肠下静脉也分前后支，直接汇入肠系膜上静脉。

（2）淋巴：十二指肠的淋巴主要回流至胰十二指肠前后淋巴结。胰十二指肠前淋巴结位于十二指肠降部与胰腺之间的前面，其输出管汇入幽门下淋巴结。胰十二指肠后淋巴结位于降部与胰腺间的后面，其输出管汇入肠系膜上淋巴结，十二指肠上部的部分淋巴管直接汇入幽门下淋巴结与肝淋巴结，而下部与深部的部分淋巴管直接注入肠系膜上淋巴结。

（3）神经：来自腹腔神经丛及肠系膜上丛。由交感神经纤维及来自迷走神经的副交感纤维共同组成，抑制或促进肠管的蠕动，调控括约肌的收缩与松弛。

（二）空肠和回肠

1. 形态与临床意义

空肠起自十二指肠空肠曲，空肠与回肠之间没有明显的界限，通常认为近端 2/5 为空肠，远端 3/5 为回肠。空肠大部分位于左上腹，回肠大部分位于右下腹。空肠较粗，其壁较厚，肠壁内有散在的孤立淋巴结，肠黏膜皱襞较多；而回肠的管径较细，肠壁较薄，肠壁内有集合淋巴结。肠黏膜皱襞较少。空肠系膜血管弓较少，血管周围的脂肪少，血管分布较丰富，空肠色略红；而回肠则相反，系膜的血管弓多，血管周围的脂肪多，色稍白。空、回肠由腹膜完全包被，并借腹膜形成的系膜将其固定于腹后壁。肠管与系膜相连的缘叫系膜缘，与之相对的游离缘称为对系膜缘。连接空肠与回肠的系膜称小肠系膜，由两层腹膜组成，其中含有血管、神经和淋巴组织。系膜根部附着于第 2 腰椎左侧，斜向右下方，依次越过十二指肠水平部、腹主动脉、下腔静脉、右输尿管和右腰大肌的前面，止于右侧骶髂关节的上端。系膜根部的全长约 15 cm，由于系膜根短，小肠却很长，小肠系膜呈扇形结构，系膜动脉也呈放射状分布。因此，若肠系膜根部发生扭转就可能导致大范围的肠管坏死。

空、回肠黏膜有环形皱襞与绒毛，环形皱襞是小肠的部分黏膜下层与黏膜层向空腔突出形成的环形或半环形的结构，在空肠中段与回肠近端最发达。绒毛是黏膜皱襞表面的指状突起，覆盖绒毛的单层柱状上皮细胞游离面又有许多细小的微绒毛。这些结构明显加大了黏膜的面积，使原来小肠黏膜的表面积扩大 600 倍左右。在临床上丧失 30％～40％空回肠不致引起消化吸收功能障碍，切除小肠 50％时将导致明显的营养不良，切除 75％或更多就出现明显的短肠综合征，影响病人的正常营养和代谢，甚至危及生命。在空、回肠的黏膜下层内有肠腺及许多散在的淋巴结。后者在远端回肠较多见，由 10～70 个淋巴小结组成，呈椭圆形，其长轴与肠管纵轴一致，多位于肠系膜的对侧缘。另外，约有 2%的人在远端回肠有 Meckel 憩室。当它发生炎症时需与急性阑尾炎相鉴别。

2. 血管、淋巴和神经支配

空、回肠的血液供应来自肠系膜上动脉，该动脉于腹腔干根部下方 1～1.5 cm 处由腹主动脉发出，自胰颈部下缘穿出后，跨越十二指肠水平部，进入小肠系膜内，除发出 12～18 条肠动脉形成血管弓用于支配小肠外，尚有一些重要分支，包括胰十二指肠下动脉、结肠中动脉、右结肠动脉及回结肠动脉。

空、回肠的静脉与动脉伴行，最后汇入肠系膜上静脉，于胰腺后方与脾静脉汇合成门静脉而入肝。小肠的淋巴管起自小肠黏膜绒毛中心的中央乳糜管；在黏膜下层形成淋巴管丛，然后流入肠系膜淋巴结。小肠系膜淋巴结沿肠动脉及其动脉弓排列，其输出管注入肠系膜上动脉根部的肠系膜上淋巴结。最后，一部分注入肠腔淋巴结入乳糜池，另一部分入胸导管。小肠的神经来自腹腔神经丛（内有腹腔神经节）。交感神经纤维沿内脏大小神经进入腹腔神经丛，迷走神经纤维来自迷走神经后干的腹腔支。肠系膜上丛是腹腔神经丛发出的副丛之一，沿肠系膜上动脉的分支走行至各段小肠及横结肠脾曲以近的结肠。

二、小肠的生理

1. 小肠的运动功能

小肠的运动包括紧张性收缩、分节运动、蠕动，以及蠕动冲及逆蠕动等少见的运动形式。

（1）紧张性收缩指小肠平滑肌处于一定的紧张状态，是小肠其他运动形式的基础。

（2）分节运动以环形肌为主，是肠管多位点的节律性收缩和舒张活动，而且在同一部位收缩与舒张交替出现。因此，分节运动能使食糜与消化液充分混匀，同时增加肠管与肠内容物的接触，此外，食糜的挤压有助于肠壁血液和淋巴液的流动。尽管分节运动在近端小肠较末端回肠频繁（11∶8），但分节运动向前推进食糜的作用不大。

（3）蠕动是将食糜往大肠方向推送的运动，食糜在分节运动时来回反复后以蠕动方式向前推进一段（数厘米），再继续分节运动。

肠壁纵行肌与环形肌之间的肌间神经丛是肠道的内在神经丛，受刺激时通过局部反射引起平滑肌的收缩和舒张，产生蠕动。切断外来神经时，此种蠕动反射仍然存在。交感神经与副交感神经是直接抑制和增强小肠运动的外来神经。此外，5-羟色胺、P 物质、胃泌素、胆囊收缩素、促胰液素、胰高血糖素和肾上腺素均是影响小肠运动的体液因素。

2. 小肠的分泌功能

小肠腺有两种，一种是十二指肠腺即勃氏腺，另一种是肠腺即李氏腺。前者分泌量较小，为碱性含黏蛋白的液体，主要是保护十二指肠的上皮不被胃酸侵蚀。后者分布在小肠的黏膜层内，为直的管状腺，分泌液主要起消化作用，每天分泌量约为 13 L，除水分外，主要含有肠激活酶、淀粉酶、肽酶、脂肪酶等酶类及脱落的肠上皮细胞、白细胞、血浆蛋白和微生物等。

进入小肠内的食物是刺激小肠液分泌的主要物质，其通过刺激肠壁局部的神经丛促进小肠液分泌。此外，胃泌素、胆囊收缩素及血管活性肠肽也有刺激小肠液分泌的作用。

3. 小肠的吸收功能

糖、蛋白质、脂肪、矿物质和维生素（维生素 B_{12} 除外）大部分是在十二指肠及空肠被吸收，胆盐及维生素 B_{12} 主要由回肠吸收。就水分来说，回肠的吸收多于空肠。通常，每日流经小肠的液体（饮水及分泌液）约 8 L，而随粪便排出的水分才 150 mL，绝大部分水分在小肠及大肠被吸收。小肠对水分的吸收主要通过渗透机制来实现，钠的主动吸收带动水分吸收是主要途径。

小肠对钠、钾的吸收很快。对铁的吸收以十二指肠及上段空肠为主，且受小肠黏膜细胞内铁含量的影响。对钙的吸收通过主动转运进行，而且需要维生素 D 的参与。糖类在小肠中完全被吸收，此种吸收逆浓度梯度进行，依赖特殊的载体系统及钠的主动转运。肾上腺皮质激素及甲状腺素对糖的吸收有影响。对氨基酸的吸收主要在下部小肠进行，为主动转运，有专门转运中性氨基酸、碱性氨基酸及脯氨酸、羟脯氨酸的转运系统。氨基酸的吸收同样依赖钠的主动转运。胆盐能使脂肪的水解产物形成水溶性复合物，与单酰甘油、游离脂肪酸一起参与脂肪微粒的构成。长链脂肪酸及其甘油酯、胆固醇等进入小肠黏膜上皮后，在外面包了一层由卵磷脂和蛋白质形成的膜，成为乳糜微粒。中、短链脂肪酸及氨基酸、糖类等经门静脉入肝，而乳糜微粒则主要经乳糜池、胸导管运送。胆固醇、维生素的吸收通过简单扩散的方式进行。

4. 小肠的内分泌功能

胃到结肠的黏膜中有一系列内分泌细胞，能分泌胃肠激素，为一组具有调节作用的多肽。这些激素并不全由胃肠道分泌，在神经组织及胰腺内也有同样的肽类激素，部分还作为神经递质。由于胃肠道的内分泌细胞都具有能摄取胺的前体物并使其脱羧而变成胺类产物的特点，而且这些细胞的胞浆内都含有分泌颗粒，都能产生分子量小的肽类物质。因此，目前认为它们属于胺前体摄取和脱羧(amino precursor uptake and decarboxylation, APUD)细胞系统。

已知胃肠激素的分子量在 2 000～5 000 Da，胃泌素、促胰液素、胆囊收缩素、抑胃肽、生长抑素及血管活性肠肽的氨基酸序列都已经搞清，部分已作为药品用于临床。胃肠激素作用于靶器官的途径很多，可能有内分泌(endocrine)、旁分泌(paracrine)、神经递质(neurotransmitter)、神经内分泌(neuro endocrine)和腔分泌(solinocrine)等。

(1) 胃泌素的作用：胃泌素能促进胃酸及胃蛋白酶原分泌，使胃窦收缩、胃和小肠黏膜生长及胃血流量增加。

(2) 促胰液素的作用：能促进胃蛋白酶原及胃黏液的分泌，促进胰胆系统、水分及电解质大量分泌，促进肠腺的分泌，促进肾脏对水、钠、钾的排泄，增加心输出量及内脏血流量，使脂肪和糖原分解加速，同时抑制胃泌素的分泌。因而能减少胃酸分泌，抑制小肠运动，抑制肾脏对碳酸氢盐的重吸收。

(3) 胆囊收缩素的生物活性：使胆囊及胃肠平滑肌收缩，促进胰酶分泌及胰腺外分泌组织生长。此外，胆囊收缩素可作为中枢神经及外周神经的递质起调节作用。

(4) 抑胃肽的作用：刺激胰岛素释放，抑制胃酸分泌及胃的运动，同时有刺激胰高血糖素和生长抑素释放的作用。

(5) 生长抑素：是一种脑-肠肽，分布在脑和神经组织中的生长抑素可以对神经激素、神经递质或神经调节物起作用，如抑制生长激素及促甲状腺激素的释放。在胃肠道内的生长抑素可抑制其他各种胃肠激素的分泌，抑制胃酸、胃蛋白酶、胰酶、胰碳酸氢盐和唾液淀粉酶的分泌，抑制胃肠和胆道运动，抑制小肠对糖、脂、氨基酸和 Ca^{2+} 等的吸收，减少内脏血流量。

5. 小肠的免疫功能

胃肠道是机体接触各种病原物质(如细菌、病毒、寄生虫、食物、毒素等)及药物的重要门户，具有重要的免疫功能。肠黏膜内含有丰富的淋巴组织，称为肠淋巴组织。肠淋巴组织能够针对病原物质产生免疫应答，从而构成消化系统的第一道免疫防御系统，即肠黏膜免疫系统。

1) 肠淋巴组织的组成

(1) 集合淋巴组织：也称 Peyer 淋巴结，是小肠黏膜固有层内的一组上皮下淋巴滤泡，遍及整个小肠，但以回肠末段最多。Peyer 淋巴结可分为 3 个区域：滤泡区、上皮下圆顶区和滤泡间区。滤泡区为非胸腺依赖区，主要由 B 细胞构成。滤泡间区以 T 细胞为主，是胸腺依赖区。肠上皮与滤泡之间的区域称为上皮下圆顶区，内有 T 细胞和 B 细胞。覆盖 Peyer 淋巴结的肠上皮与普通肠上皮不同，由 M 细胞组成。M 细胞具有胞饮功能，可将一些大分子抗原物质从肠腔内转运到 Peyer 淋巴集结，集结的淋巴细胞受抗原刺激增殖，分化为淋巴母细胞，此时除一小部分 T 细胞在原位转化为效应细胞（如细胞毒性 T 细胞）外，大多数的淋巴母细胞，特别是分泌 IgA 的 B 细胞，均经输出淋巴管进入肠系膜淋巴结，随后流入胸导管，进入血液，最后再回到原来肠道的黏膜固有层，完全分化成熟。B 淋巴母细胞成为分泌抗体的浆细胞，T 淋巴母细胞转化为具有免疫活性的各 T 细胞亚群，即细胞毒性 T 细胞（Tc）、辅助性 T 细胞（Th）、抑制性 T 细胞（Ts）和 T 效应细胞（Te）。

（2）黏膜固有层的淋巴样细胞：从咽喉至大肠末端整个消化道的黏膜固有层内散在分布各种淋巴样细胞，包括 B 细胞、T 细胞、浆细胞、巨噬细胞、嗜酸性细胞和肥大细胞，多分布于血管和淋巴管丰富的疏松结缔组织中，其中主要是浆细胞，以分泌 IgA 为主。

（3）上皮内淋巴细胞：为广泛分布于小肠上皮细胞之间的淋巴细胞，大多数是 T 淋巴细胞，但也有一定数量的 NK 细胞。上皮内淋巴细胞可能是来自 Peyer 淋巴集结被抗原致敏过的免疫活性细胞。

（4）肠腔内淋巴细胞：为 T 细胞和分泌 IgA 的 B 细胞。这些细胞转移到肠腔后对宿主的防御和处置食物抗原是继续发挥作用，还是单纯反映细胞的周转，尚无定论。

2）肠道局部的免疫应答

肠淋巴组织接受肠道抗原刺激后产生局部免疫应答，此种免疫应答不引起或仅轻度引起全身性免疫反应，且此种免疫应答主要局限在抗原刺激的肠段。

（1）抗体介导的免疫应答：分泌型 IgA（SIgA）由肠黏膜局部生成并分泌，主要起黏膜免疫保护作用。SIgA 含有两个 IgA 单体，因此不同于血清中的 IgA。浆细胞合成 J 链后通过 Fc 端将两个 IgA 单体连接起来，有 J 链的 IgA 二聚体在浆细胞内合成并分泌后，通过上皮细胞基底膜的间隙，与上皮细胞侧膜的分泌片（分子量 58 000）结合，成为 SIgA（分子量 390 000），SIgA 通过胞饮作用进入上皮细胞的胞浆内，再通过出胞作用，分布到肠黏膜表面。另外，肝细胞膜上也有分泌片，能与循环中的 IgA 二聚体形成 SIgA，进入胆汁，在胆道系统中起免疫保护作用。每日由胆汁进入十二指肠的 SIgA 约为 400 mg，占消化道每日 SIgA 总分泌量的 10%～15%。

SIgA 的免疫功能：①阻止细菌粘附：能与肠道病菌的抗原决定簇结合，阻断细菌表面的特异绍合位点，并使细菌发生凝集，限制其活动能力，从而阻止细菌粘附于肠黏膜表面。此外，SIgA 与肠道抗原所形成的免疫复合物可刺激黏膜上皮的杯状细胞分泌大量黏液，冲刷粘附于上皮表面的病原微生物。②中和病毒：SIgA 不需补体参与即能中和肠道或呼吸道的病毒，使其不能吸附于易感细胞，从而阻止病毒在肠道定居和复制。③中和毒素：如特异性地中和霍乱弧菌毒素和大肠杆菌毒素，阻遏其毒性作用。④免疫排除作用：SIgA 能与某些大分子抗原结合，阻止它们由黏膜进入体内。⑤溶菌作用：SIgA 可从 C3 旁路激活补体，发挥溶菌作用。

此外，IgM、IgG、IgE 也有肠道免疫作用。

（2）细胞介导的免疫应答：在肠道局部免疫过程中，细胞介导的免疫反应主要包括 3 种形式：①T 细胞介导的细胞毒性作用（T cell mediated cytotoxicity，TCMC），主要是 Tc 细胞，Peyer 淋巴结内含有 Tc 的前体细胞，受抗原刺激后，这些细胞可以增殖、分化，形成 Tc；②抗体依赖性细胞介导的细胞毒性作用（antibody dependent cell mediated cytotoxicity，ADCC），这主要是有杀伤细胞的参与；③自发性细胞介导的细胞毒性作用（spontaneous cell mediated cytotoxicity，SC-MC），主要是自然杀伤细胞（natural killer cell，NK 细胞）介导。

第二节　大肠的解剖与生理

一、大肠的解剖

大肠在右髂窝内续自回肠，止于肛门，是消化管道的下段，平均长 1.5 m，似“门”字形包绕空、回肠周围，可分为盲肠、结肠、直肠三部分(图 5-2)。其中结肠又可分为升结肠、横结肠、降结肠和乙状结肠四部分。有人也将盲肠列为结肠的一部分。在解剖结构上，大肠除周径明显增大外，尚有一些有别于小肠的结构：①结肠带：是沿着大肠纵轴走行的 3 条带状结构，由大肠纵行肌增厚而成。②结肠袋：是由于结肠带短于肠管，使结肠肠管呈节段性皱缩而出现的袋状结构。③肠脂垂：为肠壁浆膜下沿结肠带分布的大小不等的脂肪突，在乙状结肠尤为明显。

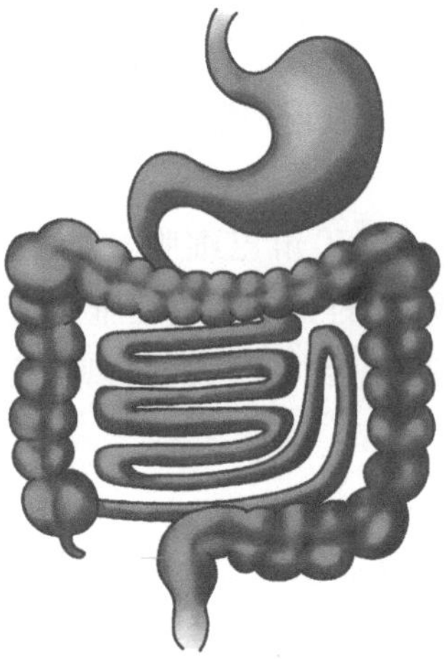

图 5-2　大肠的解剖结构

1. 大肠的分部

(1) 盲肠：一般位于右髂窝内，是大肠中最粗短的一段，长 6～8 cm，直径约 7.5 cm，大部分被腹膜包裹，因此较为游离。盲肠的左侧壁上有回肠的开口，回肠末端突入大肠，呈上下两层瓣状结构，称回盲瓣。回盲瓣有两个作用：①阻止大肠内容物逆流入小肠；②调节小肠内容物进入大肠的速度，不使食糜过快地离开小肠，影响吸收。

回盲瓣的临床意义：①由于回盲瓣有限制小肠内容物快速排空的功能，因此在临床上需切除大量肠管时(如肠坏死)，对回盲部的切除需慎重，在短肠综合征的病人中，若残留的肠管相等，是否保留回盲瓣对营养物的吸收效果不一样；②由于回盲瓣阻止结肠内容物逆流，当发生结肠某一部位梗阻时，则会形成闭襻性肠梗阻；③因回肠末端几乎成直角进入盲肠，当肠蠕动异常时，回肠会套入结肠腔内，称回肠结肠型肠套叠，是肠套叠中最多见的类型。

盲肠向上续于升结肠。在盲肠下部，3 条结肠带交集处即阑尾根部，阑尾一般长 7～9 cm，远端为盲端，多数指向盆腔或盲肠后。

(2) 升结肠：起于盲肠，长约 15 cm，沿右侧腹直上，至肝右叶下方折向左前连于横结肠。二者连接处形成一弯曲，称结肠肝曲。升结肠仅前面及两侧面有腹膜，其后壁借疏松组织固定于腹后壁。

(3) 横结肠：起自结肠肝曲，止于左上腹的结肠脾曲，然后急转向下续于降结肠，全长约 50 cm。横结肠全被腹膜覆盖，有完整的系膜，活动度较大，其中段可下挂到中腹部，因此结肠脾曲呈锐角弯曲。

(4) 降结肠：长约 20 cm，自结肠脾曲沿左肾外侧及左侧腰方肌前方下降，至左髂嵴处移行为乙状结肠。其腹膜覆盖情况如升结肠。

(5) 乙状结肠：长 40～50 cm，上接降结肠后呈“乙”字形弯曲，于第 3 骶椎水平续于直肠。乙状结肠同横结肠一样全有腹膜包裹，有完整的系膜。

(6) 直肠：长 12～15 cm，上接乙状结肠后沿骶骨与尾骨前面下行，穿盆膈，终于肛门。

2. 大肠的血管、神经和淋巴

(1) 大肠的血管：自回肠末端 10～15 cm 起到横结肠中段称右半结肠。右半结肠由肠系膜上动脉发出的中结肠动脉、右结肠动脉及横结肠动脉供血。自横结肠中段至直肠称左半结肠，左半结肠由肠系膜下动脉的分支左结肠动脉、乙状结肠动脉供血。直肠上动脉供应直肠上段的血液。

大肠的静脉与同名动脉伴行。最后合成肠系膜上静脉和肠系膜下静脉，汇入门静脉。

（2）大肠的神经支配：来自腹腔神经节及肠系膜上神经节的肠系膜上丛支配盲肠、阑尾、升结肠和横结肠右侧 2/3。横结肠左侧 1/3、降结肠、乙状结肠受肠系膜下神经丛的交感神经纤维支配，副交感纤维来自盆神经。肛管齿状线上的直肠由直肠上丛及直肠下丛支配，齿状线以下直肠及肛门周围受肛门神经支配。

（3）大肠的淋巴：肠壁的淋巴经结肠上淋巴结、结肠旁淋巴结、中间淋巴结和主要淋巴结汇集到肠系膜上淋巴结及肠系膜下淋巴结。

二、大肠的生理

大肠有内分泌功能及免疫功能，在前文中已提及，此处不再赘述。

1. 大肠的运动功能

（1）袋状往返运动：结肠的环行肌收缩使肠袋中半流体内容物向两个方向作短距离移动，类似梭子运动，因此也叫袋状梭动。这种运动有缓慢的搓揉作用，并促进肠内容物中的水分吸收。

（2）分节推进运动：这种运动将一个结肠袋的内容物推进到下一个结肠袋，盲肠、升结肠分节运动的频率较高，远端结肠及直肠较低。肠内容物能借助分节运动形式向肛门端移动。

（3）多袋推进运动：一段结肠内的多个结肠袋同时收缩，将肠内容物向肛门端推进。

（4）蠕动：蠕动波以每分钟 1～2 cm 的速度将肠内容向前推进。

此外，结肠还有一种运动叫集团推进运动，也叫集团蠕动，是一种运动速度较快、推进距离较远、收缩强烈的蠕动。这种蠕动与胃-结肠反射有关。

2. 大肠的分泌与吸收功能

结肠分泌的液体以黏液为主，能保护肠壁免受机械损伤和细菌侵蚀。此外，还分泌 HCO_3^- 和溶菌酶。

在正常情况下，绝大多数水分在盲肠和横结肠被吸收，乙状结肠和直肠也能吸收水分。Na^+ 是结肠吸收最多的阳离子，每天约有 196 mmol Na^+ 进入大肠，有 99%可被吸收。胆汁酸大部分已在回肠内被吸收，仅 5%～20%在结肠内吸收。结肠内每天产生氨 4 g，其中 90%可被结肠吸收。

3. 大肠内的细菌

人体胃肠道中，大肠内的细菌数最多，粪便中的细菌占粪便固体总量的 20%～30%，结肠内每克内容物含细菌数 10^9～10^{11} 个。大肠内细菌种类很多，从门水平来说主要是厚壁菌门、拟杆菌门、放线菌门、变形菌门、疣微菌门、梭杆菌门等，其中大部分细菌是厌氧菌。最新的研究认为肠道细菌具有非常强大的生理功能，如能合成微量的维生素，如 B 族维生素及维生素 K 等；同时还能消化糖类和脂肪，降解蛋白质。某些细菌还可以产生代谢产物，对人体的健康产生影响。如肠道中的细菌可以产生三甲胺，在肝脏中氧化之后变成氧化三甲胺，有促进循环系统中血小板凝集的作用，导致动脉硬化，最终引起心脑血管事件。还有一部分细菌可以通过直接或者间接的作用，引起肠上皮细胞的 DNA 损伤，导致消化道肿瘤。此外，这些细菌可与大脑、肝脏、肺、骨等多种器官产生联动效应，被称为轴，如脑-肠轴、肠-肝轴、肺-肠轴等。

第三节　肠道屏障功能

肠道除具有消化、吸收功能外，还能分泌激素。20 世纪 80 年代，研究人员发现烧伤病人在早期创面无明确感染情况下，可出现阴性杆菌菌血症，感染源疑来自肠道，谓之肠源性感染。经动物实验证实，在严重烧伤模型有肠黏膜受损时，肠腔内细菌、毒素可穿透肠黏膜细胞或细胞紧密连接部移至肠腔外，经淋巴系统、门静脉进入全身，导致全身炎症反应综合征（systemic inflammatory response syndrome，SIRS）甚至多器官功能障碍综合征（multiple organ dysfunction syndrome，MODS）。Alexander 等在动物实验中还证实早期肠道喂养可防止烧伤豚鼠的高分解代谢，反之，延迟喂养的动物虽增加给予的热量仍不能抑制高分解代谢。这些现象也都在更多的实验研究中得到重复证实。在临床，类似动物实验的现象也可在烧伤、创伤、失血性休克等危重病人中表现。然而未能像动物实验那样获得直接的证据，但多数学者仍认同"肠道细菌易位"（enteric bacterial translocation）学说，并应用于临床。肠道细菌易位之所以能产生，是由于肠道屏障功能（gut barrier function）受损。从此，肠道屏障功能得到了重视和进一步的研究。

肠道屏障功能由 4 部分组成：①黏膜屏障；②免疫屏障；③化学屏障；④生物屏障。

黏膜屏障亦称机械屏障，由黏膜细胞及细胞紧密连接部组成，这是最主要的屏障，当机体出现严重应激时，循环与供氧出现障碍，肠黏膜受到损害，细胞出现凋亡增多、萎缩。细胞紧密连接部疏松、屏障受损，细菌、内毒素的易位增多。

免疫屏障由肠淋巴组织与肠道内 SIgA 组成，肠淋巴组织结构和 SIgA 的产生与作用在前文已有叙述。

化学屏障由胃肠道的分泌液组成，主要是胃酸，它具有很强的杀菌作用，细菌在低 pH 环境中难以生存与繁殖，因此在胃与高位小肠的胃肠液中含有的细菌量很少，但随着 pH 值的逐渐升高，低位小肠与结肠中含菌量可高达 $10^9 \sim 10^{12}$ CFU/mL。胃液的丢失或是应用抑制胃液分泌的药物，将促使肠道细菌繁殖并向高位小肠移动，增加肠道细菌易位的可能性。

生物屏障主要由结肠内的原籍菌组成。这些细菌不但有利于 B 族维生素与短链脂肪酸的产生，而且能维护肠道细菌的生态平衡。当这类细菌因抗生素、肠道抗菌制剂的应用而受到抑制时，某些未被抑制的细菌将过度繁殖，从而增加细菌易位的可能。危重病人易发生真菌感染，真菌可能源自肠道细菌易位。

（尹　路　高仁元　袁骁祺，部分摘自黎介寿主编《肠外瘘》）

第二章 肠瘘的病理生理改变

肠瘘是腹部外科常见的一种严重并发症。肠瘘发生后，它的症状对全身的影响将因肠瘘口的位置、大小及原有疾病而异。轻者仅有少量肠液样液体从瘘口流出，重者可引起一系列的全身性病理生理改变，主要涉及内稳态、营养、感染和器官功能障碍等方面，以及由此而来的循环衰竭、全身性细菌感染、腹腔感染、多器官功能衰竭和各种营养素缺乏引起的症状，诸如低蛋白血症、维生素缺乏、微量元素缺乏及免疫功能下降等，并且这些病理生理改变相互影响，形成恶性循环。

第一节 内稳态失衡

一、内稳态的概念

所有活细胞必须与其所在环境交换物质。细胞摄取营养物质和排出废物，交换呼吸气体。在单细胞生物中，这些交换是直接与周围环境进行的。但在复杂的多细胞生物中，如人类，少数细胞与外环境直接接触。内部细胞仍需要摄入营养物和排出废物。这些内部细胞不可能与外界直接交换，它们必须通过某些间接方法与整个机体赖以生存的外环境进行物质交换。

机体细胞的间隙含有细胞外液，细胞外液浸润着细胞，并为交换养料和废物提供介质。19 世纪，法国生理学家 Claude Bernard 提出将直接环绕细胞的液体作为复杂有机体内环境的概念。机体各器官系统的特殊功能为内外环境交换提供工具。这样，来自外环境的营养物质通过胃肠道被吸收，可溶性废物通过肾脏排出，肺则成为气体交换的场所，循环系统则担负着贯穿整个内环境物质的运转和分配。机体细胞正是通过内环境相互作用。

Bernard 不仅发展了内环境的概念，并认识到内环境是相对稳定的。细胞外液中营养物质的浓度，如葡萄糖稳定于一定范围内。废物一经形成通常很快从机体排出，故其浓度不会超过对细胞有毒的界限。呼吸气体的浓度保持在限定的范围内。酸碱度、盐浓度、渗透压及温度也是人类内环境保持稳定的重要因素。

在 Bernard 之后，一些科学家亦对恒定和适宜的内环境是正常机体功能所必需的概念进行了补充。美国生理学家 W. B. Cannon 提出内环境稳定(homeostasis)一词，其不仅包含内环境是恒定和稳定的概念，还包括机体各过程协调一致以保持内环境稳定的概念。不应视稳定为一个停滞的状况，它是动态的。有些物质不断地加入内环境中，亦有些物质不断从内环境中移去，但其结果是相对恒定的。有一些波动，但仅限于狭小的范围内。

二、内稳态的维持

外环境变化时，如果机体缺乏代偿手段，就有可能引起内环境的波动。同样，个体的活动也会引起内环境的紊乱。这些紊乱必须得到矫正才能维持内环境稳定。如外环境温度波动和不同程度的肌肉活动均可在体内产热，机体如无体温调节机制，就会使体温改变。

内环境稳定的维持有赖于基本需求的满足。生理性的需求包括氧气、营养物质和水分的摄入，CO_2和废物的排出等。氧气、养料和水分的需要量以及 CO_2 和废物的排出量均有赖于机体相应机制的正常运行。

为了维持内环境稳定，必须保持机体的完整。例如，每一机体都有表面膜作为内外环境间的屏障。在单细胞生物（如阿米巴），表面膜即细胞膜；在人类，则是体表的皮肤和衬于开口处通向外界的导管和体腔表面的屏障。表面膜破坏将损伤机体调节两个环境间物质交换的能力，使体外的有害物质进入机体，体内的必需物质则丢失。为了维持自身的完整，机体必须具备保护自己免受损害的机制，以及修复损害机制。但机体维持内环境的能力有限，如果表面膜破坏严重（如肠瘘），体外的有害物质进入机体较多（严重感染时），此时可出现内稳态的紊乱。具体对肠瘘病人而言，主要表现为氧失衡、液体容积和渗透性的紊乱、休克、酸碱失衡、电解质失衡、营养失衡和代谢紊乱等方面。肠瘘病人的休克主要是低血容量性休克和感染性休克。

三、氧失衡

1. 缺氧的原因

从病理生理角度而言，缺氧的原因有乏氧性缺氧、血液性缺氧、循环性缺氧及组织中毒性缺氧。但就肠瘘病人而言，则主要是呼吸功能障碍所致的呼吸性缺氧、贫血导致的血液性缺氧和血液循环障碍，即供给组织的血液减少引起的循环性缺氧。

（1）呼吸性缺氧：肠瘘病人合并感染或全身感染致急性呼吸窘迫综合征（acute respiratory distress syndrome，ARDS）时，肺泡通气量减少，肺泡 CO_2 分压升高，肺泡氧分压降低，进入血液的氧减少，动脉血氧含量降低，导致组织缺氧。

（2）血液性缺氧：肠瘘合并消化道出血或长期营养不良时可致贫血，这时单位容积血液内红细胞数和血红蛋白量减少，虽然动脉血氧分压和氧饱和度正常，但氧容量降低，氧含量随之下降。虽然由血红蛋白携带的氧减少，但由于单位容积红细胞数减少，血液黏度降低，血流加快，运输氧的能力提高（单位时间内血液给组织运输的氧量以血细胞比容为30%时最高），一般当血细胞比容低于22%时，才会引起组织氧供给不足。

（3）循环性缺氧：为肠瘘病人最常见的缺氧原因，主要是由于血容量不足，供给组织的血液减少而引起的缺氧（又称低血容量性缺氧）。循环性缺氧的特点如下：①动脉血氧分压、氧饱和度和氧含量正常。氧容量一般是正常的。由于血流缓慢和氧离曲线右移，组织从单位容积血液内摄取的氧增多，静脉血氧分压、氧饱和度和氧含量降低，动静脉血氧差加大。休克时，如果微循环动静脉吻合支开放，或细胞耗氧的能力降低，动静脉血氧差可变小。②除了组织缺氧，组织内的代谢产物也不能及时运出，所以循环性缺氧对组织细胞的损害更加严重。

2. 缺氧的后果

（1）细胞水平的后果：缺氧对于细胞内氧的非能量产生功能的影响尚不清楚。有可能在氧缺乏时，需氧的合成过程和解毒过程将受损。

缺氧时，细胞功能的主要损害由需氧呼吸障碍引起，导致 ATP 供应不足，细胞的所有需能过程均受损。如缺氧不太严重或持续时间不长，细胞可暂不起作用，或在最低限度以下进行活动，且此种损害是可逆的。然而严重缺氧可引起细胞死亡。钠泵缺少 ATP 不能活动，以致 Na^+ 流入细胞。随着 Na^+ 进入细胞，水分亦可因渗透作用随之进入细胞，造成细胞膨胀。无氧糖酵解活化时，产生的乳酸可使细胞内 pH 下降，可扰乱很多酶的功能并改变膜通透性，膜通透性增加可允许 Ca^{2+} 弥散进入细胞内。Ca^{2+} 使氧化磷酸化过程脱偶联，进一步减少 ATP 产生，内质网更膨胀，核蛋白体从其表面脱去，蛋白合成被破坏。细胞膨胀可导致细胞破裂，或导致膜通透性升高，各种酶从溶酶体释出而引起细胞死亡。

如细胞膜通透性升高或细胞破裂，细胞内的酶即进入细胞外液。临床上，血清中一些酶浓度的监测可估价缺氧组织受损的程度。例如心肌细胞含有谷草转氨酶（glutamic oxaloacetic transaminase，GOT）、乳酸脱氢酶（lactate dehydrogenase，LDH）、肌酸磷酸激酶（creatime phosphokinase，CPK），以及其他酶。当心肌缺血后，血清中这些酶的水平即升高。肺、肝、胰、肾中亦富含 GOT、LDH，这些组织有缺氧性损伤时，血清中 GOT、LDH 的浓度亦升高。只有心、脑、骨骼肌中含有 CPK。

（2）缺氧的全身性表现：缺氧的各种临床表现是异常的器官功能活动的反映。对神经系统而言，氧是维持其正常代谢必不可少的。缺氧可使神经冲动传递发生紊乱。严重缺氧可导致脑毛细血管通透性增加而造成脑水肿。对呼吸、心血管的影响，主要是因缺氧而引起的代偿活动和严重缺氧所致的损害。

四、水电解质失衡

1. 概述

为了持久地保持体液容积，维持内环境稳定，水分的摄入和丢失必须保持平衡。机体水分的主要来源是饮料和食物中的水分；次要来源是碳水化合物、蛋白质和脂肪在体内氧化后生成的水分。对于住院病人，尤其是肠瘘病人，输液是其水分的重要来源。

机体丧失水分的几个途径：尿是水分丢失的重要途径。为了排出废物，机体每天必须排出一定量的尿液，这一部分尿液称为专性的水排泄，它随溶质的负荷（即必须排出的废物量）及肾浓缩尿液能力的不同而异。此外，还有一部分随尿排出的水分称为兼性的水排泄，其量随机体需要保存的水分而异。肾脏是水平衡的主要调节器官，干扰正常肾功能的各种情况均将导致水分的过多丢失或液体的异常潴留。

由皮肤和肺经弥散和蒸发而丢失的水分称为不显性水分丢失，因它不为个体所觉察。婴儿和儿童体表面积与体重之比较成人大，故不显性水分丢失量比成人多。过度呼吸、气管插管、气管切开和辅助通气，均使肺内水分丢失增加。除不显性水分丢失外，还有不少水分是以显性排汗形式从皮肤丢失的，排汗量受体温调节需要控制，而不受保持水分平衡需要控制。发热或外环境温度升高时，皮肤丢失水分增加。

正常情况下，少量水分还随粪便丢失。腹泻时，这部分丢失量剧增。肠瘘时，因瘘口的位置、大小及形状不同，水分丢失量各有差异，且消化液中成分的丢失也不同。

水平衡的调节主要用于维持体液渗透压于衡定范围内。细胞内液（intracellular fluid，ICF）和细胞外液（extracellular fluid，ECF）即组织间隙液间必须保持等张性。ECF 渗透性的改变，将影响水分在 ICF 和 ECF 的分布，因此对 ECF 的渗透性必须加以监测和控制。ECF 的主要溶质（即 ECF 渗透性的主要决定者）是钠盐，因此 Na^+ 的代谢是与液体容积调节紧密相关的。

酸、碱和盐溶解于水中能解离成离子的称为电解质。ICF 的组成较难准确测定，ICF 中主要阳离子是钾（K^+）和镁（Mg^{2+}）；阴离子主要为磷酸盐（$H_2PO_4^-$、HPO_4^{2-} 和 PO_4^{3-} 三者的比例可有不同）、硫酸盐（SO_4^{2-}）和离子化的蛋白质。而 ECF 中最重要的阳离子是 Na^+。ECF 中仅含极少量的 K^+。ECF 中大部分阴离子是氯化物（Cl^-）和碳酸氢盐（HCO_3^-）。ECF 中还含有各种有机酸，主要的有机酸是乳酸，其他较常见的是丙酮酸、乙酰乙酸和柠檬酸。

血浆含蛋白质，但其浓度仅约为 ICF 的 1/4。组织间隙液与血浆的不同点在于前者仅含极少量或不含蛋白质。小分子和离子可在血浆与组织液间自由弥散。但大的蛋白质分子不能通过毛细血管膜。细胞外液中的电解质平衡取决于体液中与机体成分结合的和游离的无机物之间的平衡，还取决于无机物的摄入排出的平衡和机体调节能力。大部分电解质失衡是由体液不正常丢失所致。

跨细胞液系特异化的细胞外液，是由细胞的转运活动形成的。这部分液体包括黏液、消化液、浆液、滑膜液、尿生殖道的分泌液和脑脊液等。普通成人跨细胞液的总量约为 15 mL/kg。胃肠道管腔中的液体为跨细胞液的主要成分，要精确测出此液体量是很困难的，而且它的量随食物的不同而异。空腹时约为 7.4 mL/kg，此值表示在某一时刻内，胃肠道内所含的液体量。因为胃肠液不断地分泌和重吸收，故在考虑液体平衡时，了解每日消化液的产量更有用。成人每天有 3～7 L 的消化液分泌入胃肠道内，但正常情况下，大部分被重吸收。儿童的胃肠液分泌量与总体水或 ECF 容积的比要高于成人。

由于肠瘘造成的水、电解质、酸碱平衡失常与消化液的丢失密切相关，故有必要进一步了解消化液的组成。消化液包括唾液、胃液、肠液、胆汁及胰液等，所含的电解质浓度与血浆相似，近似等渗液。但各种消化液的电解质含量有所不同。胃液主要阳离子为 H^+，主要阴离子为 Cl^-，呈强酸性(pH 为 1～2)；肠液、胰液、胆汁的主要阳离子为 Na^+，主要阴离子为 HCO_3^- 和 Cl^-，呈弱碱性。胃瘘或幽门梗阻呕吐丢失大量胃液，易发生脱水和碱中毒，肠瘘或腹泻丢失大量肠液易发生脱水和酸中毒。不正常的消化液丢失必然伴随电解质的丢失，且不同部位丢失液中电解质含量亦不同。胃肠道不同部位丢失液中 Na^+ 的含量分别为：①胃：强酸性，25 mmol/L，弱酸性，75 mmol/L；②胆汁：140 mmol/L；③小肠：小肠造口或瘘 100 mmol/L；④大肠：腹泻，150～350 mmol/L。值得强调的是患病的肠道，尤其是回肠和结肠的分泌液中 Na^+、K^+ 的浓度往往高于正常分泌液，故不能按照正常分泌液中的浓度计算 Na^+、K^+ 的丢失量。

2. *液体容积和渗透性的紊乱*

1）容积短缺

体液区(即 ECF 或 ICF)的容积或含水量下降称为容积短缺。低血容量则专指循环血量的异常下降。体液丢失常指脱水，但该词常用于不同场合，有时易混淆。严格说来，“脱水”是指一物质移去水分，这是机体水分过多丢失的一种情况。如果水分丢失伴有电解质的丢失，如净水分和电解质的丢失是等张的，称为等张性脱水。如净电解质的丢失相对大于净水分的丢失，剩余 ECF 则将是低张的，可称为钠短缺。

(1) 水短缺：在水短缺中，净液体丢失是低张的，液体从体内丢失不一定是低张性的，但从各种途径丢失的总量减去总的摄入量，则净水分的丢失要多于电解质的丢失，由于体内失水，ECF 变高张，而将水分吸引至细胞外，故所有体液区的含水量均减少。

水短缺可由水的摄入量减少或排出量增加所致。摄水量减少可由吞咽困难、渴感机制失调(由于脑部损害)、木僵或昏迷、极度虚弱或无水供应引起。比例上是低张的排水量增加，常由皮肤、肺或肾丢失过多引起。当温度升高时，水蒸发量增加，故发热时皮肤和肺的不显性水分丢失均增加。过度呼吸可增加肺的不显性水分丢失，因为在给定时间肺呼出的气体增加，而呼出气体中是含有水蒸气的。汗是低张性分泌液，故大汗淋漓时可有水短缺。

ECF 的高渗性及机体水分丢失而造成的血容量下降可促进抗利尿激素(antidiuretic hormone，ADH)的释放，肾可保留水分，ECF 的高渗性及血容量减少也可刺激渴感中枢。因此，如有可能，水短缺时即应饮水直至恢复正常的体液量。

由于水短缺，血清钠浓度将升高。由于血液浓缩，血细胞比容及血红蛋白浓度亦将升高。血容量下降，因而血压亦可降低而心率加快。肾血流量及肾小球滤过量亦将下降，此外，ADH 释放被激活，肾将潴留水分，尿量减少，尿浓缩，表现为尿比重较高。皮肤中液体减少可导致充盈感消失；如提夹一下皮肤，将形成皱褶。这一征象在婴儿中表现得特别明显，婴儿还可出现囟门下凹，房水减少可导致眼球张力下降，因而眼球变软并凹陷。唾液减少，黏膜和舌头干燥。因水分亦为体温调节所必需，故水短缺时可有发热。脑细胞失水可产生昏睡，严重缺水还可出现昏迷、应激性增加，尤其在儿童可发生此情况。水分占大部分体重，因而失水时，体重亦下降，在短时期内，体重下降是评价水短缺程度的有用指标。

(2) 等张性 ECF 容积短缺：等张性 ECF 短缺时，ECF 的渗透性没有变，故 ICF 容积不受影响。造成等张性 ECF 容积短缺的原因是消化液丢失、出血，或者从灼伤区丢失液体和从创伤区引流过多的液体。肠瘘病人因丢失大量肠液，极易发生等张性 ECF 容积短缺。此时血容量下降可引起一些适应性应答。它刺激渴感中枢，促使个体饮水以补充体液量。与此同时，ADH 亦分泌增加，促进肾脏潴留水分。血容量减少的另一后果是肾血流量下降，有两种影响：①肾小球滤过量下降，有利于液体潴留；②刺激肾素释放，肾素转而刺激醛固酮分泌，以致肾对钠的重吸收增加；③钠潴留又促进液体潴留，并维持 ECF 的等张性。

等张性 ECF 容积短缺的表现：血清 Na^+ 浓度正常，除出血外，由于血浆容积下降，血细胞比容增加。由于代偿机制，尿量减少。血容量减少可导致血压下降，颈静脉的充盈度亦减弱，个体可能有直立性低血压表现。心率由于反射性交感兴奋而增快，以维持心输出量。因为肌肉血流量下降，个体可感到虚弱。如容积短缺严重，可导致休克。

(3) 钠短缺：钠短缺时丢失的是高渗的液体，使 ECF 变得低渗，因而水分转移入 ICF 内。钠摄入量减少并非钠短缺的常见原因。常因体液丢失过多，或同时失钠和失水，但仅补充水分而引起，因而服用利尿剂和低钠膳食者就有可能发生钠短缺。呕吐、腹泻或胃肠减压可造成消化液中的 Na^+ 过量丢失。高流量肠瘘时，每日丢失肠液量可达数千毫升，必然伴随大量的 Na^+ 丢失。钠短缺亦有可能发生在胆道引流的病人中，因为胆汁中 Na^+ 的浓度要高于血浆中 Na^+ 的浓度。

钠短缺的代偿：ECF 的渗透性下降，ADH 的释放被抑制，从而促进水分排泄，使得渗透性恢复正常。但如果血容量很低，则此因素可刺激 ADH 分泌。ADH 的释放量取决于这两种因素的平衡。

除了肾上腺皮质功能不足的病例以外，醛固酮的分泌可通过上述机制被激活，导致肾脏保钠。

钠短缺的表现：钠短缺时，血清 Na^+ 浓度下降。肾钠重吸收的增加可伴有钾、氯排泄量的增加，故常伴有低钾血症。尿量多少不一，由于 ECF 渗透性下降，ADH 被抑制，则倾向于多尿，易发生低血容量休克。但与此同时，由于血量减少，肾血流量减少，肾小球滤过率降低而导致少尿。由于血量减少，心率可能加快，血压下降，出现直立性低血压等。钠短缺的其他表现是肌肉软弱、痛性痉挛、情感淡漠、头痛、厌食和恶心。如钠短缺严重，则可能发生精神错乱、惊厥发作、木僵或昏迷。这些效应的确切机制仍不明，但可能是水分进入细胞内，细胞功能受损所致。此外，低钠还造成神经传递损害，因为 Na^+ 与神经冲动的传递有关。

2) 容量过多

某一区(如 ICF 或 ECF)的容量或含水量增多称为容量过多。血容量过多专指循环血量异常增加。体液容量增加可由于水过多，呈等张比例的体液潴留或钠过多。容积过多对机体的影响是显而易见的，由于肠瘘病人发生容积过多的情况并不多见，故不作过多叙述。

3. 酸碱失衡

决定人体酸碱状况的重要参数是 ECF 中的氢离子浓度、PCO_2 (CO_2 分压)和碳酸氢盐浓度。动脉血中这些参数的正常范围是：pH 7.37～7.43，氢离子浓度 37～43 mmol/L，PCO_2 为 4.80～5.87 kPa，碳酸氢盐浓度为 22～26 mmol/L。静脉血中这些参数的正常范围是：pH 7.32～7.38，氢离子浓度为 42～48 mmol/L，PCO_2 为 5.60～6.67 kPa，碳酸氢盐为 23～27 mmol/L。值得一提的是，这些正常范围数值是来自进食肉类为主的西方国家居民，素食者体内 pH 和碳酸氢盐浓度的正常值可稍高。血中碳酸氢盐的浓度并非直接测得，大部分实验室系测定总 CO_2 含量。总 CO_2 含量等于碳酸氢盐的浓度加上溶解的 CO_2 浓度（即 0.03 PCO_2），再加上碳酸氢钠的浓度。因为碳酸的浓度非常小，通常可忽略不计。

酸碱平衡紊乱可通过 ECF 中 PCO_2 和碳酸氢盐的改变来表达。如前所述，PCO_2 与碳酸氢盐浓度之比反映了 H^+ 的浓度。同时，机体通过肺脏排出或潴留 CO_2，以及肾脏排出或生成碳酸氢盐来调节 ECF 的 H^+ 浓度。

酸碱失衡的原发变化在 PCO_2 的称为呼吸性紊乱；如酸碱失衡的原发改变是碳酸氢盐的浓度，则称为代谢性紊乱。当 PCO_2 或碳酸氢盐的浓度发生改变时，机体均将发生一些适应性机制来应答，以抵消这种变化。这些适应性应答在一定程度上有助于抵消由原发紊乱引起的 pH（或 H^+ 浓度）的变化。因此，在血液 pH 或 H^+ 浓度正常时亦可能有酸碱失衡；实际的 pH 取决于原发紊乱的大小及适应性应答抵消原发紊乱的程度；通常适应性应答不能使 pH 完全恢复至正常。如当适应性机制使 pH 回归正常时，这种酸碱失衡为代偿性的。

碱中毒是指 ECF 中 H^+ 浓度增加的一种异常情况。代谢性酸中毒的原发性紊乱是由于 ECF 中 H^+ 丢失了 HCO_3^- 盐或由于 ECF 得到一些固定酸，以致 HCO_3^- 浓度下降。呼吸性酸中毒的原发紊乱是由于 CO_2 排出障碍，以致 PCO_2 上升。

碱中毒是一种倾向于使 ECF 中 H^+ 浓度下降的异常情况。代谢性碱中毒的原发性紊乱是由于 ECF 获得 HCO_3^- 或是由于 ECF 丢失固定酸，以致 HCO_3^- 浓度升高。呼吸性碱中毒的原发性紊乱是由于排出过量 CO_2 以致 PCO_2 下降。

酸碱失衡是以 ECF 的变化来表示的，但这些失衡的许多后果只是由于细胞内 pH 改变使细胞功能发生变化。细胞内 pH 要低于 ECF 的 pH。细胞内各处的 pH 也不均一，因为细胞内含有不同功能的细胞器。临床上测定的 ECF 是血液的 pH，因为测定细胞内 pH 甚为困难。然而 ECF 内 pH 的变化通常可反映细胞内 pH 的变化。当 ECF 的 pH 降低时，一些过量的 H^+ 进入细胞，同样导致细胞内 pH 降低。H^+ 进入细胞时，细胞内 K^+ 逸出以保持电荷的平衡，因此，ECF 内 K^+ 浓度升高。当细胞外 pH 升高时，H^+ 从细胞内移出，导致细胞内 pH 同样升高，K^+ 和 Na^+ 进入细胞内以维持酸碱平衡。

单一的或单纯的酸碱紊乱是由一个原发因素引起的。两种原发因素引起的酸碱平衡紊乱称为混合型酸碱平衡紊乱。如既有慢性肺病致呼吸功能不全，又有小肠外瘘，丢失了大量碱性消化液，则此病人可有代谢性和呼吸性的混合性酸中毒。

1）代谢性酸中毒

代谢性酸中毒可按未定阴离子或阴离子间隙（anion gap）来分类。在一些代谢性酸中毒的病例，Cl^- 浓度增加以代偿 HCO_3^- 浓度的降低，在这种情况下，未定阴离子是正常的。但在另一些情况下，HCO_3^- 的浓度降低多而 Cl^- 是正常的，未定阴离子增加。未定阴离子增加可能源自血液中正常情况下含量较少的阴离子浓度的增加（如乳酸解离产生的乳酸盐、酮体解离产生的乙酰乙酸和 β-羟丁酸），或者由于有异常的阴离子或来自外源性毒物（例如水杨酸中毒、甲醇中毒）。

（1）原因：肠瘘病人发生代谢性酸中毒主要是由于丢失过量 HCO_3^-，以及肠瘘合并感染导致体内产生过量固定酸。消化液（除胃液外）如胆汁、胰液和小肠液均含有高浓度的 HCO_3^-。因此，由瘘口或导管引流引起消化液的丢失可导致 HCO_3^- 的缺失。另一方面，肠瘘病人大多合并感染。严重感染或存在急性循环衰竭造成乳酸积聚是炎症代谢性酸中毒的主要原因。这虽然只是细胞功能失常的各种表现之一，但反映了灌注不足或炎症介质的作用致组织缺氧。另外，当肠瘘合并肾衰竭时，H^+ 排出减少，或肠瘘病人静脉营养支持不当等情况均可导致代谢性酸中毒。

(2) 表现：过量的 H^+ 可同时作用于外周和中枢化学感受器而刺激呼吸中枢，加强通气。呼吸深度增加的程度要比呼吸频率增加的程度大，因而产生加深加快的叹息样呼吸(Kussmaul 呼吸)。除了肾功能紊乱所致酸中毒，肾脏对酸中毒的应答是增加 H^+ 的分泌和氨的产生，因而尿呈酸性。另外，过量的 H^+ 可进入细胞内，引发心律失常，还可致外周血管扩张，导致皮肤发热发红并出现低血压。严重酸中毒的主要后果是中枢神经系统抑制，按酸中毒的程度可导致昏睡、定向障碍、木僵或昏迷。极严重的酸中毒可抑制呼吸中枢。

2) 呼吸性酸中毒

呼吸性酸中毒的主要障碍是 CO_2 潴留，从而使动脉 PCO_2 增加，适应性应答是加强 H^+ 的排出和肾脏增加对 HCO_3^- 的重吸收。

(1) 原因：当体内产生 CO_2 的速率大于自肺排出的速率时，即发生呼吸性酸中毒。这种情况可由呼吸中枢抑制、原发性肺疾患、气道阻塞或呼吸肌和胸廓的疾病引起。当肠瘘病人存在上述情况时，就可能发生呼吸性酸中毒。

(2) 表现：呼吸性酸中毒通常比代谢性酸中毒严重。这主要是因为 CO_2 容易通过血脑屏障，而碳酸氢盐通过得非常慢。因此，呼吸性酸中毒时，CSF 的 pH 的改变与血中 pH 改变一样快。而代谢性酸中毒时，CSF 的 pH 改变要比血液的 pH 变化慢。

严重的急性呼吸性酸中毒可产生一种称为 CO_2 麻醉的综合征。早期症状有软弱、易疲劳、头痛，有时还有视力模糊，继之出现易激动、嗜睡、精神错乱，最后可出现精神狂乱、震颤甚至昏迷等症状。

3) 代谢性碱中毒

代谢性碱中毒的原发障碍是 HCO_3^- 潴留或 H^+ 丢失，以致 ECF 中 HCO_3^- 浓度增加。因此，pH 趋向升高，H^+ 浓度下降。

(1) 原因：肠瘘病人发生代谢性碱中毒不多见，主要是由胃液丢失过多和 K^+ 缺失造成的，可发生在十二指肠第一、二段的巨大肠瘘，有大量胃液经此丢失。胃液含高浓度的盐酸，也含有 NaCl 和 KCl。进食时，H^+ 与来自血浆的 Cl^- 合成 HCl，而 HCO_3^- 则与 Cl^- 交换进入血浆。

钾缺失也能导致 ECF 中 H^+ 的丢失，如同时还存在增加钠重吸收的因素(例如 ECF 的容量减少)，则可引起代谢性碱中毒。正常情况下尿中会排出一定数量的阳离子(Na^+、K^+ 或 H^+)，以平衡肾小球滤液中很少被重吸收的阴离子(如磷酸盐、硫酸盐和某些有机阴离子)。当 ECF 容量减少或某些其他因素使钠的重吸收活跃时，这些阳离子就不能被排出体外。如果与此同时还存在 K^+ 缺失，H^+ 的排出会代偿性增加，以此满足机体排出上述阳离子的需求。当肾小管分泌 H^+ 时，HCO_3^- 就进入 ECF 中，结果产生代谢性碱中毒。

(2) 表现：碱中毒导致中枢神经系统及外周神经系统应激增加，然而，代谢性碱中毒的这种作用没有呼吸性碱中毒明显。表现为足趾和口周区麻木和刺痛，可能还有手臂和腿的痛性痉挛。除碱中毒症状外，病人的症状通常以伴发低血钾或 ECF 容量减少的各种症状为主(例如肌肉软弱无力和体位性头晕)。血清中游离 Ca^{2+} 降低。

4. 矿物质/电解质代谢紊乱

1) 钾代谢紊乱

血浆钾浓度并不能反映机体总的钾储备，但由于血浆钾浓度易测定，而机体总钾不能直接测定，故钾代谢紊乱是以低钾血症和高钾血症两词来表示的。血浆钾的浓度是由钾进入和移出细胞情况，以及钾的摄入和排出的平衡来决定的。钾的排泄及其在 ECF 和 ICF 的分布受激素、钠的平衡和酸碱平衡的影响。

(1) 低钾血症：可由钾摄入减少、进入细胞增多或机体失钾增多引起。肠瘘或手术后胃肠减压常丢失大量消化液。消化液，尤其是胃液中含有较多的钾，这是肠瘘病人发生低钾血症的主要原因。肠外营养时，尤其是同时给予较大剂量的胰岛素，钾进入细胞内，也可造成低钾血症。

低钾血症的表现：肌肉松弛、疲乏是常见症状。肌肉松弛无力通常首先发生在两腿，特别是股四头肌，偶尔发生肌肉触痛及痛性痉挛。慢性缺钾确实可引起肌肉萎缩。更严重的低钾血症可波及手臂、躯干的肌肉，呼吸肌可发生麻痹，导致呼吸衰竭。胃肠道平滑肌也会受影响，导致肠蠕动减少、腹胀、厌食和便秘，甚至发生麻痹性肠梗阻。心血管方面可表现为心律失常和心电图的改变，此外，心血管平滑肌的松弛可引起低血压。

(2) 高钾血症：可由钾摄入过多、进入细胞减少、自细胞移出增多及尿中排钾减少引起。肠瘘病人出现高钾血症并不多见，主要是合并肾功能衰竭时，钾排泄障碍所致。如营养不当，输糖过快，尤其是在有胰岛素抵抗的情况时，易发生高血糖性非酮性昏迷，此时病人常有高钾血症。另外，酸中毒常与高钾血症并存。

高钾血症的表现：可表现为肠绞痛和腹泻，更严重的高钾血症可产生肌肉软弱和麻痹，首先波及两腿，然后是躯干和双臂，最后为呼吸肌。高钾血症也可引起特征性的心电图变化。当血清钾含量在8～15 mmol/L时，病人可由于心室纤颤或心搏骤停而死亡。

2) 钙、镁和磷代谢紊乱

因为钙、镁和磷在许多方面的代谢是相互联系的，故一起讨论。血浆钙、镁和磷的含量不仅取决于胃肠道的吸收和由尿液排出之间的平衡，也取决于它们(特别是钙)在骨内的沉积和释放。这些过程受维生素D、甲状旁腺激素和降钙素的影响。

(1) 低钙血症：血浆钙浓度下降至低于正常范围称为低钙血症。血浆蛋白浓度降低会导致总钙量下降，但并不影响离子化钙的浓度，也不引起血钙减少的临床症状和体征，这在肠瘘病人尤为多见，肠瘘病人营养不良，血浆蛋白下降尤为明显。

肠瘘病人出现低钙血症的机制主要是肠道功能异常，尤其是回肠切除的肠瘘病人，另一个原因是维生素D缺乏。长期静脉营养中钙补充量不足，是肠瘘病人缺钙的一个原因。

低钙血症的表现：血钙过低的症状和体征主要是由神经肌肉的应激性增高引起。症状和体征发生时，血浆钙浓度高低不等。在某些病人中，当血浆钙含量迅速降低至约2.13 mmol/L以下时，即可出现症状；但在某些慢性低钙血症的病例中，血浆钙浓度相当低才出现症状和体征。其他电解质的含量也影响血钙过低时神经肌肉症状，例如，血钙过低的表现可因钾浓度高、镁浓度低或碱中毒而加剧。

血钙过低时，神经肌肉应激性增高所产生的综合征称为手足搐搦。其特点为骨骼肌和平滑肌均发生感觉异常和痉挛。感觉异常症状包括手指麻木，手、足、口周区和舌的刺痛感和灼热感。运动症状通常以骨骼肌的痛性痉挛开始。手足搐搦是典型的体征。血钙过低可引起精神障碍，慢性血钙减少经常伴有皮肤、毛发、指甲的异常。

(2) 低磷酸盐血症：是指血中磷酸盐含量异常减少。磷酸盐吸收不良的原因通常是维生素D缺乏及服用抗酸剂。输注缺少磷酸盐的静脉营养液是造成肠瘘病人低磷酸盐血症的主要原因。

低磷酸盐血症的表现：当血浆磷酸盐含量下降时，可供细胞利用的磷减少，能量代谢紊乱，其结果是肌肉极度软弱、不适和厌食。肌肉软弱可严重到导致功能性麻痹。可发生急性呼吸衰竭，特别是低磷酸盐血症发生在有肺部疾病的病人时，心功能也受影响。有的发生神经异常，如癫痫发作。

低磷酸盐血症也影响氧的运输，红细胞内二磷酸甘油酸含量降低，血红蛋白与氧的亲和力增加(即氧合血红蛋白解离曲线左移)，氧不易释放入组织。磷酸盐缺乏也会引起红细胞膜的改变而发生溶血和贫血。低磷酸盐血症还损害白细胞的功能，使病人易患感染性疾病。此外，血小板功能异常，可导致出血倾向。

值得强调的是，肠瘘病人合并有严重营养不良行肠外或肠内营养支持时如忽视磷的补充，可发生以低磷酸盐血症为特征的一系列症状，称为再喂养综合征(refeeding syndrome)，病人有可能发生抽搐、急性呼吸和循环衰竭而死亡。

(3) 低镁血症：镁与磷一样，广泛地分布在食物中。因此，只要能正常进食，机体就不致缺镁。而肠瘘病人损失大量肠液，行肠外营养时镁补充不足，可导致低镁血症。另外，营养支持时更多的镁转运人细胞内，故血浆镁浓度可进一步下降。用利尿剂治疗时，也发生尿镁丢失增多。

低镁血症的表现：低镁血症可以无症状；如果出现临床症状，则与低钙血症相似，表现为肌肉痉挛，有时有手足抽搐和惊厥。低镁血症还可引起激动和精神、性格改变。镁缺乏可导致钾从细胞内丢失，有时低镁血症可伴有类似低钾血症的心电图变化。

5. 肠瘘病人水电解质紊乱的综合治疗

水电解质综合处理的目的是维持体液的正常容量和体液成分在正常范围内。肠瘘病人的严重水电解质紊乱的治疗，必须以天甚至小时为基础，尽可能改善各个器官的生理，需要在病程的不同阶段采取不同的治疗方案。对于肠瘘病人的水电解质紊乱的处理有以下 3 个原则：①根据液体和电解质失调的程度和病人的临床表现采取适当的补充治疗；②在固定时间内，某一血清电解质的绝对数值与这些数值的变化方向相比较，重要性不大；③肠瘘病人对治疗不当的耐受性比普通住院病人要小，肠瘘病人肾脏、心血管系统和肺功能变弱，不能防止由于液体处理不当而造成的危害，因此对这类病人需要进行严密的监测，并对各种生理功能改变作出正确处理。

随着对内稳态认识的加强和重症监护技术的完善，死于水电解质紊乱的肠瘘病人日趋减少。目前对水电解质紊乱的诊断已不成问题，有经验的外科医生可根据临床表现和经验数值对病人的情况作出正确判断，如是否有休克、脱水、过度通气等，但对第三间隙的丢失则难以判断，需具有丰富临床经验的医生仔细观察。当诊断明确，治疗又是另一问题。治疗肠瘘病人的水电解质紊乱时须考虑：原发病、瘘口位置、是否有并发症、容积、张力、酸碱失衡情况、特殊的电解质、营养及其他治疗的干预等，不应将这些因素孤立开，应强调综合治疗。

1) 治疗程序

(1) 解除病因：在及时诊断和积极治疗原发疾病的同时，要防止并发症和控制体液的继续丢失；如有腹腔脓肿的，要及时引流，堵住瘘口或者用水加压等。

(2) 补充血容量：临床上，水电解质紊乱和酸碱失衡常混合存在，在治疗上应有一个大致的先后。第一步是补充血容量。如果血容量不足，组织缺氧无法纠正，肾因缺血不能恢复功能，代谢产物无法排出，酸中毒无法纠正，体液代谢失调也无从调节。

(3) 纠正酸碱失衡：轻度的代谢性酸中毒或碱中毒，补充血容量后即可得到纠正。但严重的酸中毒或碱中毒，则需根据血气分析和氯的测定值采取针对性的措施，对危重或紧急手术的病人，手术前必须纠正酸碱失衡，至少是部分纠正，从而确保手术能安全进行。

(4) 补充电解质：在补充血容量和纠正酸碱失衡时，也能纠正缺水、缺 Na^+、缺 Cl^- 的情况。如血清化验报告 Na^+、Cl^- 还缺乏，再予补充。补充电解质时，应先补给当日需要量和额外丧失量，然后逐渐补充已丧失量。

(5) 营养支持：值得强调的是，在肠瘘病人的水电解质情况不明的情况下，给予全量静脉营养支持是不适合的，因其可加重水电解质紊乱，如导致血清 K^+、P^{2-} 进一步下降。因此，编者主张待水电解质失衡初步纠正时再逐步行全量营养支持。

2) 具体方法

在特定的情况下，正确选择输液可纠正水电解质紊乱，减轻肾脏负担。

一般说来，静脉补液医嘱由 3 部分组成，即当日需要量、昨日额外丧失量和已丧失量。

(1) 当日需要量：不能进食的病人，每日仍有液体和电解质的排出，每日应补充当日需要量，包括水 2 000～2 500 mL(30～40 mL/kg)，葡萄糖 150～200 g，氯化钠 4～5 g，氯化钾 3～4 g。因肠瘘病人禁食时间长，还应适量补充 Ca^{2+}、P^{2-}、Mg^{2+}等矿物质。

(2) 昨日额外丧失量：肠瘘病人的额外丧失量，主要包括：①胃肠道的额外丧失液；②内在性失液；③发热、出汗、气管切开蒸发等丧失量。

胃肠道不同部位的消化液电解质含量不同。因此，应根据瘘口的部位，选用不同液体补充。胃液中 Cl^- 多于 Na^+，对一般的胃瘘或行胃造口鼻胃管减压者，丧失量的 2/3 用 5%葡萄糖盐水，1/3 用 5%葡萄糖来补给；十二指肠溃疡病人的胃酸高，因此 Cl^- 的丧失更多，丧失量可全部用 5%葡萄糖盐水来补给；胃酸很少的老年病人，Cl^- 的丧失较少，可用 5%葡萄糖盐水和 5%葡萄糖溶液等量来补给；小肠液内 Na^+、Cl^- 近乎相等，由于偏碱性，可用 5%葡萄糖盐水、5%葡萄糖溶液和等渗(1.25%)的碳酸氢钠溶液按 70%、20%和 10%的比例补给，但临床上常同时有胆汁和胰液的丧失，故丧失量的 2/3 用 5%葡萄糖液，1/3 用 1.25%碳酸氢钠来补给；胰液内有较多的碳酸氢钠，丧失量可用 5%葡萄糖盐水和 1.25%碳酸氢钠溶液等量来补给。此外，每丧失 1 000 mL 胃肠液，应补给氯化钾 1～2 g。

内在性失液并不引起体重的下降，因此，对这部分丧失量不能用体重的变化来计算，只有结合病情，再具体估计丧失量。补液量是否妥当，除根据补液后临床病情的改善程度外，还应测定每小时尿量、尿比重、尿电解质及尿氯化物。一般情况下，最好能保证每小时尿量在 30～50 mL，尿比重在 1.010～1.020，24 h 尿内氯化物总量在 4 g 以上，则表明情况良好，不致有严重缺水和氯化物缺乏。

对发热、大量出汗和已作气管切开的病人，应增加其补给量。一般体温每升高 1℃，从皮肤丧失低渗体液 3～5 mL/kg。当体温上升到 40℃时，每日需多补液 600～1 000 mL。对显性出汗病人，如中度出汗时，丧失体液量为 500～1 000 mL，其中含钠 1.25～2.5 g；大量出汗时丧失体液量 1 000～1 500 mL，含钠 2.5～3.8 g。气管切开的病人，每日从呼吸蒸发的水分比健康人多 2～3 倍，相当于 800～1 200 mL，可用 5%葡萄糖溶液补充。

(3) 累积损失量：累积损失量可根据临床表现和实验室检查进行分析，明确缺水、缺钠的程度，有无酸中毒等。虽然有关公式很多，但在临床应用时，要注意人体具有强大的调节能力，失衡量不可一次补足。一般当日先补给一半量，其余量在第 2～3 日内根据情况分次补给。

3) 肠瘘病人水电解质处理的某些难点

(1) 血清白蛋白：因肠瘘病人从肠道得不到足够的营养物质，加上原发病的消耗、手术创伤、感染等因素，大都有营养不良，表现为血浆白蛋白浓度下降，而血浆渗透压主要取决于血浆白蛋白的浓度。一般在用胶体溶液纠正血容量时，也同时维持了胶体渗透压。但如只注意迅速输入大量电解质溶液，则胶体渗透压很快下降，可引起组织水肿。编者主张对有严重营养不良的病人输入血清白蛋白，不但效果好，而且无并发传染性肝炎的危险。白蛋白能提高血浆胶体渗透压，从而减少组织水肿，有利于细胞和器官功能的恢复。白蛋白是肝脏合成的主要蛋白质，每日合成约 15 g 以维持白蛋白的平衡，半衰期约为 20 d。当机体处于应激情况下，如创伤、感染，肝脏将合成急性期蛋白，白蛋白的合成随之减少，因此有创伤或感染的病人更应补充白蛋白。如有肝功能障碍应每天补充白蛋白，以外源性白蛋白替代。对肠瘘确定性手术后病人应短期使用白蛋白，主要是减轻肠壁水肿，保证吻合口的愈合。目前市售白蛋白的品种很多，一般是每支 20 mL，浓度为 25%，维持胶体渗透压的功能相当于血浆的 5 倍，即 1 支白蛋白相当于血浆 100 mL 或全血 200 mL 以上。但白蛋白较昂贵，应用时要掌握好适应证，不可将其作为营养支持的氮源，一般每天补充 15～20 g 即可。以提高血浆胶体渗透压为目的时，应将白蛋白稀释，缓慢静脉滴注；如以减轻组织水肿为目的，则可直接静脉滴注，再辅以利尿剂，效果会更好。编者对有严重合并症的肠瘘病人给予白蛋白制剂，帮助病人度过危难期，提高了治愈率。随着重组蛋白技术的发展，白蛋白制剂将更为普及并广泛地在危重病人中得到应用。

(2) 钾的补充：由于肠瘘病人长期慢性丧失消化液，有时血清钾可低至令人难以相信的地步。编者曾遇 1 例血清钾仅 1.5 mmol/L 而无明显临床症状的病例。即使一些肠瘘病人血清钾无明显下降，但同样存在总体钾的缺乏，因此肠瘘病人必须重视钾的补充。问题是补多少，如何把握补钾的速度和途径。

当有肠瘘发生时，除了维持正常的钾平衡外，还应补充额外丧失量，按丧失量的上限补充是安全的，因为肾功能正常的病人能处理其过多部分。一般来说，每升消化液含钾 10～20 mmol，鼻胃管或胃瘘的消化液每升含钾 10～15 mmol，故每天补充 K^+ 80 mmol 即可。高流量小肠瘘每天丧失消化液可达 3～4 L，其含钾量达 50～70 mmol/L，并且在肠绒毛腺体分泌黏液时也消耗了钾，故应增加钾的补充。

另外，纯胃液的丧失，仅在幽门梗阻时发生，虽然其含钾量仅 10～20 mmol/L，但可造成酸碱平衡紊乱，致尿中丧失大量 K^+。这种胃液丧失可用专用的溶液来补充，或者可用 0.45%盐水加 40 mmol/L的钾，按 1∶1 的比例补充。必须强调纯胃液丧失不同于鼻胃管的胃肠减压，后者是全消化液的丧失。

治疗已有低钾血症的病人，补充时应包括当日需要量、昨日额外丧失量和累积损失量。对当日需要量和昨日额外丧失量可进行估算，对累积损失量尚无可靠的计算方法：一种建议指标是低于正常值的第一个 1 mmol/L 表明机体缺钾 100～200 mmol，以后每下降 1 mmol/L 表明 200～400 mmol 的缺乏。因正常值范围较大，此建议指标实用价值不大。例如，某病人血清钾实测值为 1.5 mmol/L，此时如用 3 mmol/L 作为正常值，实测值较正常值下降了 1.5 mmol，表明机体缺钾 200～300 mmol，但以 5 mmol/L 作为正常值时，实测值较正常值下降 3.5 mmol，若按上限计算，机体缺钾达 1 200 mmol。目前临床上常用下列方法估算，即血清钾轻度下降表明机体缺钾至少达 100～200 mmol，血清钾极度下降表明机体缺钾达 1 000 mmol。当累积损失量较大时，想在 2～3 d 内完全纠正不太合适，因规定的安全补钾速度是 10 mmol/h，换句话说，每天补钾不超过 240 mmol。对一般的肠瘘病人可按这个安全补钾速度实施，如 40 mmol维持当日需要量，40～80 mmol 补充额外丧失量，120 mmol 纠正累积损失量。甚至在病人已有碱中毒和反常性酸性尿时，按每天 240 mmol 来补钾，可在短时间内纠正缺钾，血钾可升至 4 mmol/L 或更高。

合并有糖尿病酮症酸中毒的病人，也可以每小时补钾 10 mmol。如第 1 小时给 1 000 mL 无钾补液，后 4 小时的 1 000 mL 液体中加 40 mmol 的钾，再 4 小时仍可补给 40 mmol 钾。然而，这种病人血钾下降非常快，当血容量恢复，病人有尿时，补钾的安全范围就可大幅度增加，达每小时 20 mmol。

具体来说，一个病人一天能补多少钾，应根据病人的情况、化验结果和自己的经验来补充。编者曾对 1 例严重缺钾的肠瘘病人静脉补钾 1 天总量达 305 mmol，相当于氯化钾 23.5 g，病人无不良反应，持续补钾 3 天后血钾恢复正常。

补钾途径以胃肠道最安全。在低位肠瘘病人，可口服钾盐；高位肠瘘病人可经瘘口置管，管饲补钾。在有肠功能障碍时，则不宜从胃肠道补钾。静脉补钾可分为外周静脉和中心静脉两条通路。中心静脉补钾优点较多，因其血液流量大，可输入相对浓度较高的钾，如在心电监护下，输入速度可达 40 mmol/h 或更高，且无因输钾而造成的外周静脉疼痛、静脉炎或栓塞之虞。

以前强调在少尿、肾功能障碍、休克、严重缺氧和酸中毒未纠正前，尽可能不补钾，以防高钾血症；对手术后的早期也不主张补钾。由于这些观点过于机械地被人们接受，以致忽视了机体对钾的代谢能力和总体钾缺乏的程度。实际上，在上述几种情况中，血清钾正常或稍偏离，但机体仍丧失了大量钾，细胞内仍处在严重缺钾状态，并因这些因素(肾功能衰竭除外)而进一步加重，如进行动态 24 h 尿钾测定，就可发现此时机体排出了大量的钾，故目前主张手术后早期即可补钾，少尿、休克的病人如血清钾低仍可补钾。

第二节　营养不良

肠瘘病人的营养不良是多方面因素造成的，也是肠瘘病人最常见的病理生理改变。营养不良带来了机体免疫功能的障碍，导致感染或多器官功能障碍，并进一步加重营养不良，严重者可因恶病质而死亡。

一、营养不良的原因

1. 摄入不足

胃肠道功能障碍是肠瘘病人主要的营养问题。因有消化道瘘，病人不能摄入足够的营养物质或摄入后不能消化吸收，而又未行适当的静脉营养支持。这实际上是饥饿造成的营养不良。另外一部分肠瘘病人在发生肠瘘前就存在致营养不良的疾病，如消化道肿瘤、消化道梗阻、阻塞性黄疸、胰腺炎及炎性肠道疾病等。

2. 利用增加

一旦机体对营养素的利用较通常的速率加快而摄入量未增加时，即可产生营养缺乏。如肠瘘病人继发急性感染或其他原因的发热，可提高代谢率而明显增加热量的需要量。体温每升高 1℃，可提高代谢率约 12%。

3. 丢失增加

营养素的异常丢失可通过胃肠道、泌尿道或伤口引流发生。营养缺乏最常见的原因是蛋白质的慢性丧失，这种情况可在消化道癌、Menetrier 病、局限性小肠炎及溃疡性结肠炎中发生。胃肠道显性及隐性出血，可造成明显的蛋白质丧失，因为 100 mL 全血相当于 3 g 氮或 19 g 蛋白质。窦道的慢性化脓、巨大的开放性伤口及严重腹腔感染创面开放的渗出，均能导致蛋白质丧失，同时感染可导致 TNF 等细胞因子增加直接影响白蛋白的合成。长期胃肠减压、经瘘口肠液的大量丧失、反复的腹腔或胸腔穿刺，均能引起蛋白质丧失。一个巨大的生长迅速的肿瘤，像寄生虫一样，可剥夺机体的外源性及内源性营养物，致低蛋白血症。

4. 围手术期的营养失衡

一般来说，肠瘘病人的营养状态改善后可行手术治疗，但术前的一些处理可干扰病人的营养状态。如一名结肠瘘病人需作术前肠道准备：禁食、肠道清洁、广谱抗生素抗感染等，可改变甚至消灭肠道正常菌群，从而干扰肠内细菌合成维生素 K 及有些复合维生素 B 的吸收。行全身皮质激素治疗时，可伴有钾不足、钠潴留及负氮平衡。利尿剂引起水丧失，可伴有钾、钠和水溶性维生素缺乏。刺激性泻药如番泻叶、容积性泻药如硫酸镁，可导致腹泻。抗生素的一些不良反应，如食欲减退、呕吐及腹泻，也会使营养状态处于低水平。

手术中的出血，是最明显可测的蛋白质丧失。然而，更重要的是激素和一些细胞因子介导的机体反应，可导致更多的蛋白质丧失。复杂的胃手术可丧失 24 g 氮，复杂肠瘘手术可失血 2 000～3 000 mL，耗时 8～12 h，丧失氮可超过 100 g。一般说来，长时间手术时可发生水及电解质紊乱，但长时间手术对病人营养状态的影响通常短暂且易被纠正。

手术后早期，可持续产生蛋白质的分解代谢，尿中钾及氮排出明显增加。在创伤后近期，即使蛋白质摄入较多，仍可出现负氮平衡，这一反应一般持续 2～3 d，其程度及时限需根据创伤的类型和范围而定，在复杂的大手术后，这一反应可延续几周。同样程度的损伤后，营养不良病人丧失的氮较营养良好病人丧失的氮为少，这是因为机体从蛋白质储备所能动用的氮量和程度与内源性蛋白质总量有关。

二、机体对营养不良的反应

1. 饥饿

完全禁食最终导致死亡，但人在有水与电解质补充的条件下能经受相当长期的饥饿。当摄食受限时，机体需要的营养由机体的储备来供应。存活期间的长短取决于机体营养素储备的多少和机体的适应机制。

能量首先用于维持各种生命功能。绝大部分组织可利用脂肪产能，但是脑和红细胞需要葡萄糖供能。饥饿开始时，血糖含量由肝糖原分解维持，但此供应仅能持续几小时。脑所必需的葡萄糖则来自糖异生。起初糖异生主要在肝内进行，肾脏仅有轻度的糖异生作用。但随着禁食时间的延长，大部分糖异生在肾脏进行。组织蛋白发生分解代谢，有些释放出来的氨基酸转变成葡萄糖。大部分氨基酸来自骨骼肌蛋白质的分解。丙酮酸—丙氨酸环是主要的糖异生途径。肌肉内厌氧糖酵解产生的乳酸也可在肝脏再转变为葡萄糖。

在肌肉蛋白质分解代谢的同时，脂肪从脂肪组织中动员出来。脂肪分解产生的甘油在肝脏转变为葡萄糖，脂肪酸则被能够代谢它们的组织所利用。脂肪利用的增加导致血中酮体形成。当酮体达到足够高的含量时，脑能够适应并以酮体作为能源。当此种适应发生时，从糖异生而来的葡萄糖就会减少，蛋白质分解缓慢，血内的酮体过高可导致酮症酸中毒。

饥饿开始时，体重下降相当快，主要是由于失水。蛋白质分解代谢增加，导致尿素排出的负荷增加，无机物如钙、钾和镁的丢失也增加。因此，溶质负荷增加，必然使尿液水分的丢失也增加。持续饥饿时，体重下降缓慢，主要是由于消耗机体脂肪所致。饥饿期间，由于基础代谢率下降，机体的热量需要减少，同时由于蛋白质的分解，新陈代谢活跃的组织丧失，一些代谢活跃的细胞和组织结构与功能受到影响，如淋巴细胞及肠黏膜的功能障碍，致免疫功能进一步下降和肠道细菌易位，使病人处于高代谢状态，加重了营养不良。

2. 蛋白质—能量营养不良

蛋白质—能量营养不良可称为恶性营养不良，主要是蛋白质营养不良和消瘦，是蛋白质与能量均摄入不足。

消瘦时，通常发生上述饥饿时的各种反应。即从肌肉动员蛋白质来维持细胞外氨基酸池，保持内环境稳定，而恶性营养不良即代表了这种适应性机制失效。并认为长期摄入无蛋白质的饮食，或接受无氮的静脉输液，这种高碳水化合物的摄入会抑制肌肉蛋白质的分解。因供给的蛋白质不足，细胞外氨基酸池含量下降，不能提供合成必需蛋白质的氨基酸。特别是在有脓毒症等情况下，肝脏合成白蛋白被抑制，血浆白蛋白下降，血浆胶体渗透压下降，这是恶性营养不良导致水肿的部分原因。肾脏潴留钠和水也与水肿发生有关，但导致液体潴留的机制尚不明了。

恶性营养不良的特征是水肿。水肿可能掩盖了肌肉的消耗，皮下脂肪保存尚好。通常有肝肿大，脂肪浸润，以及各种皮肤损伤的表现。毛发干燥，色泽变浅，正常的卷发变直。恶性营养不良通常伴有厌食。严重蛋白质缺乏可削弱各种胰消化酶的分泌，损害消化和吸收功能。

3. 应激时代谢改变

肠瘘病人的营养不良除饥饿外，尚与感染、创伤等应激因素密切相关。应激反应虽然是机体的防御反应，但对机体也有不利的一面。严重感染、创伤时，不利的一面就更为突出，如过度消耗蛋白质及其他能源物质，使营养不良变得更为严重。

值得强调的是，人体时刻都在经历着某种程度的应激。一个人所能耐受的应激量，取决于其适应能力，而适应性的极限则由遗传决定。这就解释了为什么在同等程度的刺激下每个个体的反应不一样。

与应激有关的机体变化是通过中枢神经系统特别是脑的边缘系统，通过下丘脑作用于自主神经系统和内分泌腺。

应激反应时，能源物质代谢总的特点是动员增加，储存减少，主要表现为高代谢率和胰岛素抵抗。机体受到刺激后，在严重情况下，可有一个短暂的代谢率降低的阶段，随后代谢率升高，这种高代谢率主要是由儿茶酚胺释放增加引起的。胰岛素相对不足是由于抗胰岛素激素增多，组织细胞胰岛素受体在质和量方面均下降，而产生胰岛素抵抗现象。

在整个应激期间，氨基酸和蛋白质的代谢均发生改变，血浆氨基酸水平在感染早期可下降，这很可能是由于肝的摄取增加了。肝产生更多的急性时相反应蛋白质，诸如亲血色蛋白、α-抗胰蛋白酶、纤维蛋白原、补体和血浆铜蓝蛋白。除了肝脏合成急性时相反应蛋白外，白细胞产生增加也要求蛋白质合成增加以供应新的细胞成分；为了形成吞噬细胞的溶酶体酶和产生抗体，蛋白质合成亦增加；同时，骨骼肌蛋白质分解代谢增加以供应糖异生用的丙氨酸和供应合成蛋白的必需氨基酸。但白蛋白合成明显减少或停止。应激后不久即出现负氮平衡，这很大程度上是由于摄入不足而尿中丢失的速率仍正常或增加。应激时机体并不能如饥饿时一样保存氮，负氮平衡还伴有其他细胞内成分(如钾、镁及磷酸盐)的负平衡。

糖代谢的变化主要是高血糖。肝糖原和肌糖原开始有短暂的减少，随后由于糖异生作用加强而得到补充。组织对葡萄糖的利用减少但脑组织不受影响。这些变化和应激的强度正相关。在严重应激下，这些变化可持续数周。如机体情况恶化，肝脏合成糖原功能降低，加上糖的氧化过程障碍，可发生低血糖和高乳酸血症，以及 ATP 生成不足。

机体应激时，脂肪的动员和组织对脂肪酸的利用增加。严重创伤后，机体消耗的能量 75%～95% 来自脂肪的氧化，血中游离脂肪酸和酮体均有不同程度的增加。

第三节 感　　染

自 Lord Lister 时代以来，外科及微生物学研究取得了长足进步，但感染仍然是外科实践中的难题。随着肠外瘘病人的内稳态及营养问题逐步得到解决，因这两个因素而治疗失败的病人逐步减少，感染问题却随之突出，成为肠瘘病人死亡的主要原因。编者在 2001 年总结了 1 168 例肠外瘘的治疗结果，病死率为 5.5%(65 例)，其中因感染而死亡的占 92.3%(60 例)，前期(1971—1984 年)为 86.2%(25/29)，后期(1985—2000 年)为 97.2%(35/36)。

肠瘘病人的感染以革兰氏阴性杆菌为主，对机体造成的危害较大，治疗也较棘手。病人常出现革兰氏阴性细菌感染的一系列病理生理改变。后期常发生多器官功能障碍或衰竭。

营养不良或内稳态失常降低了机体的免疫能力，使感染更难以控制。本节主要从病理生理角度论述感染的原因、感染时机体的病理生理改变和感染对机体的影响。

一、感染的原因

肠瘘病人极易发生感染，其原因是多方面的，如解剖结构的异常、肠液外溢对周围组织的腐蚀，继之有细菌的侵入，在局部形成感染，或在腹腔内形成脓肿，也可由此导致全身性感染。在肠瘘的诊治过程中，有创性检查与治疗均可造成感染。然而，肠瘘病人的感染更主要的原因是长期患病、营养状况差及机体防御机制障碍的结果。

1. 细菌因素

细菌在机体内积聚与生长是感染发展的先决条件，细菌的种类和数量对感染的出现与否有显著影响。有些菌种的表面组成部分能通过抑制吞噬作用表现出致病性(即克雷伯杆菌属和肺炎球菌的荚膜)。其他细菌如肠道细菌，表面组成部分具有毒性，还有某些菌株(如梭状芽孢杆菌属和链球菌)能产生强有力的外毒素。因而感染的发展取决于细菌产生的毒素和它对抗吞噬作用及细胞内破坏的能力。

从清洁缝合外科的伤口采集细菌标本并仔细检查显示，大多数的伤口中可培养出一种或更多种类的细菌。即使这样，明显的感染还是不常见的，除非主要的外科原则遭到破坏或有大量细菌进入伤口。研究健康人的创伤性伤口发现，细菌数大于 10^5 CFU/mL 常常导致感染，而少于 10^5 CFU/mL 通常不出现感染。

2. 吞噬细胞释放减少

吞噬细胞在细菌污染区域释放减少将促进感染的发展。以下情况在肠瘘病人中时常出现，包括：①血流量减少，可在血管堵塞、低血容量休克或应用血管加压药后出现；②存在失去生机的组织、异物、血肿和积液；③血管的反应性降低，可在老年人或病人接受大剂量类固醇时发现；④吞噬细胞释放及产生都减少，见于肿瘤化疗或放疗，不正常的趋化性对某些感染的发展可能是一个助长的因素。

3. 异常血清因子

任何损伤部位都有血浆蛋白渗出。渗出液中包含的特异抗体及补体可能起到很强的调理素作用，有利于吞噬污染细菌。假如宿主以前没有接触过侵袭的细菌，将只有少许或没有特异的抗体，而白细胞的吞噬作用效果并不大。特异性免疫在某些病例中很早就能预测到污染细菌的种类，但很难有此机会。偶尔遇到一些病人很少或不产生球蛋白或对抗原的刺激反应异常，这种情况在营养不良及许多与免疫抑制治疗有关的病人中较常见。

有些物质因具有抗补体的作用，将会促进感染的发展，包括肝素、黏液素、血红蛋白和聚乙基磺酸钠。当这些物质中的任何一种与细菌一起进入局部时，将增加感染的概率。补体系统的损害会使 C3 活化作用减少或受到干扰，恰当的刺激后，亦能增加感染的概率。当急性严重感染时，特异抗体和补体系统的成分都减少。当这种情况发生时，调理素水平低下可能促进既有感染的进展及继发感染的发生。由于慢性营养不良或伴有应激的急性饥饿，补体的浓度和活性可显著减弱。

4. 吞噬细胞功能失常

当有免疫缺陷、酮症、糖尿病及某些恶性病时，白细胞功能失常，清除细菌、组织碎片、纤维分解小片和损伤细胞的能力随之下降，细胞内杀菌的速度也可能减慢。这种反常现象发生于严重创伤、营养不良和接受免疫抑制治疗的病人。

5. 其他因素

创伤应激时，肠道细菌易位是近年来在外科领域中渐被重视的一个新问题，也是危重病人感染的一个重要因素。胃肠道长期以来被认为主要起着消化和吸收营养物质的作用，然而最近的资料表明肠道在应激反应和危重病人中起着远比此更大的作用。完整的肠黏膜屏障能够保护机体免受肠内常驻菌的入侵和毒素的大量进入。在严重应激状态下，肠黏膜屏障常常受到损害。实际上，肠瘘病人或严重创伤行肠外营养时，由于肠道“休息”，可能持续存在着细菌易位或瘘的自身污染，导致代谢亢进状态，甚至导致多器官功能障碍。大量研究表明，在肠外营养中增加肠黏膜组织特殊营养素谷氨酰胺，对保护肠黏膜的结构和功能是有益的。早期恢复肠道饮食是防止肠源性感染的关键。

肠壁有大量的吞噬细胞，当受到侵袭时，如腹腔感染将产生大量的细胞因子导致脓毒症的产生。医源性感染和应用加强或持久的广谱抗生素治疗导致的二重感染在肠瘘病人中时有发生，最常见的是静脉导管感染和真菌感染。

二、病理生理变化

感染时病理生理变化的本质为炎症。炎症为活组织对感染的局部或(和)全身应答,是机体的自我保护,但也可造成组织损伤。感染的初始反应包括血管变化和细胞变化,称为急性炎症。急性炎症持续时间与组织损伤持续时间相等。当感染因素被去除时,吞噬细胞即可清除碎屑,这就进入破坏相。如果没有组织丧失,此区可能恢复正常,即炎症可能消退。但有时可发生纤维化,如果有组织丧失,该部位需通过修复或再生才能恢复完整性。

如炎性病变造成广泛的组织损伤,可能导致化脓。如不能去除感染源,则炎症有可能进入慢性炎症状态。肠瘘病人的感染一般较严重,主要是局部化脓性感染、慢性感染和全身感染(脓毒症)。

1. 化脓

在感染造成广泛损害而存在组织坏死时,发生化脓。化脓是形成脓液的过程,也是组织破坏和消化的过程。当组织损伤严重时,大量中性粒细胞可迁徙至炎症处。很多中性粒细胞被炎症动因杀死,另一些被酸性的渗出物杀死。死亡粒细胞释放的酶消化结缔组织和坏死组织,引起进一步的破坏并形成脓肿。脓肿最初由含有很多中性粒细胞的急性炎性组织的壁所包围,随着脓液的积聚,脓肿朝抵抗力最弱的方向延伸,直至无阻碍的表面。随之发生脓肿的自发破裂,脓液排出(或可行外科切除和引流),机体修复愈合。若微生物仍留于该处,可发展成慢性脓肿,脓液可不断地经瘘管排出体外或引流至中空器官中。在慢性化脓过程中,脓肿的四周有纤维组织形成,并将脓肿与周围组织隔开。

有时,脓肿被包裹在组织中。如果脓肿较小,脓液可被消化或被吸收,形成纤维性瘢痕。若脓肿较大,则脓液可能被吸收并留下颗粒性碎屑,继而团块中有钙沉着。编者在临床实践中也常遇到这种情况,有的病人 20 年前曾有腹腔脓肿,未作引流;临床治愈肠瘘后,脓肿可自行消退,而今手术时仅发现肠襻间及肠系膜根部有少许纤维钙化组织。

2. 慢性炎症

慢性炎症是一个持久的过程,在此过程中可同时有自发性愈合及破坏与炎症。当机体不能去除感染动因时,即可发生慢性炎症。它可能由急性炎症转化而来,也可能从开始就发生低度的应答而无急性相。

巨噬细胞是慢性炎症的特征性细胞,它们源于渗出的单核细胞和组织中的组织细胞。炎症处有大量巨噬细胞,席卷异物和组织碎屑。巨噬细胞常常融合成巨细胞。慢性炎症处通常仅有为数极少的中性粒细胞,但在慢性脓肿情况下除外,有新的结缔组织形成是慢性炎症的特点。在早期,组织中血管极为丰富,含有大量成纤维细胞(肉芽组织)。成纤维细胞产生胶原,血管逐渐被吸收,随着更多的胶原聚积,就形成致密的纤维束。新形成的结缔组织具有收缩倾向,这种收缩可产生严重的后果。例如,有可能使中空器官的管腔狭窄,内脏的慢性炎症可导致实质细胞丧失并被无功能纤维组织所取代。

慢性炎症视炎症动因的性质及数量不同,可伴随全身性作用。产生抗体是慢性感染的共同征象。网状内皮系统增生亦常与慢性炎症相伴。增生是组织中排列正常的细胞数异常增加。在这种情况下,增生可能是由于刺激了网状内皮细胞的吞噬及免疫功能。慢性炎症常伴低蛋白血症和贫血,这可能与慢性消耗和血红蛋白合成障碍有关。

3. 脓毒症及脓毒性休克

创伤、休克或致病微生物及其产物可导致机体产生急性炎症反应,出现脓毒症症状,严重者产生脓毒性休克。在肠瘘病人中,常见的致病菌是需氧革兰氏阴性杆菌,如埃希杆菌属、克雷伯杆菌属和变形杆菌属,这些细菌可释放内毒素。

脓毒症的特征是高热,尤其在早期,疾病后期体温可能低于正常。发热可引起代谢加快,需氧量增加。为了代偿需氧量的增加，心率增快，呼吸亦加深加快。当发生脓毒症休克时，由于组织氧供不足或细胞不能利用氧，可发生代谢性酸中毒。有些学者认为，感染可使细胞摄取氧或利用氧的功能受到损害，以致即使有足够的氧到达细胞亦可发生组织损伤。

在有些脓毒性休克病例中，病人血管扩张出现皮肤潮红、温热、干燥。这可能是组胺和激肽类释放的结果。血管扩张使外周阻力减少，体循环动脉压下降，中心静脉压可高可低。为了代偿血压下降而发生交感神经兴奋，心率及心肌收缩力均增加，从而使心输出量增加。在另一些情况下，血液淤滞于静脉中，结果静脉回流减少。由于心输出量下降，体循环动脉压下降，中心静脉压降低，外周阻力可以正常。病人心率快，四肢常湿冷，并可能出现发绀，尿量减少。

有些学者认为内毒素会引起血管内凝血，从而导致弥散性血管内凝血（disseminated intravascular coagulation，DIC）。DIC 在休克进展中是主要因素。由于毛细血管被血凝块阻塞，组织的灌流量明显减少。在闭塞的毛细血管附近的细胞，由于缺乏氧和营养而死亡，加之神经、体液和细胞因子的不利作用，可产生多器官功能障碍或衰竭。

4. 感染对宿主的影响

侵入的微生物可直接引起宿主细胞的损伤，细胞外生长的细菌分泌的外毒素可引起组织损伤，而在细菌死亡后与细胞壁相关的内毒素释放可引起损害。由于大量革兰氏阴性细菌正常时即寄居于肠内，故内毒素可不断地被吸收。内毒素进入门脉血，正常情况下被肝巨噬细胞（枯否细胞）降解，但大量内毒素进入全身血液可引起休克，另外，内毒素亦是重要的致热原。

感染时除微生物直接引起组织损伤外，还可由免疫应答间接造成损害，有时间接损害甚至比直接损害更为严重。尤其在肠瘘病人合并营养不良时，感染并不严重，仅有局限性腹腔脓肿，且已充分引流，血培养亦呈阴性，但全身症状明显，甚至由于多器官功能衰竭而死亡。

细胞寄生物常引起受感染细胞表面抗原变化，抗体与抗原结合，激活补体，以致细胞被破坏；感染细胞还可被杀伤性淋巴细胞破坏，这是细胞介导的免疫应答的结果。免疫应答导致组织损伤的另一机制是通过形成免疫复合物。抗原与抗体结合是宿主免疫功能的重要组成部分，当循环抗体量等于或大于抗原量时，大的抗原-抗体复合物可形成，并且迅速被网状内皮细胞清除；但当抗原量大于抗体时，抗原分子不能全部被抗体覆盖，亦不能为网状内皮细胞所清除，它们仍继续循环于血液中，并可能停留于身体各部位的小血管中。如沉降于小血管壁，可发生炎症反应。在肾脏可经肾小球毛细血管滤过，较小的复合物可经基底膜进入尿中，较大的复合物则积聚于基底膜上，损害肾小球的滤过功能。如抗原抗体反应发生于血管外组织，可发生炎性反应。

近年来，随着分子生物学技术的发展，感染对机体造成危害的机制研究有了许多新的进展，包括细胞因子在感染转归中的作用，全身急性感染过程中的营养和代谢效应等。这其中很多效应是由于应激、激素介导或由机体细胞释放的其他物质介导的，并且受摄入的膳食和体内储存的营养物质的影响（见本章第二节）。

第四节 多器官功能障碍

脓毒症和多器官功能衰竭（multiple organ failure，MOF）是肠瘘病人最主要的死亡原因。脓毒症与严重感染、病人免疫功能低下及营养不良等有关，尚与创伤、休克、持续超代谢、细胞介质、细胞能量物 ATP 缺乏和再灌注损害等因素有关，是多器官功能障碍（multiple organ dysfunction，MOD）的进一步发展。脓毒症与 MOF 可相互影响和转化，甚或同时出现，但临床上一般是先有脓毒症，也就是说机体受到严重损伤(如严重感染)后,按生理、代谢变化,产生 4 个不同的反应期:休克、复苏、持续超高代谢和 MOD, MOD 是脓毒症恶化的结果,如继续发展即进入 MOF。

一、多器官功能障碍的定义

(1) 感染:微生物存在、侵入正常活体组织并引起炎症反应称为感染。

(2) 菌血症:血液内有活体细菌称为菌血症。

(3) 败血症:以往指血中存在有微生物或毒素,但概念界定不清,目前建议停用。

(4) 全身炎症反应综合征(systemic inflammatory response syndrome,SIRS):指造成严重临床损害的全身炎症反应,这种损害可以是感染性的,也可以是非感染性的,如创伤及化学因素等。

(5) 脓毒症:由感染等引起的全身反应,它与 SIRS 含义等同,故有研究人员建议采用脓毒症一词,而不另用 SIRS,以区别其原因是创伤、休克还是感染。

(6) 严重脓毒症:指脓毒症伴有器官功能不全、低灌注或低血压。

(7) 脓毒性休克:指脓毒症伴有足量液体复苏仍无法纠正的持续性低血压,常伴有低灌注或器官功能不全。某些病人由于应用了影响心肌收缩力的药物或血管收缩剂,在有灌注异常和器官功能不全时可以没有低血压,这时仍应视为脓毒性休克。

(8) 多器官功能障碍综合征(multiple organ dysfunction syndrome,MODS):指急性病人器官功能改变以致在没有外界帮助下不能维持内环境的稳定。MODS 分为原发性或继发性。原发性 MODS 是指那些直接由明确的损伤因素导致的器官功能不全,如创伤后立即引起的 MODS。继发性 MODS 不是由损伤因素直接引起的,而是宿主反应的结果,因此往往是在原发性损伤晚期才发生,常见的是创伤面有坏死组织,严重感染后的并发症。

(9) 多器官功能衰竭:指在严重感染、多发创伤或大手术等情况 24 h 之后出现的两个或两个以上系统或器官严重功能障碍,并达到各自系统或器官衰竭的诊断标准与难以逆转的程度。因这种标准忽视了器官功能动态的变化特征,也很难说明哪一种器官功能已达到不能逆转的程度,不能客观反映病人的情况,且影响实验研究和治疗,故目前已不提倡使用。

二、多器官功能障碍综合征的可能因素

1. MODS 的启动

分为一次打击、二次打击和多次持续打击。一次打击包括原发损伤及其后续的复苏,取决于损伤程度、复苏延迟和复苏质量。烧伤、创伤和所有的手术属二次打击模式。二次打击经常与明显的感染或其他并发症如第 2 次手术有关。在 MODS 发展过程中,感染并不是主要的原因,亦有呈现典型的脓毒症和 MOF 临床表现的病人,尸解未发现感染灶。Goris 用酵母多糖血清注入鼠腹腔模型中,出现 MOF 的症状,但感染存在。正是基于这种情况,人们建议将全身炎症反应综合征与脓毒症用统一名词——脓毒症(sepsis)来表示。

Fine 认为内毒素可以发生持续打击的临床变化,内毒素是多次持续打击的最好模式,这在肠瘘病人中尤为明显;另外,反复的静脉导管感染也可造成多次持续打击。

2. 介质与 MODS

严重损伤后,巨噬细胞由静止状态转变为活化状态,释放细胞因子白介素(inter leukin,IL),如 IL-1、TNF、IL-2 和 IL-6 及 PGE_2 等。这些细胞因子改变了细胞代谢及远隔器官的功能,持续存在时可导致 MODS。许多临床和实验研究证实 IL-1 和 TNF 的升高与感染和超高代谢间存在联系。缓慢输注革兰氏阴性杆菌菌壁的内毒素脂多糖(LPS)时,出现高排低阻的血流动力学变化,IL-1、TNF 和

PGE_2升高，但IL－2和IL－6不升高。输注TNF或IL－2的犬实验显示心排出量、氧耗量增加，周围血管阻力、心室收缩功能和舒张的顺应性降低。以细胞培养方法评价巨噬细胞调节作用的实验研究显示，巨噬细胞LPS活化后减少肝细胞蛋白和白蛋白合成，增加急性相蛋白合成，降低线粒体氧化还原电位差，肝细胞把信号传递给巨噬细胞，在培养上清液中维持高水平的IL－1、TNF和PGE_2。

除TNF及IL－1外，血小板激活因子（platelet activating factor，PAF）也是脓毒症的早期介质。PAF是一种磷脂酶A敏感的磷脂，为很强的缺血和休克介质。它能明显增加微血管渗透性，允许液体和高分子溶质漏出循环外，有减少心脏收缩力和降低动脉压的作用，是一种强有力的血小板聚集剂和白细胞激活剂，能促进花生四烯酸代谢。

早期介质都能促使其他介质释放。这些介质中最重要的是血栓素A2、前列腺素和白三烯。它们对宿主组织和炎性细胞都有强大作用。血栓素A2能引起血小板聚集、使中性粒细胞积聚及增加血管通透性，也使血管床及支气管收缩。血栓素B2的血浆浓度与革兰氏阴性菌脓毒症病人的MODS程度和病死率有关。白三烯在MODS发生时有3个主要作用：①白三烯C4、D4和E4能改变血管反应性；②白三烯B4可使中性粒细胞积聚和激活；③白三烯C4、D4和E4可增加血管渗透性。在ARDS病人的支气管肺泡冲洗液中发现白三烯的浓度增加。白三烯E4的浓度明显增加可能是MODS发生的前兆。

3. 肠道功能与MODS

完整的肠道黏膜屏障功能可防止和限制细菌、内毒素的易位，肠道中宿主正常细菌在肠道黏膜屏障功能中起主导作用，免疫系统对肠道黏膜屏障起第二位作用。肠道黏膜屏障功能严重损伤后，某些细菌，特别是肠道杆菌过度生长，肠道菌群平衡失调，宿主免疫功能受损，肠道内细菌、内毒素易位，甚至在肠道无食物刺激时也可发生这种情况。

细菌、内毒素通过黏膜上皮细胞或经细胞间隙进入黏膜固有层，进而到达肠系膜淋巴结、门静脉和全身循环（或者易位的细菌和内毒素经淋巴结到达全身的器官）。巨噬细胞在细胞易位中起关键作用，肝巨噬细胞能够清除门静脉血液中的细菌和内毒素，一旦肝网状内皮系统功能发生障碍，细菌和内毒素在肠道黏膜屏障发生障碍时即能顺利进入全身循环。此外，门脉血液中细菌和内毒素激活肝巨噬细胞，释放多种细菌因子，可加重脓毒症。

4. 超高代谢与MODS

休克和复苏期存在微循环低氧血症，经充分复苏后，微循环低氧血症在MODS发生过程中并不是一个主要的原因。损伤后3～4 d，病人进入持续超高代谢期，致细胞能量代谢障碍，ATP生成不足，产生所谓能量代谢危机而致MODS。

5. 其他因素

低灌流是MODS发病早期的共同因素。虽然在许多脓毒症中没有明显失血和严重脱水的表现，但多数病人仍然处于低血容量状态，这是血流分布异常的结果。再灌注过程是休克复苏后最基本的病理生理过程。大量研究表明，氧自由基在低容量休克再灌注损伤中起重要作用。致炎因素激活补体C3、C5作用于内皮细胞和中性粒细胞释放O_2、H_2O_2、HO^-等氧自由基，作用于肥大细胞释放组胺，增强黄嘌呤氧化酶的催化作用而致氧自由基增多，O_2和HO^-等与细胞膜磷脂中多价不饱和脂肪酸作用，形成脂过氧化物（lipid peroxide，LPO）；LPO可损伤血管内皮细胞，致血管壁通透性增加，改变细胞代谢及远隔器官的功能，LPO持续存在可导致MODS。临床上也有MODS病人在损伤后第1 d血浆超氧化物歧化酶活性降至最低，之后虽有回升，但伤后20 d仍未恢复正常，且在病人死亡前急剧下降。这说明MODS病人抗氧化能力下降，谷胱甘肽含量下降，氧自由基增多，脂质过氧化增强。因此休克是第一次打击，延迟、不合理的复苏是第二次打击，增加了发生MODS的概率。

有广泛组织损伤和过度补体激活的病人易发生MODS。早期降解产物C5和脱精氨酸在ARDS发生中有重要作用，其机制为中性粒细胞趋化性减弱而黏滞性增加，这可导致中性粒细胞凝集，阻塞组织微循环，对肺影响尤其大。中性粒细胞消耗引起外周白细胞减少，C5可以直接或间接引起内皮损伤。

三、多器官功能障碍综合征的病理生理改变

1. 休克(周围循环障碍)

肠瘘病人的循环功能障碍大都是由低血容量和脓毒症引起，以后者的病理生理变化为复杂，处理棘手，且对机体危害更大。

肠瘘病人脓毒性休克可见于各种微生物引起的全身炎症反应综合征，特别是革兰氏阴性细菌的感染，由内毒素引起的休克。除革兰氏阴性细菌外，尚可有革兰氏阳性细菌、真菌等感染，由于细菌的毒素不同、作用不同，因而表现也很不相同，有的表现为低排高阻型，有的表现为高排低阻型。其机制目前尚不清楚，可能与下列因素有关：①细菌种类不同，革兰氏阴性细菌引起的多为低动力型，革兰氏阳性细菌引起的多为高动力型。②休克的发展阶段不同，开始阶段和轻型休克阶段常表现为高动力型，休克进一步发展和重型休克，常表现为低动力型。有人把高动力型休克看作是感染性休克发展过程的早期阶段。③休克前的血容量和血管反应性。休克前已有血容量减少，易引起小动脉收缩，表现为低动力型，如休克前没有血容量减少，细菌毒素通过某种机制使β受体兴奋、动静脉吻合支开放和心收缩力加强，外周阻力降低，循环速度加快。心输出量增加，因皮肤微循环动静脉吻合支比较丰富，此时血流量增加，所以表现为皮肤潮红温暖。脓毒症病人在发生休克时，除有休克表现外，还有因脓毒症而引起的其他损害，所以病情更加严重和复杂。

2. 肝功能障碍

发生脓毒症时，肝脏是较早受累的器官，因肠瘘病人最主要的并发症是腹腔感染或脓肿，细菌和毒素通过门脉系统进入肝脏，直接或间接刺激枯否细胞产生细胞因子而造成损害。肝功能障碍主要表现为物质代谢改变、血清酶改变、生物转化和排泄功能降低。当发生肝功能严重障碍时，可出现肝性脑病。

(1) 物质代谢改变：蛋白质代谢方面主要表现为血浆白蛋白减少、纤维蛋白原和凝血酶原等凝血物质减少、球蛋白增多。胆固醇因在形成、酯化、排泄方面发生障碍也可发生变化。血糖在轻度肝功能障碍时不发生紊乱，当有严重肝细胞损害时，由于肝糖原合成障碍及储存减少，表现为空腹血糖减少；当摄入糖后，因不能及时合成为肝糖原而发生高血糖。

(2) 血清酶谱的改变：肝脏是物质代谢最活跃的器官，酶的含量极为丰富。肝细胞受损或肝功能障碍时，也可反映为血清中酶的改变，升高的酶有转氨酶、乳酸脱氢酶等在肝细胞内合成并在肝细胞内参与代谢的酶，以及碱性磷酸酶、谷氨酰转肽酶等从胆道排出的酶。在肝细胞内合成并不断释放入血的酶，如血清胆碱酯酶含量降低。

(3) 生物转化和排泄功能降低：肝脏是人体重要的解毒器官。机体代谢过程中产生的有毒物质，例如蛋白质代谢产生的氨，在肝内变成无毒的尿素。当肝功能障碍时，肝解毒功能降低，引起机体中毒。肝脏对雌激素、抗利尿激素和醛固酮灭活作用减退。胆色素、胆盐、胆固醇的排泄功能下降，临床常见的表现为黄疸。

肠瘘病人的黄疸可由多种因素造成，如营养不良、感染及肠外营养所致的淤胆等。肝功能障碍时出现的黄疸可由肝细胞对胆红素摄取、肝细胞内胆红素结合及分泌障碍，以及胆汁分泌和排泄障碍造成，故直接与间接胆红素均可升高，而全胃肠外营养所致的胆汁淤积以直接胆红素升高为主；感染导致的黄疸与肝功能障碍有关，两者仅可能存在程度上的差异。

(4) 肝性脑病：肝功能障碍所致的肝性脑病很难与脓毒症导致的中枢神经精神症状进行区别，真正由肝功能衰竭所致的肝性昏迷很难治疗，多在晚期发生，病人在短期内死亡。

肠瘘病人存在肝性脑病的诱发因素，如在肝功能障碍时，凝血机制差，加上肠液的腐蚀易发生腹腔出血，导致血容量减少，肝细胞进一步受损。感染、手术、胸腔和腹腔穿刺放液等都可成为多次打击，加重肝功能不全而诱发肝性脑病。

3. 心功能障碍

心功能不全时，由于心脏负担过重或心肌收缩力减弱，心输出量减少。在较轻度的心功能不全时，心输出量可以不变，但心脏储备能力降低。心输出量减少，引起器官的血流量减少。这时，通过神经和体液的调节，使肾脏、肠系膜、皮肤等小动脉收缩，外周血管阻力增加，这样虽然在一定程度上保证了冠状循环和脑的血流量，却增加了心脏的后负荷。在心输出量减少的同时，伴有射血分数减少，心脏的舒张期末压增加，导致静脉回流受阻，静脉压升高。

由于肠瘘病人发生的心功能不全多由脓毒症造成，主要是心肌受损，心肌收缩力减弱，为感染、全身反应综合征导致的心肌细胞代谢障碍的结果，故机体代偿是心率加快，而无心肌肥厚、变长或等长调节。心率加快只是一种暂时的急性代偿，如持续时间太久，会进一步加重心功能不全。这一方面是由于能量消耗增多，另一方面是由于心舒张期短，冠状动脉血流量减少，对心肌的氧和营养物质供给减少，心腔血流充盈不足，这样不仅不能增加心输出量，反而使心输出量进一步减少。

急性心功能不全会导致体静脉与肺淤血，在肠瘘病人中，症状以肺淤血为主，有时急性心功能不全以肺水肿的形式表现出来。正常肺毛细血管压为 0.80～1.60 kPa，而血浆胶体渗透压为 3.33 kPa，肺的淋巴管非常丰富，轻度的淤血一般不发生水肿。但严重的肺淤血，肺毛细血管压超过 4.00～4.67 kPa，再加上脓毒症对肺的影响，致使毛细血管壁通透性升高，可发生明显的肺水肿。

4. 肺功能障碍

肠瘘病人因脓毒症而发生 MODS 时，肺功能障碍主要表现为呼吸功能障碍及其所引起的缺氧。病理生理变化为：①呼吸窘迫，频率加快，由于呼吸加快，通气增加，CO_2 排出过多，在疾病的早期表现为呼吸性碱中毒。②肺进行性僵硬，顺应性降低。③死腔样通气增加，这主要由于肺小血管收缩和栓塞，使部分肺泡有通气而无血液灌流或灌流减少。④静脉血掺杂增加，PaO_2 降低。⑤由于肺小血管收缩和栓塞，可使肺循环阻力增加，肺动脉压升高。

如果病人发生 MODS 前就有肺部的疾病，如老年慢性支气管炎、肺气肿及肺炎等，在脓毒症的打击下，更易出现肺功能不全。此时，因病人原有通气性呼吸功能不全，肺的扩张、回缩受限制或呼吸道阻力增加而引起肺通气不足，故发病时可表现为 PaO_2 降低和 $PaCO_2$ 升高，无低碳酸血症的表现。

5. 急性胃黏膜病变与无结石性胆囊炎

脓毒症致 MODS 在胃肠道系统主要表现为急性胃黏膜病变与非结石性胆囊炎，以前者居多。各种应激原，尤其是感染和创伤，可使肠瘘病人处于严重的应激状态，常伴有胃肠道的出血，威胁其生命。虽然确切发病机制尚不完全清楚，但胃黏膜血流减少引起的胃黏膜缺血缺氧和胃酸分泌相对增加是最基本的因素。胃黏膜缺血缺氧致黏膜屏障受损害，胃酸分泌增加，使 H^+ 逆弥散至黏膜内，促使肥大细胞释放组胺增加，毛细血管通透性增加，黏膜充血、水肿，组胺的释放使胃酸分泌进一步增加。这种恶性循环最终导致黏膜的严重缺氧、细胞代谢障碍。若这一过程持续发展，黏膜的糜烂可扩展至黏膜肌层甚至黏膜下层，引起急性溃疡和大出血。除这种局部病理生理变化外，由脓毒症致全身炎症性反应在急性胃黏膜病变的发展过程中起到重要的作用。如神经内分泌作用使胃酸分泌过多，蛋白质合成障碍，影响胃肠道上皮细胞的更新速度，使胃肠道黏膜的屏障功能降低。而这种黏膜屏障功能的降低又给机体造成了新的打击，在胃表现为出血，在肠道表现为细菌易位，加重病情，有人甚至认为胃肠道功能障碍是这一恶性循环的关键，是 MOF 的中心器官。

在漫长的治疗过程中，一部分肠瘘病人可发生无结石性胆囊炎，但大多是由胆汁淤积所致，经恢复口服饮食或穿刺引流即可控制，在全肠外营养中加用谷氨酰胺或配合针刺足三里也有预防作用。真正的MODS所致的无结石性胆囊炎较少见。目前对MODS发生无结石性胆囊炎的发病机制尚不明确，一般认为与脓毒症损害及缺血有关。

6. 肾功能不全

肠瘘病人常有少尿，大多是由血容量不足所致的肾前性少尿。在脓毒症所致MODS过程中，肾功能不全的出现较其他器官与系统晚，一旦出现则治疗极为棘手。除原有慢性肾脏疾病，肠瘘病人因脓毒症所致的肾功能不全大多为急性肾功能不全，病程大致分为少尿期、多尿期及恢复期。病理生理改变的特点主要见于少尿期及多尿期，而又以少尿期最为显著，包括：①尿量的改变。尿量可减少到每天400 mL以下。②血液生化的改变。由于泌尿功能障碍，体内代谢产物不能及时排出体外，导致血液内非蛋白氮浓度增高。由于体内酸性代谢产物浓度升高，而肾脏的滤过功能下降，更重要的是肾小管分泌氢及回吸收碳酸氢根的功能下降，氢离子随尿排出减少，体液内酸度增加而碱储备下降，故发生代谢性酸中毒。由于肾小管排钾功能下降，同时大量组织破坏，蛋白质分解代谢亢进及并发酸中毒，钾从细胞内大量逸出进入ECF，故必然有血钾过高。由于水在体内潴留，加上输液，易引起稀释性低钠血症和低氯血症。由于镁在体内聚积也可产生高镁血症，引起不同程度的中枢神经系统抑制，并有肌肉疲软和反射低下。如肾功能不全持续过久或多次血液透析而未注意纠正血钙水平，也有发生低钙血症的可能。多尿期主要是水、电解质的丢失。

值得重视的是，有些肠瘘合并脓毒症的肾功能不全并不是从少尿开始，而表现为尿量大量增多，为多尿性肾功能不全。其病理生理特点为尿量正常或增多，尿比重低及大量电解质丢失，而血中尿素氮增加。此型肾功能不全在临床并不罕见，在治疗上，比少尿性肾功能不全容易。

7. DIC

肠瘘病人发生DIC的主要原因是严重感染和创伤。DIC既可以是MODS的始因，也可以是MODS的末期。DIC的病理生理变化有血液凝固性变化、微血栓形成、出血、休克、微血管障碍和器官功能障碍，以血液凝固性变化为特点。血液凝固性变化可分为3期。

(1) 高凝期：在凝血开始阶段，凝血因子和血小板有不同程度的增加，这一期往往发展很快，临床症状不明显，容易被忽视。了解这一期的变化很重要，因为血液凝固性增加，在微循环内形成微血栓，是DIC的基本病理变化，消耗性出血和继发纤溶都是在这个基础上发生的。肠瘘病人发生严重感染或大手术后，如果发现血凝固性升高，有发生DIC的可能，应采取积极的处理措施。

(2) 消耗性低凝期：急性广泛的微血栓形成，使血小板和凝血因子(特别是纤维蛋白原、凝血酶原、凝血因子Ⅴ及Ⅷ的减少，皮肤、黏膜和各器官可发生广泛的出血)。此时虽然血小板和凝血因子减少，但如果血液中促凝物质继续存在，还会不断地形成微血栓。

(3) 继发性纤溶期：在DIC形成过程中，纤溶系统也逐渐被激活，使纤溶过程加强。值得重视的是，一些脓毒症、大手术后的病人可发生原发性纤维蛋白溶解，即一开始就激活了纤溶系统。血浆内纤溶酶原激活物和胰舒血管素增多，催化纤溶酶原转变为纤溶酶，使纤维蛋白原降解和形成纤维蛋白原降解产物，阻止凝血过程。

8. 中枢神经系统功能障碍

肠瘘病人的中枢神经系统功能障碍继发于其他因素，脑组织自身并无病变。引起继发性脑损害的主要病变是全身或脑缺血缺氧，如低血压、贫血、DIC、心功能障碍、呼吸道阻塞及脓毒症，以后两者影响较大。因肝功能衰竭而致的中枢神经系统功能障碍应属肝性脑病的范围。中枢神经系统功能障碍的主要表现为智力障碍、性格改变、感觉障碍、运动障碍及意识障碍(昏迷)。

(尹　路　高仁元　袁骁祺，部分摘自黎介寿主编的《肠外瘘》)

第三章 肠瘘的概述及治疗原则

第一节 概 述

一、肠瘘的定义

瘘是两个器官和(或)结构的异常交通(图 5-3)。胃肠瘘是指胃肠与其他空肠脏器、体腔或其他异常通道之间形成的交通,内有胃肠内容物通过,并引起感染、体液丢失、内环境紊乱、器官功能受损的一类疾病。

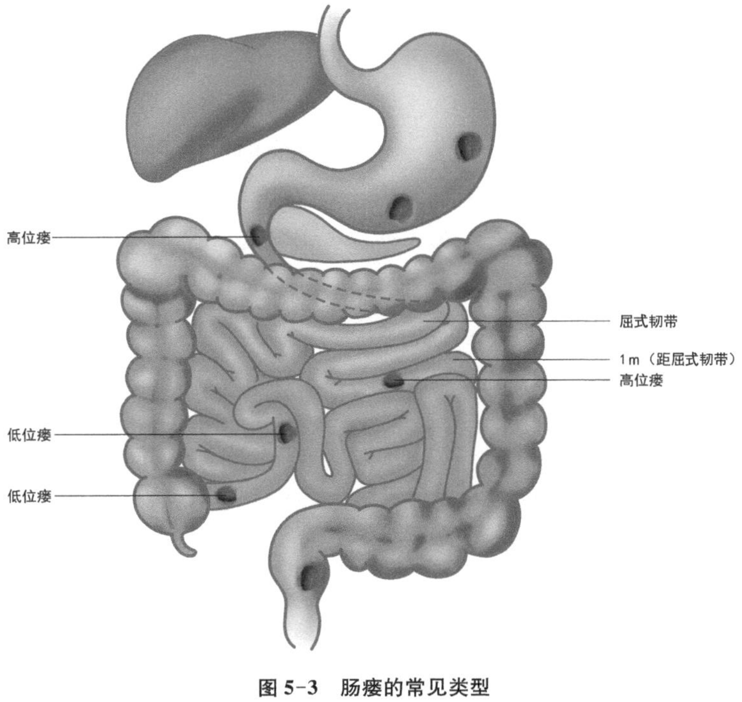

图 5-3 肠瘘的常见类型

二、肠瘘的病因和分类

肠瘘的病因可以分为先天性和后天性两种。先天性因素罕见,如卵黄管未闭。后天性因素常包括手术后并发症、术中损伤、外伤、感染、肿瘤、放射性损伤等。其中,临床上又以手术相关损伤、放射性损伤多见。巴西一项研究对 1 148 例腹腔手术病人进行调查,发现瘘的发生率为 5.5%。其中胆道瘘占

26%，结肠瘘占22%，胃瘘占15%。发现瘘的平均时间约6.3 d，瘘口闭合时间平均25.6 d，病死率25.4%。南京军区总医院发表的文章，对2018年全国54家医疗中心的调查发现，78.5%(1 194例)为外科手术相关的肠外瘘。肠瘘前三位的病因分别为恶性肿瘤(41.2%，其中胃肠道肿瘤占所有恶性肿瘤的86.3%)、消化道溃疡和穿孔(13.3%)、创伤(10.3%)。肠瘘分为内瘘和外瘘。内瘘是指肠腔和其他空肠脏器之间相通或肠腔与肠腔之间相通，比如胃结肠瘘、回肠膀胱瘘、小肠结肠瘘等。外瘘指肠瘘穿破腹壁，与外界相通，如结肠皮肤瘘。根据瘘的数量，又可以分为单发瘘和多发瘘。单发瘘占绝大多数(88.7%)。根据全国多中心的最新统计结果，单发瘘的发生率由高到低依次为空回肠瘘(28.8%)、结肠瘘(20.6%)、直肠瘘(11.2%)、十二指肠瘘(7.3%)、回盲部瘘(5.0%)、回肠-结肠吻合口瘘(4.3%)、十二指肠残端瘘(3.6%)、胃肠吻合口瘘(2.4%)、食管胃/肠吻合口瘘(2.4%)、胃瘘(1.9%)、胆胰肠吻合口瘘(1.4%)。根据瘘管的形态可以将肠外瘘分为管状瘘、唇状瘘和断端瘘。管状瘘是指瘘的内外口之间有管道样连接。唇状瘘是指肠道内口和腹壁外口直接相通，肠道黏膜外翻与皮肤相连愈合。断端瘘属于医疗造瘘。根据瘘口所在肠段的位置，分为高位瘘和低位瘘。由于瘘口位置、大小不同，导致肠液流出量也不相同，又可以将瘘分为高流量瘘(>500 mL/d)、中流量瘘(200～500 mL/d)和低流量瘘(<200 mL/d)。龚建平教授根据肠瘘的位置将肠瘘分为三型，Ⅰ型为位于胃窦部以上的瘘；Ⅱ型为胃窦部、十二指肠和高位空肠(距离屈氏韧带100 cm以内)的瘘；Ⅲ型为高位空肠以下的瘘。Ⅲ型病人严重感染比例最高，严重营养不良风险最低；Ⅱ型病人出血比例最高；Ⅱ型病人病死率最高。肠瘘的临床表现各不相同，肠内瘘可无明显临床症状，高位肠瘘表现为腹泻和严重营养不良，肠管与其他空腔脏器的内瘘则主要表现为感染症状。根据病人不同的营养状况，肠瘘可以表现为轻症，也可以表现为重症，如腹壁缺损、皮肤溃烂并发感染，严重者甚至可以出现多器官功能障碍，导致死亡。单发肠瘘的总体预后较好，治愈率可达90%以上。其中接近一半的病人可以通过保守治疗治愈，另有一半单发肠瘘则依赖手术治疗。肠瘘的总体病死率约7.4%，其中单发肠瘘的病死率又明显低于多发肠瘘。克罗恩病、阑尾炎/阑尾脓肿、合并肠内瘘、多发肠外瘘、食管胃/肠吻合、肠瘘后无引流、合并多脏器功能衰竭、脓毒血症、出血、肺部感染、导管感染、营养不良等因素和死亡密切相关。其中脓毒血症、多器官功能障碍和出血是肠外瘘病人死亡的三大独立危险因素。肠外瘘后主动冲洗引流是肠外瘘的保护性因素。

表5-1 肠瘘的病因和部位分类

病因和部位	中国多中心(n=1 521，%)	巴西(n=63，%)	编者所在中心(n=92，%)
病因			
恶性肿瘤	626(41.2)	20(32)	29(31.5)
消化道溃疡(穿孔)	202(13.3)	—	7(7.6)
创伤	157(10.3)	—	1(1.1)
炎症性肠病	142(9.3)	5(8)	32(34.8)
肠梗阻	110(7.2)	—	1(1.1)
阑尾疾病	84(5.5)	—	4(4.3)
胆道疾病	45(3.0)	—	2(2.2)
良性肿瘤	40(2.6)	—	3(3.3)
胰腺疾病	38(2.5)	—	4(4.3)
肠结核	5(0.3)	—	2(2.2)

（续表）

病因和部位	中国多中心（n=1 521，%）	巴西（n=63，%）	编者所在中心（n=92，%）
白塞结肠炎	2(0.1)	—	1(1.1)
免疫抑制	—	26(41)	—
高血压/糖尿病/老年	—	31(49)	—
手术前伴有感染	—	18(29)	—
少见/罕见疾病	—	—	2(2.2)*
其他	70(4.6)	—	4(4.3)
部位			
空肠和回肠	438(28.8)	9(14.3)	50(54.3)
结肠	313(20.6)	14(22.2)	13(14.1)
直肠	170(11.2)	2(3.2)	7(7.6)
十二指肠(残端)	166(10.9)	2(3.2)	10(10.9)
回盲部	76(5)	—	5(5.4)
回肠-结肠吻合口	65(4.3)	—	—
胃肠吻合口	37(2.4)	—	—
食管胃/食管肠吻合口	37(2.4)	4(6.3)	—
胃	29(1.9)	10(15.9)	2(2.2)
胆道和胰腺	21(1.4)	20(31.7)	4(4.3)
膀胱	—	2(3.2)	—
骶前	—	—	1(1.1)

注：*2 例罕见病分别是胶质瘤息肉病综合征（Turcot 综合征）和埃勒斯 - 当洛斯综合征（Ehler-Danlos syndrome）。

三、肠瘘的诊断

肠瘘的诊断主要依据临床表现和影像学检查。其中窦道造影、消化道造影最为常用，造影后行腹部 CT 检查，有助于明确窦道的位置、走行、有无残腔及与腹腔其他脏器的关系。唇状瘘和管状瘘在 CT 下的表现也不一样。管状瘘的 CT 征象为内外口之间形成不均匀的管道，长短不一，曲直不一，管径不一，厚薄不一，和周围肠管粘连，界面模糊。唇状瘘 CT 表现为外口较大，边缘唇状增厚，肠瘘肠管可见肠壁局限性增厚，且内外口之间无瘘管样形态。管状瘘伴随炎性改变，易出现腹腔脓肿，甚至腰大肌、腹膜后脓肿，唇状瘘病人肠梗阻的相对比例较高。目前，我院正在开展超声造影诊断肠瘘，效果也较好。

四、肠瘘的治疗

肠瘘的治疗包括保守治疗和手术治疗。对于一般的肠内瘘，通过抗感染、营养支持治疗等方式，部分肠内瘘可以愈合。临床上肠外瘘更为多见，因此对于肠外瘘的治疗方法也更加多样。黎介寿院士总结的肠外瘘治疗原则有 7 点，分别是：①纠正内稳态失衡；②控制感染；③瘘口管理；④营养支持治疗；⑤维护重要器官功能；⑥防治并发症；⑦设法关闭瘘口。前 6 点主要是为最后设法关闭瘘口创造条件。下文将以手术治疗肠瘘作为主要内容进行介绍。此外，在当前生物-心理-社会医学模式下，结合目前的医疗环境，考虑到肠瘘的治疗难度极大、治疗周期也长、疗效不确定，医护人员应及时告知病人及家属，使其有充分的心理准备及树立战胜疾病的信心，配合医护人员，完成肠瘘的诊治，尽可能取得最大的疗效。

1. 纠正内稳态失衡

肠瘘病人的内稳态失衡主要表现为乏氧、酸碱失衡、水和电解质紊乱、营养与代谢失衡、休克等。乏氧的原因主要是呼吸功能障碍、贫血及循环血量减少。乏氧带来的直接后果是组织局部缺氧，引发细胞能量供应不足，进而促发一系列的级联效应，最终导致细胞解体。临床上可以通过观测乳酸脱氢酶、肌酸激酶等酶学变化来评估不同器官组织的乏氧程度。

2. 控制感染

感染是外科实践中的难题，尤其是对肠瘘病人。研究显示，肠外瘘死亡病人中超过 90%可以归因于感染。造成感染的病菌以革兰氏阴性菌为主。大部分肠瘘病人往往会经过多个周期的抗生素治疗，因此极易出现广谱耐药菌株。另外，由于肠瘘病人营养状况较差，机体免疫能力降低，使得感染更加难以控制。一旦病人感染因素超过机体的防御能力，感染往往不可避免。细菌本身的致病性、巨噬细胞释放减少和(或)吞噬能力下降、局部渗出的异常血清因子、肠道屏障功能缺失和肠道细菌移位导致的肠源性感染等均会导致肠瘘病人出现感染。此外，长期应用抗生素后，极易出现二重感染现象，对此也要十分注意。

感染的本质是炎症。炎症本身对于机体是一种保护性因素。但是一旦炎症反应过于剧烈，其往往会带来相应组织器官的损伤。感染时相包括急性炎症期和慢性炎症期。急性炎症是感染的初始反应，急性炎症持续时间越长，组织损伤程度越重。感染因素消除后，组织才能进入修复期。如果未能及时消除感染因素，则急性炎症可能进入慢性炎症期。对于肠瘘病人，感染一般持续时间较长，主要包括局部化脓性感染、慢性感染和全身感染。局部化脓是组织被破坏和消化的过程。大量中性粒细胞和其他炎症细胞可以迁徙到发生炎症的位置进行吞噬包裹。一部分炎症细胞因为炎症因子和酸性微环境而死亡，释放消化酶，进一步消化破坏组织形成脓肿。脓肿不断积聚后，逐步延伸至无障碍的表面。此时脓肿可以自发破裂排出或经外科引流排出。充分引流后，脓肿往往可以自愈。但是如果感染性因素仍然存在，则可能进一步发展为慢性脓肿。在慢性化脓的过程中，巨噬细胞成为其特征性细胞。机体在慢性感染的情况下可以产生抗体，也可刺激网状内皮细胞的增生。此时常出现低蛋白血症，可能是肝脏蛋白合成能力减少，还可能因为慢性消耗和血红蛋白合成障碍出现贫血。

如果感染仍然未能控制，肠瘘病人极有可能因为细菌及其代谢产物入血出现脓毒血症，甚至感染性休克，严重威胁病人的生命安全。因此，及时发现肠瘘、及早处理感染对于肠瘘病人至关重要。

3. 瘘口管理

随着时间推移，肠瘘病人因脓肿侵蚀，可能会在皮肤表面形成瘘口。脓肿自瘘口破出，流于皮肤表面。如果感染不能控制，窦道内脓肿和肠液经瘘口不断溢出。随着时间推移，会造成瘘口周围皮肤变红、破溃和感染。保护好瘘口周围的皮肤和软组织是肠瘘保守治疗中的重要方面。因此，一旦发现皮肤表面形成瘘口，应该及时处理。瘘口较小时，可以使用造口袋引流脓液。不过，常常会碰到瘘口位于一个开放性伤口中，无法使用造口袋，此时可以在瘘口中放置引流管。但有时这样处理也达不到目的，甚至有可能导致瘘口变大。瘘口较大时，可以采用改道法引流瘘口内脓液，保护周围皮肤，避免瘘口越来越大。同时，可以通过植皮手术来保护瘘口周围组织。也有报道选择负压吸引治疗装置用于开放的伤口和瘘口，但是目前这项方法仍然存在争议，还没有用作标准的治疗方法。它可能通过将瘘口流出液改道，从而有助于瘘口周围伤口的愈合。

瘘口管理的另一方面就是控制瘘口流量。在肠皮肤瘘的病人中，常通过禁食减少肠液的分泌量。

尽管如此，人体每天吞咽的唾液量可以达到 0.5 L，胃液有 2 L，胰腺和胆汁分泌有 1.5 L。因此，仍然需要使用额外的药物来控制消化道液体分泌。一些抗胆碱能药物如格隆溴铵和东莨菪碱可以抑制一半以上的唾液分泌，抑制胃酸分泌也有效果，对于食管瘘的病人往往有效。不良反应包括一些易激惹行为、尿潴留、便秘、口腔干燥、头痛、面色潮红、呕吐等。因此使用时需要谨慎权衡利弊。质子泵抑制剂和 H_2 受体阻断剂对于减少胃酸分泌有效。洛哌丁胺和磷酸可待因等治疗腹泻的药物可以延缓肠道蠕动，允许近端结肠延长吸收时间。对于可以进食的病人，进食前 0.5 h 服用。因洛哌丁胺无镇静和成瘾性，且在末端回肠重吸收，因此小肠瘘的病人优先选用高剂量洛哌丁胺。生长抑素和合成类似物奥曲肽及兰瑞肽在肠瘘中应用较广。它们可以抑制消化道的分泌，减轻瘘口流量，以及相关的脱水、电解质紊乱和皮肤损伤。降低瘘口流量是否有助于瘘口的愈合，这一点还存在争议。

4. 营养支持

肠瘘病人极易出现营养不良，其原因包括摄入不足(禁食、营养吸收差)、利用增加(各种应激如手术、感染等)、丢失过多(消化液漏出)等。临床上大多数病人都有程度不等的营养不良表现，这也是肠瘘病人最常见的病理生理改变。营养不良会严重影响病人的免疫功能，导致多个脏器功能不全，互为因果，恶性循环，最终导致病人因恶病质死亡。因此，无论是过去、现在，抑或是将来，营养支持对肠瘘病人来说都是最重要的治疗手段之一。

在进行营养支持之前，通常需要对病人进行营养状态的评定。评定的方法较多，如膳食调查和体格检查。静态营养评定指标包括体重、体质量指数、皮脂厚度和臂围、握力测定、血清白蛋白、转铁蛋白、视黄醇结合蛋白、淋巴细胞总数等；动态评估如氮平衡等，还可以使用一些人体成分测定的方法，如非脂质群含量可以有效地评估手术病人的临床结局，是良好的营养评价指标，且与临床结局密切相关，比如生物电阻分析法、双能 X 射线吸收技术、计算机断层扫描和磁共振检查。单独用于肠瘘的营养评分量表目前暂未见报道，目前使用较多的是一些常见的营养评估量表，包括营养风险筛查 2002(nutritional risk screening，NRS 2002)、营养不良通用筛查工具(malnutrition universal screening tool，MUST)、主观全面评定(subjective global assessment，SGA)、微型营养评定(mini-nutritional assessment，MNA)及营养筛查工具(malnutrition screening tool，MST)等。另外，对于肠瘘病人，应重视对其骨骼肌含量的评定。一般可以借助病人腹部 CT 检查时第 3 腰椎体横截面的肌肉面积所占的比重进行评估。

APACHE 评分表全称是 acute physiology and chronic health evaluation，中文名称是急性生理与慢性健康评分。该表最早由 Knaus 等人提出，他们认为加强治疗的一个健康评估就是检测和治疗急性生理学的异常变化。疾病严重程度分类系统必须建立在客观的生理学参数之上，且尽可能地不受治疗的影响。疾病严重程度分类系统应当适用于多病种，易于使用，所选参数在大多数医院均能获得。急性疾病的严重度可以通过对多项生理学参数异常程度进行量化而加以评定。为此，他们于 1985 年提出了 APACHE 的修改本——APACHE Ⅱ。APACHE 由 APS、年龄及 CPS 三部分组成。APS 包括 12 项生理指标，应当选择入 ICU 最初 24 h 内的最差值。对于大多数生理指标而言，入 ICU 最初 24 h 内的最差值指最高值或最低值。记录各个指标在最初 24 h 内的最高值和最低值，并根据附表分别进行评分，应当选择较高的分值。最终 APACHE Ⅱ 评分＝急性生理评分＋年龄评分＋慢性健康评分。APACHE Ⅱ评分的理论最高值为 71 分。APACHE Ⅱ在重症病人中应用较多，可以用于预期病死率的计算、判断是否为急诊手术等。

肠瘘病人的营养支持需要按照一定的顺序进行。对于部分肠道可以继续使用的病人，仍然首先推荐口服肠内营养，特别是对低位肠瘘，以及胃瘘、十二指肠瘘的病人。低位肠瘘病人只要近端小肠有效吸收长度超过 1～1.5 m 就可以通过胃予以营养；对于胃和十二指肠瘘病人，则可以通过瘘的远端肠管予以营养。如果高位肠瘘消化液流失过多，则可以通过回收再输注的方法进行补充，以便帮助食物消化吸收。一般来说，每日瘘口流量在200 mL以下的病人，对于肠内营养均能较好耐受。对于需要部分肠外营养支持和全肠外营养支持的病人，需要根据病人的体重计算其每日的总热量、非蛋白热卡比例及蛋白质的供应量。肠瘘病人由于感染、摄入不足等诸多原因，一般可以给予25～30 kcal/(kg・d)，其中糖脂比可以参考40～50：60～50。蛋白质按照1.5 g/(kg・d)以上，严重分解代谢病人可以考虑2 g/(kg・d)以上。目前肠外营养有工业化的三升袋，也有更适用于个体化配置的三升袋。除了常规的三大能量来源之外，还需要额外补充每日需要的维生素和微量元素。由于肠外营养全合一输注时渗透压较高，应该使用中心静脉压进行输注，开始速度不能过快。经过营养支持和抗感染治疗后，病人的营养状况往往可以得到较大的改善，有一部分肠瘘病人可以达到自愈的效果，但仍有一部分病人需要进行手术。

在进行营养支持时，需要注意防范相关并发症。相对来说，肠内营养安全性较高，通过口服营养补充或者管饲，按照先慢后快的顺序进行，开始输注时速度一般为25～50 mL/h，之后逐渐增加，如果病人耐受性好，最大可达到150～200 mL/h。但是肠内营养也会出现一些并发症，包括机械性、胃肠道、代谢及感染等四个方面。但大多数情况下，肠瘘病人往往还需要肠外营养补充支持或者全部依靠肠外营养。为了使营养物质在体内获得更好的代谢、更佳的利用，减少不必要的污染，肠外营养一般使用全营养液混合的方法将各种营养制剂在静脉营养中心无菌操作台中混合配制好，再送至病房中输注。肠外营养需要使用中心静脉和外周静脉。对于临床上配用的三升袋，仍然建议首选中心静脉，以避免过高的渗透压对血管及周围组织造成的损害。对于短期输注病人，可以考虑颈内静脉和锁骨下静脉，也可以选用股静脉。对于长期需要输注肠外营养的病人，建议使用经头静脉或者贵要静脉插入中心静脉导管的途径。肠外营养的并发症较肠内营养更为常见，包括静脉导管相关（如气胸、空气栓塞、导管堵塞、感染等）、代谢性（如高血糖、低血糖、高血脂、电解质紊乱等）、脏器功能损害（如肝脏脂肪变性、胆汁淤积、肠道屏障功能破坏等）及代谢性骨病（如骨质疏松、高钙血症、四肢关节疼痛甚至骨折等）。输注速度不宜过快（编者经验1滴/s，即180 mL/h，大多数病人可以耐受），否则部分病人可能出现头痛、面色潮红、腹胀、恶心、呕吐、心率加快等不适。此时可以减慢输注速度或者暂时停止肠外营养滴注，上述症状一般均能较快获得缓解。

由于肠瘘病人可能需要较长时间的肠内和（或）肠外营养支持，大部分病人仍然需要住院完成营养支持。但是对于一些基础疾病稳定，暂时不考虑确定性手术，已经开始行肠内营养并能耐受，预期行肠内营养时间超过1个月并且有良好的家庭环境的病人，可以考虑行家庭肠内营养支持。行家庭肠内营养的病人在出院前要接受肠内营养支持和技术的培训，每周均需要电话随访和指导。家庭肠内营养病人的费用要明显低于住院病人，且社会功能和心理健康有较大改善。因此，对于一部分适合家庭营养的肠瘘病人，经仔细评估和沟通后，可以考虑行家庭肠内营养支持。

5. 维护重要器官功能

肠瘘病人的一般情况往往较差，特别是感染、慢性贫血、低蛋白血症等对人体的脏器均有不同程度的损害。在肠瘘围手术期，更加需要防治感染、出血、吻合口瘘等相关并发症，特别是对于血流动力学尚不稳定的术后病人，外科重症监护室是他们最佳的选择。此外，由于长期肠外营养支持的原因，病人也极易出现肝脏相关代谢性并发症，如肝脏脂肪变性、胆汁淤积等。针对乙型肝炎肝硬化的病人，应该使用高支链氨基酸替换普通氨基酸，有助于降低肝脏负荷，维护肝脏的正常功能。

6. 防治并发症

在整个治疗过程中，除了心脑肝肾等重要器官外，肠瘘病人最常出现障碍的器官是肺。由于肠瘘病人每日补液量较多，下床时间有限，静卧时间较长，往往容易出现坠积性肺炎和肺部感染。此外，部分病人还容易出现压疮。这会影响病人的进一步康复。因此术后应鼓励病人咳痰、早期下床活动，以预防相关并发症。

7. 设法关闭瘘口

肠瘘病人在完成术前评估和有效营养支持以后，应根据实际情况决定是否行确定性手术；如果行确定性手术，是一期完成还是分期完成。手术时，根据腹腔探查情况尽量关闭瘘口。对于营养情况良好、肠壁水肿不严重、吻合口瘘风险小的病人，可以行一期吻合。但是如果病人存在感染、营养状况不佳且肠壁明显水肿时，应考虑行肠造口术。编者所在中心，肠瘘病人行造口术后加强营养，体重一般可增加5～15 kg，营养状况大大改善。

（尹　路　高仁元　袁骁祺）

第二节 手术治疗

一、肠瘘的手术治疗指征

除了少量的简单肠瘘可以通过保守治疗治愈外，大部分的肠瘘病人需要手术干预。对于肠瘘病人，手术时间的选择非常重要。以往观点认为，肠瘘病人因为内环境紊乱、营养状况差、肠壁水肿严重，一般需要营养支持等对症处理3个月后进行确定性手术。然而，随着营养知识的不断普及及营养产品的不断更新升级，且目前临床上肠瘘病人的营养状况较前有明显好转，出现严重营养不良的比例也有了一定程度的改善，但是整体而言，肠瘘病人的营养风险仍然高于其他腹部手术病人。决定肠瘘病人是否进行确定性手术，需要综合考虑多个因素，包括营养情况、感染程度、血流动力学稳定程度等。对于大部分病人而言，手术本身就可以改善临床结局，越早施行手术，病人的营养状况、感染等情况都可以得到明显改善。因此，目前的趋势认为肠瘘病人无需等待3个月后再行手术治疗，可根据病人的实际情况综合决定是否近期手术。

1. 肠瘘的围手术期处理

（1）术前准备

肠瘘病人术前需要进行必要的准备工作，包括心理准备、生理准备等。需要告知病人和家属相关的手术处理方案和面临的手术风险，病人和家属需要做好充足的心理准备。病人还需要进行备皮、手术标记、必要时使用弹力袜等准备。此外，肠瘘病人一般不需要常规肠道清洁。如果是术中需要处理直肠，手术前可以进行灌肠准备。对于涉及女性阴道的手术，需要在术前进行阴道清洁。由于肠瘘病人往往经历多次手术，腹腔内器官移位、组织粘连程度往往较重。较为常见的是术中输尿管走行改变，因此需要根据实际情况决定术前是否放置输尿管支架，以协助术中判断和处理，降低术中医源性损伤的风险。

（2）术中处理

肠瘘病人术中处理的主要原则是尽可能关闭瘘口恢复肠道连续性、清除感染灶、避免医源性损伤、松解粘连进行肠排列术，防止术后肠梗阻，以便病人术后尽早恢复肠内营养。手术操作部分将在个论中详细论述。

（3）术后处理

不同于一般的腹部手术病人，肠瘘病人由于长期营养不良，合并不同程度的感染，术后恢复时间较长。因此，术后肠瘘病人要将肠外营养作为常规的营养支持方式。病人每日营养的计算按照前述标准进行即可。肠瘘病人的肺功能往往存在不同程度的异常，因此术后常规雾化、排痰非常重要。只要病人的生命体征平稳，应该鼓励病人尽早下床活动，但不能操之过急。一部分体力较弱的病人可以先在床上进行翻身、抬腿等活动，慢慢过渡到下床活动。肠瘘病人的补液总量也需要格外重视，术后当天及第1天的补液量可以有所亏欠，术后3天之后再补足全量。另外，有一部分肠瘘病人已经经历过多次手术或者既往存在伤口感染，其腹部伤口可能瘢痕增生严重。这类病人术后需要加强换药、乙醇湿敷，必要时可使用护架烤灯以保持伤口干燥。

（4）并发症的处理

肠瘘病人手术后容易出现各种并发症，主要包括手术相关并发症和肠外营养相关并发症等。手术相关并发症包括术后出血、感染、肠梗阻等；肠外营养并发症包括导管相关并发症、代谢性并发症、脏器功能损害并发症、代谢性骨病及其他。术后出血根据病人实际情况予以对症处理即可。如果出血量较大，可能需要急诊手术止血。感染并发症包括肺部感染、切口感染、腹腔感染、尿路感染等，须根据相应的培养结果，使用合适的抗生素。长期使用抗生素后容易出现二重感染和细菌耐药，因此适当时机需要加用抗真菌类药物。对于某些一般情况良好、机体免疫功能正常、感染控制良好的病人，应该及时停用抗生素。术后肠梗阻在肠瘘病人中出现比例也不低，一般为粘连性肠梗阻居多，予以保守治疗如禁食、胃肠减压、口服石蜡油等均可缓解。但有一小部分病人可能仍然无法缓解。因此部分肠瘘病人特别是多次手术后、腹腔粘连严重的病人需在术中常规放置经鼻或者经造口的肠梗阻导管以避免术后出现肠梗阻。

肠瘘病人肠外营养相关并发症也较常见。临床上常用颈内静脉、锁骨下静脉、股静脉和PICC导管。静脉导管相关并发症主要包括穿刺相关并发症和导管相关并发症。前者包括气胸、空气栓塞、血管、神经损伤、皮下血肿等，后者包括导管脱出、堵塞、折断及导管感染，少见发生血栓性静脉炎。导管感染最为常见，病人可表现为突发寒战、高热（＞38.5℃），立即拔除导管后病人症状逐渐减轻，体温逐渐恢复正常。导管培养的致病菌中多为革兰氏阴性菌。但是临床上导管培养的阳性率偏低，主要原因可能是导管放入无菌试管后无法及时送出，大部分细菌在样本送至导管室时已经无法培养。鉴于这种情况，建议有条件的单位可以使用高通量测序的方法结合传统培养皿的方法进行致病菌鉴定。这对于后续抗生素的使用具有重要的指导意义。

代谢性并发症主要是因为肠外营养直接进入体内循环，由于营养底物过量或者不足引起机体代谢紊乱和器官功能异常，产生代谢性并发症，包括高血糖、低血糖、高血脂、电解质紊乱、氨基酸代谢紊乱等。有部分病人由于不耐受全合一肠外营养，长期使用单瓶输注后，往往会出现维生素和微量元素缺乏，以及必需脂肪酸缺乏。

肠外营养病人中部分病人表现为再喂养综合征。由于诊断标准不够明确，再喂养综合征的发生率高低不一，有研究认为重症病人中的发生率大约为34%，有风险的病人中发生率大约为8%；而有些研究则认为在2%左右。2020年美国肠外肠内营养协会发表了对再喂养综合征处理的专家共识，对再喂养综合征相关临床症状、体征、病理生理学表现等进行了进一步综述。既往认为再喂养综合征是指对能量摄入减少或者缺乏的个体一段时间后再次供应和（或）增加能量所导致的一系列代谢和电解质紊乱的现象。能量来源包括口服饮食、肠内营养、肠外营养或者静脉滴注葡萄糖。美国肠外肠内营养学会则将其定义为任何一个个体在经历一段时间的营养不良并开始予以能量供给后，迅速出现血磷、血钾和（或）血镁中任何一种或者多种组合的物质浓度水平下降。再喂养综合征的主要标志是低磷血症。随着饥饿程度的进一步加剧，能量储备、维生素和细胞内电解质逐渐缺乏。机体其他情况如腹泻、肠内容物丢失（肠瘘、呕吐、胃肠减压）及利尿剂的使用则会进一步加剧电解质的丢失。当血液中的血糖水平增加时，胰岛素水平会随之上升。如果机体缺乏钾、磷或者镁等物质时，由于胰岛素水平增加，血浆中相应电解质浓度会减少，可能是胰岛素直接驱动钾和磷顺着浓度梯度进入胞内，也可能是胰岛素直接刺激钠钾泵。低镁血症的发生机制尚未阐明。血浆中电解质可能出现急剧变化并且十分严重，可以直接导致处于饥饿或者分解代谢状态的个体面临死亡的威胁。磷在许多再喂养综合征的病案中属于关键离子。但是仅仅关注磷元素的水平仍不够，钾和镁可能同样重要。磷是机体能量存储的主要形式，是 ATP 的重要元素。随着营养不良的进展，机体需要持续消耗存储的磷用于产生能量。磷的缺失会导致呼吸肌的功能障碍，导致急性呼吸功能衰竭。它还可以抑制心脏的收缩能力。由于磷元素在电活动的过程中也起到重要作用，因此低磷血症也可能导致心律不齐。体内缺乏磷同样可以导致 2，3 二磷酸甘油酸浓度降低，引起血红蛋白氧合能力增强，导致游离氧释放减少，最终引起组织缺氧。

循环中 K^+ 浓度同样非常重要，特别是对于肌肉收缩和神经传导功能。低钾血症同样可以导致心脏电冲动传递障碍，增加致死性心律失常的风险。低钾血症还可以导致乏力、反射减退、呼吸抑制和肌麻痹。

再喂养综合征病人同样可以出现低镁血症，尽管其具体机制仍未明确。低镁血症会减少神经元对 K^+ 的再摄取，导致 K^+ 的额外丢失，损害细胞中 K^+ 的运转。这些效应可能通过影响依赖 Mg^{2+} 的生物酶（如 Na-K-ATP 酶等）产生。

此外，再喂养综合征病人也可以出现维生素 B_1（也称为硫胺素）的缺乏。在机体从饥饿转向喂养的过程中，维生素 B_1 的需求极大增加。维生素 B_1 缺乏导致神经异常，包括混淆、各类脑病（如 Wernick's 综合征和 Korsakoff 综合征）、动眼神经紊乱（主要是水平方向眼肌麻痹）、低体温，甚至昏迷。维生素 B_1 在乳酸向丙酮酸转化的过程中也发挥重要作用。因此，缺乏维生素 B_1 的病人可能出现高乳酸血症。此外，心肌细胞中维生素 B_1 缺乏还可能使 ATP 合成减少，导致充血性心力衰竭及湿性脚气病。心肌组织中 ATP 合成障碍导致循环血液中腺苷浓度增加。腺苷浓度过高则会引起外周血管舒张，心排血量增加，心肌收缩能力降低、心律失常，导致舒张压降低。

再喂养综合征的诊断标准如下：①血清中磷、钾和（或）镁中的任何一个、两个或三个电解质的水平出现下降。其中下降 10％～20％为轻度，20％～30％为中度，＞30％和（或）因以上三种物质任何一种和（或）维生素 B_1 缺乏导致器官功能障碍为重度；②重新开始或者大幅度增加能量供给 5 天内发生。

（尹　路　高仁元　袁骁祺）

第三节　消 化 液 回 输

肠外瘘是一种严重并发症，20 世纪 60 年代肠外瘘的病死率为 40％～50％。究其原因，消化液的大量丢失，导致水电解质紊乱及感染是肠外瘘治疗失败的早期因素。营养不良则是后期治疗失败的主要因素。在临床上，当高位肠外瘘或高位小肠造口后，肠液流出量大，肠内相关的消化液大量丢失，使病人内稳态及营养状态难以有效维持，而肠内营养与消化液混合回输治疗肠外瘘成为一种较为有效的方法，能有效维持大量消化液流失后的内稳态。

1978 年后，随着以肠内营养为主、肠外为辅的原则的提出，肠外瘘病人的消化液回输，同时加强营养支持，使治疗高位肠瘘进入新的阶段。消化液回输的实施，在功能上达到了完整消化道的理想效果，让营养液和消化液有足够的时间停留在消化道，保证了营养物的充分消化、吸收和利用，保障机体能量供给，同时减少肠源性感染。

一、消化液回输的概念

消化液回输是一种肠内营养技术，回输液通过回输装置经体外循环处理，模拟胃肠道功能从而重建小肠连续性。回输液常包括食糜、消化液、肠内营养等。将消化液和营养液混合后输入称为混合回输。

小肠双筒造口术后，或者肠外瘘，尤其是大于等于肠管横断面1/2的唇状瘘，可以将小肠分为上游输入段和下游输出段。将上游输入段小肠排出的消化液或者食糜，通过装置回输入有正常功能的下游输出段小肠的技术，称为消化液回输技术。

二、消化液回输的原则

消化液回输也被认为是一种有效、经济、简单的营养支持模式，适用于引出体外的消化液量大于500 mL/d，并造成水电解质平衡失调和营养不良，同时存在有效的回输途径的病人。病人全身及局部炎症控制，引流出的消化液无脓性分泌物，肠蠕动恢复早期即可收集回输。但一般要求输出肠段大于50 cm，且没有肠梗阻存在。

三、消化液回输的临床应用

消化液的丢失常伴随着肠外瘘的存在，而肠外瘘大多发生在腹部外科手术后，其原因可能有医源性的小肠造口，或病理性的吻合口瘘、腹部切口开裂等导致的肠外瘘。病理情况下导致的肠外瘘往往相当复杂，尤其是当肠外瘘的漏出量等于或大于1 500 mL/d时，病人常伴有急性或慢性脱水、肾功能衰竭、电解质紊乱及营养不良，病人的住院时间明显延长，大大增加了住院成本，并影响病人的预后及生活质量。

对于肠外瘘病人早期的治疗方法选择，营养支持是首选，在完全肠外营养（total parenteral nutrition，TPN）出现后，肠外瘘病人的病死率明显下降。欧洲临床营养代谢协会指出，肠道功能减退至低于最低必要营养物质吸收水平时，静脉补液支持治疗是必要措施，尤其对于短肠综合征及高流量肠外瘘病人，这些病人同时需要复杂且长期的多学科护理保障，以及长时间的静脉补液营养支持。但是长期使用TPN的并发症也随之而来，比如深静脉置管感染、肝功能损伤及胃肠道功能紊乱等。而肠内营养与消化液混合回输作为安全有效、廉价、易于操作的营养支持措施，对肠外瘘病人的治疗有极大的意义，能够有效减少TPN导致的各种并发症。黎介寿院士提出肠外瘘病人应当以肠内营养支持为主的概念，“如果肠道有功能，并且能够安全使用时，就应使用肠道”，现已成为肠外瘘病人治疗的金标准。这也就需要消化液的收集和回输。通过消化液回输能有效地治疗和改善肠瘘，特别是高位高流量肠瘘导致的机体内稳态的异常。

近年来，在专业的诊疗中心，消化液混合肠内营养回输治疗肠外瘘的方法已成为一种常规治疗手段。肠外瘘病人由于丢失大量消化液，大多存在营养不良、内稳态失衡的情况，所以在使用消化液混合肠内营养回输早期，会出现各种轻重不一的不良反应或并发症。消化液回输再灌入常见的并发症包括恶心、呕吐、腹胀、腹痛及腹泻等。据研究报道，至少有14%的病人会发生这些症状，但是经过数天回输再灌入的适应期后，均能得到一定程度的缓解，并且能够耐受。消化液回输后，常见的其他异常包括输入管道的阻塞，消化液及肠内营养液的渗漏，以及与肠外瘘护理相关的问题等。通过适当的指导与宣教，以及改良肠外瘘的护理技术，病人的这些情况能得到妥善的处理。也有临床使用消化液回输时发现，消化液再灌入过程中，会产生难以接受的气味，这导致病人的情绪受到影响，生活质量降低，甚至不配合再回输，使得营养状况难以改善。另外，在回输灌入的早期，有些病人常会出现因肠痉挛而导致的腹痛，通过对症处理可以获得改善。但总而言之，这些不良反应或并发症反映了整个残余肠管的功能，最终能用于评估及预测下一步确定性手术治疗肠瘘的预后。

目前，专门研究消化液混合肠内营养回输治疗肠外瘘的中心仍较少，缺乏前瞻性的随机对照研究，大多数文献仍以单中心病例报道为主，病例的数量较少，仍需进一步的研究总结，从而得出具有循证医学依据的指导性结论。

四、消化液回输方法

Etienne Levy 在 1977 年首次描述了食糜再灌入，并且在文献报道中建议作为肠衰竭病人的替代治疗，但是当时很少被采用，更没有被充分认可，其原因可能是再灌入回输的方法和技术不够理想。目前在国内，许多使用回输再灌入的诊疗中心，常用的方法是通过肠内营养泵和各种管道将消化液过滤后回输再灌入。但主要依靠护理人工操作：消化液通过重力作用流出后，重新收集在一个容器内，然后用纱布过滤去除大颗粒物质及消化液中的絮状物，根据病人漏出液的流量按时收集，并冷藏保存，一般每隔 2～4 h 转移到肠内营养容器中，再用肠内营养泵注入下游输出段的小肠。

常见的回输再灌入管道通路设计有以下几种：①内镜引导下将营养管置入输出段肠管；②手术时即行空肠造口以作肠内营养管；③唇状瘘则直接将导管置入输出段肠管，至少 10 cm；④经皮内镜空肠造口术(PEJ)。但目前关于回输过程的时效性还没有明确的标准，胡秋莲等建议每 2～3 h 回输一次。祝海香等在回输过程间隔问题上提出，采用每 6 h 一次，而高勇等提出每 2 h 一次。无论哪种回输频率都会使临床护理工作的难度大大增加。

在这一系列过程中，所有的操作和处理都会产生不同程度的污染，并产生难闻的气味，而且操作烦琐，需要大量的护理工作。目前报道中，回输装置有所改良。可将消化液通过持续负压吸引(0.02 kPa)收集，当需要将消化液回输时只需将装有消化液的容器取出即可直接回输，其研究结果显示每日护理工作时间减少约 2 h，且操作简单，价格低廉，不增加临床住院天数。

国外报道普遍采用一种自动调节持续回输再灌入装置，这种装置无需任何调整或护士操作，并且不会受到外界污染，随时保证消化液回输的连续性，避免了转移、冷藏、过滤等步骤；同时，还可以动态观察及检测回输消化液的质量。这种装置的吸入端可将肠内排出物吸入一个 30 mL 的容器中，这个容器接受电子监控，当容器内容积超过 10 mL 时，输出泵启动，将内容物通过管道注入下游肠段。而置于下游肠道内的管道材料通常选择聚氨酯鼻胃管(14-16Fr)，减少对肠道的刺激作用。

五、消化液回输的管理

消化液的回输需要多学科团队的合作，包括胃肠外科、营养科及受过专业训练的护士。总结以往的人工操作经验发现，消化液回输过程中有很多需要注意的问题，比如回输再灌入时需要关注回输的速度、浓度及温度。在一个诊疗中心如果需要此类操作的病人数量增多，那么医护的人力成本将会大幅增加。但是使用自动调节回输再灌入装置，就能避免很多问题与合并症。经过特定的培训与宣教后，病人进行自主控制操作消化液与肠内营养混合回输再灌入，完全具有可行性。对于回输再灌入的技术问题，完全可以通过设计解决方案的指南手册进行指导，使得病人在病情稳定的情况下，院外继续进行肠内支持治疗和消化液的回输也成为可能。

六、小结

肠外瘘病人因腹腔感染所致的病死率较高，其原因复杂且多样，因此，在临床治疗上必须根据病人的个体情况给出个性化治疗方案。现今，肠内营养是肠外瘘治疗的重要方法之一。对于高位、高流量的肠外瘘病人，其每日丢失大量消化液，内稳态及营养状态很难有效控制维持，病人的肠内营养物质输入后吸收也是一大难题，而通过消化液与肠内营养混合回输再灌入的治疗措施，肠外瘘病人的肠道连续性得以暂时恢复的同时，使肠内营养及消化液能在肠道内充分混合，有利于消化、吸收及利用。朱晋国等研究发现，采用消化液回输再灌入的治疗措施后，病人对糖、脂肪及氮的吸收增加约 20%，消化液回输前后的吸收系数明显上升，其测得的相关血清指标显示转铁蛋白明显增加。此研究结果表明，消化液回输对肠外瘘病人的营养状态具有改善作用。

最后，对于消化液回输再灌入的治疗效果及机制还需要更大样本量的研究。但是，医护工作者首先要提高对此项技术的重视和认识，明确消化液回输再灌入是一种安全、有效、易于实行的肠内营养技术。对于高位小肠造口术或是高位、高流量的肠外瘘病人，如果远端肠管可用，消化液回输再灌入可提高肠道消化、吸收及利用营养物质的功能，改善肠黏膜屏障，减少细菌易位的发生，最终减少肠道功能衰竭发生的可能。同时，纠正病人全身营养状况，以及减少因肠外营养导致的肝脏功能异常。通过使用先进的设备仪器，并对病人的教育培训，甚至可在院外进行消化液的回输和肠内营养支持治疗，极大限度地减少了院内感染的概率。另外，由于消化液回输再灌入可减少或停止肠外营养的使用，病人住院费用及医疗成本也可大大降低，住院时间明显缩短，无论是病人还是医务人员都将会获益。

（尹　路　陈春球）

第四章 胃瘘

第一节 概述

胃瘘是指由于各种原因引起的胃壁局部缺损，导致其与腹腔、其他空腔脏器和腹壁之间形成的交通。胃瘘包括胃-小肠瘘、胃-结肠瘘、胃-皮肤瘘、胃-肾脏瘘、胃-脾脏瘘、胃-胰腺瘘、胃-心包瘘，以及胃-支气管瘘等。胃瘘病因多样，大部分和手术相关，如胃癌根治术、胃大部切除术、袖状胃切除术等。罕见因胃周围血管离断后导致胃壁缺血坏疽引起的胃瘘。也有报道经皮放置胃造瘘管后引起的胃瘘。行袖状胃切除术后发生瘘的病人中，大部分瘘位于贲门(图 5-4)。

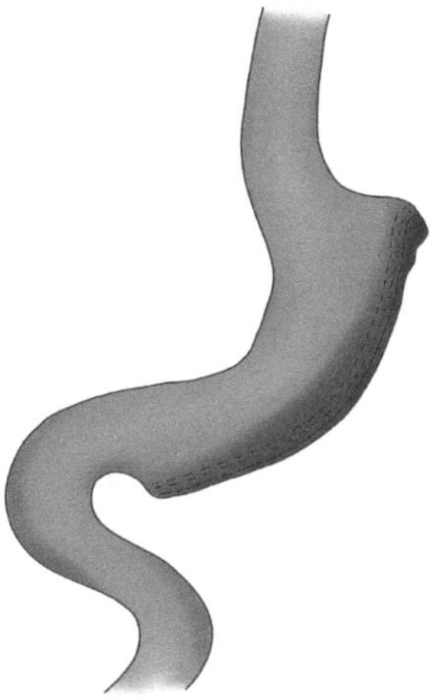
图 5-4 胃减容术后瘘

有研究发现，仍有 25%(3/12)的胃瘘病人修补后在半年左右再次出现瘘。但在临床中仍然以胃手术后瘘较为多见。此外，还需重视全胃切除术后食管空肠吻合口瘘，其发生率约为 5%，在术后第 8 天左右出现吻合口瘘。一旦出现食管空肠吻合口瘘，病死率也大大增加(26.7% vs. 4.5%)。国外一项小样本的研究认为胃癌术后瘘的高危因素包括Ⅳ期胃癌、年龄大于 70 岁及术前出现体重丢失未行营养支持治疗。由于胃液中主要为胃酸、胃蛋白酶，腐蚀性低于肠液，因此早期症状可能不明显。胃瘘病人初期可能出现发热、呃逆、左侧胸腔积液甚至左侧肩痛。上腹部 CT 可以发现左侧膈下积液，穿刺引流后发现胃内容物则可证实胃瘘。胃瘘分为 3 种类型：Ⅰ型为小的瘘口，无明显漏出液；Ⅱ型为胃瘘伴有腹腔脓肿；Ⅲ型为胃瘘伴有多发内部或外部脓肿。编者曾经遇到一例病人，因晚期胃癌从非洲回国进行手术治疗。病人入院时营养情况极差，严重贫血。后行姑息性手术，病人在术后第 7 天出现胃瘘。由于该病人在国外未能得到及时治疗，导致出血引起缺血缺氧相关的脑病，无法及时反馈不适主诉。该病人在进食流质饮食后，第 2 天在腹腔引流管中发现胃内容物。予以禁食、生长抑素、引流管冲洗和肠外营养支持治疗后 2 周，造影显示瘘口已经闭合，顺利出院。尽管该病人通过保守治疗，胃瘘顺利痊愈，但是临床上碰到的胃瘘病人基本是经保守治疗无效后才进行手术治疗的，手术闭合瘘口的治疗效果也比较好。

第二节 手术治疗

胃瘘最基本的治疗原则是外科引流、抗感染、维持水电解质酸碱平衡和营养支持。胃壁缺损较小的病人通常可以自愈。对于瘘口未愈的病人，可以根据情况适当予以肠内营养，保护肠屏障功能，待情况改善后可以行胃瘘修补手术。若病人始发疾病为胃恶性肿瘤，则可行胃切除术。对于良性疾病，仍考虑胃修补手术或部分胃切除修补。若粘连严重、分离困难、张力过高，则可考虑与空肠行吻合术。

1. 适应证

外伤或医源性创伤、营养状况较好、胃壁缺损较小。

2. 禁忌证

营养情况差、血流动力学不稳定。

3. 术前准备

术前除了一般常规检查外，还应通过窦道/消化道造影和腹部 CT 明确窦道的位置、走行、有无残腔，是否存在多个窦道等。术前予以规范的肠外营养和(或)无渣肠内营养，控制感染，减轻瘘口水肿，改善内环境紊乱，促进机体合成代谢，无需行肠道准备，常规备皮。

4. 麻醉与体位

全身麻醉，改良截石位。

5. 操作者位置

由于胃瘘的操作与胃癌手术方式类似，操作者的站位和腹腔镜下胃手术相同。主刀站在病人右侧，第一助手在主刀对侧，扶镜手站在病人尾侧。

6. 操作孔位置选择

大多数胃瘘病人既往接受过一至两次的手术，再次进腹，要充分考虑原来的手术切口和操作孔之间可能存在较为广泛的粘连，腹腔内常见的是大网膜和小肠粘连于腹壁切口下方。胃手术后正中切口下方粘连较为常见，偶可见操作孔下方粘连。因此，为了避免进腹时发生医源性损伤，编者团队多倾向于选择左上腹肋缘下两指与左侧锁骨中线交叉的位置进腹。根据腔镜镜头探查的结果，再选择不同的操作孔。操作孔位置的选择对二次甚至多次手术病人至关重要，它往往决定能否顺利开展腹腔镜下的再次手术。

第三节　实例和体会

本节介绍一例外院胃间质瘤术后出现胃-皮肤瘘的病人，其基本情况如下：男性，59 岁。因胃间质瘤术后，伤口反复感染不愈 2 年。入院时病人体温正常，白细胞和中性粒细胞百分比都在正常范围内，但 CRP 高达 45 mg/L(参考值<8.2 mg/L)。病人营养状况很差，入院时 BMI 仅有 17.59 kg/m^2，白蛋白 33.7 g/L(参考值 40～55 g/L)。立即予以肠内营养、抗感染等支持治疗。入院第 9 天予以行手术治疗。

术中采用右侧锁骨中心肋缘下两指切入腹腔，置入直径 10 mm 的 Trocar 作为观察孔。腹腔镜镜头探查腹腔，发现腹腔内组织广泛粘连，主要位于原正中切口和瘘口下方。胃壁被大网膜和横结肠包裹。手术首先进行粘连松解，既可以扩大视野，也可以明确窦道位置及其与周围组织的关系，方便进行腔镜下操作。分离腹壁上粘连时需要反手操作，超声刀、剪刀序贯使用，电凝棒及时止血，避免腔镜镜头污染。术中逐步分离窦道周围粘连，但由于反复感染，窦道周围组织粘连水肿严重，难以进一步进行腔镜下分离，遂中转开腹。仔细沿胃壁分离组织，及时止血。Endo GI 楔形切除胃瘘区域。原胃-皮肤瘘的窦道予以清创引流。碘伏水大量冲洗，放置好引流管后关腹。术后予以营养支持，恢复进食后出院，出院后随访 3 个月，无明显异常。

该病人虽然仅为单纯的胃-皮肤瘘，但从术中探查可以发现窦道周围因反复炎症，组织严重水肿，局部解剖结构紊乱，又因胃周血管分布密集，毗邻多个重要脏器。因此需要有经验的外科医生仔细分离解剖，真正“拨开云雾见月明”。处理好腹腔之后，对于形成的窦道也需要清创，清除窦道中的感染物，放置引流管，使得术后窦道尽快闭合。

第四节　外科治疗进展和未来

单纯性胃瘘通过营养支持和手术治疗效果明确。但是一旦胃瘘合并其他器官组织，处理就比较棘手，但是总的处理原则仍然是不变的。未来可以通过个性化的治疗方案为不同情况的病人进行单独设计和处理。

（尹　路　高仁元　袁骁祺）

第五章 十二指肠瘘

第一节 概　　述

十二指肠位于胃幽门和十二指肠空肠曲之间，全长 20～25 cm，是小肠中管腔最粗也是位置最固定的部分。十二指肠近端血液供应来自腹腔干的分支，其余部分来自肠系膜上动脉。十二指肠瘘的发生率较低，临床上以手术后十二指肠残端瘘、急性重症胰腺炎和外伤致十二指肠瘘为常见，也有部分系胆道手术后引起十二指肠瘘。

十二指肠残端瘘是最严重的手术并发症之一，致死率可达 16%～20%。十二指肠残端瘘的独立危险因素包括术前低蛋白血症、肝硬化、消化道重建方式、营养不良风险（NRS 2002 评分≥3 分）、Ⅲ期胃癌等。综合文献报道，十二指肠瘘的主要病因可以归为以下几大类：①手术方式相关。比如十二指肠球部溃疡瘢痕增生或者晚期胃癌姑息性切除术，术前预估不足导致术中发现十二指肠残端缝合困难；②输入袢梗阻。吻合口的输入袢侧方成角、结肠后吻合后横结肠压迫，导致输入袢内压力过高；③缝合技术：十二指肠残端缝合过松、过紧，打结过松、过紧都不适合，都可以引起十二指肠残端瘘。因其可以引起伤口感染、腹腔内脓肿、腹腔内出血、急性胰腺炎、急性胆囊炎、重度营养不良、水和电解质紊乱、弥漫性腹膜炎和肺炎而导致病人住院时间大大延长。十二指肠残端瘘一般发生在术后 1 周左右，临床症状多表现为上腹部突发剧烈疼痛，呈持续性，可向右肩背部放射，浅呼吸或者屏气可以减轻疼痛，查体可以看到腹膜炎体征，与上消化道穿孔相似。或者病人突然出现胸腔积液、氧饱和度降低等呼吸功能障碍体征。术中放置的引流管中可以看到胆汁性消化液流出，或者口服亚甲蓝显色剂后从引流管中流出。B 超可以看到液性暗区。十二指肠残端瘘的住院时间为 3～6 周，国外报道最长住院时间可达 3 年。十二指肠残端瘘一般在术后第 5～10 天出现。其治疗方式可以分为四大类，分别是保守治疗、穿刺引流、内镜下治疗和手术治疗。保守治疗主要针对没有脓毒血症和血流动力学稳定的病人。采用禁食、肠内营养和/或肠外营养、奥曲肽或生长抑素及抗生素治疗，其综合治疗有效率可达 91%。肠内营养可通过空肠营养管实施，但需注意是否增加了每日十二指肠瘘引流量及病人能否耐受。保守治疗无效后可以进行经皮穿刺治疗，包括经皮肝穿刺胆道改道、腹腔脓肿穿刺引流术、经皮十二指肠切除。其治疗有效率也较高。如以上治疗方案失败，还可通过内镜进行治疗，也可通过经腹部切口或者引流管口置入引流管。也有在对脓腔冲洗引流后通过胆道镜放置明胶海绵和纤维蛋白胶闭合瘘口。据估计，仍有超过一半的病例需要通过手术干预。

临床上另一种常见的十二指肠瘘是急性重症胰腺炎合并十二指肠瘘，其发生率居结肠瘘之后。十二指肠瘘的部位多位于降部、水平部或二者交界区。其原因包括非医源性损伤和医源性损伤，其中医源性损伤常见于穿刺损伤、营养管损伤和引流管损伤等。十二指肠瘘常见的并发症包括感染、出血等。既往研究认为十二指肠瘘和局部炎症密切相关。重症胰腺炎病人胰头周围区域炎症反应较重，部分组织可出现坏死，对十二指肠可能造成直接损害。另外，门静脉系统和肠系膜上静脉中出现的血栓往往会加重十二指肠的血供障碍，导致十二指肠更加脆弱甚至穿孔。医源性损伤也可能导致十二指肠瘘，比如术中分离过度、细针穿刺、引流管等均会增加十二指肠瘘的风险。因此，在治疗重症胰腺炎时，尽量在 CT 引导下经过肝肾间隙穿刺，避免误伤。另外，在营养支持治疗中，营养管的放置也可能会对十二指肠降部和水平部交界处造成损伤。因为营养管尖端可能会误伤该部分十二指肠，最后导致十二指肠瘘。有条件的情况下，可以通过内镜放置营养管，术中透视证实营养管通过十二指肠到达空肠后方。

第二节　手术治疗

手术治疗主要针对存在感染引流不畅和血流动力学稳定的病人。这些再手术病人均需要进行腹腔冲洗和引流。手术的主要方式包括：十二指肠残端瘘的一期缝合、管状十二指肠切除术、胆道系统手术（如胆囊切除术）、胃内或胆总管内克氏 T 管置入术、胆管空肠吻合术、十二指肠残端再吻合（restapling）或剖腹探查。手术的总体有效率可达 70% 以上。临床上对于十二指肠残端瘘的处理主要从以下几方面进行：①手术探查。手术中未放置引流管的病人，一旦考虑发生十二指肠瘘应该立即再次手术，毫不迟疑。手术的目的是引流，缝合关闭瘘口的可能性较低。因为胰液、胆汁的高度腐蚀性，十二指肠残端水肿，质地非常松脆，难以缝合，有可能缝合后切割导致瘘口增大。在瘘口旁而不是瘘口内放置引流管（双套管），引流后进行冲洗；同时仔细探查有无其他因素导致瘘口压力过大，如果有要一并处理。放置胃管置入输入袢，引流其中分泌的液体。胃造口、空肠造口分别引流产生的消化道液体，保证十二指肠残端可以顺利愈合。术后引流管要保持通畅，防止堵管，必要时可以用少量生理盐水冲洗。随着引流量的逐渐减少，可以逐渐停止冲洗，一般 2 周左右可以更换直径较细的引流管，3～5 天更换一次，最后可以使用头皮针，待 24 h 引流量少于 10 mL 后慢慢拔除引流管。病人无发热，无其他不适主诉，复查超声未见液性暗区。②营养支持。有文献认为术后第 2 天即可通过造瘘管滴入糖盐水，同时行肠外营养。由于病人造瘘管内开始往往会引流出较多的液体，消化液丢失严重，因此肠外营养和液体的补充至关重要。同时需要使用生长抑素抑制消化道液体的分泌量。待病人肠道功能基本恢复后，可以考虑经造瘘管滴入肠内营养，逐渐加量，逐渐恢复经口饮食。③抗生素的使用。一般根据病人引流量的情况、白细胞水平等综合考虑使用抗生素的种类和强度。一旦病人引流通畅后，可以调整抗生素的使用强度和种类。一般情况下，腹腔引流管在术后 4～6 周可以拔除，十二指肠造瘘管 8 周左右拔除。

对于急性重症胰腺炎合并十二指肠瘘的病人，一般通过非手术治疗即可达到缓解病情甚至治愈的目的，但是病程往往较长。有研究报道了腹腔镜右侧腹膜后入路的方式，既可以达到彻底清创引流的目的，又避免了对十二指肠相关区域的解剖，降低了手术难度，避免了医源性损伤。

胆道十二直肠瘘也有见报道，术前 CT 诊断率较低，约占 1/3。腹腔镜手术可以有效进行诊断和治疗。分离粘连组织后，采用 3-0 可吸收线全层间断缝合，轻压肠管，观察有无渗漏。必要时可以使用美蓝进一步检查。术后常规放置胃肠减压，一般 2 周左右即可痊愈出院。

1．适应证

病人术前营养状况较好；感染情况较轻；血流动力学稳定；十二指肠残端瘘或者侧瘘的瘘口较大、周围瘢痕较多，缝合修补难以愈合，肠段切除存在困难时，可以空肠断端与瘘口行对端或者端-侧吻合以便关闭瘘口。该手术的适应证较少。

2. 禁忌证

重度感染；血流动力学极不稳定。

3. 术前准备

术前除了一般常规检查外，还应行消化道造影和腹部 CT 检查，以助于诊断。

4. 麻醉与体位

全身麻醉，改良截石位。

5. 操作者位置

操作者站位和上腹部手术类似。

6. 手术主要操作步骤

①将肠瘘口分离出来后，清除周围的粘连和瘢痕，修整瘘口，保证血运。②距离十二指肠悬韧带下方 15～20 cm 切断空肠，远端空肠上提至准备好的十二指肠瘘口，用 3-0 可吸收线做双层缝合，行端-端或端-侧吻合。距离该吻合口 20～30 cm 处，做空肠断端的近侧段和上提的远端空肠行端-侧吻合。

（尹　路　高仁元　袁骁祺）

第六章 小肠瘘

第一节 概述

小肠瘘指小肠与小肠或其他空腔脏器或皮肤之间形成的异常交通。小肠瘘的类型较多。其病因多见于炎症性肠病、肿瘤、外伤(2%～25%)、腹腔感染(20%)、感染性胰腺坏死(50%)等。由于术后吻合口裂开、剖腹探查术后、脱水干燥的肠管暴露于常用的临时关腹填塞敷料、水肿肠管之间,以及与腹壁的粘连、伤口感染、腹腔内伤、创伤、脓毒血症伴有危险因素(如低蛋白、胶原合成障碍等)等情况最终导致肠管缺血缺氧,引起小肠瘘。常见的小肠瘘包括小肠-小肠瘘、小肠-结肠瘘、小肠-皮肤瘘(图 5-5)、小肠-膀胱瘘(图 5-6)、小肠-输尿管瘘、小肠-动脉瘘、小肠-空气瘘(enteroatmospheric fistulae, EAF)等。还有一些罕见的小肠瘘,比如溃疡性结肠炎全结肠切除后行回肠储袋术后发生的回肠储袋瘘。

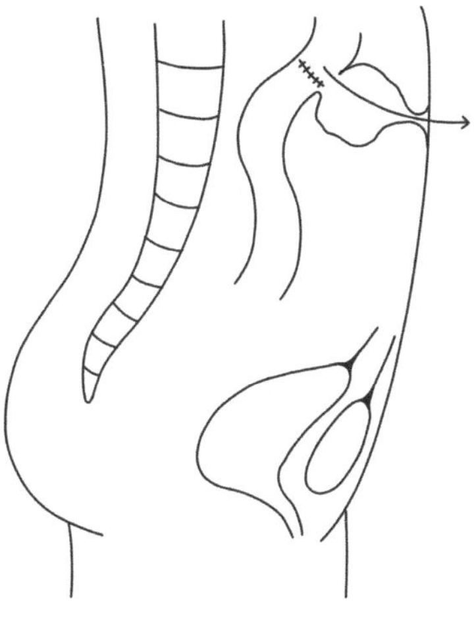

图 5-5 小肠-皮肤瘘

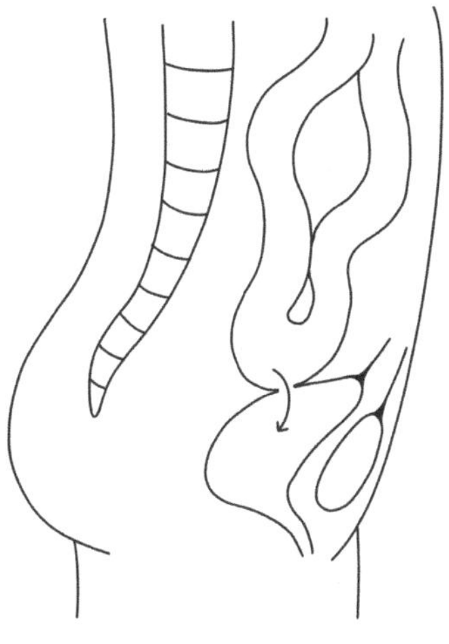

图 5-6 小肠-膀胱瘘

EAF 的定义为在开放的腹腔中间出现肠瘘,进而在胃肠道和体外形成交通。EAF 的特征包括窦道脓腔、周围缺乏血供丰富的组织、位于开放腹腔内导致肠内容物的流入腹腔。因此严格意义上来讲,EAF 并不是真正的瘘。其发生原因包括吻合口瘘、严重伤口感染、腹腔内伤(burst abdomen)、严重创伤、肠缺血、遗漏的肠切口、开腹技术(损伤控制手术)及炎症性肠病。其中开腹技术和关腹方法与 14%～25%的 EAF 相关。脓毒血症相关的 EAF 明显高于无脓毒血症病人(12.1% vs. 3.7%)。负压伤口治疗与 5%～14.6%的 EAF 相关。EAF 的病死率在 36%～64%,最高可达 70%。EAF 导致病人住院时间和住院费用增加 4 倍以上。一般在术后 1 周左右出现,而对于腹腔长期无法闭合的病人,EAF

可能随时发生。EAF 自愈的可能性几乎为零。即便小肠瘘闭合后，仍然有 9%～33%的自发性闭合瘘病人出现复发。EAF 预后的主要影响因素是部位及瘘的流量。根据解剖部位，EAF 可以分为近端瘘和远端瘘。根据瘘口每日流量，分为低流量瘘（<200 mL）、中等流量瘘（200～500 mL）和高流量瘘（>500 mL）。EAF 的致死率偏高，主要由其病理生理学结局导致，包括严重的体液和电解质丢失、酸碱平衡紊乱、分解代谢过度（低蛋白血症）、维生素和微量元素缺乏及因瘘内容物溢出导致的伤口感染性并发症。按照世界腹腔间隔室综合征联合会公布的开放腹腔的标准，根据腹腔污染程度和粘连情况将开放腹腔的复杂程度分为四级九类。

表 5-2　腹腔污染程度分级标准

分级	开放腹腔情况	分级	开放腹腔情况
1A 级	清洁，无肠固定	2C 级	肠瘘，进展性肠固定
1B 级	污染，无肠固定	3A 级	清洁，冰冻腹腔
1C 级	肠瘘，无肠固定	3B 级	污染，冰冻腹腔
2A 级	清洁，进展性肠固定	4 级	小肠-空气瘘，冰冻腹腔
2B 级	污染，进展性肠固定		

处理 EAF 的方法很多，孤立瘘口和预防漏出物对其他伤口的污染是重要方法（图 5-7），降低 EAF 口流量、营养支持是其中的关键步骤。

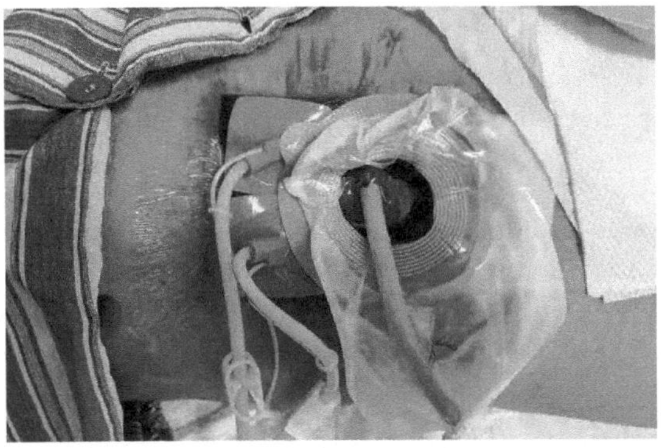

图 5-7　小肠-空气瘘的处理

关于 EAF 的营养支持方案，除了按照概述中总的原则进行，也需要进行个体化方案的研究。2016 年美国肠外肠内营养学会发表了肠空气瘘营养相关治疗指南。指南中主要对以下 7 个营养相关问题进行了解答。一是描述肠外瘘病人营养状态的指标；二是营养支持治疗最佳路径（口服、肠内还是肠外）；三是哪种蛋白质和能量摄入能带来最佳临床结局；四是经瘘口营养（fistuloclysis）相比标准化治疗结局是否更佳；五是免疫增强营养配方是否比标准配方带来更好结局；六是使用生长抑素或类似物是否比标准药物治疗带来更佳结局；七是何时进行家庭肠外营养。针对以上七个问题，指南按照循证医学最新方法-卫生系统中证据推荐分级的评估、制定和评价系统（the grading of recommendations assessment, development and evaluation, GRADE）分别进行了推荐。针对营养不良评估工具，目前指南中仅建议（证据级别：非常低）根据既往营养情况（非预期的体重降低、能量/营养摄入评估）和体格检查进行诊断；在 EAF 确诊时即需要进行营养不良评估。对于当前未出现营养不良，但是病人很可能因为营养吸收障碍，水、电解质丢失和脓毒血症导致营养不良仍需要进行周期性营养评估。血清白蛋白水平可以在营养治疗前和治疗周期中用于评估营养情况。虽然它并不是敏感的营养指标，但是它和病人预后有关。针对营养支持途径，指南推荐（证据级别：非常低）电解质和液体达到稳态后，无远处梗阻的低流量（<500 mL/d）EAF 病人口服或肠内营养；高流量病人仍然需要肠外营养补充水、电解质和营养，以便通过手术或自发性实现瘘口闭合。基于专家的共识，EAF 成人病人每日蛋白供应量应该达到 1.5～2.0 g/kg，能量需求基于病人的营养评估结果。对于高流量的 EAF 病人，每日蛋白需求量可以达到 2.5 g/kg。对于 EAF 口不会自发愈合的病人，只要远端肠道吸收能力正常，建议使用消化液回输的方法进行营养治疗。建议首先使用多重配方

治疗方案进行营养治疗，若病人无法耐受，可以使用部分配方的治疗方案（证据级别：非常低）。对于是否常规使用生长抑素或类似物，指南推荐只对每日肠瘘流量大于 500 mL 的高流量病人（证据级别：中等）。只有当病人生命体征稳定，瘘口流量可控，高流量病人暂无手术计划时，可以考虑家庭肠外营养。

有报道用四步法对 EAF 进行引流改道。手术的主要技术方法包括安全套-瘘口吻合、游离瘘口、伤口负压治疗和造口袋修整。第一步是安全套和瘘口的吻合。使用 4-0 不可吸收缝线连续全层缝合，确保瘘口内的引流液全部通过安全套引流出去。第二步是将用于伤口负压治疗的泡沫修剪成环状，包绕在瘘口和安全套周围。第三步是将泡沫覆盖于其他伤口处，中间留好开口，将瘘口和安全套完全包围。然后用 VAC 薄膜覆盖在泡沫上，接负压吸引。负压维持在－150～－125 mmHg。第四步将安全套放在造口袋内，造口袋贴于薄膜之上。对于高流量的瘘口，建议在造口袋内放入可弯曲的引流管，缝合或用胶布固定，定量收集引流液，避免负压吸引过早失效。一旦出现堵塞或者渗漏，更换整个负压吸引敷料；如无则每周更换 1 次。更换敷料可在手术室内局部麻醉和镇静下进行。数次更换之后，肠空气瘘变成了一个真正的造口。最终，这个造口周围的皮肤会完全恢复正常。后进行随访，直到病人的营养和炎症状态得到纠正之后，进行确定性手术，恢复肠道的连续性、关闭腹壁或重建腹壁。用该方法处理了 7 例病人，最长负压吸引时间 4 个月，更换敷料 18 次，最长住院时间半年，整个治疗周期最长 20 个月，但无一例死亡。

也有报道使用 3D 打印的方法进行瘘管封堵。通过窦道造影明确深度、探查窦道弯度并测量窦道的直径，通过软件设计窦道的模型，该案例具体参数为内径 1.4 cm，管壁厚度 0.5 mm，长度 14 cm，将模型按照实际情况弯曲。最后将其参数输入电脑后进行 3D 打印。模型材质是热塑性聚氨酯，它是人工合成的具有较好生物相容性的材料，具有很强的韧性、可塑性和安全性。模型经瘘口置入肠道内后，行造影检查，确保无移位且完全贴合。随后窦道流量明显减少，排便次数和量增加。病人一般情况良好，无发热。置入一周后，行腹部皮肤移植手术。随后予以肠内营养支持并等待合适时机行确定性手术。

第二节　手术治疗

大多数小肠瘘需要手术治疗，但手术时机很重要。应根据病人的营养状况、瘘口的位置、窦道的复杂程度等决定是否早期行确定性手术。

第三节　实例和体会

由于临床上肠瘘病人中小肠瘘（空回肠瘘）更常见，因此本部分也将增加一些案例，用于和大家分享不同类型的小肠瘘病人，分析采用不同的治疗方案后的治疗效果。

【病例一】

病人为 37 岁男性，5 年前因为行直肠癌根治手术的同时，予以行保护性造口。3 个月后行造口回纳术。病人自述术后出现了发热、感染等症状，后经积极对症支持治疗后好转出院。病人自诉约 1 月前脐下约 5 cm 处出现了一个“脓包”，当地医生轻轻挤压后脓包破裂，随之流出淡黄色液体。此后，病人的瘘口每天都会流出一些脓性液体，量不多。同时伴有发热，体温一般在 38～39℃。该病人在外院行保守治疗无效后，来我科住院治疗。病人入院时营养情况非常差，身高 160 cm，体重只有 43 kg（病人未手术前体重约 60 kg），BMI 值仅为 16.8 kg/m^2。还有严重贫血及低蛋白血症。经过入院营养评估后，立即予以窦道引流、营养支持、输血、抗感染等治疗。但是该病人输入 2 u 红细胞悬液和 400 mL 血浆后，血红蛋白和白蛋白水平没有任何改善。继续予以营养支持、输血，病人仍有间断性发热，但血红蛋白升至 79 g/L。当时距离病人入院已经 3 周，病人肠瘘情况如故，营养状态也没有明显的改善。窦道造影发现该病人窦道位于膀胱前形成环状，造影剂在小肠和直肠内显影。超声造影进一步证实了以上发现，同时发现该病人膀胱壁严重增厚，约 1.5 cm。腹部 CT 提示病人盆腔内存在一个较大的感染性病灶。虽然已经使用了针对性的抗生素治疗，但是该病人感染情况仍然未能得到有效控制。于是，通过与输血科、麻醉科的多方协调，充分与病人及家属沟通，并经过医务处备案后，编者对该病人实施了手术治疗。

腹腔镜镜头进入腹腔探查后发现，该病人腹腔内末端回肠和直肠粘连于骶前位置，位于瘘口下端的腹腔内似乎可以见到类似肠管走行样器官，但是在分离的过程中发现其实该器官是膀胱。由于第一次直肠癌根治术之前，病人经过了 25 次的放射治疗，导致其出现了严重的放射性膀胱炎，膀胱壁增厚，再加之周围组织粘连，很容易出现误判。另外，在分离粘连于骶前的肠管时，编者发现粘连的位置非常深，极有可能损伤骶前血管。因此，通过锐性分离成功将小肠肠管分离并切除吻合。术中还发现右侧输尿管移位，也粘连在骶前。这也给整个手术带来了巨大的难度。通过这个手术，编者认识到：①外科医生不仅要熟悉正常解剖，还要随时警惕解剖变异，特别是此病人经历过手术前新辅助放疗，接着行两次盆腹腔手术，导致病人重要解剖结构变形或移位(膀胱包裹瘘口，右侧输尿管移位)：放射性膀胱炎导致膀胱壁增厚，膀胱收缩能力减弱，松弛的膀胱壁因为肠瘘感染包裹腹壁下瘘口。腹腔镜探查结合皮肤瘘口血管钳指引时，容易将膀胱误认为肠管，若继续分离，难免损伤膀胱三角。②术中探查发现肠瘘原因为第六段小肠局部粘连于骶前，造成梗阻、放射性肠炎、肠瘘，此瘘口又与结肠相通。分离此粘连稍不注意就会损伤骶前血管，造成大出血，这对于术前重度贫血的病人来说无疑是非常危险的。此处分离的难度在于精细腔镜下的剪刀操作，须及时吸引保持术野清晰。③病人吻合口狭窄，又经历盆腔放疗，纤维化导致扩肛难度比较大，基本扩不开，瘘口又较肛指难以到达。放置肛管作为导引对于腹腔镜手术辨认结肠非常重要，而放肛管又因吻合口狭窄，肛管难以直接通过，需准备一把带弧度的弯肠钳，扩开吻合口的同时可自肛门顺骶骨 S 形置入肛管。④最后要强调术前全面评估的重要性。病人是一名年轻男性，直肠癌新辅助放疗后行 L-DIXON＋末端回肠造口，回纳造口后发现肠瘘。复杂肠瘘(经造影证实为小肠-皮肤瘘和结肠-皮肤瘘，并且结肠瘘和小肠瘘相通并由一共同瘘管漏至皮肤，造影显示瘘管呈 Q 字形状，走行于膀胱前进入盆腔，Q 字中间为一脓肿，已形成纤维包裹)造成盆腔脓肿，小肠梗阻及纤维化一定程度上造成输尿管扩张。因此针对再次盆腔手术，又经历放疗的病人，编者主张术前行双侧输尿管支架置入，输尿管支架可作为术中指引避免损伤。

【病例二】

病人 3 年前因为外伤急诊行结肠修补＋造瘘，随后经历了 6 次大大小小的手术，术后出现了小肠-皮肤瘘并经超声造影证实。病人营养状况和一般情况良好，消化道功能基本正常。术前评估时考虑病人多次手术，可能导致腹腔粘连严重，增加手术难度。术前使用美蓝从瘘口注入进行窦道标记。左上腹小切口切入腹腔，置入镜头：发现粘连程度超出想象，可见大量膜状粘连和索带状粘连。术中发现腔镜观察孔旁边即是粘连于腹壁的胃及网膜，切入时极易损伤。按照由点及面的原则，逐步分离腹壁上的粘连。此时需要注意腔镜方向和主刀操作方向一致，避免操作盲区。可以通过在不同方向设置腔镜观察孔达到目的。初步分离后发现既往疝气修补后的巨大补片(30 cm 长)，使得手术难度进一步加大。使用精细剪刀锐性分离补片下方的粘连，助手序贯使用电凝棒和吸引器，提高分离效率，减少创面出血，避免视野模糊。在分离至下腹部时，以瘘口为中心，分离周围组织。瘘口内置入血管钳，可以协助判断肠管走行和方向，避免误伤。完成粘连松解和窦口暴露后，下腹部小切口入腹，没有破坏原上腹部的补片，清除下腹部移位补片，并探清原切除补片的范围。手术的解剖标志是小肠入盆腔与乙状结肠的关系，保护好乙状结肠，将粘于盆腔的小肠完全游离。理清肠管走行后完成肠瘘切除吻合。小肠内置入肠梗阻导管，从左下腹部引出，避免术后粘连性肠梗阻。仔细检查肠管，特别是分离过程中可能没有发现的医源性损伤，此时需要格外仔细检查。术后标本检查，发现美蓝在小肠肠管内染色，与术前小肠皮肤瘘诊断一致。该病例提示对于多次手术后的病人再次进行腹腔镜手术，实践证明是可行的；对于营养状况较好的肠瘘病人，及早行确定性手术，有助于肠瘘病人的尽快康复。

【病例三】

病人是一位车祸伤后经历出血、多重耐药菌感染、小肠切除、气管切开等难关后顽强生存下来的中年男性。病人术后出现小肠吻合口瘘、腹腔脓肿、短肠综合征。经当地医院救治后，病人来我院时情况已经较前好转，已经逐渐开始肠内营养，但是病人营养状况非常差，NRS 2002 评分为 5 分，体重只有 35 kg，BMI 仅为 12.9 kg/m^2。同时合并心脏功能不全和远端小肠梗阻。经过 1 个月的精心施治，病人体重增加了 4 kg，BMI 值升至 14.3 kg/m^2。心功能和营养状况较前明显改善，感染也得到了有效控制。拟行腹腔镜下肠瘘切除。术前考虑病人既往腹腔感染严重，腹腔内粘连必定十分紧密。如能在腔镜下完成手术，则可以避免病人术后切口愈合延迟，降低手术创伤，使病人加速康复。按照既往经验，选择脐上作为观察孔，左上腹作为操作孔。切入腹腔后证实腹腔内存在广泛的复合型重度粘连，腹腔粘连已经形成多个隔室，气腹无法完全建立，严重限制了腹腔镜操作空间。使用精细剪刀及超声刀由近及远钝性分离，同时打开各个象限，使气体均匀分布，重新暴露腹腔。特别是在原切口上再次建立观察孔，减少盲区，保证多角度观察分离粘连，避免损伤肠管。完成粘连松解后，用电凝棒及时止血，用生理盐水冲洗后吸净，保证手术视野清晰。完成周围粘连松解后，最后分离粘连于原切口的瘘口肠管。美蓝从皮肤侧进入瘘口肠管，随后将肠管从腹壁上分离。依据肠管走行，分别判断近远端小肠。仔细分离粘连后发现，远端小肠与盆腔粘连，无法判断具体肠管走行及其与乙状结肠和直肠的关系，遂置入肛管后协助辨认。再由回盲部开始，分离粘连，逐渐将整个远端小肠游离。考虑到腹腔粘连严重，分离粘连过程中可能对小肠有所损伤，开放下手术既可以行肠排列防止术后粘连，还可以仔细修补小肠瘘口。遂在原切口下段，开一小切口，将游离小肠取出，从阑尾根部置入肠梗阻导管。但发现远端小肠肠腔狭窄，无论是从瘘口远端还是阑尾端，均无法置入导管。于是改换胃管，突破狭窄段，顺利置入导管至近端小肠，阑尾开口处荷包缝合。这可以避免切除回肠肠管，防止病人术后营养吸收障碍加重。尽管已经使用肠钳对狭窄肠管进行扩张，但远端肠管能否顺利再通并恢复功能，仍需术后进一步观察证实。瘘口下远端肠管下仍可见小肠黏膜，仔细修剪瘘口切缘，去除坏死组织，直至血供丰富处。缝合关闭瘘口后再行加固。依次探查小肠肠管，修补破损处。最后腹腔镜下再次检查肠管完整性和出血点，防止术后并发症。最重要的一步是放置引流管，引流管的位置及通畅程度直接影响病人围手术期的处理。总体来说，这是一场艰难的战役。但通过术者丰富的经验和灵巧的技术充分暴露腹腔，使得后续操作顺利进行，这是非常关键的一步。瘘口所在肠管一般均行切除后吻合，但该例病人小肠仅残存 80 cm，且远端肠管狭窄。狭窄可能与原系膜损伤、肠道血供差、慢性纤维化有关。整个狭窄长度大约 15 cm。因为病人短肠，如果切除则可能只有 50 cm 小肠。本想术中会诊，但联系不上对肠道处理有很深造诣的黎介寿院士。此外，针对短肠综合征，既往研究中提出可行单纯肠管缩窄术或者肠管倒置术等，以减缓肠内容物的通过时间。还有人提出纵向切割成形术，这对短肠综合征手术治疗具有标志性意义，因为此术式不仅能相对缩窄肠管，还没有损失吸收面积。不过，这些术式也需要结合临床实际情况运用。因此，重新考虑该病人的实际情况，同时结合以往的手术经验，编者还是冒险为病人保留了这段回肠。肠排列术则降低了病人术后发生梗阻的风险，术后可以尽快恢复肠内营养。

对于这类病人，由于手术时间较长、室温低、层流设备等的影响，病人术中发生低体温的概率很高(40%～70%)。麻醉药物对体温调节系统抑制，可以降低 20%～30%的机体代谢率，全身麻醉 1 h 后，病人中心体温急剧下降。低体温还容易诱发心血管并发症，引起代谢性酸中毒、出血时间延长、感染率增加等，延滞了术后恢复。因此，麻醉科刘健主任医师、傅舒昆主任医师在术前给病人实施了输液和暖风机双重增温措施，充分保证了病人的术中体温，减少了应激反应。再加上该病人手术时间得到了有效控制，大部分时间均为腔镜下操作，切口也非常小，术中冲洗水均已加温。术中失温情况得到有效控制。因此，良好的术中保温对该病人术后的加速康复也有重要作用。麻醉医生还精准实施了术中控制性补液，特别是目标导向的液体治疗。这可以帮助病人维持较好的微循环灌注，有利于组织的生长愈合；可以减轻肠道水肿，减轻炎症反应；减少失血量，增加组织供氧气，减少围手术期并发症的发生率。还有助于胃肠道功能的恢复，改善肺功能及组织氧合。

第四节　外科治疗进展和未来

随着外科技术和营养支持条件的不断改善，小肠-空气瘘的处理方法和技术也不断完善，但是目前来讲，小肠-空气瘘的病死率仍然远远高于其他消化道瘘。处理小肠空气瘘仍然是腹部外科医生需要面临的终极难题。随着新技术的不断发展和成熟，小肠-空气瘘可以通过组织相容性生物补片、人工胶水黏合等方法进行探索，但是目前其临床应用尚未实际开展，仍需要临床医生、材料学和基础科学的专家学者们共同努力。

（尹　路　高仁元　袁骁祺）

第七章 结 肠 瘘

第一节 概　述

结肠瘘是在结肠与结肠或者结肠与其他组织或器官之间形成的异常通道。结肠瘘发生率较低，单纯性结肠瘘主要见于各类结肠切除术后吻合口瘘(图 5-8)，还有因为放疗穿孔引起的结肠瘘，其他少见。临床上常见的结肠瘘多是单纯的结肠瘘或者是结肠与其他邻近器官之间形成的瘘，如结肠-结肠内瘘、结肠-小肠瘘、结肠-皮肤瘘、胃-结肠瘘、结肠-膀胱瘘、结肠-尿道瘘等。

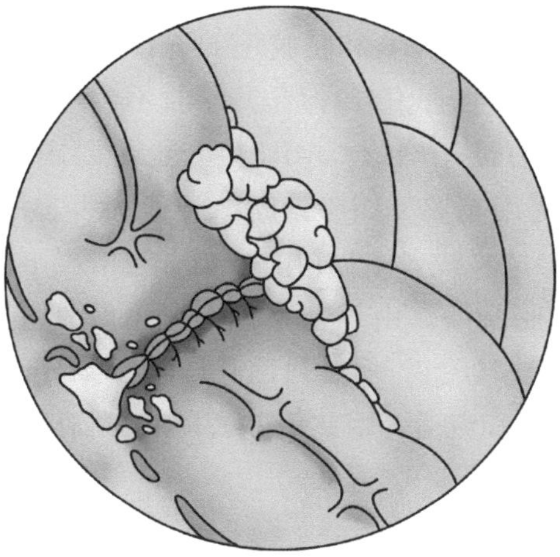

图 5-8　结肠吻合口瘘图

结肠瘘的诊断并不难。术后发生的结肠吻合口瘘可以通过临床体格检查、放射学检查、引流管检查等进行确定。单纯的手术后结肠吻合口瘘发生率较低，但是在营养情况较差、肠道水肿的梗阻性肿瘤病人中更加常见。确认发生结肠瘘之后，术中放置的引流管就起到了关键的引流作用。应用生长抑素结合冲洗引流，加强营养支持治疗，一般 7～10 d 后病人结肠瘘口周围可以形成窦道，逐渐停止冲洗，将引流管更换为细管进行引流。根据每日引流量可以逐渐开放经口饮食，可以从无渣饮食逐渐过渡到普通饮食。

临床上可以见到一部分胃-结肠瘘的病人，比如胃溃疡、克罗恩病引起的胃结肠瘘。但是由于 PPI 等药物的应用，这部分良性疾病引起的胃结肠瘘十分少见。还有一部分罕见的可能由肿瘤引起的胃结肠瘘，发生率不到 1%。恶性肿瘤引起的胃结肠瘘最早是由 Haller 在 1755 年报道的。在美国，胃结肠瘘的主要原因是结肠恶性肿瘤，而在日本则是胃癌。钡剂灌肠、腹部 CT 等均有助于胃结肠瘘的诊断。

结肠-膀胱瘘也是目前研究较多的结肠瘘之一(图 5-9)。结肠-膀胱瘘是结肠与膀胱之间形成的病理性交通，结肠瘘主要发生于乙状结肠。结肠-膀胱瘘的病因各异，有研究总结了中国人群结肠-膀胱瘘的病因，分别是结肠原发肿瘤、克罗恩病、结肠憩室炎、膀胱癌和其他。国外报道的结肠憩室在肠-膀胱瘘中占了绝大部分(40%～88%)，结肠肿瘤和克罗恩病排第二(19%)和第三位(5%)。大约 2%的人有 Meckel 憩室，这是消化道中一种先天性发育不良的疾病。其中仅有 4%的人会出现临床症状。Meckel 憩室可能会伴随一些并发症，比如出血、肠梗阻、感染或穿孔。关于 Meckel 憩室引起膀胱瘘的报道很少。因为症状并不典型，所以很难在术前对其进行明确诊断。膀胱的顺应性高、压力低，因此肠道内容物易向膀胱内流动。

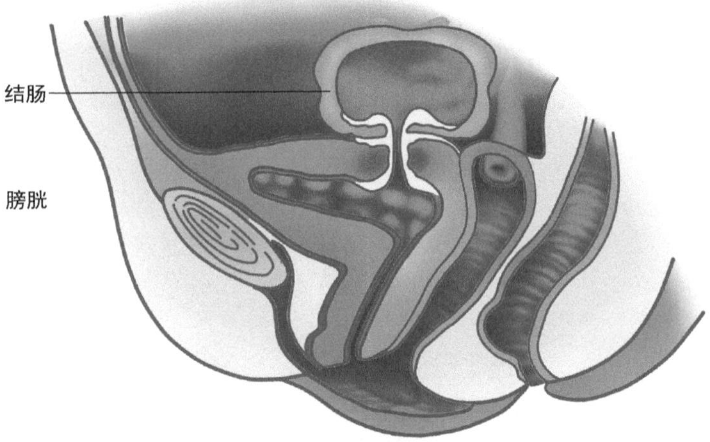

图 5-9 结肠-膀胱瘘

文献报道的较为典型的结肠-膀胱瘘表现为 Gouverneur 征，即耻骨上疼痛、尿频、排尿困难和里急后重感。临床上，病人往往会出现反复性尿路感染、粪尿和排尿刺激症状，发热不常见。因此，检查时应该尽可能明确结肠-膀胱瘘的病因。有很多病例选择钡剂灌肠协助诊断，其阳性率约为 25%。钡剂灌肠后立即收集病人尿液，离心后沉渣行 X 线检查，可以在沉渣中见到钡剂确诊(Bourne 试验)。经膀胱造影(包括膀胱镜窦道插管造影和经尿管注入造影剂型膀胱造影)的阳性率约为 44%。肠镜检查有助于发现膀胱瘘的开口。肠镜往往可以用于检查黏膜炎症，以便排除克罗恩病及黏膜表面的病损及肿瘤。但有研究认为其确诊率较低(2%左右)。CT 也是较好的诊断方法，敏感性较高。CT 图像上可以通过对比观察到瘘口的存在，也可以发现局部肠管或者膀胱壁增厚。术前 CT 检查可以协助评估盆腔内的炎症、脓肿及是否有结肠或者膀胱的肿瘤。有研究认为，CT 和膀胱镜的确诊率类似，为 50%～60%。膀胱镜下可以看到漂浮的粪渣、膀胱黏膜炎症改变和脓苔附着，但是几乎看不到瘘口。如果在膀胱镜检查下，同时将输尿管导管插入瘘口并进行造影，将有助于确诊。MRI 检查也可以用于结肠-膀胱瘘的检查，但其确诊率也较低(2%左右)。国外也有报道用罂粟籽试验诊断结肠膀胱瘘。其方法是将 1.25 盎司(约 35.5 g)的罂粟籽混于 12 盎司(约 370 mL)饮料或者 6 盎司的酸奶中经口服下。检查 48 h 之内的小便外观，查看是否有罂粟籽。如有，则为结肠-膀胱瘘。由于罂粟籽本身无毒，且长径通常小于 1 mm，因此其容易穿过瘘口，其诊断阳性率高达 95%～100%。但是目前我国对罂粟籽有严格的管理，要求罂粟籽仅允许用于榨取食用油脂，不得在市场销售和流通。因此该方法目前在临床上尚未使用。

第二节 手术治疗

手术治疗的目的是去除窦道，关闭瘘口。因此结肠膀胱瘘病人需要切除病变肠管及瘘口及窦道，同时一期缝合膀胱壁缺损。这对于防止复发，取得较好治疗效果至关重要。

第三节 实例和体会

【病例一】

本例病人男性，36 岁。因反复结肠膀胱瘘 5 年余入院。病人 5 年前诊断为克罗恩病，后出现排尿时伴随粪渣和气体排出。予以中药治疗。病人后因脐疝行手术修补，术后自觉症状加重，遂来我科就诊。术前泌尿系统 CTU 提示膀胱后壁增厚毛糙，与直肠脂肪间隙消失；右侧输尿管下段管壁略增厚，伴右侧肾盂、输尿管上段扩张积液；膀胱结石；脐疝形成。盆腔增强 MRI 提示膀胱后壁与乙状结肠、小肠纠集，瘘管形成可能。经肛门碘水造影未发现明显窦道。后行手术治疗，术中腔镜探查发现盆腔内广泛粘连成饼，质地硬，乙状结肠、膀胱、小肠粘连致密，逐步分离粘连后发现乙状结肠与末端回肠形成内瘘，乙状结肠与膀胱形成窦道，组织严重水肿。术中切除部分乙状结肠后行结肠端-端吻合，置入肛管（最大号胸管）。泌尿外科医生上台打开膀胱，取出膀胱巨大结石后探查瘘口，随后使用导尿管标明瘘口，连续缝合膀胱后注入美蓝，术中未发现渗漏。切除末端回肠及回盲部行回肠造口。关闭切口后在腔镜下关闭脐疝疝环。该病人术后切口出现感染，予以外科引流、换药后症状逐渐好转。出院前再次复查膀胱造影，未见明显膀胱瘘。术后5个月随访，病人经口饮食正常，恢复良好。营养情况明显改善。

【病例二】

本例病人是一个乙状结肠癌在外院行手术治疗的偏瘫病人，男性，67岁。病人术后2周出现发热，诊断为吻合口瘘，立即予以横结肠造口。后病人症状好转出院。4个月后，病人再次来到该院行横结肠造口回纳术，遗憾的是，术后第6天，病人再次出现吻合口瘘，最终形成横结肠吻合口皮肤瘘。病人使用造口袋外接横结肠内容物。来我院后行窦道造影检查，非常明显地看到皮肤瘘口与结肠相通。术中仍然先用稀释的美蓝从瘘口注入，提示瘘口相关结肠。术中发现该病人粘连严重，完成粘连分离后，从四周向瘘口逐步分离组织，直至显露正常横结肠的走行。随后切开部分窦道组织，保留后侧粘连网膜。从皮肤方向置入探针显示窦道走行。这样可以清晰地看到结肠皮肤瘘的位置。随后腔镜下将结肠瘘口所在肠段切除，然后将两侧肠段在腔镜下完成吻合。切除肠段通过腹壁正中小切口取出（也可通过延长12 mm Trocal孔取出）。这样通过全腹腔镜下吻合，既可以避免术后腹腔内再次发生粘连，还可以使得病人术后加速康复。单纯的横结肠瘘非常少见。本病例通过全腔镜技术，不仅完整清晰地切除了结肠吻合口瘘，而且对病人的创伤达到了最小化。这个病例也从侧面充分证明了腹腔镜微创技术对于二次或者多次手术病人具有同样的适用性。

第四节　外科治疗的进展和未来

结肠瘘一旦明确诊断，应根据实际情况决定是否行手术干预。一般的吻合口瘘经过保守治疗可以治愈。但是遇到复杂的结肠瘘合并其他瘘时，外科手术干预往往不可避免。遵循肠瘘的治疗原则，围手术期予以加强营养支持，可以最大限度地提升手术效果。

（尹　路　高仁元　袁骁祺）

第八章 直 肠 瘘

第一节 概　述

直肠瘘是指直肠与周围组织、间隙之间形成的病理性交通。临床上常见的多为手术相关合并症，如直肠癌根治术后吻合口瘘、直肠-阴道瘘、直肠-膀胱瘘，也有一部分是炎症性肠病相关的，如直肠-小肠瘘等。

直肠瘘的诊断与结肠相似，仍然需要通过影像学检查或者内镜检查进行判断。临床上，直肠瘘病人往往会出现发热、腹痛等情况，血常规检查可能出现白细胞和(或)CRP 增高。一旦怀疑出现直肠瘘就应该立即行相关检查明确诊断。对于行直肠癌根治术后吻合口瘘的病人，一般需用禁食、生长抑素和引流管冲洗等治疗。

直肠膀胱瘘在临床上较为罕见，一般是由创伤、手术、放疗等外伤或者医源性损伤引起，也可以由肿瘤或者炎症性疾病引起。临床报道中以放疗引起的损伤多见，涉及的相关疾病包括直肠癌、宫颈癌、前列腺癌等。其临床主要症状包括严重的尿路感染、气尿、粪尿和直肠中尿液流出。直肠-尿道瘘严重影响病人的日常生活，但目前针对直肠-膀胱瘘的治疗方法十分有限。临床使用的手术方法主要包括经直肠括约肌保留术、经会阴修复手术、经肛门显微内镜微创手术。也有报道可以使用保守治疗方法，用于治疗直肠癌术后吻合口瘘并发感染引起的直肠-膀胱瘘。最近报告了一种新的手术方法，对于非可见的直肠-膀胱瘘，可以使用新的方法帽式吻合夹(over-the-scope clip, OTSC)进行治疗。机器人手术方法最近也被报道用于 Hartmann 手术后的直肠-膀胱瘘修补术。

创伤引起的直肠-膀胱瘘或者直肠-尿道瘘在所有腹腔或者盆腔贯穿伤中占 0%～18%。结直肠的创伤尤为严重，因为它会导致 20%的脓毒血症和 3%的死亡率。结直肠创伤中以直肠损伤最为严重，因为直肠损伤很难依据实验室检测明确诊断，仅有 25%的病例可能出现便血。膀胱损伤血尿的检测敏感性为 93%～100%。尿道损伤可以出现血尿、排尿困难和高骑式前列腺(high-riding prostate)。高骑式前列腺是指外伤后后尿道离断，前列腺及膀胱向上回缩，好像骑在耻骨联合之上。临床上怀疑有骨盆骨折及会阴部外伤时，插尿管之前应先作直肠指检以了解前列腺位置，检查会阴部是否有挫伤、血肿、撕裂伤及尿道出血。

第二节 手 术 治 疗

对于这部分胃肠道-泌尿生殖道瘘，治疗依赖相关系统的近端改道、坏死或感染组织的清创手术、使用或者不使用健康组织修补管壁缺损部位。袢式结肠造口或者远端结肠造口均可。泌尿系统改道则可以使用导尿管或者耻骨上膀胱穿刺。一般应该在改道手术后至少 1 个月再进行以上两个系统的修复，特别是病人情况不稳定、伤后 36 h 内无法耐受再吻合的情况，应在改道后 6～8 周后再行修复。修复手术时最理想的做法是将血供较好的组织间断缝合。尽管评估后病人需要手术修复，但是一般推荐改道手术仍应选择合适的时机，如非破坏性损伤 12 h 以后，破坏性损伤 6 h 以后，或者病人复苏需要超过 6 个单位库存悬浮红细胞。

虽然改道手术后，胃肠道-泌尿生殖道瘘有可能会自愈，但是对于改道术后 3～6 个月后瘘口仍未痊愈的病人仍应该考虑手术治疗。虽然治疗这种瘘的方法有 40 多种，但是目前临床常用的仅有几种。所有的修补技术大部分还是需要和(或)泌尿道改道结合起来进行。

临床上常见的还有直肠-阴道瘘。这一疾病将在专门章节中进行详细论述，在此不再赘述。

第三节　实例和体会

【案例一】

病人是 60 岁男性。1 年前在外院因直肠癌行腹腔镜下直肠 Dixon 术。术后 1 周病人左下腹部伤口有脓液渗出，伴有腹痛及排便次数增多现象。术后予以化疗 1 次。但因肠瘘未行规律放疗和化疗。来我院就诊时，病人一般情况尚可，营养也比较好。经皮肤瘘口行碘水造影检查，发现瘘管经体内窦道与直肠相通，骶前间隙和盆腔内造影剂异常渗漏，符合直肠-皮肤瘘表现。肠镜检查发现多发息肉，吻合口正常。入院后肿瘤指标均正常，但下腹部 CT 提示盆腔肿瘤复发。排除其他手术禁忌后行手术治疗。术中发现该病人腹腔粘连非常严重。盆腔入口已被封闭。下腹部瘘口下方可见一段小肠粘连于腹壁。从腹壁瘘口注入美蓝，发现蓝色窦道直接进入小肠，另有一窦道通往盆腔，将小肠与腹壁之间仔细分离，当把瘘口所在的小肠周围组织基本分离后，从腹壁瘘口内置入肠钳，帮助辨认小肠的走行，以免误伤肠管。随后转向盆腔，发现有一段小肠疝于盆腔，按图索骥，仔细分离，避免损伤肠管和输尿管。随后取原切口入腹，在体外进一步分离粘连瘘口肠管，切除小肠约 30 cm 后行侧-侧吻合。切除阑尾，用经鼻肠梗阻导管从回盲部阑尾窝逆行排入小肠，直至空肠，三重荷包缝合固定肠梗阻导管于腹壁。仔细检查并修补其他损伤组织和器官。游离降结肠和结肠脾区后离断降结肠，行降结肠造瘘。

该病人直肠癌术后因为肠瘘未能行正规放化疗，术后出现了肿瘤复发。本次手术仅为病人行肠瘘切除术，为病人后续肿瘤综合治疗争取时间。整个手术难度非常大，腹腔中粘连非常广泛，在尽可能不增加医源性损伤的情况下，仔细分离瘘口周围粘连小肠，及时止血，保证视野清晰。通过探查腹壁瘘口，协助明确小肠的走行。一旦完成瘘口和周围粘连肠管的分离后，即果断开腹，在直视下进一步分离粘连肠管。为了防止术后肠管粘连造成肠梗阻，该病人术中使用了肠排列术(固定术)。这一点非常重要，因为二次或者多次手术病人术后再次发生粘连性肠梗阻的概率非常高，而肠排列能够固定肠管位置，帮助病人及时恢复正常饮食，减少肠道屏障功能受损，为后续的肿瘤综合治疗争取了宝贵的时间。

【案例二】

此次手术为卵巢癌术后出现直肠-阴道-膀胱瘘的病人行修补手术。该病人半年前剖腹行卵巢癌肿瘤细胞减灭术，术中切除全子宫＋双附件＋腹腔盆腔转移灶＋部分乙状结肠和直肠上段＋大网膜。术后病人出现了直肠-膀胱瘘行横结肠造口。该病人初次手术为开腹手术，手术范围广且创伤大，因此术前评估该病人盆腔内粘连严重，进腹点的选择非常重要。本次手术仍然选择左上腹入路，入腹后发现腹腔内粘连非常严重，以原切口下方为甚。好在通过腹腔镜的指引，通过“化整为零，各个击破”的原则顺利将粘连分离完成。探查盆腔后发现部分小肠和膀胱、右侧输尿管、阴道残端及直肠之间粘连严重，界限模糊，无法辨认正常的解剖位置和间隙，只能选择先分离粘连较松的间隙，稳扎稳打，逐渐显露盆腔内的各个器官。术前双侧输尿管置入D-J导管，术中经肛门置入肛管，通过阴道检查在腹腔镜下明确各个器官的位置和形态。分离粘连于盆腔的小肠时，出现了小肠破损，与小肠和膀胱内瘘有关。通过腔镜肠钳暂时控制瘘口，防止腹腔内污染。由于盆腔内粘连严重，在分离膀胱和输尿管瘘时，无法依靠手感分辨输尿管，仍然无法避免出现膀胱和右侧输尿管损伤，此时，膀胱和输尿管既往因反复炎症刺激，已经失去了正常的组织弹性，选择膀胱瓣(Boari瓣)代输尿管手术以恢复尿液的正常流径是最好的方案。由于该病人既往手术中出现大出血，术中使用了各种止血材料，直肠、阴道残端之间出现窦道粘连于骶前，使得本次手术风险大增。术后剩余的阴道残端也失去了正常的位置和形态，在切除瘘口后，关闭阴道残端。好在有肛管的存在，仔细修理直肠瘘口组织后，也顺利关闭直肠瘘口。为了防止术后发生肠梗阻，取原切口入腹，从回盲部置入肠梗阻导管，直至进入屈氏韧带以上。边置入边探查边缝合破损小肠。对于短距离内出现的多个破损，选择切除该肠段为佳。

回头来看，这是一次艰难的手术。术中广泛的粘连，特别是各个重要组织器官之间形成的瘘口，使得手术变得异常困难。虽然腹腔镜的放大功能和30°角的应用，使得外科医生可以从多个角度观察到细微的结构变化，但腔镜下的一些缝合操作更有挑战性。整个手术需要分时、分段处理。超级复杂的手术，不仅需要丰富的临床经验，还需要术者良好的技术积累和默契的配合。

梳理文献，发现妇科手术后伴发泌尿系统并发症较常见，由于妇产科手术所致的泌尿系统损伤在医源性泌尿系统损伤中的占比为10%～70%，其中膀胱损伤概率在0.2%～20.0%，输尿管损伤概率在0.5%～30.0%。因此，在处理妇科术后相关瘘方面的问题，要多考虑一些特殊情况，多做一些讨论和预案，多进行会诊和请教，如此方能胸有成竹，立于不败之地。

第四节　外科治疗的进展和未来

直肠瘘在临床中非常常见，特别是直肠恶性肿瘤术后。由于直肠位于盆腔内，周围重要的组织器官较多，二次手术风险极高，极易产生各类医源性损伤。从损伤控制的角度来看，应该尽可能用最简单的方法解决最复杂的问题。另外，恶性肿瘤综合治疗需要尽早开始，以帮助病人延长生命。因此对于肠瘘伴有恶性肿瘤复发的病人，应该尽早开始针对肿瘤的治疗。目前在直肠瘘方面的治疗进展仍然较少。未来可能更期望通过一些常规手段或者保守方法治疗瘘。

（尹　路　高仁元　袁骁祺）

第六篇
结直肠癌外科手术治疗

第一章　直肠癌外科手术治疗
第二章　结肠癌外科手术治疗
第三章　特殊类型的大肠癌

直肠癌外科手术治疗

外科手术是直肠癌根治性治疗的基石。根据疾病的分期,外科治疗可以单独,也可以与化疗和(或)放疗联合使用。手术的首要目标是完全切除直肠癌灶、直肠系膜及清扫淋巴结。次要目标包括在情况允许时保留肛门直肠括约肌功能和重建肠道连续性。

第一节 直肠外科解剖学

直肠是乙状结肠的延续,后接肛管。直肠的长度为 12～15 cm,有明确的肠系膜。女性直肠前壁紧邻阴道后壁和子宫颈。男性直肠位于膀胱、输精管、精囊和前列腺的后方。

虽然解剖学家和外科医生对直肠上下界限的精确描述有所不同,但普遍接受直肠上(近)端界限为直肠乙状结肠连接部,下(远)端界限在齿状线,齿状线位于肛直肠环的中部。直肠的柱状上皮黏膜在齿状线移行为肛门的鳞状上皮黏膜。

直肠界限的定义在不同的学科有不同的描述方式。手术中直肠上界定义为乙状结肠的结肠袋外展、变得不明显的位置。影像学中一般将骶岬视为直肠上界。内镜检查中,直肠上界定义为肠镜检查时距肛缘 15 cm 处(图 6-1)。

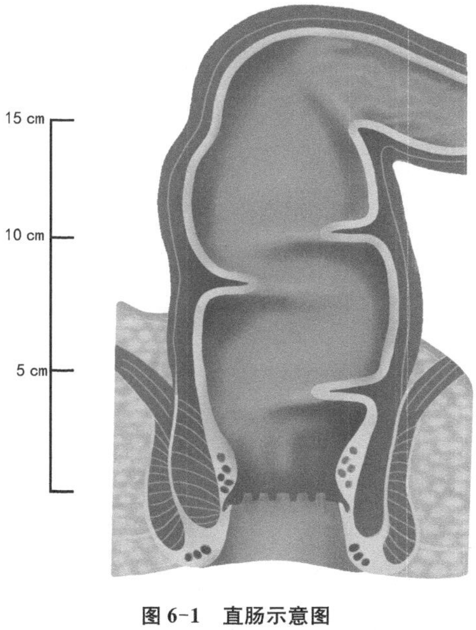

图 6-1 直肠示意图

要强调的一点是,直肠癌的定位由肿瘤与肛缘而非齿状线的距离来确定。低位(远端)直肠癌的位置距肛缘 4～8 cm,中位直肠癌距肛缘 8～12 cm,高位(近端)直肠癌距肛缘 12～15 cm。肛管距肛缘 0～4 cm。然而,保留括约肌的手术决策主要取决于肿瘤下缘距肛直肠环顶部(而非肛缘)的距离。

直肠有 3 个与 Houston 瓣(横襞)相对应的侧曲。上方和下方的侧曲凸向右侧,中间的凸向左侧。直肠游离后,Houston 瓣因直肠延展而消失。直肠后壁紧邻骶骨凹,完全位于腹膜外。直肠上段前方和侧面被腹膜包绕,而直肠中段只有前方被腹膜包绕。因此,直肠是一个腹膜间位器官。

固有筋膜是盆筋膜的延伸,包绕直肠、脂肪组织、血管和淋巴管(图 6-2)。固有筋膜在侧方和后方更加明显,形成直肠侧韧带。在 25%的病人中,直肠侧韧带内含直肠中动脉的分支及静脉丛。

直肠并不是被真正的肠系膜悬系的(即两层腹膜悬系一个器官)。“直肠系膜”是直肠周围的疏松结缔组织,其后侧较厚;“直肠系膜”内含肠系膜下动脉(inferior mesenteric artery, IMA)的终末分支。

直肠位于骶骨凹,终止于靠近尾骨尖 2～3 cm 处。骶前筋膜覆盖骶骨和尾骨凹面、骶前神经、骶正中动脉与骶前静脉。在盆腔分离过程中，不应破坏该平面，因为骶前静脉丛可发生危及生命的出血。

动脉血供：血液供应从后方进入直肠。直肠上段由直肠上动脉(superior rectal artery，SRA)供血，SRA 是 IMA 的分支(图 6-3)。直肠中、下段分别由直肠中动脉和直肠下动脉供血，两者是髂内动脉前支和/或阴部动脉的分支。

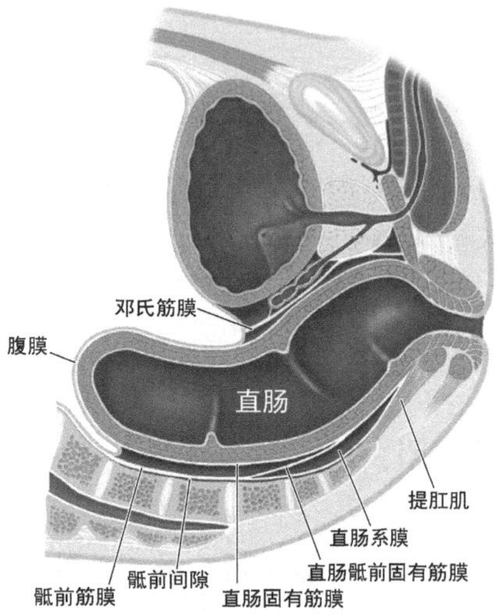

图 6-2　直肠各层筋膜简图

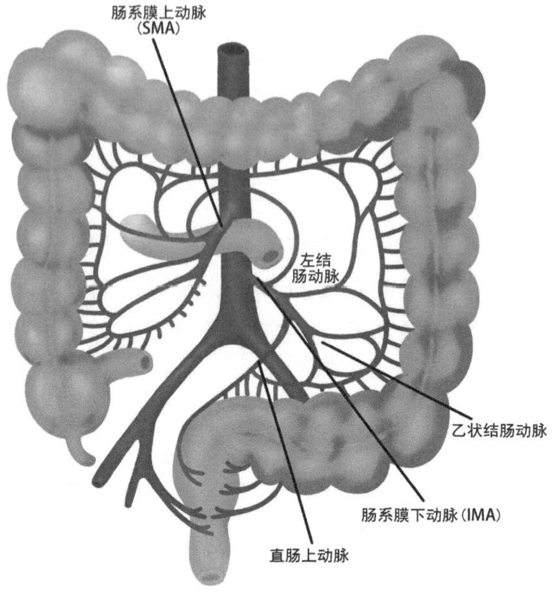

图 6-3　结直肠动脉血供

静脉和淋巴回流(图 6-4)：直肠的淋巴和静脉回流通路朝向头侧和侧方。直肠上 2/3 的淋巴回流与痔上静脉伴行，向头侧汇入肠系膜下淋巴结和腹主动脉旁淋巴结。直肠下 1/3 部分的淋巴回流伴行痔中血管，向头侧和侧方汇入髂内淋巴结。肠系膜下淋巴管和髂内淋巴管之间没有交通支。在女性，齿状线以上的淋巴回流还包括阴道后壁和生殖器官。在齿状线以下，淋巴回流沿直肠下淋巴管汇入腹股沟上淋巴结，伴行直肠下动脉。日本通用另外一套淋巴结命名系统，根据《日本大肠癌临床病理处理规范》(第 7 版修订版)命名如图 6-5 所示。这套日本淋巴结分组系统在中国亦较为流行。

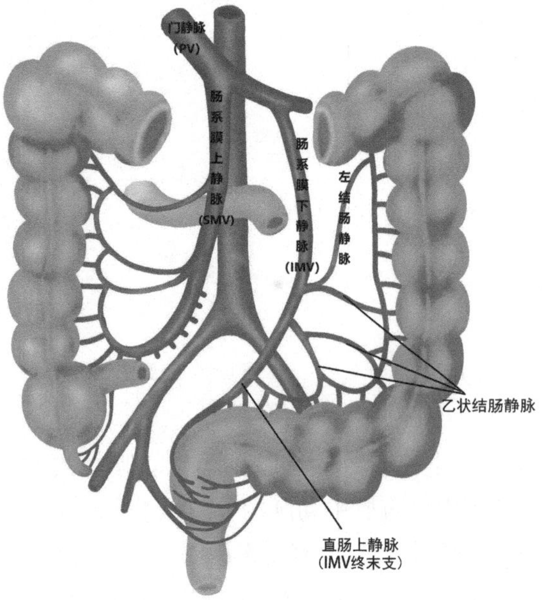

图 6-4　结直肠静脉

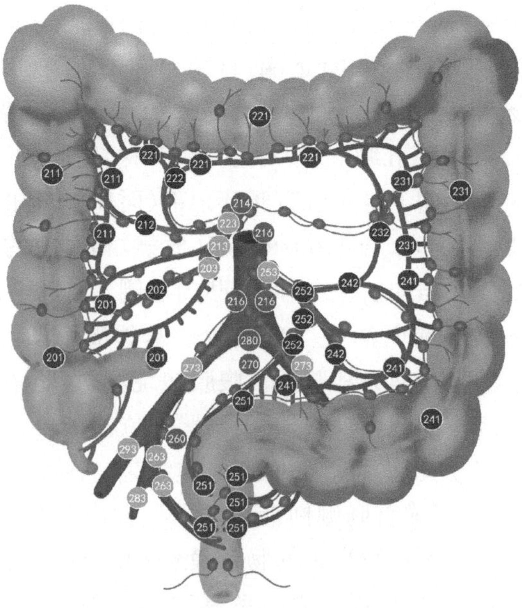

图 6-5　日本大肠淋巴结群的分类命名

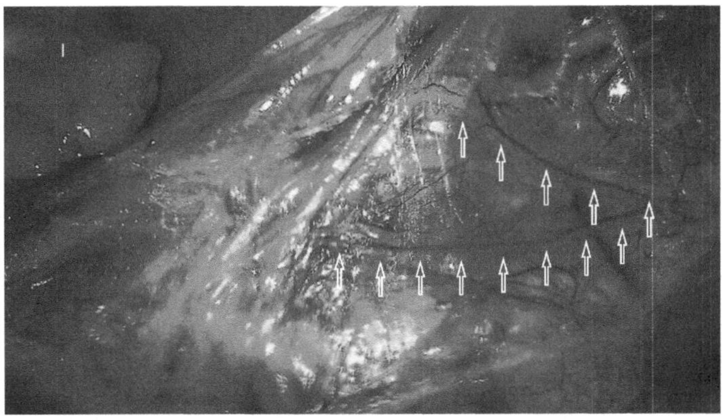

图 6-6　上腹下丛神经走行

神经支配(图 6-6)：所有盆腔神经都位于腹膜与盆腔内筋膜之间的平面内，这些神经可能在直肠分离过程中受到损伤或被离断。交感神经的节前纤维沿着 IMA 和 SRA 的分支走行，支配左半结肠和直肠上部。骶前神经由腹主动脉丛和腰内脏神经丛汇合而成，支配直肠下部。在骶岬稍下方，骶前神经形成腹下丛。在直肠下段水平，主要腹下神经从侧方进入直肠，这些神经含有从腹下神经丛到盆神经丛的交感神经，盆神经丛位于盆腔侧面临近直肠侧韧带处。副交感神经丛从骶孔穿出，与腹下交感神经在盆神经丛汇合。由肠系膜下丛发出的副交感和交感神经节后纤维分布于左结肠和直肠上段，并直接支配直肠下段和肛管上段。

第二节　分期及新辅助治疗

一、分期

治疗前分期评估的目标是评估是否存在远处转移，确定肿瘤在直肠上的位置及其局部浸润程度。为了选择手术方式及确定哪些病人在术前适合接受非手术初始治疗(放化疗、单独放疗，或者化疗联合放化疗)，须在治疗前准确评估肿瘤的位置及局部浸润程度。除了直肠指诊(可能需要在麻醉下进行)和肠镜检查外，所有浸润性直肠癌病人(包括局限性息肉恶变)还应接受直肠 MRI 或经直肠超声检查，以便进行术前局部分期评估。所有新诊断的直肠癌病人都需要进行治疗前分期评估。

1. 病史和体格检查

特别强调直肠指诊(digital rectal examination，DRE)的重要作用。直肠指诊需要病人配合，摆成正确体位，根据需要可摆成常见的胸膝位、左侧卧位及弯腰俯卧位等。直肠指诊可以评估病变是否固定于肛门括约肌、与肛管直肠环(组成括约肌的肌肉群)的关系，以及是否固定于直肠壁和盆壁肌肉(肛提肌)。肠镜检查可以准确地确定肿瘤远端、肛管直肠环顶端及齿状线之间的距离。

对病灶进行充分的临床评估可能需要在麻醉下检查，尤其是当病人因疼痛而无法忍受检查时。某些情况下，原本依据临床或影像学检查被认为不可切除的肿瘤在麻醉下检查时或可被判定为适合行根治性切除。

2. 常规实验室检查

常规实验室检查包括检测肝功能和癌胚抗原(carcinoembryonic antigen，CEA)水平。

3. 肠镜检查

肠镜检查用于判断癌灶到肛缘的距离、活动度及与肛门括约肌的位置关系。

4. 直肠内超声检查或专用高分辨率直肠 MRI

用于评估肿瘤的局部侵犯范围。在判断透壁性浸润的深度、有无邻近结构浸润，以及有无直肠周围淋巴结受累这几个方面，盆腔 MRI 优于 CT。直肠内或经直肠超声也是选择之一，但可能受限于肿瘤体积大和穿透深度浅而无法评估肿瘤对其他器官的浸润情况。对于位于直肠后方或后外侧的肿瘤，超声内镜（endoscopic ultrasound，EUS）应用尤其受限，因为缺乏帮助评估环周切缘（circumferential resection margin，CRM）的邻近结构，所以无法评估肿瘤 CRM 状态。美国胃肠病学会（American College of Gastroenterology，ACG）实践规范委员会和欧洲内科肿瘤学会（European Society for Medical Oncology，ESMO）发布的共识指南均推荐对于所有浸润性直肠癌病人（包括预后良好的 pT_1 期恶性息肉病人），都采用经直肠超声或高分辨率 MRI 来确定肿瘤局部分期和评估淋巴结是否受累。

5. 肠镜检查

用于评估有无同时存在的结肠病变。

6. 胸部、腹部和盆腔 CT

用于评估有无肿瘤转移。对于所有新诊断的直肠浸润癌病人，都推荐进行胸部、腹部及盆腔对比增强 CT 扫描，但以下病人除外：浸润未超过黏膜下层（pT_1N_0）、组织学特征良好、完整切除且切缘阴性的恶性息肉病人。已接受盆腔 MRI 用于分期的病人不需要进行盆腔 CT 检查。对于有静脉增强造影 CT 禁忌证的病人，可选择腹部和盆腔增强 MRI 加胸部 CT 平扫。

按照美国癌症联合会的 TNM 分期系统确定病人的临床分期（表 6-1，结直肠癌第 8 版 TNM 分期）。治疗前分期不仅能指导最佳手术方式的选择，还能帮助确定可获益于术前化疗和（或）放疗的病人。

表 6-1　结直肠癌第 8 版 TNM 分期

T	N	M	分期组合
T_{is}	N_0	M_0	0
T_1/T_2	N_0	M_0	Ⅰ
T_3	N_0	M_0	ⅡA
T_{4a}	N_0	M_0	ⅡB
T_{4b}	N_0	M_0	ⅡC
T_1/T_2	N_1/N_{1c}	M_0	ⅢA
T_1	N_{2a}	M_0	ⅢA
T_3/T_{4a}	N_1/N_{1c}	M_0	ⅢB
T_2/T_3	N_{2a}	M_0	ⅢB
T_1/T_2	N_{2b}	M_0	ⅢB
T_{4a}	N_{2a}	M_0	ⅢC
T_3/T_{4a}	N_{2b}	M_0	ⅢC
T_{4b}	N_1/N_2	M_0	ⅢC
任意 T	任意 N	M_{1a}	ⅣA
任意 T	任意 N	M_{1b}	ⅣB
任意 T	任意 N	M_{1c}	ⅣC

二、直肠癌新辅助治疗

新辅助治疗越来越多地用于直肠癌病人的转化或降期治疗。在直肠癌病人的治疗中，唯一有前瞻性随机试验结果支持新辅助放化疗的是局部晚期（cT_3/T_4 期）疾病。对于经直肠超声内镜或盆腔 MRI 确定为 cT_3/T_4 期的直肠癌病人，推荐术前（新辅助）放化疗或短程放疗而不是直接手术切除后再行辅助治疗。目前缺乏高质量的证据明确表明在其他直肠癌亚组病人中新辅助治疗优于直接手术。尽管如此，新辅助放化疗或放疗的恰当适应证包括：MRI/EUS 分期为 cT_1/T_2 期且临床淋巴结阳性的直肠癌，以及术前影像学检查显示肿瘤似乎侵犯或“威胁”直肠系膜筋膜。因为这些情况下直接手术后获得无肿瘤环周切缘的可能性较低。

另一方面，对 cT1N0 或 cT2N0 期远端直肠癌进行术前放疗或放化疗以试图将手术从本来需要的径腹会阴联合切除术(abdominoperineal resection，APR)转换为直肠低位前切除术或直肠切除术联合结肠肛管吻合术，这种做法尚存争议，还不是公认的标准治疗。对于适合新辅助治疗的病人，最佳的新辅助治疗方案尚未确定。建议大部分病人接受常规分割放疗联合氟嘧啶类同步化疗(即长程放化疗)，而不是单纯短程放疗方案。对于大多数接受长程放化疗的病人，建议在整个放疗期间连续输注氟尿嘧啶(FU，一日 225 mg/m^2)，也可口服卡培他滨(一次 825 mg/m^2，一日 2 次，一周 5 日)。

“完全新辅助治疗”是指术前治疗，不仅包括放疗，还包括 4 个月的全身性化疗(本应在切除术后给予)。在下列病人中越来越多地采用完全新辅助治疗替代单纯长程放化疗：切缘阳性风险较高的局部晚期直肠癌病人(即 T_4 期或直肠系膜筋膜受累)，以及明确淋巴结阳性的低位直肠癌病人，这是因为术前化疗的依从性高于术后化疗，这种疗法可改善肿瘤局部控制情况，且对治疗后获得临床完全缓解(clinical complete response，cCR)并拒绝手术或不太适合手术的病人能考虑进行非手术治疗。编者不建议较低危的局部晚期直肠癌病人(即并未“威胁”直肠系膜筋膜的早期 T_3N_0 肿瘤)采取这种策略，因为此类病人可能根本无需化疗。如果采用完全新辅助治疗，医生应在治疗 2 个月后仔细行扫描检查，若未见缓解则直接进行手术治疗。就化疗部分而言，建议使用以奥沙利铂为基础的方案，而不是单用氟尿嘧啶类药物。尽管非手术治疗越来越多地用于新辅助治疗后似乎获得 cCR 的病人，对于身体条件适合手术的病人，即使他们在诱导治疗后似乎获得 cCR，新辅助治疗(放化疗联合或不联合额外的全身性化疗)后的标准治疗方法依然是手术切除。尽管早期数据提示仔细的内镜、临床和影像学评估或许能够识别出哪些病人得到局部肿瘤控制的可能性较高且可能无需手术，但这些数据都不是来自前瞻性随机试验，且都有明显局限性。在前瞻性随机试验提供更多信息之前，非手术治疗仅用于新辅助治疗后似乎获得 cCR 且拒绝经腹手术或不太适合手术的病人。

目前最佳手术时机尚未完全确定，有文献建议大多数病人在完成放化疗后 7～10 周内进行手术切除。

第三节　术式的选择

根据原发肿瘤的临床分期、大小和位置，直肠癌可经局部切除、根治性切除及姑息性切除。局部切除术通常经肛门实施，目前已发展出经肛门显微内镜手术(图 6-7)。无侵袭性特征的远端直肠癌病人可通过局部切除治疗，包括经肛门、经括约肌和经后骶骨旁进路。局部切除术可以整块切除肿瘤和毗邻的直肠组织，而不会使肿瘤破碎，并能够评估染色的切缘、组织学分化、血管受累情况和浸润深度。然而，局部切除术并非中部或近端直肠癌病人的治疗选择。经挑选的(如伴有严重基础疾病不能耐受大范围手术、拒绝经腹切除的老年人)比 T_1 浸润更深的直肠癌病人，如果在术前或术后采用联合放疗和(或)化疗，那么可以采取局部切除术治疗。

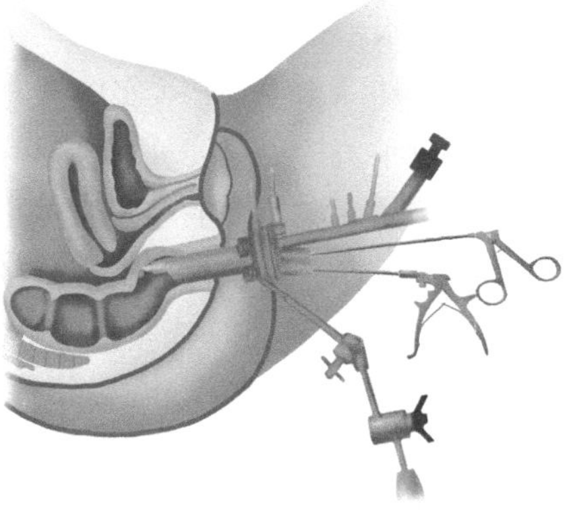

图 6-7　TEM 手术

根治性切除术采用保留括约肌术式，包括前切除 Dixon(图 6-8，图 6-9)或者经括约肌间或 APR 经腹进行。直肠癌的治愈性切除传统上为开放式手术，即 LAR 或 APR。四项随机试验将腹腔镜直肠癌手术与开放式手术进行了比较，但研究结果相互矛盾。在获得进一步的数据之前，需要根据肿瘤、病人特征及外科医生的经验个体化选择最佳的手术方式。在行腹腔镜直肠手术治疗癌症时，如果出现分离困难，外科医生应中转开放手术。腹腔镜直肠癌手术对病人有短期益处，即术后出现肠麻痹和疼痛的情况更少、住院时间更短、术后并发症更少及需要输血的情况更少。

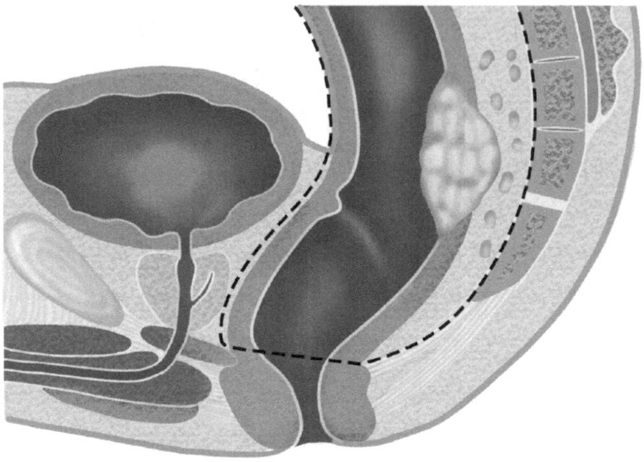

图 6-8　Dixon 手术范围(虚线部分)

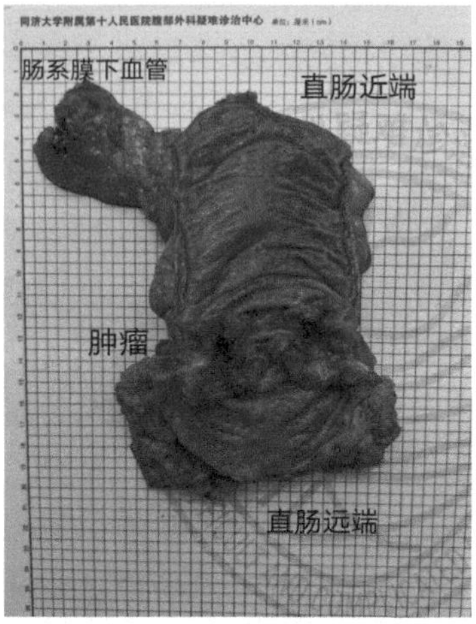

图 6-9　Dixon 直肠手术标本

对于已侵入邻近器官的直肠癌，可能需行多脏器切除(例如全盆腔脏器切除)。

对于直肠癌病人，手术方式的选择必须考虑下列因素：①癌灶距肛缘的距离(即低位、中位或高位直肠癌)，以及肿瘤下缘距肛直肠环顶部的距离(为保留括约肌的手术决策提供信息)：②肿瘤是否侵犯盆腔侧壁和/或其他腹内器官；③癌灶大小；④是否存在区域淋巴结转移；⑤病人的骨盆解剖；⑥术前病人的肛门直肠括约肌功能；⑦病人是否能耐受经腹手术。

第四节　外科切除的原则

一、全直肠系膜切除

所有根治性手术治疗都必须包括直肠癌扩大切除，以获得组织学阴性切缘。对于经腹手术，例如保留括约肌切除术或 APR，实施全直肠系膜切除(total mesorectal excision, TME，图 6-10)和淋巴结充分清扫也很关键。只要可行，应尽量保留肛门直肠功能(即排便控制能力)来重建肠道连续性。

直肠癌手术治疗的主要目标是获得组织学阴性的近端切缘、远端切缘和环周切缘。近端切缘：为清除引流淋巴管并确保血供丰富肠管的吻合，要求近端阴性切缘距癌灶最少 5 cm。与远端切缘不同，距癌灶 5 cm 的近端切缘在技术上容易实现，尤其是已将脾曲部游离时。远端切缘：在最终的病理报告中切缘必须为组织学阴性。远端切缘阳性可导致局部复发率接近 40%(HR 16.8，95%CI 4.8～5.9)，5 年生存率降低(HR 2.35，95%CI 1.08～5.11)，即使采用了 TME 和辅助放疗也是如此。远端阴性切缘距癌灶距离远的期望与保留括约肌的期望存在直接冲突，在中至低位直肠癌病人中尤其如此。选择合适的远端切缘时，必须在确保肿瘤学安全和最大程度保留括约肌之间平衡处理。

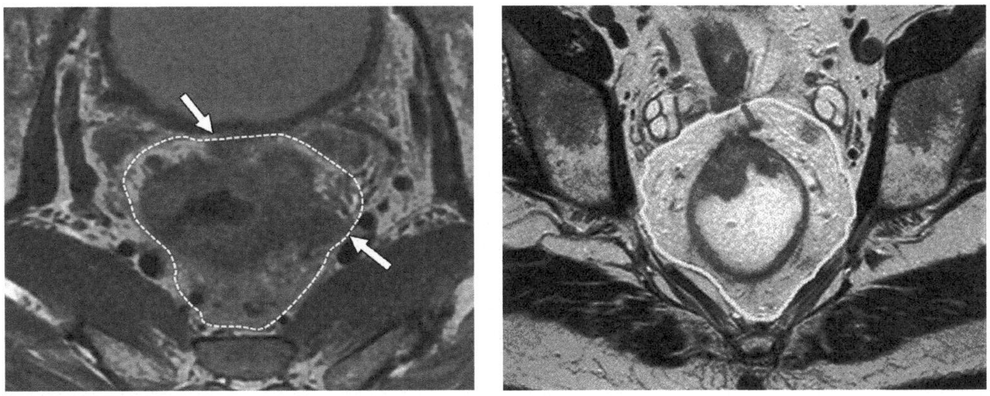

图 6-10　全直肠系膜切除范围(虚线以内)

远端切缘最低要求——治疗位于远端直肠系膜边缘之上的癌灶时,对于大多数联合 TME 的保留括约肌切除术,推荐远端阴性切缘距癌灶最小距离为 2 cm。治疗位于远端直肠系膜边缘或在其下的癌灶时,可以接受远端阴性切缘距癌灶 1 cm,病人同时接受新辅助放化疗的情况下尤其如此。未实现肉眼可见远端阴性切缘距癌灶 1～2 cm 时,需要将保留括约肌切除术转为 APR,APR 可将远端切缘扩至肛门。

历史上,曾常规推荐直肠癌保留括约肌切除术远端阴性切缘距癌灶 5 cm,否则就行 APR。对于远端直肠癌,目前有临床试验发现,远端切缘阴性距癌灶 2 cm 已可以接受。虽然试验被设计用于研究辅助治疗对直肠癌的作用,但研究者还对数据进行了分析,以比较不同手术方式的结局。108 例接受保留括约肌切除术但未接受任何辅助治疗的病人中,远端切缘与癌灶距离较小(＜2 cm 或 2～2.9 cm)的病人与远端切缘和癌灶距离较大(≥3 cm)的病人相比,术后 48 个月的治疗失败率或病死率相近。

对于更近端、更高位的直肠癌,可以采用肿瘤特异性直肠系膜切除术,即垂直横断直肠系膜,远端切缘距癌灶远端 5 cm。近年来外科技术(如 TME 的广泛采用)和辅助治疗的重大进步显著改变了远端切缘最低要求。一项 Meta 分析纳入了接受保留括约肌的直肠癌手术联合 TME 和/或放疗的病人,发现远端切缘为阴性但距癌灶不到 1 cm 的病人并不比远端切缘与癌灶距离更大病人的局部复发率更高。而既未接受 TME 又未接受放疗的病人,若远端切缘为阴性但距癌灶不到 1 cm,则局部复发率较高(OR 2.5)。然而,在获得现代手术技术和辅助治疗相关试验的前瞻性数据之前,仍然推荐根治性直肠癌手术远端切缘距癌灶至少 1～2 cm。

在直肠癌手术中,CRM 与远端切缘同等重要。要求组织学上 CRM 与癌灶距离超过 1 mm。然而,一项大型队列研究显示,接受直肠癌手术的病人中多达 17%的 CRM 为阳性。CRM 阳性是局部复发和生存情况较差的独立预测指标。局部晚期肿瘤病人出现 CRM 阳性的风险增加。因此,术前分期评估显示肿瘤位于直肠系膜筋膜 2 mm 以内的病人,应接受新辅助治疗以降低 CRM 阳性的风险。

在适当的平面进行游离也对预防 CRM 阳性起关键作用。例如,发现在经括约肌平面(而不是肛提肌平面)实施的 APR 中阳性 CRM 更多。行 APR 期间,应与直肠和肛管一起将肛提肌整块切除,以避免 CRM 受累或穿孔。在适当的平面进行游离还可以确保充分实施 TME,如下文所述。

TME 是在盆内筋膜的脏层和壁层之间进行精确的锐性分离,以确保切除直肠癌原发灶的同时,整块切除直肠周围疏松结缔组织,包括直肠系膜包膜侧面及周围的边缘、淋巴管,以及原发直肠癌浸润血管/神经周的肿瘤。TME 保留了自主神经,降低了骶前出血风险。

TME 已替代钝性分离成为根治性直肠癌手术(保留括约肌切除术或 APR)切除直肠周围组织的标准技术。传统的钝性分离可能导致直肠系膜包膜被破坏、部分肿瘤残留在盆腔中,并可引起骶前平面严重出血。

直肠癌细胞不仅在黏膜层内或固有肌层内(即壁内转移)向下扩散,也在直肠系膜(包裹上段直肠的腹膜)内向下扩散。因此,除了实现远端切缘和环周切缘阴性外,TME还应完全清除肿瘤细胞在该"向下扩散区域"的浸润。

行TME时应切除肿瘤原发灶以外5 cm的直肠系膜。两项研究显示,超出T_3/T_4期肿瘤原发灶远端4 cm,或者超出T_1/T_2期肿瘤原发灶远端1 cm未发现肿瘤。

直肠长度为12～15 cm,因此仅直肠中下1/3处的肿瘤需要完全切除直肠系膜,直至骨盆底。对位于上段直肠的肿瘤,仅需切除至肿瘤原发灶以下5 cm水平的直肠系膜。

标准TME可经开放、腹腔镜或机器人技术经腹进行。治疗直肠癌标准TME包括:

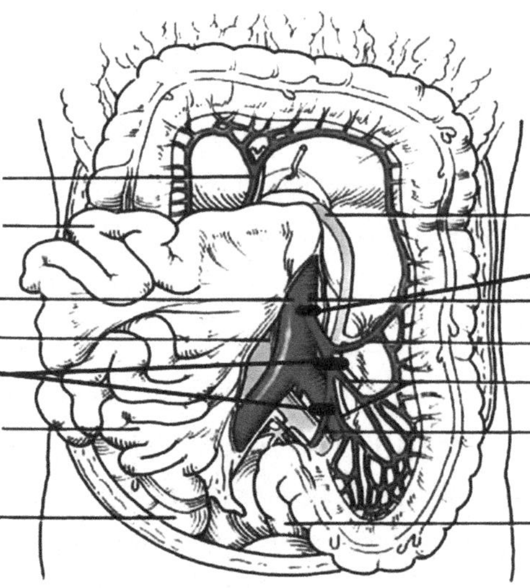

图6-11　TME手术中高位结扎和低位结扎动脉示意图

(1) 切除直肠系膜,包括直肠系膜包膜侧面及周围的边缘,切除至肿瘤原发灶远端边缘下方5 cm的水平(对于直肠上段肿瘤),或者切除至盆底水平(对于直肠下段或中段肿瘤)。

(2) 切除直肠上动脉起始处的血供和淋巴管,方法为在左结肠动脉起始处以下结扎IMA(即低位结扎法,图6-11)。与在IMA自腹主动脉起始处进行结扎(即高位结扎法)相比,低位结扎法能够减少对上腹下丛的损伤,从而减轻术后泌尿系统功能和性功能障碍。HIGHLOW试验纳入了214例接受腹腔镜直肠低位前切除术(low anterior resection, LAR)伴TME的病人,术后所有病人均发生了泌尿生殖功能损伤。然而,在术后9个月时,与高位结扎IMA相比,低位结扎IMA可以更好地保留小便控制能力,减少梗阻性泌尿系统症状,病人的性功能和生存质量也更好。这两种结扎法的其他术后结局(如吻合口瘘)和短期肿瘤学结局无差异。另一项关于LAR的试验发现,术后1年时低位或高位结扎法在排便功能上无差异。但LAR术后的排便功能除了受自主神经支配制约外,还受直肠顺应性和肛门括约肌功能的影响。其他影响选择低位或高位结扎法的因素包括吻合口的血流灌注。尽管有研究显示IMA低位结扎后吻合口血流灌注更好,但只有针对观察性研究的Meta分析发现高位结扎法的吻合口瘘发生率更高,针对随机试验的Meta分析则无此发现。部分外科医生还发现,高位结扎时由于结肠不会再被左结肠血管蒂牵扯住,所以能够被拉到盆腔更深处,从而更好地完成无张力吻合。最后,如果有IMA起始处淋巴结受累的证据,则必须选择高位结扎法,以便切除所有已知病变。这种情况在直肠癌病人中很少见,但可通过影像学检查或在开放式手术或手助腹腔镜手术时通过触诊发现。然而,尽管高位结扎法理论上有助于对IMA起始处有淋巴结转移的病人进行治愈性切除,但观察性研究发现低位与高位结扎法的清扫淋巴结数目及5年生存率均无差异。

(3) 在盆腔壁层筋膜与脏层筋膜之间的无血管平面进行精细的锐性分离,而不是钝性分离,可选用超声刀及高频电刀。

二、经肛门全直肠系膜切除术

一些有经验的中心还尝试了经肛门实施TME,尤其在处理肥胖且骨盆狭窄男性病人的远端直肠肿瘤时。从手术一开始就精确评估了远端边缘,因此与标准经腹TME相比,经肛门全直肠系膜切除术

(transanal total mesorectal excision，TaTME)有更清楚界定切缘的潜力。TaTME 亦可分为完全经肛门及经肛门经腹杂交手术。一项比较 TaTME 与标准 TME 治疗低位直肠癌(距肛缘<6 cm)的随机试验显示，TaTME 的阳性 CRM 率更低(4% vs. 18%)；两组的其他结局相当。

一些研究显示 TaTME 与标准 TME 的局部复发率和生存率相当，这些研究随访最长 29 个月。然而，尚未报道 TaTME 的远期肿瘤学结局。此外，有报道称男性实施 TaTME 可出现医源性尿道损伤。因此，TaTME 仍是一种研究性技术，仅在手术量大的医疗中心由经验丰富的外科医生实施。经腹 TME 仍然是大多数直肠癌病人的标准治疗方法。

TME 的结局：TME 可改善局部控制和病人生存情况，由于保留了盆腔自主神经，还能减少术后泌尿生殖系统功能障碍。APR 或保留括约肌切除术联合 TME 的局部复发率为 4%～7%。如果不联合 TME，同样的术式局部复发率为 14%～45%，具体取决于是否采用了辅助治疗。

TME 带来的局部复发率改善可归因于更好地清除了浸润肠系膜的肿瘤，以及降低了游离时肠系膜破坏和肿瘤细胞溢出的风险。局部控制改善似乎已转化为更好的生存情况。TME 还保留了盆腔自主神经，可降低术后泌尿生殖系统功能障碍的风险。

区域淋巴结清扫术：实施淋巴结清扫的目的是进行肿瘤分期、局部控制和阻断转移级联过程。在大多数直肠癌手术中，淋巴结清扫的实施是通过切除血液供应和淋巴管完成的，切除至 SRA 起点水平。无临床阳性淋巴结的情况下，无需进行主动脉起点处 IMA“高位”结扎或侧方扩大淋巴结清扫。

虽然尚不确定直肠癌准确分期所需的确切淋巴结数量，美国国家综合癌症网络(National Comprehensive Cancer Network，NCCN)及美国临床肿瘤协会(American Association of Clinical Oncology，ASCO)已采用以 12 个淋巴结为基准的结直肠癌手术质量度量标准。

然而，已有研究显示新辅助放化疗的应用减少了手术标本找到的淋巴结数量。正如下列研究所阐明的，在手术标本中找到的淋巴结数目小于 12 个，可能实际上是新辅助疗法有反应的标志：一项纳入 708 例病人的回顾性研究发现，与术前无新辅助治疗相比，术前新辅助治疗检到的淋巴结数量更少(10.8 vs. 15.5 个淋巴结)。另一项研究显示，淋巴结数量少于 12 个的病人与淋巴结数量超过 12 个的病人相比，前者接受新辅助放化疗后完全缓解率更高(36% vs. 19%)，且局部复发率更低(0% vs. 11%)。一项纳入 4 000 例接受新辅助治疗和手术后淋巴结阴性(ypN0 期)病人的回顾性研究显示，接受评估的中位淋巴结数量为 12 个(四分位数间距 7～16)。检出至少 9 个淋巴结病人比检出淋巴结数量更少病人的 5 年总生存率和疾病特异性生存率均更高(总生存率：83% vs. 78%；疾病特异性生存率：88% vs. 85%)。

建议无论切除时病理表现如何，对于所有接受新辅助放化疗的病人，若术前未接受 4 个月以氟嘧啶类为基础的化疗方案，则术后予以该方案。此推荐与 NCCN 发表的专家共识一致。

侧方或扩大淋巴结清扫：不同于 TME，在直肠癌手术中常规侧方或扩大淋巴结清扫的实施根据具体位置的不同而有变化。主要来自亚洲国家的报道显示，侧方盆腔淋巴结清扫可安全施行。已有报道称，在有腹膜折返下方晚期低位直肠癌的日本病人中，15%～20%存在盆腔侧方淋巴结转移。因此，日本结直肠癌研究学会的结直肠癌治疗指南推荐：对腹膜折返下方的 T_3/T_4 期低位直肠癌进行侧方盆腔淋巴结清扫。日本的 JCOG0212 试验支持了这一推荐意见，该试验纳入了 701 例侧方淋巴结临床阴性病人，随机分为两组，分别接受单纯 TME 和 TME 伴侧方淋巴结清扫治疗Ⅱ/Ⅲ期低位直肠癌(肿瘤下缘低于腹膜折返)，未进行术前放化疗或放疗。结果显示，尽管两组的 5 年无复发生存率相似(73.3% vs. 73.4%)，但单纯 TME 组的局部复发率更高(12.6% vs. 7.4%)，其中主要是侧方复发(57%)。

在我国和西方国家，不常实施侧方盆腔淋巴结清扫。西方国家的试验中出现侧方复发的病人比东方国家更少(荷兰的 TME 试验中为 24%，JCOG0212 试验中单纯 TME 组为 57%)。特别是对于接受新辅助化疗(西方国家中低位直肠癌的标准术前治疗)的病人来说，常规侧方或扩大淋巴结清扫的作用可能较小。此外，一篇纳入 20 项研究超过 5 500 例病人的 Meta 分析显示，侧方或扩大淋巴结清扫男性比标准 TME 男性性功能障碍和排尿功能障碍发生率更高(OR 3.70，95%CI 1.66～8.23)。这两种技术的 5 年生存率和复发率无差异。

尽管不能推荐接受新辅助治疗的西方病人进行常规预防性侧方盆腔淋巴结清扫，但对于侧方淋巴结阳性病人，在多学科治疗中可采用治疗性侧方盆腔淋巴结清扫。侧方淋巴结“肿大”尚无标准定义。有些机构将其定义为初始 MRI 显示侧方淋巴结短轴直径≥7 mm、8 mm 或 10 mm，而其他机构采用基于新辅助治疗后再分期 MRI 的标准，如短轴直径≥4 mm 或 5 mm。

一项多中心回顾性研究纳入 1216 例低位(距肛缘≤8 cm)cT_3/T_4 直肠癌病人，结果发现，初始 MRI 显示侧方淋巴结短轴直径≥7 mm 的病人尽管接受新辅助放(化)疗＋TME，5 年侧方局部复发率仍为 19.5%。如果 TME 时进行正式的侧方淋巴结清扫，5 年侧方局部复发率降至 5.7%。选择性切除受累淋巴结并无相同获益，超过半数病人在同侧发生局部复发。不联合侧方淋巴结清扫的情况下，肿大淋巴结在新辅助放(化)疗后缩小并未显著降低侧方局部复发的可能性。此外，侧方淋巴结肿大并不影响远处复发率，这提示其并非远处转移或预后不良的标志，而是最好通过靶向治疗处理的局部问题。另一项纳入 741 例病人的大型回顾性研究发现，相比初始 MRI 显示侧方淋巴结短轴直径＜7 mm 的病人，短轴直径≥7 mm 的病人即使应用新辅助放(化)疗和 TME，5 年侧方型局部复发率也更高(4.1% vs. 17.9%)。不过，28 例新辅助治疗后再分期 MRI 显示侧方淋巴结缩小至＜4 mm 的病人在 3 年时均未出现侧方型局部复发。初始 MRI 显示侧方淋巴结≥7 mm 且再分期 MRI 显示未缩小至＜4 mm 的病人，实施侧方淋巴结切除清扫可显著降低侧方型局部复发率(8.7% vs. 52.3%)。此外，侧方淋巴结的位置也会影响局部复发风险。相比同等大小变化的闭孔区侧方淋巴结，初始 MRI 显示髂内区侧方淋巴结≥7 mm 且再分期 MRI 显示＞4 mm 的病人 5 年局部复发率更高(9.5% vs. 52.3%)。

由于缺乏相关研究，尚不清楚侧方淋巴结肿大是采用更积极的放疗还是手术切除治疗更好。达成共识之前，编者建议外科医生遵循当地医疗机构的方案，因为不同地区采用的低位直肠肿瘤新辅助治疗差异较大。

编者建议尽量在新辅助治疗前通过 MRI 明确任何可疑侧方淋巴结的特征。也有采用 PET 扫描和活检，但检出率更低。低位直肠肿瘤病人中，与恶性淋巴结相关的因素包括闭孔/髂内淋巴结，以及短轴直径＞7 mm(有些机构以＞8 mm 为标准)。

新辅助治疗后，需要评估可疑的侧方淋巴结在此期间有无生长(持续增大或稳定或缩小)，并比较其与直肠系膜淋巴结的治疗效果。应在 6 周后复行 MRI。如果新辅助治疗后疑似恶性侧方淋巴结仍存在(如短轴直径＞5 mm，有些机构以＞4 mm 为标准)，需要进行再分期，若无远处转移，建议在 TME 时对受累淋巴结群进行正式的侧方淋巴结清扫，而不是仅对可疑淋巴结进行“摘除式”清扫。

上述淋巴结大小的临界值在不同机构有所差异。因此，不应将淋巴结的大小视为淋巴结切除清扫的绝对指征，而应将其看作连续变量，即随着淋巴结增大，其恶性风险也增加。

有些研究发现，相比闭孔淋巴结，髂内淋巴结增大相关的局部复发风险更大，但两者难以鉴别，且均采取正式的侧方淋巴结清扫来切除。不过，髂外淋巴结受累是转移性复发(但并非局部复发)的预测因素。这些病人接受侧方淋巴结切除清扫并无获益，且可能需要诱导化疗来治疗全身性疾病。

保留肛门直肠功能：如果可以实现远端切缘阴性，则实施直肠癌手术的重要目标是保留肛门括约肌，这样就保留了排便控制功能并能够重建肠道连续性。然而，对于肛门直肠功能先前已较差的病人，应采用 APR 和永久性结肠造口术进行治疗，而不应只顾保留肛门。

(尹　路　吴小村)

第二章 结肠癌外科手术治疗

结直肠癌(colorectal cancer, CRC)是一种常见的致死性疾病。据估计,美国每年大约有 140 250 例大肠癌新发病例,其中包括约 97 220 例结肠癌和 43 030 例直肠癌。预计每年有 50 630 名美国人死于大肠癌。尽管 CRC 病死率自 1990 年以来逐渐下降,目前每年的降幅为 1.7%～1.9%,但仍排在我国女性常见癌症死因的第 3 位,男性癌症主要死因的第 2 位。现可通过 WHO 的全球癌症数据库(globocan database)获得全球和各国的癌症发病率及病死率数据。

与上述数据下降不同的是,1992—2012 年,50 岁以下男性和女性的 CRC 发病率以每年 2.1%的速率上升。原因主要是左侧 CRC 增加,特别是直肠癌(每年 3.9%)。当前文献表明,在 50 岁以下诊断的病人中,86%以上在诊断时有症状,这些病人在诊断时疾病分期更高且结局更差。目前不推荐对 50 岁以下个体进行筛查,除非他们存在炎症性肠病、腹部放疗史、阳性家族史或诱因性遗传综合征。

大多数病人是在出现症状后被诊断为 CRC 的,或是通过筛查性结肠镜检查或大便隐血试验而确诊。相关学会和预防保健机构提倡对无症状个体进行 CRC 筛查。已证实筛查能够发现无症状的早期恶性肿瘤并降低病死率。然而,虽然人们对 CRC 筛查指南的依从性在稳步提高,但接受筛查者仍相对较少。

一、临床表现

CRC 病人可能因 3 种情况就诊:①病人有可疑症状和(或)体征。②通过常规筛查发现无症状个体。③因肠梗阻、腹膜炎或(少见情况下)急性胃肠道出血而急诊入院。

大多数早期结肠癌病人没有症状,尽管随着对 CRC 筛查的使用越来越多,更多病例得以在无症状期被诊断,但大多数 CRC 病人(2 项当代病例系列研究中为 70%～90%)是在出现症状后才确诊。CRC 的症状通常是由肿瘤向肠腔内或邻近结构生长导致的。因此,出现症状通常反映 CRC 处于相对较晚的阶段。

CRC 的典型症状/体征包括便血或黑便、腹痛、其他原因无法解释的缺铁性贫血和(或)排便习惯改变。较少见的主诉症状包括腹部膨隆和(或)恶心呕吐,这些症状可能提示梗阻。一项回顾性队列研究纳入了 29 000 余例病人,这些病人是在 22 年间由全科医生转诊给结直肠外科门诊的,在 1 626 例最终被诊断为肠癌的病人中,主诉症状包括:①排便习惯改变,这是最常见的症状(74%)。②直肠出血伴排便习惯改变,这是最常见的症状组合(在所有癌症中占 51%,在直肠出血的病人中占 71%)。③直肠肿块(24.5%)或腹部肿块(12.5%)。④缺铁性贫血(9.6%)。⑤仅有腹痛症状,这是最不常见的症状表现(3.8%)。

在更多当代病例系列研究中,隐匿性贫血似乎比排便习惯改变更常见。例如,一项病例系列研究纳入了 388 例在 2011—2014 年连续诊断为 CRC 的病人,并汇总了进行诊断性结肠镜检查的最常见症状和检查表现,按占比由高到低排列依次为:①直肠出血(37%);②腹痛(34%);③贫血(23%);④6 例

(1.9%)病人因其他原因行 PET/CT 检查时,偶然发现结肠高代谢病灶;⑤只有 4 例(1.03%)病人因排便习惯改变(腹泻)而接受了诊断性结肠镜检查。

在癌症包绕肠道生长(产生放射影像学上观察到的所谓"苹果核"征)时,梗阻症状更多见。

在有症状的病人中,临床表现还因肿瘤位置而不同:①与右侧 CRC 相比,排便习惯改变在左侧 CRC 中是更常见的主诉。在近端结肠,粪便内容物为液体,且肠腔直径较大,因此,CRC 不太可能导致梗阻性症状,包括绞痛。②直肠乙状结肠癌比右侧结肠癌更常引起便血。③隐匿性失血造成的缺铁性贫血更常见于右侧 CRC。盲肠及升结肠肿瘤造成的平均每日失血量(大约 9 mL/d)大约是结肠其他部位肿瘤的 4 倍。

起于任何部位的肿瘤均可出现腹痛;腹痛可由部分性梗阻、肿瘤腹膜播散或者导致弥漫性腹膜炎的肠穿孔引起。直肠癌可导致里急后重、直肠疼痛及大便变细。

下列研究阐释了特定症状对应的 CRC 风险:

一篇纳入 15 项研究的 Meta 分析得出结论,各症状(排便习惯改变、贫血、体重减轻、腹泻、腹部肿块)对 CRC 诊断的敏感性较差(5%~64%),且特异性也有限,低患病率的疾病都是如此。然而,直肠出血呈暗红色和体格检查发现可触及腹部肿块的特异性>95%,表明无 CRC 的病人很少有这些表现,也提示一旦有其中任何一项表现则很可能诊断为 CRC。

一篇纳入了 28 项横断面调查和队列研究的 Meta 分析对便秘与 CRC 之间的关系进行了研究,证实在以便秘为主要症状行结肠镜检查的个体中,CRC 的患病率并未增加。

CRC 诊断前有 10 个相关特点,一项单变量分析发现,依据相应症状,CRC 的似然比分别为:直肠出血 10,体重减轻 5.1,腹痛 4.5,腹泻 3.9,便秘 1.8,直肠检查异常 18,腹部压痛 4.6,血红蛋白<10 g/dL 为 9.5,大便隐血阳性 31。对于老年病人(70 岁及以上),腹痛、便秘、腹泻、体重减轻和直肠出血的阳性预测值(positive predictive value, PPV)更高,尤其是直肠出血。将这些症状结合起来时,血红蛋白<10 g/dL 结合腹部压痛的 PPV 最高(>10)。由于大便隐血试验阳性的 PPV 非常高,故应对大便隐血阳性病人立即进行检查,特别是当病人有症状时。

鉴于许多医疗机构及时进行结肠镜检查的能力有限,以及大多数结直肠(癌)症状无特异性,人们开始对采用免疫化学法检查粪便隐血(immunochemical fecal occult blood test, iFOBT)表现出兴趣,该试验采用较低的粪便血红蛋白阈值以尽量提高敏感性,以便找出那些需要接受更紧急的诊断性结肠镜检查的有症状病人。支持该方法的数据有限,这些数据显示,iFOBT 结果为阴性时,排除 CRC 的阴性预测值高。然而,该方法并未得到广泛应用。

另一项系统评价纳入了 62 项评估症状与 CRC 关系的研究,使用敏感性和特异性估计值来计算诊断比值比(diagnostic odds ratio, DOR){DOR=[敏感性/(1-敏感性)]/[(1-特异性)/特异性]},其可提供各个症状准确性的单一概括性度量;DOR 高表明症状和疾病高度相关,而 DOR 等于 1 意味着症状存在与否对于鉴别患病者与无病者没有帮助。研究者得出结论,仅直肠出血及体重减轻与存在 CRC 相关,且这两种情况的 DOR 也相对较低。

转移性疾病:病人也可能因转移性疾病的体征/症状而就诊。大约 20%的病人在就诊时已发生远处转移。CRC 可以通过淋巴播散和血行播散,也可以经局部浸润和腹膜途径转移。最常见的转移部位是区域淋巴结、肝脏、肺和腹膜。病人可能因其中任何一个区域的体征或症状而就诊。存在右上腹痛、腹部膨隆、早饱、锁骨上淋巴结肿大或者脐周结节通常提示晚期(常为转移性)疾病。

由于肠道静脉血回流到门静脉系统,所以血行播散的首个部位通常是肝脏,其次是肺、骨骼及包括脑在内的许多其他部位。但是,源于远端直肠的肿瘤可能首先转移至肺,因为直肠下静脉回流入下腔静脉而不是门静脉系统。

此外，CRC还有多种非典型表现，包括：①局部浸润或包裹性穿孔引起通向邻近器官的恶性瘘管形成，如膀胱瘘（导致气尿）或者小肠瘘。这种表现在盲肠癌或乙状结肠癌中最常见；在乙状结肠癌中，这种病变类似于憩室炎。②不明原因发热及结肠癌局部穿孔引起腹腔内、腹膜后、腹壁或者肝脏内脓肿形成。10%～25%的病人会出现与基础结肠恶性肿瘤相关的牛链球菌菌血症和腐败梭菌脓毒症。极少数情况下，由结肠厌氧微生物（如脆弱拟杆菌）引起的其他腹外感染可能与CRC相关。③在不明原发灶的腺癌中，最终证实来源于CRC的大约占6%。④在一些检查过程中，如胆囊或肾脏超声检查，或者CT评估其他症状（如呼吸困难）时偶然发现肝转移灶，由此可能发现CRC。

症状的出现及其特定类型具有一定预后价值。在诊断时已经出现症状的病人往往处于疾病的较晚期，且预后更差。一项研究纳入了1 071例新诊断的结肠癌病人（其中经筛查诊断的病人为217例），非经筛查诊断者就诊时存在高侵袭性肿瘤（分期≥T3：RR 1.96）、淋巴结受累（RR 1.92）及转移性疾病（RR 3.37）的风险更大。另外，非经筛查诊断的病人有显著更高的病死率（RR 3.02）和复发率（RR 2.19），且生存期和无病间期更短。

症状的总数量可能与结肠癌的生存率呈负相关，而直肠癌中不存在这种相关性。尚不明确症状的持续时间对预后是否有影响，现有数据不一致。

尽管梗阻和（或）穿孔不常见，但提示预后不良，且独立于疾病分期。在淋巴结阴性的结肠癌病人中，梗阻或穿孔是预后不良的因素，可能影响是否行辅助化疗的决定。

相比近端肿瘤，累及远端结肠和直肠且分期较早的肿瘤更常表现为直肠出血，其预后较好。但出血并不是结局的独立预测因素。

二、诊断

可因出现一个或多个上述症状和体征而怀疑CRC；也可在常规筛查无症状的一般风险和高风险人群时发现CRC。一旦疑诊CRC，可接着行结肠镜检查、钡灌肠或CT结肠成像。但是，确诊需要行组织检查，这通常通过结肠镜检查完成。

在组织病理学上，主要分为以下三型。①腺癌：大多数结肠癌是腺癌，约占3/4，腺癌细胞可辨认，排列成腺管状或腺泡状，按其分化程度可分为三级，Ⅲ级分化最差，细胞排列为片状或索条状。②黏液腺癌：癌细胞分泌黏液，在细胞内可将细胞核挤到一边（状似戒指，又称作印戒细胞癌），在细胞外可见间质内有黏液及纤维组织反应，癌细胞在片状黏液中似小岛状。分化低，预后较腺癌差。③未分化癌：癌细胞小，形状与排列不规则，易侵入小血管及淋巴管，浸润明显。分化很低，预后最差。

（一）结肠镜检查

结肠镜检查是CRC最准确、最通用的诊断性检查，因为它可以在整个大肠中定位病灶并进行活检，发现同时性肿瘤并切除息肉。同时性CRC的定义为在初始CRC诊断后6个月内，发现两个或多个被正常肠道分隔且不是由直接侵犯或转移引起的独立、原发性肿瘤，发病率为3%～5%。排除Lynch综合征后，其发病率略微下降（约2.5%）；存在同时性肿瘤时，临床上应怀疑Lynch综合征或MUTYH相关息肉病。

在内镜下观察，绝大多数结肠癌和直肠癌是起源于黏膜且突入管腔的腔内肿块。肿块可呈外生型或息肉状。质脆、坏死或溃疡的病变部位可能观察到出血（渗血或者明显出血）。肠壁环周或近环周受累与放射影像学检查观察到的所谓“苹果核”征一致。

少数胃肠道肿瘤病灶（无症状和有症状个体中均可存在）呈非息肉状，且相对平坦或凹陷。一项研究发现，非息肉状结直肠肿瘤比息肉状肿瘤更倾向于癌变（carcinoma）。与息肉状病变相比，非息肉状

(平坦)腺瘤引起的癌症在结肠镜下可能更难发现,但结肠镜检查对这种情况的敏感性优于钡灌肠或CT结肠成像。

对于内镜下可见的病变,组织取样方法包括活检、刷检及息肉切除术。对于内镜下完全切除(采用息肉切除术、内镜下黏膜切除术或内镜下黏膜下剥离术)的病灶,如果发现侵袭性肿瘤,则应进行标记,这对随后的定位很重要,并且需要额外的局部治疗。标记位置通常在邻近病灶或病灶远端数厘米处,并且在结肠镜检查报告中记录其位置。目前,可在内镜下安全切除侧向生长的结肠大息肉,前提是根据内镜标准预测其为良性。

经验丰富的内镜操作者使用结肠镜检查无症状病人时,CRC的漏诊率为2%~6%,右侧结肠癌漏诊率最高。

有关结肠镜检查有症状病人中CRC漏诊率的现有数据如下。

在由胃肠道和腹部放射影像学特别兴趣组(Special Interest Group in Gastrointestinal and Abdominal Radiology, SIGGAR)研究者进行的一项随机试验中,比较了对提示CRC症状的病人进行结肠镜检查和CT结肠成像,在1 072例被随机分配接受结肠镜检查的病人队列中,55例癌症病人无漏诊。

一篇纳入25项诊断性研究的系统评价显示,9 223例病人的CRC累积患病率为3.6%(414例癌症),光学结肠镜检查对CRC的敏感性为94.7%(188例中发现178例,95%CI 90~97.2)。因此,漏诊率为5.3%。

来自加拿大和美国的大型回顾性研究使用行政数据库的数据,从中找出了在诊断CRC前6~60个月曾因任何指征接受过结肠镜检查的CRC病人。在这些病例系列中,这些间期CRC、漏诊CRC或结肠镜检查后发现的CRC占所有CRC的6%~9%。关于结肠镜检查后发现的CRC(有时称为间期癌)的其他研究显示,结肠镜检查中这些癌症的发生率与该结肠镜检查医生的腺瘤检出率存在密切的负相关。

如果由于恶性肿瘤梗阻而不能行术前全结肠镜检查,则应在切除术后尽快对剩余的全部结肠进行检查。

在没有梗阻的情况下,如果结肠镜检查不完全,也可以选择CT结肠成像术或Pill Cam colon 2[一种无线结肠视频内镜胶囊,已被批准用于CRC筛查,尽管在有症状提示CRC(如贫血、直肠出血、体重减轻)的病人中其应用尚存在争议]。

如上所述,鉴于许多医疗保健机构及时进行结肠镜检查的能力有限,且大多数结直肠(癌)症状无特异性,人们开始对iFOBT表现出兴趣,该试验采用较低的粪便血红蛋白阈值以尽量提高敏感性,以便找出需要接受更紧急的诊断性结肠镜检查的有症状病人。支持该方法的数据有限,这些数据显示,iFOBT结果为阴性时,排除CRC的阴性预测值高。然而,该方法并未得到广泛应用。

(二) 可屈性乙状结肠镜检查

据观察,在过去50年间,美国和全球范围内右半结肠癌或近端结肠癌所占比例都在逐渐升高,原发于盲肠的肿瘤发病率增加最快。鉴于此,并且考虑到同时性CRC的高发病率,对于疑似CRC的病人,除非在直肠可触及肿块,否则通常认为可屈性乙状结肠镜检查并不是恰当的诊断性检查。在这种情况下,仍需要全结肠镜检查来评估其余结肠有无同时性息肉和癌症。然而,采用可屈性乙状结肠镜检查来筛查CRC,是为数不多的几种已通过随机对照试验证实可降低CRC病死率和发病率的方法之一。

(三) CT结肠成像

CT结肠成像,也称虚拟结肠镜检查或CT结肠影像,可对充气扩张的结肠提供一种计算机模拟的腔内视角。这项技术应用传统螺旋 CT 扫描或 MRI 获得大量连续数据，采用复杂的后处理软件来产生图像，可使操作者在洁净结肠腔内任意选定方向穿行和通过。CT 结肠成像需要与钡灌肠所需相似的机械性肠道准备，因为粪便在影像上的表现可类似于息肉。

（四）不完全结肠镜检查

有症状的病人行诊断性结肠镜检查的未完成率为 11%～12%。不完全检查的原因包括技术性因素（如部分或完全梗阻性癌、结肠扭曲、肠道准备不佳）导致结肠镜不能到达肿瘤或不能显示肿瘤近端的黏膜，以及病人不能耐受检查。在这种情况下，CT 结肠成像有助于发现 CRC，并可进行放射影像学诊断，尽管在结肠肠道扩张不良或肠道准备较差时其可能会将粪便误认为肿块；同时，它也不能进行活检或切除息肉。

CT 结肠成像应仅用于能够排气且能耐受口服肠道准备的病人。对于临床上的肠梗阻病人，胃肠道腹部 CT 扫描能很好地替代 CT 结肠成像。

（五）初始诊断性检查

针对无症状病人进行的筛查性研究的系统评价显示，CT 结肠成像和结肠镜检查对 CRC 和大息肉的诊断检出率相近。这两种操作的获益和成本比较取决于其他因素，其中最重要的因素为 CT 结肠成像后还需要行其他检查及存在辐射暴露，如果在一段时间内需要反复进行扫描（例如筛查），辐射暴露问题尤为重要。

CT 结肠成像结果异常时，应行结肠镜检查随访以便切除和进行组织诊断，对于较小的病变，应采用 CT 结肠成像进行额外监测。关于多大的息肉需要行（介入性）结肠镜检查和息肉切除术，具体阈值尚存争议。CT 结肠成像还能够检测结肠外病变，这可以提供症状的成因和关于肿瘤分期的信息，但也可能因不必要的检查而导致焦虑并增加成本，并且其对临床重要病变的检出率可能也较低。

对于有症状提示 CRC 的病人，以下研究阐明了诊断性 CT 结肠成像相比于结肠镜检查的效能。

一篇纳入 49 项研究的系统评价分析中，11 551 例病人接受了 CT 结肠成像来诊断结直肠息肉和癌，随后使用结肠镜检查来验证诊断结果，其中 43 项研究（6 668 例病人）检测的是有症状或疾病高发人群。有症状人群中发生了 394 例癌症（患病率 6%），整个队列共发生 414 例癌症。在经组织学证实的癌症中，CT 结肠成像检出率为 96.1%（95%CI 93.9%～97.7%）。在一个纳入 25 项研究（9 223 例病人）的亚组分析中，对结肠镜检查的敏感性进行了独立评估（即在不知道之前 CT 结肠成像结果的情况下进行结肠镜检查，分析的主要数据源于无症状个体），其敏感性为 94.7%（188 例癌症中检出 178 例，95% CI 90.4%～97.2%）。

SIGGAR 试验直接比较了 CT 结肠成像和结肠镜检查的诊断效能，该试验将 1 610 例有症状提示 CRC 的病人随机分配接受结肠镜检查（1 072 例）或 CT 结肠成像（538 例）。主要终点是在检测 CRC 或大息肉（>10 mm）的初始检查操作后额外结肠检查的进行率。两种操作的 CRC 和大息肉检出率都为 11%。进行 CT 结肠成像的 29 例 CRC 中有 1 例漏诊，进行结肠镜检查的 55 例 CRC 中无漏诊。然而，进行 CT 结肠成像的病人接受额外结肠检查的可能性是进行结肠镜检查病人的 3 倍以上（30% vs. 8%）。接受额外检查的病人中仅 1/3 被发现有 CRC 或大息肉。

据报道，在 475 例接受 CT 结肠成像且未确诊 CRC 的病人中，有 60%的病人发现至少存在一个之前未知的结肠外表现。但大多数被判定为没有临床意义。在 48 例因结肠外表现而接受进一步检查的病人中，仅约 1/3 获得了可解释其中至少一种主诉症状的诊断，仅 9 例病人被发现存在结肠外恶性肿瘤。

总体来说，CT 结肠成像较结肠镜检查在短期内（检查后即刻）病人接受度更高，但在长期随访（3 个月)后,结肠镜检查的获益会逐渐显现(对获得结果的过程更满意,且需后续结肠检查的可能性更小)。

现有证据表明,对于有症状提示 CRC 的病人,与结肠镜检查相比,CT 结肠成像是一种敏感性相近而创伤性更小的替代选择。但是,考虑到结肠镜检查可以对操作过程中看到的病灶和所有同时性癌症或息肉进行切除/活检,编者认为,结肠镜检查仍是诊断 CRC 的金标准。当结肠镜检查使用受限时,优选 CT 结肠成像而不是钡灌肠。

(六) 结肠胶囊内镜检查

欧洲药品管理局(European Medicines Agency, EMA)和美国 FDA 均已批准将结肠胶囊内镜用于 CRC 筛查。在美国,其被批准用于曾行不完全结肠镜检查的病人。虽然其在 CRC 筛查中的作用仍不明确,但对行不完全结肠镜检查显示无梗阻的病人可考虑该检查。

(七) 实验室检查

尽管 CRC 病人常有缺铁性贫血,但无此表现也不可完全排除 CRC。包括肝功能检查在内的其他常规实验室检查缺乏检测肝转移的敏感性,故无诊断作用。

(八) 肿瘤标志物

多种血清标志物都与 CRC 相关,尤其是癌胚抗原(carcinoembryonic antigen, CEA)。但是,所有这些标志物(包括 CEA)对原发性 CRC 的诊断能力均较低,因为与良性疾病有大量重叠,且其对早期病变的敏感性较低。一项 Meta 分析得出结论,CEA 诊断 CRC 的汇总敏感性仅为 46%(95%CI 0.45~0.47)。包括 CA 199 在内的其他常规肿瘤标志物的诊断敏感性都不高于此(汇总敏感性 0.30,95%CI 0.28~0.32)。

此外,CEA 的特异性也有限。CEA 诊断 CRC 的特异性为 89%(95%CI 0.88~0.92)。CEA 升高的非癌症原因包括胃炎、消化性溃疡、憩室炎、肝脏疾病、慢性阻塞性肺疾病、糖尿病,以及任何急性或慢性炎症状态。此外,吸烟者的 CEA 水平明显高于非吸烟者。

美国临床肿瘤学会(American Society of Clinical Oncology, ASCO)召集的乳腺癌和 CRC 肿瘤标志物专家组推荐,不应将血清 CEA 和包括 CA199 在内的任何其他标志物用作 CRC 的筛查或诊断性检查。欧洲肿瘤标志物工作组(European Group on Tumor Markers)也给出了相似的推荐。

但是,CEA 水平在确诊 CRC 病人的随访中确有价值。ASCO 指南推荐,对大多数确诊 CRC 的病人应在术前检查血清 CEA 水平,以帮助规划手术治疗、治疗后随访及预后评估。

对于新确诊 CRC 的病人,血清 CEA 水平可以预测病人的预后。相比术前 CEA 水平较低的病人,术前血清 CEA>5 ng/mL 的病人预后更差、分期更高,但至少有部分数据显示,术前升高的 CEA 在切除术后恢复正常并不是预后不良的指征。

术前 CEA 水平升高且在手术切除后未能恢复正常,提示肿瘤持续存在且需要进一步评估。

此外,对于Ⅱ期和Ⅲ期病人,如果发现转移性疾病,他们可能适合接受手术或化疗,则应在术后连续 5 年检测 CEA 水平。手术切除后出现 CEA 水平升高则提示疾病复发,且后续应行影像学检查。

目前正在积极研发用于早期发现 CRC 或监测术后复发的血液检测方法,包括 Sept9、Gemini 检测和基于血液的微小 RNA。

三、鉴别诊断

CRC 的体征和症状没有特异性,鉴别诊断范围较广,特别是对于表现为腹痛和直肠出血的病人。

许多疾病均可引起与 CRC 相似的症状或体征,包括其他恶性肿瘤,以及一些良性病变,如痔、憩室炎、感染或炎症性肠病。

放射影像学或内镜检查发现的结肠肿块的鉴别诊断包括一些良性和恶性疾病，通常需要活检和组织学评估来区别。尤其是，除原发于大肠的腺癌以外的少见恶性肿瘤，包括卡波西肉瘤（Kaposi sarcoma，KS）、淋巴瘤、类癌（分化良好的神经内分泌性）肿瘤，以及其他原发性癌的转移瘤。

播散性 KS 可累及结肠，尤其是在 AIDS 病人中，表现为特征性紫罗兰色斑疹或结节。大肠原发性非霍奇金淋巴瘤最常起源于盲肠、右结肠或直肠，通常成人就诊时已为疾病晚期。结肠淋巴瘤的典型表现为孤立性大包块，但也可发生多个息肉样病变或者弥漫性受累。结肠类癌最常发现于阑尾、直肠和盲肠，并且与结肠腺癌相比，其倾向于发生在更年轻的病人中。阑尾和直肠类癌（大多数小于 2 cm）表现为黏膜下结节，且往往为惰性。相反，原发性结肠类癌可表现为大苹果核样病变，可具有临床侵袭性且可能发生转移。其他原发癌（以卵巢癌最为常见）的转移瘤可类似于原发性大肠恶性肿瘤。

四、分期

一旦确诊 CRC，应立即评估肿瘤的局部侵袭及远处转移情况，为制定治疗方案和判断预后提供依据。在决定是否需要行临床分期检查和手术切除前，回顾活检标本结果很重要，尤其是对于癌性息肉。侵袭性恶性肿瘤区域的息肉在已完全切除且没有不利组织学特征（切缘阳性、低分化、淋巴血管浸润）的情况下，发生淋巴转移及远处转移的风险低。对于这类病人，单行息肉切除术可能就足够了。若息肉有蒂，则更易制订决策。

（一）TNM 分期系统

首选美国癌症联合委员会（American Joint Committee on Cancer，AJCC）/国际抗癌联盟（Union for International Cancer Control，UICC）的 TNM 分期系统对 CRC 进行分期。不建议使用 Duke 分期法的旧版 Astler-Coller 修订版。

与前一版（2010 年第 7 版）相比，最新版的 TNM 分期系统（2017 年第 8 版）有一些变化。新版引入了 M_{1c} 期，用于反映腹膜转移癌（预后不良因素），并且将淋巴结微转移（肿瘤细胞团直径＞0.2 mm）评为阳性，其依据为一项 Meta 分析的结果证实这些病人的预后不良。

此外，新版还阐明了用于描述区域淋巴结状态时肿瘤种植（tumor deposits）的定义。该版本也认可以下因素是制订治疗决策时需着重考虑的因素，但尚未将其纳入正式的分期标准中：①术前血清 CEA 水平。②肿瘤消退评分，反映了病变对术前放疗、放化疗或化疗的反应及直肠癌环周切缘的状态。③淋巴血管和神经周侵犯。④微卫星不稳定性，反映了缺乏错配修复酶，既是预后因素，也可预测氟尿嘧啶治疗无效。⑤KRAS、NRAS 和 BRAF 基因的突变状态，因为这些基因的突变与针对表皮生长因子受体（epidermal growth factor receptor，EGFR）的药物无效相关。

但是，并非所有国家都使用该 TNM 分期系统。例如，在荷兰的一些地区，因为不认可之后的修订版，所以针对直肠癌仍特意使用第 5 版 TNM 分期法；而在日本，因为修订后的关于缺少残余淋巴结证据的卫星种植的标准没有得到充分证实，所以由日本结肠和直肠癌协会编辑的第 7 版（2006）《国家癌症分期手册》未采纳这些修订标准。

影像学发现、内镜检查（包括活检）发现和术中发现可用于确定临床分期，而评估病理分期（pT、pN、pM）需要对切除标本进行组织学检查。术前放疗和化疗（常用于局部晚期直肠癌）可显著改变临床分期；因此，治疗后的病理分期使用前缀 yp 进行标记（即 ypT、ypN）。

（二）临床分期评估

术前临床分期最好结合体格检查（特别注意有无腹水、肝肿大、淋巴结肿大，以及直肠癌是否固定于邻近组织）、腹部及盆腔 CT 扫描及胸部影像学检查来确定。虽然术前通常会检测肝酶，但是在肝脏转移灶较小时肝酶水平可能是正常的，故其不是排除肝脏受累的可靠指标。与肝转移相关的最常见的肝脏检查异常是血清碱性磷酸酶水平升高。

（三）CT 扫描

大多数医疗机构在临床上的标准作法是在切除术前或术后对所有Ⅱ、Ⅲ或Ⅳ期 CRC 病人实施胸部、腹部及盆腔 CT 检查，通常而言，最好是在术前而不是术后进行上述扫描，因为根据扫描结果偶尔会改变手术计划。

1. 腹部和盆腔

对于新诊断的 CRC 病人，术前腹腔和盆腔 CT 扫描可显示区域肿瘤侵犯、区域淋巴结转移、远处转移及肿瘤相关并发症（如梗阻、穿孔、瘘管形成）。CT 检测远处转移的敏感性（75%～87%）比检测淋巴结受累（45%～73%）或肿瘤透壁浸润深度（约 50%）的敏感性要高。CT 检测直肠癌恶性淋巴结的敏感性高于检测结肠癌恶性淋巴结；直肠周围淋巴结肿大都被假定为恶性，因为在无确切炎症过程（如直肠炎、瘘、直肠周围脓肿）的情况下，此区域内通常没有良性淋巴结肿大。

对于腹膜表面上的小体积肿瘤，CT 扫描并不是可靠的诊断性检查。CT 检测腹膜种植瘤的敏感性取决于种植瘤的位置和大小。在一项研究中，CT 检测小于 0.5 cm 结节的敏感性为 11%，检测 0.5～5 cm 种植瘤时，敏感性仅为 37%。

虽然在术前普遍都会进行腹部/盆腔 CT 检查，但是否需要对所有 CRC 病人进行这项检查存在争议。在一项对 180 例行肿瘤切除术的病人进行的回顾性研究中，67 例术前行 CT 检查的病人中只有 3 例因偶然发现而改变了手术方式。与术前 CT 检查相比，通过术中超声和肝脏手法触诊评估肝脏转移瘤的检出率可能更高，尤其是对于那些在探查时发现透壁侵犯（T_3/T_4）的病人。然而，腹腔镜结肠切除术的日益增多阻碍了实施肝脏手法触诊，而且即使在开腹手术时，外科医生也可能无法充分触及肝脏，而这取决于切口位置和既往手术造成的粘连程度。

术前检查发现肝转移灶不一定改变对原发性肿瘤的手术方式，尤其是对于原发肿瘤引发了症状的病人（如出血、即将发生梗阻）。对于肝脏转移病灶≤4 个的病人，切除术有治愈的可能，其 5 年无复发生存率为 24%～38%。虽然大多数外科医生主张分两次手术切除原发肿瘤和同时性肝脏转移灶，但是部分医生会在一次手术中同时切除这两部分。

2. 胸部

分期时常规行胸部 CT 的临床价值也存在争议。至少在理论上，胸部影像学检查可能对直肠癌更有价值，因为直肠下段的静脉回流绕过肝脏，通过痔静脉流入腔静脉，故肺转移可能更常见。

主要争议点在于胸部 CT 常会发现不确定性病变（10%～30%），这增加了临床复杂性（即是否应行进一步的术前诊断性检查），但这些病变很少为恶性（7%～20%）。在一篇纳入 12 项研究的系统评价中，包含 5 873 例进行分期的新诊断 CRC 病人，术前胸部 CT 发现 732 例（9%）病人存在不确定性肺结节。其中，80 例（11%）在随访时被证实为结直肠转移癌。通常，手术切除时有区域淋巴结转移、存在多个不确定性肺部结节、病变≥5 mm、直肠癌而不是结肠癌、结节位于（肺）实质而不是胸膜下、存在其他部位的远处转移均与恶性肿瘤显著相关，而钙化则与良性病因相关。总体来讲，大多数有不确定性肺部结节的病人结节为恶性的风险非常低（约 1%），不需要进一步的术前诊断性检查。

（四）肝脏 MRI

相比 CT，肝脏对比增强 MRI 可识别出更多的肝脏病变，对于存在脂肪肝改变的病人有价值。一项 Meta 分析得出结论，对于既往未经治疗的病人，MRI 是评估 CRC 肝转移的首选影像学检查。但是，新一代的 CT 扫描仪及在对比操作时应用三相成像，已经提高了 CT 检出肝转移瘤的敏感性。目前在实践中，肝脏 MRI 通常仅用于 CT 扫描有可疑发现但不确定的病人，特别是需要更好地明确肝脏疾病负荷以决定是否需要肝脏切除手术时。

（五）PET 扫描

在 CRC 常规术前分期时，PET 联合或不联合 CT（PET/CT）似乎并不能在 CT 扫描的基础上提供更多重要信息。以下情况明确肯定了 PET 扫描作为其他影像学检查的辅助对 CRC 病人的作用。

（1）定位复发病灶，用于初始治疗后血清 CEA 水平升高而常规影像学评估未能诊断的病人。在这种情况下，PET 扫描可能能够定位隐匿性病灶，从而筛选能从剖腹探查术中获益的病人。在一项说明性病例系列研究中，105 例此类病人进行了 PET 扫描及后续腹部盆腔 CT 扫描。与 CT 及其他常规诊断性检查相比，PET 扫描检出临床重要肿瘤的敏感性（87% vs. 66%）和特异性（68% vs. 59%）均较高。第 2 项报告显示，在 50 例血清 CEA 水平升高且常规诊断性检查结果完全正常或不明确的病人中，有 14 例病人（28%）行 PET 扫描后根据结果进行了可能可根治疾病的切除术。

（2）对目前或将来适合行孤立性 CRC 肝转移灶切除术的病人进行评估。在尝试切除前常规使用 PET 扫描可以减少非治疗性剖腹手术的次数。

需着重注意的是，近期化疗可能会改变 PET 检测 CRC 肝转移灶的敏感性，这可能与肿瘤细胞代谢活性下降有关。然而，PET 扫描的益处通常在于在可能适合行肝切除术的病人中探查肝外转移病灶，在这种情况下，应在开始化疗前进行 PET 检查。

（吴小材　尹　路）

第三章 特殊类型的大肠癌

第一节 家族性息肉病及特殊类型

一、概述

家族性腺瘤性息肉病(familial adenomatous polyposis, FAP)的特征是存在多个结直肠腺瘤性息肉(通常超过100个)。FAP的估计患病率为3/100 000,占所有结直肠癌的比例不到1%。FAP是一种常染色体显性遗传病,该病的结肠息肉病近乎完全外显,但结肠外表现的外显程度不同。多达25%的FAP病例是由新的或新生APC基因突变所致。有文献报道了若干其他基因型-表型的相关性,密码子463至1444之间的突变与视网膜病变先天性视网膜色素上皮增生(congenital hypertrophy of retinal pigment epithelium, CHRPE)相关,密码子1445至1578之间的突变与硬纤维瘤相关、密码子279至1309之间的突变与十二指肠息肉病相关,密码子686至1 217之间的突变与髓母细胞瘤相关。

几乎所有未经治疗的FAP病人都会发展为结直肠癌,诊断为癌症的平均年龄为39岁。FAP病人发生结直肠癌的风险增加是因为病人早年发生大量腺瘤,弥漫性息肉病通常发生在10~20岁或20~30岁。息肉出现的平均年龄为16岁,有报道年仅8岁的病人中发现息肉。大多数FAP病人有胃底腺息肉,是常见于胃底或胃体的小型(小于1 cm)无蒂息肉。胃底腺息肉由正常的胃体型上皮[排列无序和(或)呈微囊性结构]组成。几乎一半的胃底腺息肉存在低度异型增生,但很少进展为癌症。在FAP病人中,相比于胃底腺息肉,胃腺瘤更为少见,位于胃窦部,孤立性存在,虽然其进展为癌症的风险相对较低,但仍然存在一定的癌变风险。

二、Gardner综合征

20世纪50年代早期,Gardner报道了一个家系,既有FAP的肠道特征,又有大量结肠外病变,包括骨瘤、表皮囊肿和纤维瘤。后来发现牙齿异常、硬纤维瘤和其他病变是潜在遗传缺陷的其他表现。遗传性结肠腺瘤病与这些结肠外病变一起称为Gardner综合征(Gardner syndrome, GS)。硬纤维瘤可能是GS的首发表现。也有报道显示,一些家族中硬纤维瘤是APC突变的唯一表现。硬纤维瘤可起自全身任何肌腱膜结构,但最常见于腹部,腹部硬纤维瘤最初为肠系膜斑块样病变,可进展为肠系膜纤维瘤病,最终进展为硬纤维瘤。

约1/3的腹部硬纤维瘤会引发疼痛。一项纳入38例病人的研究发现,小肠梗阻(58%)是最常见的临床表现。虽然硬纤维瘤为良性,不会发生转移,但可造成严重并发症和死亡。瘤体可能逐渐增大,也可能停止生长。手术似乎会刺激硬纤维瘤生长,腹部手术后其发生率增加。硬纤维瘤可能浸润邻近结构，沿筋膜平面延伸，附着并侵蚀骨，吞没并压迫血管、神经、输尿管、小肠及其他腹部空腔脏器，尤其是发生肠系膜纤维瘤病时。空腔脏器之间及空腔脏器与皮肤之间也可形成瘘。硬纤维瘤是 FAP 结肠切除后常见的死因。硬纤维瘤病人的病死率高达 10%～50%。不过，该病通常进展缓慢，确诊后 10 年生存率约为 63%。

硬纤维瘤发病率低，若体检结果提示散发硬纤维瘤，则应进行 FAP 筛查。仅当硬纤维瘤引发症状，即将累及邻近结构或影响美观时，才给予治疗。对于长在腹腔外的硬纤维瘤最初通常采取手术治疗；腹内和腹壁硬纤维瘤通常推荐采取更保守的治疗手段，常用药物为舒林酸或他莫昔芬。也有学者提出，酪氨酸激酶抑制剂或许可作为治疗药物，与非甾体类抗炎药联用。治疗无效或疗效丧失的病人可采用化疗(与肉瘤化疗类似方案)、放疗和(或)手术。

据报道，化疗治疗硬纤维瘤可引发肠穿孔。应推荐病人至熟悉及擅长处理此类病人的肿瘤化疗科医生处进行专门治疗。采用联合化疗时，含多柔比星方案的结局最佳。术后硬纤维瘤较常复发，尤其是腹部硬纤维瘤。硬纤维瘤的治疗难度大且需要多学科治疗才能获得最佳结局。

1. 临床表现和诊断

大多数硬纤维瘤表现为深部的无痛或轻微疼痛包块，并具有缓慢生长的病史。腹内硬纤维瘤可表现为肠梗阻、肠缺血或回肠肛管吻合功能退化(通常为因 FAP 接受过结肠切除术的病人)。

几乎任何身体部位都可发生硬纤维瘤，但据报道存在 3 个主要的解剖学部位：躯干/四肢、腹壁和腹内(肠和肠系膜)。FAP 病人的硬纤维瘤主要发生在腹内。

在非 FAP 相关病例中，最常被累及的区域为肩胛带、髋-臀区域和四肢，这些部位的硬纤维瘤通常位于深部肌肉或沿着筋膜平面。硬纤维瘤可能在一个部位(通常为肢体)为多灶性，但同一病人中硬纤维瘤很少发生于不同区域。

(1) 乳房硬纤维瘤

硬纤维瘤为乳房包块的罕见病因，可能被误认为原发性或复发性乳腺癌。很多病人具有乳腺癌或乳房手术病史。在一项纳入 32 例乳房硬纤维瘤病人的病例系列研究中，8 例(25%)有乳腺癌既往史，14 例(44%)既往进行过乳房手术。所有病人都存在可触及的包块，16 例行乳腺 X 线钼靶摄影的病人中有 6 例可见包块，8 例行 MRI 检查的病人中都可见包块。切除术后，8 例(29%)病人在中位时间为 15 个月时复发，且存在阳性切缘的病人有局部复发增多的趋势(9 例阳性切缘病人中有 5 例，而 19 例阴性切缘病人中有 3 例)。

乳房硬纤维瘤中的分子异常情况与在腹部、躯干和四肢硬纤维瘤中描述的类似。

(2) 影像学检查

为了明确肿瘤与邻近结构的关系以评估可切除性及治疗需求，需要使用 CT 或 MRI 对受累区域进行横截面成像。尚无影像学特征可以准确区分硬纤维瘤与恶性软组织肿瘤。

虽然应用 CT 可以充分评估硬纤维瘤，但编者优选 MRI，尤其是对躯干和肢体肿瘤。硬纤维瘤的 MRI 特征是多变的，与其细胞构成和纤维含量相关。在 T_1 加权像中，硬纤维瘤可能为低信号或与肌肉等信号，而在 T_2 加权像中主要为高信号，但可能出现低信号带，代表紧密聚集的胶原束。T_2 高信号可能随着时间逐渐降低，因为肿瘤细胞构成减少且胶原沉积增加。随着钆的使用，硬纤维瘤通常表现为中等至显著增强的信号，且由于胶原束不会因对比剂而增强，低信号带可能变得更加明显。

超声可能也是一种有用的诊断性检查，尤其是对于累及胸部或腹壁的硬纤维瘤。硬纤维瘤通常表现为边界清楚或不清楚、具有可变回声反射性的椭圆形实体软组织肿块，并且无中央坏死和钙化。然而，没有超声特征具有诊断意义。

(3) 组织学诊断

目前只能通过对活检样本进行组织学检查来确诊硬纤维瘤。通常,切取活检比细针穿刺活检获得更多组织,以帮助鉴别良性与恶性肿瘤。然而,若由有经验的病理科医生操作,细针穿刺活检所获组织可能已足以作出诊断。

硬纤维瘤的组织学特征为单克隆性成纤维细胞增殖,表现为大量纤维间质中的梭形细胞小束。成纤维细胞倾向于聚集在病变边缘,且细胞构成较低。浸润性结缔组织过程可能与低度恶性纤维肉瘤类似,但细胞缺乏恶性肿瘤的细胞核和细胞质特征。通常存在极少核分裂象,不存在坏死。从组织学上来说,无法区分散发性硬纤维瘤与 FAP 相关硬纤维瘤。

免疫组化分析可能有助于组织学诊断。梭形细胞染色通常显示波形蛋白、平滑肌肌动蛋白和核 β-连环蛋白为阳性,但肌间线蛋白、细胞角蛋白和 S-100 一般为阴性。核 β-连环蛋白的免疫反应性支持硬纤维瘤的诊断。在一项大型病例系列研究中,80%的散发性硬纤维瘤和 67%的 FAP 相关性硬纤维瘤为染色阳性。然而,这并不是决定性的,因为其他疾病(表浅性纤维瘤病、低度恶性肌纤维母细胞肉瘤、孤立性纤维性肿瘤)中核 β-连环蛋白染色也为阳性。此外,β-连环蛋白阴性并不能排除纤维瘤病的诊断。据报道,新一代测序技术对检测硬纤维瘤的 CTNNB1 突变高度敏感。即使在真正的 CTNNB1 野生型肿瘤(通过新一代测序技术检出)中,也可能存在导致 Wnt 激活的基因组变化(如 6 号染色体缺失/BMI1 突变),且这些变化可能有助于这些肿瘤的分子评估。

(4) 分期

没有必要对任何其他部位进行影像学分期检查,因为硬纤维瘤没有区域或远处扩散的倾向。

目前尚无普遍使用的或达成共识的硬纤维瘤分期系统。美国癌症联合会(AJCC)第 8 版软组织肉瘤 TNM(tumor, node, metastasis)分期系统明确排除了硬纤维瘤。现已制订了一个对 FAP 病人腹内硬纤维瘤进行分期的新分类系统,但尚未广泛应用。

(5) 内镜

鉴于硬纤维瘤与 FAP 的关联,初始评估时获得准确的家族史很重要,尤其是结肠癌家族史。在某些机构中,推荐所有被诊断为硬纤维瘤的病人都进行结肠镜检查,尤其是腹内硬纤维瘤。但其对 FAP 的检出率较低(一项病例系列研究显示为 3.7%)。筛查 FAP 的改进方法(基因检测联合结肠镜)。

2. 自然病程

硬纤维瘤的特征为临床行为各不相同。虽然大多数肿瘤会逐渐变大,但生长较为缓慢,且生长停滞/自然消退并不少见。以下是关于未治疗硬纤维瘤自然病程的可用数据:①一项病例系列研究纳入了 54 例原发性或复发性硬纤维瘤病人,这些病人最初并未接受手术、放射治疗(radiation therapy, RT)和全身性治疗,其 5 年无进展生存率为 50%。②在另一项报道中,27 例新近诊断的散发性硬纤维瘤病人初始接受了仔细的医疗监测而非积极治疗。研究者根据肿瘤进展的部位选择病人,此类病人的肿瘤进展不可危及生命且不具有损毁(邻近神经或血管)风险。中位随访 52 个月时,仅 6 例(22%)出现进展,16 例病人病情稳定,5 例出现肿瘤自发消退。③一项病例系列研究纳入了 102 例初始接受观察的原发性腹壁硬纤维瘤病人,发现其自发消退率甚至更高。中位随访 32 个月,29 例病人出现了自发消退。肿瘤大小减小中位数为 66%,12 例病人中检测不到肿瘤。

这些数据表明,初始进行"等待观察"治疗方案对于某些病人而言是合理的,尽管尚未确定哪些特征可以提示疾病进展风险较低。

根据研究,影响疾病复发率的因素为:病变的解剖部位(四肢肿瘤的预后最差,特别是远端位置;躯干/腹壁肿瘤的复发率低于腹内或腹外肿瘤)、大小(尤其是>7 cm)、性别(女性的局部复发率高于男性)和年龄(在一项病例系列研究中,37 岁以下年轻病人的复发率高于年龄更大者)。关于阳性切缘的影响目前尚存在争议。

尚不清楚应如何应用以下因素来选择治疗。

生物学行为的分子标志物：很多(但并非所有)机构的新数据表明，分子因素(如β-连环蛋白基因内的特定突变)可能与复发风险相关。雌激素受体β和细胞周期蛋白D1的表达与硬纤维瘤的高度增殖有关，至少有一项报告表明雌激素受体β的表达显示有术后复发风险增高的趋势。虽然人们希望分子分析能最终用于指导治疗策略方案，但这项工作仍处于起步阶段，在临床应用之前尚需在前瞻性临床试验中进行验证。

硬纤维瘤相关病死率：尽管硬纤维瘤在组织学上为良性，且既不会转移扩散也不会恶变为纤维肉瘤，但硬纤维瘤具有局部浸润性，可通过破坏邻近重要结构和器官导致病人死亡。大多数中心报道，腹内硬纤维瘤除外的硬纤维瘤病人的死因别病死率为1%或更低。例如，一项报道纳入了189例1995—2005年因硬纤维瘤在德州大学安德森癌症中心接受治疗的病人，中位随访63个月后，仅5例病人死亡，其中4例为非硬纤维瘤所致死亡。

腹内硬纤维瘤病人中的硬纤维瘤更常为致命性，尤其是在具有FAP的情况下。如上所述，在高达11%的FAP病人中，硬纤维瘤为死亡原因。

尚未充分明确影响生存率的因素，尤其是对散发性肿瘤。一项研究纳入了154例就诊于克利夫兰诊所的FAP相关硬纤维瘤病人，基于该研究提出了一个针对FAP相关硬纤维瘤的预后分层系统。不同分期的5年生存率如下：①Ⅰ期(无症状，长径<10 cm且不生长)：95%。②Ⅱ期[轻度症状(感觉到包块或疼痛但不受限制)，长径<10 cm，不生长]：100%。③Ⅲ期[中度症状(感觉到包块、疼痛，受到限制但不住院)，或者肠/输尿管梗阻，或长径为10～20 cm或生长缓慢]：89%。④Ⅳ期[严重症状(感觉到包块、疼痛，受到限制且住院)，具有脓毒性合并症(例如瘘管和脓肿)，或者长径>20 cm且生长迅速]：76%。尚未独立验证该分期系统的预后价值。每组病人的治疗是多变的。各个病人组的中位随访时间为44～81个月不等，Ⅰ期或Ⅱ期疾病病人中没有死亡，而Ⅲ期疾病病人中有4例(15%)及Ⅳ期疾病病人中有8例(44%)因硬纤维瘤死亡。

3. *治疗*

硬纤维瘤的局部侵袭性使其解剖位置成为影响治疗计划和总体处理策略的主要因素。

(1) 腹外和腹壁硬纤维瘤

硬纤维瘤的临床过程不可预知，对于稳定、无症状的原发性或复发性硬纤维瘤，密切观察是一种可接受的策略，尤其是当切除会引起严重并发症时。一项研究纳入了142例表现为原发性(n=74)或复发性(n=68)硬纤维瘤的病人，83例病人只接受观察，而59例病人最初接受内科治疗(激素疗法或化疗)。接受观察和内科治疗病人的5年无进展生存率分别为50%和41%。

另一项报道纳入了106例初始未行手术治疗的原发性腹壁硬纤维瘤病人(4例行内科治疗，102例仅进行初始观察)，1年和3年时转为行手术治疗的发生率分别为14%和16%。在102例进行初始观察的病人中，29例在中位随访32个月期间肿瘤自发消退。仅最初肿瘤大于7 cm与需要改变治疗策略的风险更高相关。所有二期切除均为肉眼下完全切除，且82%为显微镜下完全切除(R_0)。

支持对硬纤维瘤病人进行观察治疗的最有力证据也许来自索拉非尼的Ⅲ期安慰剂对照试验，试验中安慰剂组的缓解率为20%(均为部分缓解)，表明了观察的重要性，尤其是对无症状或症状轻微病人。

来自美国国家综合癌症网络(National Comprehensive Cancer Network，NCCN)的指南建议，对于潜在可切除但没有症状、不危及生命且不会引起重大损害的硬纤维瘤病人，可将观察作为初始治疗选择，且对于不可切除的肿瘤或手术可能导致无法接受的并发症的肿瘤，也将观察作为一个治疗选择。

对于有症状的病人，需要对腹外或腹壁硬纤维瘤进行治疗；对于不管有无症状但肿瘤进行性增大的病人，如果即将对邻近结构造成风险或者肿瘤会引起美观问题，也需要对腹外或腹壁硬纤维瘤进行治疗。

（2）外科手术

如果医学上和技术上可行，可手术切除硬纤维瘤，使切缘变为阴性。完全切除肿瘤且显微镜下切缘阴性为标准的手术目标，但该目标常因解剖边界和硬纤维瘤的浸润性受到限制。

由于腹外硬纤维瘤的大小和浸润性，行切除术时可能需要进行皮肤移植或皮瓣重建。切除腹壁硬纤维瘤时，可能需要重建腹壁以关闭缺损及尽量降低疝的风险。腹内硬纤维瘤通常累及肠系膜，切除肿瘤时通常需要同时切除肠道。行切除术期间，外科医生必须注意不要损伤肠系膜上动脉或肠系膜上静脉。鉴于硬纤维瘤复发的倾向，重建应考虑到未来进行切除和重建的可能性。

即使是手术完全切除后，硬纤维瘤的复发率也很高，尚不明确不完全切除对局部复发率的影响。此外，切除似乎不会影响病人的生存，鉴于硬纤维瘤在组织学上为良性，这一点不足为奇。考虑到这些问题，总体手术策略应尝试应用保留功能的手术方法进行完全切除，以尽量减少主要合并症（功能性和/或美观性）。

（3）局部复发及切缘的重要性

尚不清楚切缘状态与局部复发率之间的关系，已有证据如下。

即使病人接受积极切除且切缘广泛阴性，复发率仍有 16%～39%。

虽然一些病例系列研究显示切缘太靠近病变或切缘阳性时复发率更高，但很多病例系列研究称复发风险与切缘状态无关。其中一项最大型病例系列研究纳入了 426 例新近诊断的硬纤维瘤病人，370 例病人初始行手术切除，252 例病人对切缘进行了组织学评估。就 2 年和 5 年无进展生存率而言，110 例显微镜下完全切除（R_0）病人（77%和 63%）与 107 例显微镜下切缘阳性（R_1）病人（74%和 61%）的差异没有统计学意义，但 37 例肉眼下切缘阳性（R_2）病人的 2 年和 5 年无进展生存率（43%和 22%）明显更低。

一项 Meta 分析纳入了 16 个回顾性报告共 1 295 例腹腔外或腹壁硬纤维瘤病人，发现显微镜下的阳性切缘病人复发风险明显更高（RR 1.78，95%CI 1.40～2.26）。但大部分研究未报道肿瘤清除的范围（即肿瘤与切缘的距离）。此外，切缘阴性的病人可能在技术上也更容易实现切除，这可以解释为什么他们的复发率较低。鉴于上述问题，目前尚无法明确得知切缘状态与局部复发率之间的关系。

事实上，只有不到一半的阳性切缘病人复发，因此，一些专家结合上述资料得出结论：如果积极尝试获得阴性切缘会导致过多并发症，则没有必要这样做。此外，由于不确定阳性切缘的意义，因此关于术后放疗在不完全切除病人中的效用存在争议。这些数据将在下文讨论。

（4）放疗

对于不适合手术治疗、拒绝手术治疗和会出现过多手术并发症的硬纤维瘤病人，放疗是一种有效的初始治疗选择。若只进行放疗，病变消退的时间通常较长，可能需要几年才能完全消退。

一些报道表明，单用放疗（50～60 Gy）或不完全切除病人中手术联合放疗可使 70%～80%的硬纤维瘤得到长期局部控制。病变体积似乎不会影响局部控制的可能性。

以下报道阐明了初始放疗对硬纤维瘤处理的作用。

一项报道纳入了 107 例硬纤维瘤病人，这些病人仅接受手术（$n=51$）、仅接受放疗（$n=15$）或手术后接受放疗（$n=41$）。三组病人的 5 年局部控制率分别为 69%、93%和 72%。对于仅接受手术的病人，存在肉眼残留病灶时 5 年局部控制率为 50%（6 例中的 3 例），显微镜下切缘阳性时 5 年局部控制率为 56%，切缘阴性时 5 年局部控制率为 77%。而 5 例因原发肿瘤仅接受放疗的病人都取得了局部控制，10 例于复发时进行治疗的病人中有 9 例取得了局部控制。

一项针对已发表的硬纤维瘤治疗经验的比较性综述也得出了类似结论。对于仅接受手术的病人

($n=381$)，总体局部控制率为 61%，切缘阴性者为 72%，切缘阳性者为 41%。对于接受手术加放疗的病人($n=297$)，总体局部控制率为 75%，切缘阴性者为 94%，切缘阳性者为 75%。对于仅接受放疗的病人($n=102$)，总体局部控制率为 78%，因原发肿瘤接受治疗的病人为 83%，因复发性肿瘤接受治疗的病人为 73%。

一项初步Ⅱ期研究发现了非常相似的局部控制率(3 年时为 81%)，在该研究中，44 例不能手术的进行性原发性、复发性或不完全切除的硬纤维瘤病人接受了中等剂量的放疗(56 Gy)。

根据这些数据可以得出结论：尽管硬纤维瘤为非转移性肿瘤，但其对放射是敏感的。虽然放疗是硬纤维瘤非手术确定性治疗的一种选择，但必须将其使用与后期辐射效应[如继发性恶性肿瘤(尤其是在较年轻病人中)及放疗相关纤维化]的可能性进行权衡。一般而言，对于有症状或其他方面需要治疗的病人、不太适合手术或拒绝手术的病人及会出现过多手术并发症的病人，初始放疗被认为是一种合适的选择。

确定性治疗的放疗推荐剂量为 50～56 Gy，每次 1.8～2 Gy，持续 5～7 周。使用更高剂量似乎不会降低局部复发率。

(5) 术后放疗

没有数据支持在完全性手术切除后进行辅助性放疗有益，因此通常并不推荐该做法。

关于术后放疗在切缘阳性病人中的效用，目前尚存争议，原因如下。

虽然来自德州大学安德森癌症中心的一项早期报道显示，接受照射的显微镜下切缘阳性肿瘤病人的无复发生存率有所改善，但来自麻省总医院的一项大型病例系列研究、针对已发表硬纤维瘤治疗经验的一项比较性综述及至少 3 项其他大型病例系列研究(包括一个后来在德州大学安德森癌症中心接受治疗的病人队列)都未能证实这种情况下放疗可带来获益。一项纳入 16 个报告(共 1 295 例病人，均是回顾性观察研究)的 Meta 分析认为，在不完全性手术切除后，辅助化疗降低了原发性腹腔外和腹壁硬纤维瘤病人(RR 1.54，95% CI 1.05～2.27)及复发硬纤维瘤病人(RR 1.60，95%CI 1.12～2.28)的复发率。但这些报告均无随机分组，而且缺乏关于肿瘤大小和解剖位置的信息，影响了结果的解读。

如前所述，尚未始终证实切缘状态与复发风险相关。即使显示未接受放疗的切缘阳性病人的复发率更高的病例系列研究中，切缘阳性病人也不是必然会出现复发。此外，对于大多数病人，特别是存在四肢或躯干肿瘤的病人，复发时行补救性治疗可能取得成功。

远期辐射效应(如继发性恶性肿瘤)的可能性令人担忧，尤其是在较年轻病人中。

根据这些数据，很多临床医生认为，对于显微镜下切缘阳性的病人，只要局部进展不会引起严重并发症的风险，则可以推迟放疗。但编者和其他专家推荐，对初始切除后存在肉眼残留病灶的病人及切除复发性病变后显微镜下切缘阳性的病人，均应进行术后放疗。

其他人并不同意该方法，他们提倡不管切缘状态如何都应进行术后放疗(或仅使用放疗)，因为局部控制对治愈这种非转移性疾病具有重要意义。NCCN 指南建议在 R_2 切除后或在疾病进展或复发时考虑术后放疗，联合或不联合再次手术。

(6) 新辅助放疗

一种可增加腹外硬纤维瘤切除可能性且降低局部复发率的方法是使用新辅助(术前)放疗。但应用这种方法的经验有限。

在最大型报道中，58 例病人接受了术前放疗且进行了中位 69 个月的随访。11 例病人出现局部复发(19%)，2 例病人出现主要伤口并发症(3.4%)。该伤口并发症发生率低于作者给予相似术前放疗剂量和方案的软组织肉瘤中的历史经验，使得他们推测纤维瘤病人相对于软组织肉瘤病人可能存在固有的伤口愈合优势。

在来自同一机构的另外 2 项小型病例系列研究中，总共 43 例潜在可切除的硬纤维瘤病人每日持续输注 30 mg 多柔比星、持续 3 d，同时进行放疗（10×3 Gy）；4～8 周后行切除术。在后一项研究中，30 例病人中有 16 例在术后接受了 1 年的大剂量他莫昔芬和 NSAID 治疗。两项研究的随访时间中位数分别为 71 个月和 45 个月，仅 5 例病人（11%）出现局部复发。

虽然这些研究结果显示新辅助放疗很有前景，但在将此方法作为标准治疗前，尚需进行更大型的前瞻性随机试验加以证实。

（7）新辅助全身治疗

在尝试手术切除硬纤维瘤之前使用伴或不伴放疗的全身治疗来减小肿瘤大小/体积的概念相对较新，且关于该方法效用的数据极少。然而，多学科团队治疗可避免严重影响日常活动能力的局部治疗，因此这类疗法日渐受到关注，尤其是有研究证实几种化疗方案能有效治疗进展期肿瘤或不可切除肿瘤。

有的资料支持靶向治疗（如索拉非尼和帕唑帕尼）对不可切除的硬纤维瘤有作用，但没有提供证据表明它们对后续手术结局的影响。由于这些药物可抑制血管生成，所以当既往不可切除硬纤维瘤病人由于对分子靶向药物有应答而考虑之后进行手术时，应告知这些药物对伤口愈合有影响。

至少有一些数据提示，在当代病例系列研究中，接受治疗的硬纤维瘤病人的结局有所改善，这可能至少部分归因于新辅助治疗和辅助治疗中多模式治疗的使用增加。然而，目前尚无前瞻性数据。为了提出最佳的病人选择标准和对手术、全身性治疗和放疗进行排序的最佳方法，尚需新辅助全身性治疗的进一步经验。

与腹外和腹壁硬纤维瘤相比，腹内硬纤维瘤可被切除的情况更少见。对于腹内硬纤维瘤，手术可能较困难甚至无法手术，尤其当合并 FAP 时，但手术对于特定病人而言仍然是一种重要选择。

FAP 病人的腹内硬纤维瘤通常是不可切除的，因为它们广泛浸润肠系膜且通常为多发性。尝试性切除通常需要切除部分小肠，随后会出现显著并发症，包括肠缺血、粘连及所致梗阻和瘘管形成。此外，尝试性切除后的复发率较高，且复发疾病通常比初始硬纤维瘤更具侵袭性。例如，在一项报道中，减瘤术使 6 例病人中的 4 例出现硬纤维瘤侵袭性进展。一项关于 62 例 FAP 伴腹内硬纤维瘤病人结局的回顾性评估显示，保守治疗和直接手术的结局相当（10 年无进展生存率为 49% vs. 33%）。

基于这些观察结果，美国结直肠外科医生协会及美国临床肿瘤学会/肿瘤外科学会的一个联合工作组提倡，对存在巨大、生长缓慢、累及肠系膜或包绕血管和（或）器官的腹内硬纤维瘤伴 Gardner 综合征病人，给予保守治疗而非初始切除术。

在很多机构中，对这些病人应优先选择包括初始内科治疗的多学科疗法。全身性治疗选择包括非细胞毒性疗法（NSAID、他莫昔芬）、放疗、伊马替尼靶向治疗或细胞毒性药物化疗。编者推荐硬纤维瘤病人术后口服塞米昔币（西乐葆）2 粒，bid。

（8）治疗后监测

关于治疗后监测，目前尚无循证方案。编者通常通过临床检查和放射影像学检查（在适当的情况下）对病人进行随访，最初 3 年每 6 个月 1 次，第 4～6 年每 12 个月 1 次，之后每 2 年 1 次。美国 NCCN 发布的指南建议，最初 2～3 年每 3～6 个月进行 1 次病史询问、体格检查和适当的影像学检查，之后每年 1 次。

（9）复发性疾病的处理

对于大多数出现局部复发的病人，补救性治疗都可能取得成功。如果手术切除可行且可使用保留功能的方法，则对于复发性腹外硬纤维瘤，首选手术切除。如果切缘阳性，编者推荐行术后放疗。

然而，由于重复手术的并发症发生率更高且阳性切缘的可能性有所增加，也可以单行放疗。在一项比较性文献综述中，单用放疗病人（$n=102$）的总体局部控制率为 78%，而在因原发性或复发性肿瘤接受治疗的病人中分别为83%和73%。在一项研究中，10例因复发性硬纤维瘤接受放疗的病人中有9例实现了局部控制。

对于既往照射部位出现复发而补救性手术治疗不可能成功的病人，可应用全身疗法进行治疗。根据临床情况和病人的症状，可考虑应用细胞毒性和非细胞毒性药物进行治疗。

对于腹内硬纤维瘤复发的FAP病人，进行手术的决定更为困难。随着每次手术干预，复发会变得更加频繁和更具侵袭性。必须根据病人症状和临床情况来个体化地确定最佳治疗方案。对于大多数此类病人，初始可以采用内科治疗。

三、Turcot 综合征

Turcot综合征又称脑瘤-息肉病综合征，是一个废用的术语，最初用于描述合并脑部肿瘤（主要为髓母细胞瘤和胶质瘤）的家族性结肠癌。这也用于描述发生脑瘤（星形胶质细胞瘤或胶质母细胞瘤）的Lynch综合征病人。

APC是Wnt信号通路中一个蛋白复合物的组分，该通路是发育和愈合过程中控制细胞增殖和分化的蛋白质网络。APC缺失，如发生于FAP，最终导致β-连环蛋白在细胞核内过量蓄积（β-连环蛋白是参与髓母细胞瘤发病机制的一种细胞内蛋白质）。在一类散发性髓母细胞瘤中也发现β-连环蛋白基因CTNNB1的体细胞突变引起Wnt信号通路调节异常。CTNNB1基因突变似乎与APC基因种系突变相互排斥。不到1%的FAP病人会出现髓母细胞瘤，但不同家族的发病风险可能不同。在APC基因区段2突变的病人中，发生髓母细胞瘤的风险似乎最高。如果这一观察结果得到证实，APC基因上该部分突变的病人可能适合接受遗传咨询或监测。

第二节　肿瘤性大肠梗阻

一、概述

肠梗阻是指当肠腔内容物的正常蠕动因为各种原因受到阻塞时，发生的一组以腹胀、腹痛、肛门停止排气排便为特征的疾病总称。

肠梗阻按照梗阻部分可以分为小肠梗阻及大肠梗阻。前者更为常见，60%～70%的小肠梗阻原因是粘连。大肠梗阻仍占全部肠梗阻的25%左右，而造成大肠梗阻60%以上的原因是结直肠肿瘤。

根据梗阻原因，肠梗阻可分为功能性肠梗阻（由肠生理异常引起）和机械性肠梗阻，进一步按梗阻程度分类，机械性肠梗阻又可分为完全性和不完全性肠梗阻。根据梗阻发生的时间进程，大肠梗阻相关症状可表现为急性肠梗阻，表现为腹痛和便秘，亦可较为慢性地出现，表现为排便习惯的进行性改变。

二、大肠梗阻进程

当大肠内容物的正常排空受阻时，就会发生肠梗阻。梗阻可由功能性原因引起；亦可由外源性或内源性（肠壁或肠腔内）因素所致，即机械性肠梗阻。

与小肠梗阻相关的腹痛和呕吐相比，病人对进行性结肠扩张所致的腹部膨胀和不适可能耐受更好。这就造成了就诊延迟，反而会对老年人、营养不良人群造成更大危害：因为梗阻发现得更晚，造成闭袢室肠梗阻，引起全身中毒性症状，危及生命。

约70%的大肠梗阻发生于横结肠或横结肠远端(图6-12)。结肠肝曲处的肿瘤最少引起梗阻症状。脾曲处的肿瘤更可能会导致梗阻症状。病人还可能会发生穿孔,穿孔更常发生在梗阻处,而非近端扩张的结肠中。梗阻处的穿孔最可能是由局部肿瘤侵犯或是炎症反应所致。

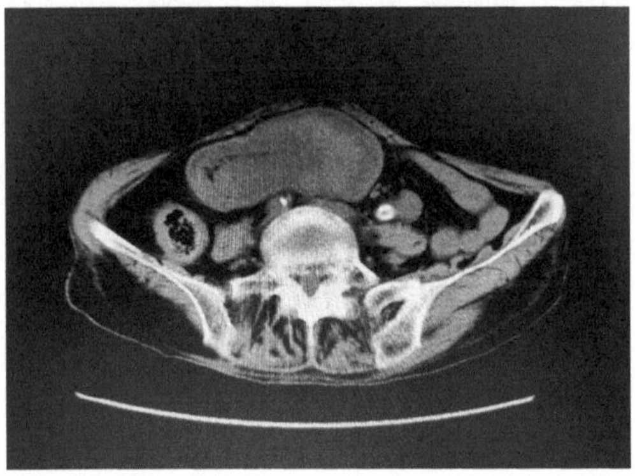

图6-12　降结肠肿瘤引起的肠梗阻(支架置入术后)

三、病因和危险因素

1. 病因

尽管结直肠癌的筛查越来越普遍,但在高达30%的病例中,大肠梗阻是结直肠癌的初始主诉症状,特别是更远端结肠的肿瘤或直肠肿瘤;由于这些部位的肠腔更窄,故而有更早发生梗阻的倾向。结直肠梗阻急诊手术的最常见(70%)病因是乙状结肠、直肠和肛管恶性肿瘤;在表现为结肠梗阻的病人中,约10%的病人有直肠癌,另有5%的病人有肛管癌。因结直肠癌而表现为梗阻的病人中,中位年龄为73岁。

结直肠梗阻最常见的良性病因为肠扭转(5%~15%),其中乙状结肠扭转是大肠梗阻最常见的病因。其他病因包括术后肠粘连、肠憩室病反复发作所致的肠腔狭窄(1.7%~10%),以及伴结肠嵌顿的疝气(2.5%)。较少见的良性病因包括炎症性肠病、缺血性结肠炎、肠粘连、粪石、肠套叠和腹膜后纤维化。除此之外,也有病例报道描述了由阑尾黏液囊肿、尿潴留、胆石性肠梗阻、子宫内膜异位和结核分枝杆菌感染导致的结肠梗阻症状。儿童肠梗阻常因肠套叠引起。

2. 危险因素

(1) 高达30%的结直肠肿瘤会并发肠梗阻;然而,有将近10%的结直肠梗阻是由非结肠的肿瘤所致,如胰腺癌、卵巢癌和淋巴瘤。

(2) 既往的腹部手术可导致肠粘连性疾病。虽然小肠粘连性肠梗阻更常见,但也可发生大肠粘连性肠梗阻。

(3) 既往结直肠切除术并发狭窄形成可导致梗阻。据报道,在接受了结直肠吻合术的病例中,术后发生肠狭窄的病例为3%~30%。在大多数病人中,狭窄较轻微且通常无症状,可能会在常规结肠镜筛查时偶然被发现;但狭窄也可能引起症状。由于吻合口狭窄的唯一危险因素是与脓毒症和纤维化相关的吻合口瘘,故而不足为奇的是,更远端的吻合口伴随瘘的风险更高,吻合术后狭窄的发病率也更高。

(4) 反复发作的炎症也会导致狭窄,如憩室炎(1.7%~10%)、缺血性结肠炎的后遗症及炎症性肠病,进而导致肠梗阻。

(5) 虽然腹壁疝更常累及小肠,但约2.5%的腹壁疝病例中会发生结肠嵌顿。极少数滑疝也会引发肠梗阻。

(6) 结肠的解剖或生理学异常可能会促成盲肠和乙状结肠扭转的发生。大肠梗阻最常见的良性病因为肠扭转,占5%~15%。粪便嵌塞通常是由长期便秘所致,也会导致结肠梗阻。

(7) 其他多种良性疾病可导致直肠狭窄,包括炎症性肠病、结核病、栓剂使用、放疗、子宫内膜异位所致纤维化、性病性淋巴肉芽肿及术后肠腔狭窄等。

3. 临床表现

结直肠梗阻病人可急性起病,表现为肠腔骤然梗阻所致的、相对突然发作的腹部膨胀和腹痛;亦可为亚急性或慢性起病,表现为肠腔进行性狭窄所致的排便习惯在一段时间内改变。症状持续时间较长和一些相关症状(如非故意体重减轻或直肠出血)可能提示病因为恶性,而非良性。

（1）急性梗阻症状

急性完全性和近完全性结直肠机械性梗阻最常见的症状是腹胀、腹痛和顽固性便秘。这些症状不一定会伴有恶心和（或）呕吐，但可能与小肠梗阻类似的近端结肠梗阻更可能会伴有恶心和（或）呕吐。病人会描述腹痛位于脐下，呈阵发性绞痛，每 20～30 min 发作一次。

一项针对大肠扭转病人的回顾性研究显示，这类病人中最常见的梗阻症状为腹痛（58%）和顽固性便秘（55%）。大多数乙状结肠扭转病人会表现为腹胀（79%），大多数盲肠扭转病人则会表现为腹痛（89%）。乙状结肠扭转病人的症状平均持续时间为 38 h。

局灶性腹痛可能提示肠缺血或结肠坏死引起的腹膜刺激，而腹痛突然缓解后又呈进行性加重则可能与肠穿孔有关。

下盆部疼痛可能是由直肠里急后重引起，这是直肠梗阻的征象。

（2）体格检查

体格检查时，应对病人进行全面评估，以寻找全身性征象。结直肠梗阻病人，特别是就诊延迟的病人，可能会出现严重结肠扩张所致的脱水、休克，甚或是腹腔间隔室综合征，虽然这些情况更常见于急性机械性小肠梗阻病人。

腹部视诊通常可发现腹部膨胀，在远端完全性梗阻时尤为明显。

（3）实验室检查

对于腹痛病人，常规的实验室检查包括全血细胞计数和分类计数、电解质检查，以及血尿素氮和肌酐。这些检查对于结直肠梗阻的诊断并无特异性，但有助于评估是否存在血容量不足或其他代谢异常及其严重程度，而白细胞增多伴核左移则可能提示存在并发症。

对于影像学检查提示结肠恶性肿瘤的病人，须检查癌胚抗原（CEA）水平。虽然 CEA 本身对于结直肠癌没有诊断意义，但 CEA 水平升高却高度提示恶性肿瘤。

（4）慢性梗阻症状

进行性结直肠部分梗阻的通常表现为进行性的排便习惯改变，改变的过程为数周至数月。排便习惯改变同时伴有非故意体重减轻往往提示恶性肿瘤。

4．诊断

对于有危险因素的病人，根据其典型的腹痛、腹胀和顽固性便秘等症状，可疑诊为结直肠梗阻；然而，最终确诊一般需要影像学检查来鉴别大小肠梗阻，判断是部分还是完全性梗阻，明确梗阻的部位及可能的病因。对于恶性肿瘤病人，影像学检查还可以发现相关的区域性疾病和转移性疾病。

腹部平片和 CT 是最实用且最有用的影像学检查手段。某些研究者认为，实施腹部 CT 的优先级应高于腹部平片。然而，与腹部 CT 相比，腹部平片更容易获取，开展得更广泛，价格更便宜。

腹部平片可以观察到肠扩张，积气积液的特征性表现（大肠梗阻病人腹部立卧位），如“northern exposure”征（扩张的乙状结肠向头端上升至横结肠）和“咖啡豆”征，或可显示为气腹。虽然研究者们普遍认为扭转的乙状结肠肠袢的顶点通常会指向右上腹，但有一项研究发现，有同等数量病人的乙状结肠肠袢指向中线和指向左侧。但是，腹部平片的结果并不具有特异性。单纯进行腹部 X 线检查并不具有充足的敏感性，且在高达 1/3 的病例中可能会漏诊肠扭转。

对于血流动力学稳定、并且没有提示需要立即干预的症状或影像学征象的病人，编者会进行腹部 CT 检查，因为腹部 CT 对于结直肠梗阻具有很高的敏感性和特异性（均＞90%）。CT 可准确鉴别真性结肠梗阻和假性梗阻，并能准确分辨梗阻的腔内、内源性和外源性因素。对于确诊乙状结肠扭转而言，腹部 CT 也是最常用且更为准确的影像学检查方法。肠梗阻伴右结肠扩张或脾曲局部痉挛可能会导致假阳性的表现。

在腹部CT检查中,结直肠梗阻的征象包括:①过渡点,表现为近端结肠扩张(>8 cm)和远端结肠塌陷。②结肠或直肠管腔内的肿块"苹果核征"是一种结肠恶性肿瘤的影像学征象,通常在钡剂灌肠检查中被观察到,但在腹部CT中也有此表现。③乙状结肠扭转的影像学征象包括"X形标记点"征(是指观察到起自同一部位的两个交叉过渡点)和"肠壁分裂"征(这种征象描述的是乙状结肠壁因不完全折叠而被肠系膜脂肪所分离)。④CT也可用于区别乙状结肠扭转和盲肠扭转,这一点很重要,因为两者内镜治疗的成功率不同,故两者的初始治疗方法可能不一样。盲肠折合(cecal bascule)是盲肠扭转的一个征象,也可见于平片或CT(图6-13)。

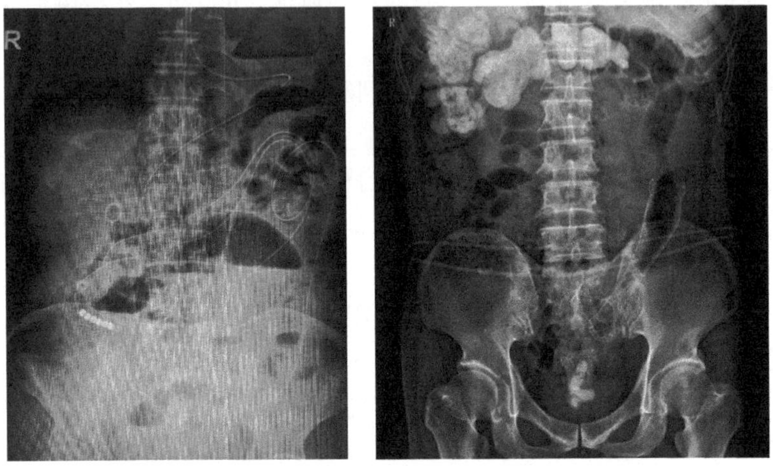

图6-13　肿瘤导致结肠肠套叠的影像学表现

对于梗阻病因明确为肿瘤的病人,腹部CT可以鉴别多灶性疾病、转移性疾病、腹水或癌扩散,这些疾病可改变临床医生的手术决策。高达10%的梗阻性结肠癌病人会发生同时性肿瘤。

对于急性结直肠梗阻,通常不需要将下消化道内镜(乙状结肠镜、结肠镜检查)作为初始诊断方法;但对于腹部平片或CT不能排除大肠梗阻,并且有慢性症状的病人,下消化道内镜有助于诊断。临床中也可能会需要下消化道内镜来评估同时性肿瘤的影像学表现,因为高达10%的病人会发生同时性肿瘤。

5. *治疗*

(1) 急诊处理

对于发现有急性结直肠机械性梗阻的病人,须立即至医院急诊进行处理。对于部分无明显症状的结肠或直肠狭窄病人,一旦排除了恶性肿瘤(原发性或复发性),通常可行保守治疗。对于肛管狭窄严重至足以引起大肠梗阻症状的病人,一般应住院治疗。对于累及结肠的吻合口狭窄病人,其治疗选择包括导管置入(经鼻及经肛门)、支架置入和手术切除(图6-14)。

(2) 保守支持治疗

结直肠机械性梗阻病人的初始治疗为支持治疗,包括为恶心或呕吐病人进行胃肠道减压,以及静脉输液以纠正电解质紊乱。后续治疗取决于梗阻的病因和位置、病人的共存疾病,以及医生经验。大多数小肠梗阻可通过非手术治疗成功处理;与之不同的是,约75%的大肠梗阻病人最终需要手术干预,可能是同一住院期间的紧急手术、限期手术或择期手术。

结肠支架置入可作为手术的过渡,为急性机械性梗阻病人提供术前减压;也可作为晚期疾病病人的姑息疗法。支架置入主要用于恶性肿瘤所致大肠梗阻,绝大多数是左侧病变。虽然已有报道称,对右侧病变进行支架置入通常难以成功,但也有其他文献报道了不错的成功率。支架置入的并发症包括肠穿孔、支架移位和再次梗阻。

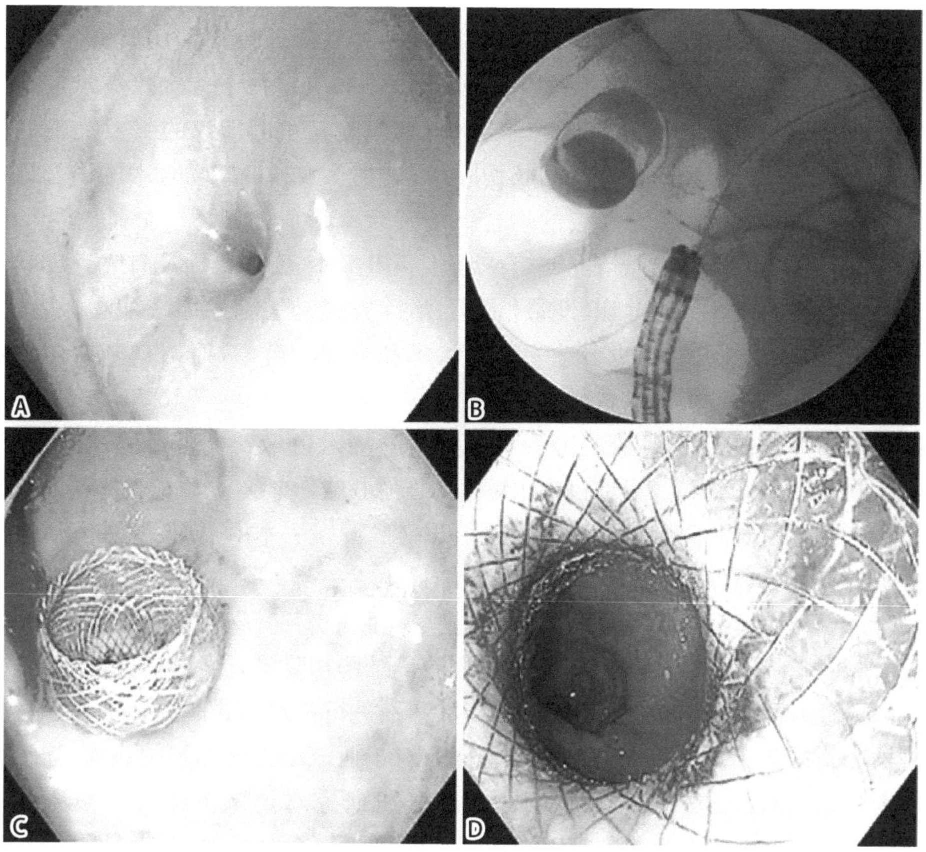

注：A. 小肠梗阻经鼻置入肠梗阻导管；B. 结肠梗阻经肛门置入肠梗阻导管；C. D. 左半结肠肿瘤经肛门肠道支架置入术

图 6-14　累及结肠的吻合口狭窄手术治疗方式

(3) 为手术过渡

对于完全或近似完全梗阻的病人，可通过置入支架来充分打开肠腔，从而为结肠减压。此方法可为术前纠正液体丢失和电解质紊乱，以及术前进行机械性肠道准备提供一个时间窗，从而使临床医生可进行择期手术，而非急诊手术。在大多数研究中，从置入支架到手术的平均时间为 7 d。此方法的益处是使病人有可能进行切除术和一期吻合术（一期手术），而不是造口术（二期手术）。另外，肠道减压和全身状况优化可使医生进行侵入性较低的微创手术。术前额外的时间也可使临床医生进行完整的肿瘤分期。例如，在过渡期间，或许能够进行结肠镜检查来排除同时性病变。

(4) 姑息疗法

在恶性肿瘤所致的大肠梗阻病人中，高达 50%的病人不适合接受治愈性切除术。对于不愿意或不适宜接受姑息性切除术的病人，支架置入术是一种替代方法，并且在 90%以上的病人中可获得短期成功。在以此为目的而接受支架置入的病人中，支架置入后住院时间缩短，周转率加快，并且病人可立刻开始姑息性化疗。

(5) 肠梗阻导管和结肠支架对比

对于急性发作的癌症相关结直肠梗阻病人，除了可将临时转流性结肠造口术作为根治性手术的过渡治疗。也可采用自膨式金属支架暂时缓解肠梗阻，以便在病人的临床情况改善后行根治性手术。一篇系统评价纳入了 14 项回顾性研究、共 2 873 例右侧结肠恶性梗阻病人，发现一期切除术病人的病死率及重大并发症发生率高于支架置入后择期切除术病人。

(6) 外科治疗

急性完全性或近完全性结直肠梗阻(良性或恶性)是一种急诊外科常见疾病;在所有因急腹症入院的病人中,这类病人占比高达 4%。对手术医生来说,最艰难的决定在于首次探查术期间是否应进行一期再吻合术。在做决定时,需要权衡发生吻合口瘘的预期风险与表面造口的并发症发病率。近年来病例系列研究指出,无论是左半结肠还是右半结肠切除术,其切除术和一期吻合术的吻合口瘘发生率都低至 5%左右,这与以往研究报道的高达 50%的吻合口瘘发生率形成强烈反差。是否进行分阶段手术需要综合评估病人的梗阻位置、近端结肠情况、共存疾病、期望寿命、治疗目标及有无近端肠穿孔。对于右半结肠病变,研究者们已达成了普遍共识,即最恰当的治疗方式是切除术加一期吻合术的一阶段手术。一般来说,对于单纯性左半结肠梗阻,也首选一期切除术和立即吻合术,而不是分期切除术。但当左半结肠病变较大时,是否应用一期吻合术更具有争议。

据报道,即使是结直肠梗阻病人,腹腔镜手术治疗大肠梗阻也是安全可行的。对于因结肠癌、憩室病和结肠炎接受结肠切除术的病人,目前已有几项针对随机试验的系统评价/Meta 分析比较了开腹或腹腔镜结肠切除术的结局。与开腹结肠切除术相比,虽然腹腔镜手术所需时间可能更长,但其具有短期获益,且两种手术的并发症风险没有总体差异,远期结局也无差异。因此,对于无并发症且未累及或侵犯邻近器官的局部结肠病变,只要病人之前未接受过大范围腹部手术,且没有腹腔镜手术的禁忌证(如重度肺病),均建议在具备相关技术的情况下,进行腹腔镜结肠切除术,而不是开腹结肠切除术。

对于机械性结直肠梗阻,在进行结肠手术之前,推荐不进行任何形式的肠道准备(术前或术中)。但是,未进行机械性肠道准备不是一期吻合术的禁忌证。对于血流动力学稳定的病人,建议使用术中结肠灌洗,但也有研究显示这种操作并非必要。两项小型随机研究对比了单纯胃肠减压和术中灌洗(on-table lavage, OTL),结果并未显示 OTL 有任何收益。而进行 OTL 的弊端是会明显延长手术时间(一项研究中从 25 min 延长至 60 min),并可能会加大污染。越来越多的证据已确定不进行 OTL 的一期吻合术是安全的,并且相关并发症发病率也是可接受的。

处理结直肠机械性梗阻的手术可以 1 次完成,也可以分 2 次或 3 次完成。治疗结直肠梗阻的特殊手术方式包括:单纯造口以达到粪便转流、结肠切除术联合一期吻合术伴或不伴近端肠造口术,以及 Hartmann 手术。

分阶段手术是有弊端的,其弊端在于造口回纳术的并发症发生率较高,这可能与接受此类手术的多为高风险病人有关。多达 40%的病人并未接受回纳造口的手术。相比于未造口的病人,接受永久造口术的病人报告的健康相关生存质量更差。

一期手术——对于左半或右半结肠梗阻,无论是良性还是恶性病变,尽量术前解除梗阻,只要可能,均建议首选单期治愈性手术。对于以治愈为目的的单期手术,在初次手术时即切除梗阻病变和近端扩张的肠管,并行重新吻合术,不进行近端粪便转流。虽然该方法应当是首选的治疗方式,但在实践中,往往只对期望寿命较长(基于肿瘤大小、病人年龄和共存疾病)和强烈反对造口的病人才选择这种方法。一期手术吻合口瘘的发生率为 2.2%～6.9%。

姑息手术治疗,通常可采用横结肠袢式造口术或内镜下置入支架来给肠道减压。放置盲肠造口管是胃肠道减压的替代方法之一,但瘘管会频繁堵塞从而需要持续护理,故很少会使用这种方法。然而,对于期望寿命较短且手术风险较高的病人,盲肠造口术或许仍是一种合理的选择(右或左半结肠病变)。盲肠造口术是在介入治疗室或手术室中进行的,采取局部麻醉,X 线透视下进行引导。对于左半结肠病变,如果内镜容易到达病变部位,并且由经验丰富的内镜医生来操作时,结肠支架置入可能是更好的选择。

二期手术——先切除梗阻病变,之后将结肠与近端转流性袢式造口再吻合,或像结肠造口术一样直接体外造口。在第二阶段手术时，回纳造口并恢复胃肠道连续性。

对于可耐受病变切除术的病人，与三阶段手术相比，病人接受二阶段手术后恢复更快。如果临床医生判断吻合口瘘和并发症的风险很高，那么这种选择是恰当的。

三阶段手术——经典 Hartmann 手术的第一步仅进行近端粪便转流，以使梗阻结肠减压。进行紧急外科结肠减压的两种传统方法分别是横结肠袢式造口术和"喷口"结肠造口术（一般为横结肠）。在某些病人中，也可以通过内镜置入支架来进行胃肠减压。

一旦经过了使身体状况优化和胃肠减压的充足间隔时间（至少为数日），则可进行第二阶段手术，包括切除梗阻病变，然后进行一期吻合和近端转流造口术，或是进行端式结肠造口术。如果尚未恢复胃肠道的连续性，则需要进行第三阶段的手术，并回纳造口。

在这三种手术方法中，接受三阶段手术的病人结局最差，这主要是因为适合此手术的病人往往伴有严重的生理紊乱，并有高危病人的特征，使得病人无法在第二阶段手术时接受吻合术。在大多数病例系列研究中，病人的病死率约为 10%，合并症发病率约为 30%。

结肠节段切除 vs 结肠次全切除——当远端梗阻病变合并更近端结肠的穿孔、结肠严重扩张所致的浆膜撕裂或缺血性改变，或同时存在肠息肉时（可见于高达 11%的病人），一般应选择结肠次全切除，而不是结肠节段切除。回结肠一期吻合术可能适用于这种情况，但根据具体的临床情况，也可选择端式回肠造口术作为替代。对于存在大便失禁或盆底功能受损的病人，一般不鼓励行回直肠吻合手术。

结肠次全切除的优点包括：清除同时性近端肿瘤和潜在的异时性近端肿瘤，移除近端扩张的结肠（传统上近端肠管扩张是一期吻合术的禁忌证）。弊端则包括：病人可能会保留永久性的端式回肠造口，以及至少会在短期内存在腹泻这一不良反应，尤其是在老年病人中；然而，如果留存有充足的末端回肠和乙状结肠，那么腹泻的发病率可显著降低。

据报道，结肠次全切除联合一期吻合术可获得可接受的远期结局。早期术后腹泻可以通过药物控制，且大多数病人可在数周后停用这些药物。一项病例系列研究纳入了 72 例接受结肠次全切除术的病人，其中 51 例（71%）病人术后 2 个月时每日排便 5 次或更少。结肠次全切除术与术中灌洗联合吻合术的比较研究（Subtotal Colectomy versus On-Table Irrigation and Anastomosis, SCOTIA）将 91 例病人进行了随机分配，发现院内病死率或并发症发病率（包括吻合口瘘）并无差异。然而，与接受结肠节段切除术的病人相比，接受结肠次全切除术的病人在术后 4 个月时报告的每日排便次数显著增多。

（7）并发症发生率和病死率

在围手术期（30 日），良性病变所致梗阻的并发症发病率和病死率与恶性病变所致梗阻相似，恶性病变病人的远期病死率更高。

与接受择期切除术的病人相比，因结直肠恶性病变而接受急诊手术的病人有显著更差的结局，其 30 日病死率为 10%～15%。择期结肠切除术后的病死率仅为 1%～2%，这表明急诊手术后病死率高于择期手术的 10 倍。最常见的死因是脓毒性并发症和多器官功能衰竭。除了首次手术期间的合并症发病率和病死率更高之外，病人在接受急诊治愈性切除术后，局部复发和转移性疾病的发病率也更高，而 5 年癌症特异生存率显著更低（<30%）。

对于结直肠梗阻病人，预示结局不良的最强预测因素是病人的生理状态和共存疾病，对于恶性肿瘤病人而言，还有肿瘤的生物学。对于不良结局，重要的预后因素包括年龄、美国麻醉协会（American Anesthesiology Association, ASA）分级、急性生理和慢性健康状况评估（acute physiology and chronic health evaluation, APACHE）Ⅱ评分，以及是否存在腹膜炎。

由于结直肠梗阻病人往往不是在最佳条件下接受手术的，故半数病人会发生 1 种或多种并发症。超过 1/3 的病人会发生手术部位感染。高达 44%的病人会发生造口相关并发症，如疼痛、皮肤刺激症状、造口狭窄、脱垂、造口回缩、疝气及坏死。

6. 外科治疗进展

(1) 肠梗阻支架的适应证

缓解手术不可治愈性结直肠癌;置入支架作为手术的过渡治疗,以避免行急诊二期手术,并且可以优化病人的身体状态和进行术前分期(包括行结肠镜检查);治疗某些结肠外盆腔肿瘤(如卵巢癌)。

(2) 肠梗阻支架的禁忌证

结肠支架置入术禁用于存在全身性中毒体征的病人。对于结肠完全梗阻伴全身性中毒证据的病人,推荐行急诊手术,因为这些病人可能已发生结肠缺血和(或)穿孔。腹内脓肿也是支架置入术的禁忌证,而治疗后仍持续存在的凝血病是其相对禁忌证。通常避免采用支架置入来治疗直肠远端病变(即肛缘 5 cm 内),因为在该部位置入支架可引发剧烈疼痛、里急后重和直肠出血。然而,部分希望避免行造口术的病人可接受直肠极低段支架置入术,且耐受性良好。

(3) 支架放置术前检查

通常根据主诉症状和影像学检查(即 X 线平片和 CT)即可诊断结肠梗阻,但在支架置入前常会进行内镜检查。通过内镜直接观察梗阻部位可获得以下信息:可进行组织活检,用于肿瘤的组织学诊断;评估潜在支架置入部位,即肿瘤是否位于转角区域;肿瘤的来源(外源性或内源性);结肠梗阻程度,通过观察结肠镜是否可通过肿瘤部位及其难易程度来判断。但在置入支架前不需将结肠镜通过肿瘤部位。

(4) 影像学检查

水溶性造影剂灌肠检查或直肠造影 CT 可能有助于了解相关解剖结构、狭窄长度和梗阻程度,但并非必需;也可使用钡剂。影像学评估也可发现其他可能降低成功置入支架效果的梗阻部位。

(5) 支架术前准备

肠道准备:经内镜置入支架前,编者所用的肠道准备方法取决于梗阻的部位和程度。对于远端结肠部分梗阻的病人,两次生理盐水灌肠通常就足矣。结肠完全梗阻的病人不能耐受口服肠道准备,理论上可引发穿孔。不过,仍可采用灌肠,以排出梗阻水平以下的粪便。大多数行支架置入术的病人不需要接受抗生素预防性治疗。但建议结肠明显扩张的完全梗阻病人预防性使用抗生素,因为支架置入过程中注入气体可能造成肠壁微穿孔和菌血症。

覆膜支架或非覆膜支架:在一些国家,覆膜支架主要用于恶性结肠膀胱瘘、结肠小肠瘘和结肠阴道瘘。虽然覆膜 SEMS 相比于非覆膜 SEMS 在理论上具有可降低肿瘤向支架内生长风险的优势,但其发生移位的可能性较高。研究尚未证明覆膜支架有显著优势,一项纳入了 151 例恶性结肠梗阻病人的随机试验显示,覆膜支架与非覆膜支架的临床置入成功率无差异(96% vs. 92%)。覆膜支架置入者的支架移位率更高(21% vs. 2%),且存在覆膜支架的癌症浸润率较低的趋势(4% vs. 15%)。就不良事件和粪便残渣所致支架梗阻而言,两种支架无差异。另一项纳入了 80 例病人的非随机试验比较了非覆膜支架与覆膜支架,发现两者的技术成功率和临床成功率并无差异(分别为 100% vs. 95%和 100% vs. 97%)。接受非覆膜支架治疗的病人中,支架失败率较低(60% vs. 19%)。

(6) 术后饮食推荐

理想状况下,在左半结肠放置支架后,应保持大便柔软,以避免在支架处形成粪便嵌塞。这通常可通过建议病人进食低渣膳食及使用聚乙二醇(其剂量和使用频率以可使病人排软便为宜)来实现。可能需要逐步调整轻泻药的剂量。应当告知病人避免进食高纤维食物,如水果、蔬菜和全谷类食物。在右半结肠或横结肠放置支架的病人可正常饮食,因为这些部位的粪便通常仍为液态。

(7) 疗效

总成功率:支架置入术主要用于治疗左侧病变所致结肠梗阻。一项系统评价纳入了 88 项研究,共

1 785 例病人，这些研究采用 SEMS 且主要为病例系列研究、小型对比试验和回顾性研究，该系统评价发现：中位技术成功率达到 96%(66%～100%)，中位临床成功率达到 92%(46%～100%)。不同手术目的(缓解病情或作为手术过渡治疗)或不同梗阻病因(如原发性/复发性结直肠癌、泌尿生殖系癌或胰腺癌)病人的临床成功率差异极小。支架通畅的中位持续时间为 106 d(68～288 d)，但该指标仅在 14 项研究中有报道。中位再干预(如需行计划外手术、放置第 2 个或更多支架或维持支架通畅的其他干预措施)率为 20%(0%～100%)，中位支架移位率为 11%(0%～50%)，中位穿孔率为 4.5%(0%～83%)，中位再梗阻率为 12%(1%～92%)，其他不良事件(如直肠出血、肛痛/腹痛和里急后重)较罕见且一般较轻。

其中一些试验的 SEMS 临床成功率较高，这可能与内镜医生的经验更丰富或支架置入术是在学术医疗中心进行有关。例如，一项试验纳入了来自 25 个医疗中心(其中 21 个为非大学医疗中心)的病人，比较了结肠支架置入术与急诊手术，结果显示，支架置入术的技术成功率为 70%，低于其他病例系列研究的结果(至少为 90%)。

辅助治疗情况下的支架置入：据报道，接受抗血管生成药物贝伐珠单抗治疗的病人穿孔率高。指南建议正在或将要接受抗血管生成药物(如贝伐珠单抗)治疗的病人，尤其是不完全梗阻病人，应尽可能避免行结肠支架置入，对于适合抗血管生成治疗的病人，支持其避免应用 SEMS 的数据包括：在一项纳入 233 例病人的研究中，26 例病人在 SEMS 置入后接受了贝伐珠单抗治疗，其中 23 例置入支架是为了缓解病情，3 例是作为手术过渡。支架置入后接受贝伐珠单抗治疗的病人结肠穿孔率高于支架置入后未接受贝伐珠单抗治疗的病人，但该结果并无统计学意义(15% vs. 7%)。在支架置入前接受贝伐珠单抗治疗的 6 例病人均未发生穿孔。一项回顾性研究纳入了 201 例为缓解病情而接受 SEMS 的病人，其中 184 例病人(92%)成功置入支架，有 12 例穿孔(6%)。然而，8 例接受了贝伐珠单抗治疗的病人中，有 4 例发生穿孔，该比率显著高于未接受贝伐珠单抗治疗的病人(OR 20，95%CI 5.9～65)。除了有穿孔的风险，许多病人接受化疗后肠腔直径会有所改善，因此可能无需置入支架或手术来缓解结肠梗阻。

(8) 不良事件

一项系统评价显示，SEMS 置入术的总并发症发生率接近 25%。在共计 1 198 例病人中，支架置入后最常见的不良事件为支架移位(12%)、梗阻复发(7%)和穿孔(4%)。较少见的不良事件包括腹痛和出血。

SEMS 置入后最严重的并发症是穿孔。穿孔可即刻发生，也可迟发，结肠远端转角锐利、组织冗余，支架撑开难度较高，故较易发生穿孔。左半结肠的解剖结构使得结肠壁易呈褶皱状披挂于支架两端，使得接触点张力过大，而后易造成压迫性坏死。一项有关 SEMS 用于恶性结肠梗阻的系统评价显示，中位穿孔率为 4.5%(0～83%)。在随后一项纳入 152 例病人的研究中，穿孔率为 5.2%。还有人提出，穿孔可能导致腹膜播种和肿瘤学结局较差。化疗和放疗都可能增加 SEMS 置入后发生穿孔的风险，不过大多数穿孔发生在没有这些潜在危险因素的病人中。

两项系统评价发现，结直肠支架移位率约为 10%。支架移位通常见于置入后 1 周内，但也可更晚发生。支架移位主要发生于以下情况：支架太窄或太小、支架太短、非梗阻性结肠狭窄、放疗或化疗后肿瘤缩小，其他支架移位的危险因素包括外源性病变、狭窄扩张或使用覆膜支架。

支架闭塞可能是肿瘤通过支架间隙向内生长或在支架某一端过度生长所致。此时可能需要在最初放置的支架内再放置一个支架。或者行经内镜激光消融治疗(极少使用且在多数内镜中心都不是现成可用)或氩气刀治疗。据报道，支架闭塞导致结肠梗阻复发的发生率高达 15%。

术后早期出血通常较轻微，很可能是由肿瘤易破碎、受支架支撑的组织表浅撕裂或支架凸缘带来的黏膜刺激导致。直肠轻微出血一般无需治疗。迟发出血可能是由结肠黏膜溃疡或糜烂导致。

暂时性、轻度腹痛较常见，可能在术后 5 d 时仍存在。轻度腹痛通常不需要专门治疗，仅需适当给予镇痛药。编者团队会根据需要开具非麻醉性镇痛药。但支架扩张发生在 48～72 h，可能出现疼痛且可能需要麻醉性镇痛药。尽管 SEMS 置入术最常用于治疗距肛缘近端至少 5 cm 的左侧病变导致的梗阻，但也有报道称，在距肛缘 5 cm 内成功放置支架。对于低位直肠病变，必须注意避免支架刺激鳞状主柱状上皮接合处附近的神经末梢，这可导致重度里急后重。

在部分病人中，尽管支架成功展开，也未能使结肠减压。有几个潜在原因可导致治疗失败：其他部位存在肠梗阻，如由同时性病变或腹膜转移癌的外源性压迫导致；整个狭窄段未全部有支架支撑；支架早期移位；存在基础肠动力障碍；新置入的支架发生粪便嵌塞；支架位置不佳；支架扩张不完全。

第三节　实例和体会

【病例一】　直肠癌的新辅助放化疗后腹腔镜直肠 DIXON

(1) 新辅助放化疗的临床效果已经得到肯定。术前同步放化疗＋手术＋辅助化疗仍是中低位局部晚期直肠癌（Ⅱ、Ⅲ期）的标准治疗策略。新辅助化疗疗程一般限于 2～3 个月。放疗可分为短程放疗和长程放疗。短程放疗(25 Gy 分 5 次照射)，然后 1 周内给予手术治疗的方式可作为腔内超声或直肠 MRI 分期为 T_3 的直肠癌病人的治疗选择。长程放疗一般剂量为 45～50 Gy，单次剂量为 1.8～2.0 Gy。长程放疗期间一般需联合 5 - Fu 为基础的化疗。长程放化疗后，建议等待 5～12 周的间歇期再行手术治疗，以便病人从术前放化疗中恢复。

(2) 新辅助放化疗对组织结构的变化主要是早期的炎性水肿和后期的纤维化。早期的炎性水肿对手术的影响不如纤维化影响大。纤维化是一个缓慢发展的过程。从本台手术看，经过 2 个周期的新辅助化疗，纤维化不明显，组织略有水肿。

(3) 术中需仔细分离，炎症水肿使组织增厚，但解剖出主要血管应该不成问题。疾病后期，尤其是长程放疗后，纤维化后致密的组织，使解剖难度增大。而无论是新辅助放化疗，都会影响吻合口愈合。进行预防性造口是一个安全的选择。

【病例二】　早期直肠肿瘤 TEM

病人肿瘤距离肛缘 4 cm，是一宽基底腺瘤性息肉伴癌变，大小 2.5 cm×1 cm，占据肠腔约 1/4，肛门指检肿瘤质地软，活动性好。术前检查未见淋巴结转移，临床分期 cT_1N_0。

根据直肠癌 NCCN 指南(2019 版)，结合 IBM Watson for oncology 推荐手术方式有两种：一种是经腹直肠低位前切除(LAR)联合可能的回肠袢造口术，另一种是经肛门直肠肿瘤切除术。经过与病人充分沟通，选择借助 TEO 器械做折刀位经肛门直肠肿瘤切除术。

在 TEO 器械帮助下，充分暴露肿瘤，标记切缘，针形电刀全层切除肿瘤，并作上、下、左、右及基底部切缘的冰冻病理检查，取切缘时用剪刀剪取，避免热损伤导致冰冻病理检查失败，最后病理证实各个切缘阴性，才可结束手术。若冰冻检查显示切缘阳性，则需要立即补做 LAR 手术。

全层精准切除直肠肿瘤后，以倒刺线分层缝合切口，先缝合肌层，后缝合黏膜层，虽然 TEO 视野小，镜头固定，缝合困难，但是直视下确切缝合相比于钛夹夹闭更加可靠安全。TEO 相比于肠镜下 ESD 的优点是可按照指南要求进行肠壁精准全层切除，术中确切缝合并且手术速度相比内镜下切除要快。

关于术后后续治疗问题，直肠癌 NCCN 指南(2019 版)及 IBM Watson for oncology 均推荐后续监测随访。

经过术前充分检查评估，在指南指导下选择经肛门切除的优点在于术后恢复迅速，并有望达到与

LAR相当的治疗效果。

【病例三】　腹腔镜直肠ISR术后放疗导致肛门狭窄再行改良Park术

手术病人系腹腔镜直肠癌ISR＋回肠末端造口术后，经化疗＋放疗拟行造口回纳术，但术前检查发现肛管吻合口狭窄闭锁，肠镜、手指及造影剂均无法通过，吻合口色泽苍白，质地僵硬，典型放疗后组织损伤改变，故本次手术仅行经肛吻合口狭窄扩张术，望通过修除吻合口失供组织，以恢复吻合口通畅。

术中，取俯卧折刀位，显露肛门，顺肛缘而入。

原吻合口周围组织几近完全融合，未见一丝正常黏膜组织，根据术前MR及术者经验，沿肛管走行劈出些许路径，但效果甚微，判断放疗后盆底组织失供失活，吻合口及附近组织极可能已坏死融合，此时向上分离极可能损伤骶前造成出血，向下则有损伤尿路之虞。

术中改变体位为截石位，腹腔镜进入腹腔，见肠管之间、肠管与腹壁及整个盆腔均粘连严重，更有罕见的部分肠管疝于原Troca孔，遵循腹腔镜粘连松解经验，由外而内，由简而繁，无奈仍误伤两处肠管，另盆腔肠管粘连成团，若要完成吻合口狭窄切除等盆底操作，唯当机立断，此时开放操作行吻合口狭窄切除＋结肠肛管吻合术(Park)病人获益更大。

首先分离小肠与腹壁粘连，充分暴露操作视野(相比于腹腔镜操作，开放操作松解肠粘连时，术者的手感仍十分重要)，向盆腔位置分离，分清与结肠的关系，同时保护好结肠组织，游离出结肠走行，顺势而下，先从两侧入手，避开髂血管及输尿管再向结肠位置会合，所幸病人结肠粗壮厚实界限较清，使得分离小肠时相对容易；此时操作已类似直肠癌前切术，术中保护膀胱分离结肠前壁，向下过前列腺部即可，分离骶前间隙时切记不可过深，宁可紧贴肠管甚至牺牲稍许；沿降结肠走行向上，充分游离结肠脾曲保证无张力，必须保证足够系膜宽度以保证肠管血供。

打开结肠最远端并固定一导管向下指引，与此同时，会阴组延肛缘进入，切除剥离吻合口及附近残留组织及黏膜，终顺利会师并向下拖出导管，所见结肠下端组织至齿状线上2～3 cm即行间断缝合，此时千万不可勉强，因小骨盆出口组织已失活僵化，毫无弹性，若强行将结肠拖出至齿状线吻合，极易导致吻合口肠管再次缺血狭窄坏死。

最后，自屈氏韧带起始，理清小肠走行至回肠末端造口，明确损伤肠管近远端并做标记，行逆行小肠排列后应将降结肠置于一、二、三组小肠之后，即紧靠后腹膜。

小小的吻合口狭窄，从腹腔镜到开放操作，从肠粘连松解到Park手术，令人深感疲惫，但是又颇有收获。具体手术体会如下：

(1) 放疗造成的损伤几乎不可逆，放射性核素使腹膜、肠黏膜及肠系膜等组织变得硬如铠甲。望有朝一日这把双刃剑能改良精进，届时，无论对病人还是医生，都将获益良多。

(2) 毋庸置疑，腹腔镜操作有其独有的优势，但术者的触觉仍至关重要，编者坚信有朝一日，将触觉-互联网概念融入腹腔镜或机器人手术操作中，定能如虎添翼。

(3) 肠粘连是外科手术经常遇到的问题，而有时候一台手术的任务就是分离粘连，怎么分，从哪里开始分，往往是令人头疼的问题。根据编者多年经验，首先需顺应解剖，可以先找到回盲部或是屈氏韧带等固定标志，从外到内，顺势可找出界限，再由简到繁，先理清粘连较清部分，顺肠管走行，可将误伤可能性降到最低，无论腹腔镜操作还是开放操作，都要把视野和注意力集中在“刀尖”。

(4) 自1972年以来，Park手术在根治超低位直肠癌的应用已相当广泛，其创造了经肛门结肠-肛管吻合技术，这样既完善保留了肛管及其功能，又使病人获得根治与良好的排便功能。此后，这项技术又应用于复杂直肠阴道瘘、直肠肛管吻合口瘘或狭窄的处理，效果甚佳。但是有文献报道其术后发生瘘的概率在12%～18%(欧美)，是否与欧美人种降、乙结肠相对较短有关，向小骨盆拖拉后张力往往较大所致？另外，是否与放疗后盆底组织僵化有关，若强行将结肠拖至齿状线吻合，势必造成吻合口及附近组织受压，血供及愈合情况令人担忧。若在将来的手术操作中加以改良，疗效也许会更上一层楼。

【病例四】 双镜直肠癌根治术＋末端回肠造口术(NOSES)

手术体会：

(1) 术前评估全面，经过内镜超声判断肿瘤侵犯肠壁深度为 T_2(侵犯浅肌层)。

(2) 使用双镜，腹腔镜下尽量经腹腔向肛门游离，而TEM镜则能在直视下精切定位评估肿瘤，确保足够的下切缘，避免因单纯指检造成下切缘判断不准确，从而造成下切缘阳性。

(3) 本例病人属于矮胖型男性，骨盆狭小，肥胖，经腹游离较为困难，术者和助手须紧密配合，利用杠杆原理，充分暴露及维持牵引组织的张力，有利于在正确层面分离，减少出血。而此病人肿瘤距离肛缘4 cm，单纯用long-STAR拉钩难以充分显露，最终应用TEM镜既可达到充分显露肿瘤，又可减少经腹操作的难度的目的。

(4) 通过超声刀、高频电凝棒等多种电外科器械的配合使用，确保止血确切，腔镜下视野洁净，便于正确辨认解剖层面和管道。

(5) 通过在正确的层面内解剖，避免损伤自主神经。减少对生殖泌尿功能的影响。

(6) 经肛门端-端吻合时，采取全层手工吻合，注意将肠管背侧沿骶骨生理曲线摆放，吻合前和腹组手术医生确认系膜方向及松弛度，避免吻合口张力和吻合口过于松弛。

【病例五】 腹腔镜扩大右半结肠癌根治术

(1) 手术切除范围：右半结肠癌根治术是将回结肠血管、升结肠血管、结肠中血管右侧半所营养的末端回肠(通常10～15 cm)、盲肠、升结肠、横结肠右半的全系膜切除。扩大右半结肠癌根治术则需切除结肠中血管的左侧半，也就是需在结肠中血管的根部结扎切断。本例病人局部分期较晚，在横结肠根部结扎切断，属于扩大右半结肠癌根治手术。

(2) 淋巴结清扫范围：结肠癌需清扫的淋巴结分为肠旁、引流血管旁和引流血管根部淋巴结。根据分组，升结肠癌需廓清的淋巴结包括第201、202、203、211、212、213、221、222、223组淋巴结。本例淋巴结清扫，下至回结肠血管、上至胃大弯侧血管弓下缘、右达结肠系膜与腹膜融合形成的黄白交界线、左达横结肠血管左支，各血管均在根部结扎，完全达到清扫的要求。

(3) 本例病人术前CT评估为 cT_4，有浆膜侵犯。考虑到升结肠为腹膜间位器官，可向后腹膜侵犯。同时临床也发现很多升结肠癌病人术后复发，常伴有右侧输尿管肿瘤压迫或侵犯所致的梗阻。结合病人66岁，已过生育年龄，遂从腹股沟管深环口切断生殖血管，向上清扫包括输尿管前方的腹膜后组织，向上直达右生殖静脉汇入的下腔静脉和右生殖动脉从腹主动脉发出的起始部。此病人生殖静脉汇入下腔静脉，手术处理时需要格外小心。在进行后腹膜清扫时，编者将右肾门以下的脂肪囊也一并清除；对于该病人，清除下半肾前脂肪囊已足够。

(4) 为了避免手术中肿瘤细胞种植，可边手术，边在创面用蒸馏水冲洗，使脱落的肿瘤细胞破裂从而一定程度降低肿瘤细胞种植转移的概率。

【病例六】 降结肠肿瘤梗阻支架置入后，行腹腔镜左半结肠切除术

手术体会：

手术病人为老年女性，降结肠肿瘤伴梗阻后置入肠道支架，行腹腔镜下左半结肠肿瘤根治术。术中发现肿瘤位于降结肠乙状结肠交界部位。游离左半结肠内侧腹膜，头侧清扫至肠系膜下动脉根部，扩展Toldt间隙，分离至胰腺后侧和肾周脂肪，注意保护左侧输尿管和左侧生殖血管。辨认输尿管可以依据其网格化滋养血管和触碰蠕动的特征。淋巴结清扫至结肠左动脉根部(252组)。术中每完成一个象限的分离，均及时电凝止血。完全游离肠管后开腹切除肿瘤，侧-侧吻合，加固吻合口。引流管沿结肠旁沟放在吻合口旁。术后大体标本检查发现支架近远端肠管通畅，肿瘤和肠道支架之间紧密贴合，难以完全剥离。

支架或肠梗阻导管均可用于解除急性肠癌梗阻。2005 年美国胃肠病学杂志报道了 54 例结肠梗阻病人,导管成功率 96.3%。44 例解除梗阻后 1 周左右完成一期手术。4 例病人使用肠道支架进行姑息性治疗。文章认为无论结肠梗阻部位在何处,均应首先考虑使用肠梗阻导管,效果明显且安全。2014 年《临床胃肠病学》杂志发表了国内的一项研究,对于左侧结直肠肿瘤梗阻选择金属支架还是肠梗阻导管进行了探讨。13 例病人使用肠梗阻导管,16 例使用金属支架。研究认为二者均可用于左侧结直肠梗阻,均无明显并发症。但是导管费用仅为支架的 1/3。不过,最新的一项 Meta 分析针对左半结肠癌性梗阻,纳入了 3 项随机对照研究和 8 项观察性研究,认为金属支架的成功率更高,且合并症较少。国内一项较大样本($n=140$)的研究发现导管组成功率明显高于支架组,操作时间和费用也低于支架组,但腹痛腹胀缓解时间长于支架组。总体来看,金属支架技术要求高,临床应用穿孔异位多;而肠梗阻导管必须从肛门引出,病人不手术出院难。

【病例七】　腹腔镜下全大肠切除十胰十二指肠切除术

Turcot 综合征又称脑瘤-胃肠道息肉病综合征,最初用于描述合并脑部肿瘤(主要为髓母细胞瘤和胶质瘤)的家族性结肠癌。这也用于描述发生脑瘤(星形胶质细胞瘤或胶质母细胞瘤)的 Lynch 综合征病人。本例病人为中年女性,早些年曾于本院行脑部肿瘤切除手术,此次就诊发现是家族性息肉病、大肠息肉癌变,十二指肠乳头亦癌变。

经过术前充分讨论,编者团队决定为这位罕见病病人同时行腹腔镜下全大肠切除+胰十二指肠切除术(备经肛门取标本 NOSE)。手术先进行腹腔镜下胰十二指肠切除,术中拟行胰肠吻合时遭遇胰管较细、难以找寻的问题。编者耐心寻找主胰管 2 h,终于不负有心人,避免了中转开腹。

编者的体会是先行胰腺十二指肠切除,完成结肠后吻合,再切除全大肠,既符合相对清洁手术优先要求,又避免游离横结肠时对胃肠吻合口的影响。本例病人所有标本均经肛门取出,腹部无辅助切口利于病人术后快速康复。

【病例八】

本例病人是一位宫颈癌术后局部复发的中年女性。复发肿瘤侵犯了直肠、膀胱、阴道残端、左侧输尿管,造成左侧输尿管梗阻扩张,直肠占位出血。综合考虑病人目前的情况,具有行全盆腔廓清术的适应证。术中探查未见肝脏转移灶。首先处理直肠,从骶前和两侧分别进行游离越过肿瘤部位。由于宫颈癌术中手术淋巴结清扫范围大,术后器官组织之间粘连紧密,特别是左侧输尿管游离至盆部时,紧挨左侧髂内血管,稍有不慎就可能造成出血。此处游离解剖也是最大的难点。由于病人既往手术结扎了子宫血管,因此此处质地较硬的组织难以分辨为瘢痕组织还是肿瘤组织,为了保证尽可能 R_0 切除,可以考虑术中冰冻切片病程检查协助确定切除范围。为了方便操作和保护输尿管,对输尿管使用黄色软带标记。待直肠及左侧盆壁组织分离完成后转入泌尿组。台上请泌尿外科医生协助进行全膀胱切除及双侧输尿管离断和造口。在游离膀胱时注意寻找正确的膀胱前间隙,内有阴部静脉丛,注意避开以减少出血。输尿管造口时应将输尿管尽可能紧贴右侧回盲部,防止术后肠梗阻。完成泌尿系统操作后继续向下游离阴道,切除肿瘤累及的阴道残端。继续向下游离,则到了直肠阴道隔,此处应注意小心操作,防止损伤直肠。在阴道和直肠操作的过程中,会阴组医生可以用手指协助判断具体部位,避免错误操作。切除直肠多余脂肪组织后,用 endo-GI 离断直肠即可将标本整块切除。切除后的肿瘤组织可以尝试从阴道拖出,但应避免肿瘤种植。如果无法完成,则从腹部取一小切口取出,尽可能符合肿瘤外科“不切割、整块切除及无瘤技术”的原则。使用大量灭菌注射用水冲洗阴道残端后,阴道残端和尿道残端用倒刺线封闭。此时,会阴组医生应从尿道、阴道和直肠开口处注水检查,防止遗漏损伤。整个操作过程中,需要随时止血,保证创面“白色”。

宫颈癌术后复发治疗是一个难点,也是存在诸多争议的地方。有人认为盆腔廓清术手术范围过大,时间太长，而且预后也难以达到理想预期，难以给病人带来较大的获益。但也有人认为行盆腔廓清术对病人的生存具有重要意义。一是病人术后的生活质量会有较大的改善。虽然病人腹部会出现两个造口（结肠造口和输尿管造口），但是这两个造口护理技术成熟，病人及家属容易掌握。二是手术减少了病人的肿瘤负荷，病人有机会接受进一步的综合治疗。这样病人的生存时间会进一步延长。国内单中心报道的中位生存期为 28 个月，无病生存时间为 16 个月。对于复发性病人，如果切缘阴性、肿瘤长径< 5 cm，5 年总体生存率为 63.0%。肠周淋巴结转移是无病生存率下降的重要因素，没有肠周淋巴结转移的病人 54 个月的无病生存率可以达到 57.0%。2020 年发表的一项系统评价，纳入了 818 例行盆腔廓清术的宫颈癌病人（80.4%为复发，75.1%行全盆腔廓清术），5 年总生存率为 20.5%～56.0%。复发性宫颈癌病人 5 年生存率为 20.5%～65.8%。初次治疗和复发之间的时间间隔与生存率明显相关，间隔 5 年以上，再治后病人 5 年生存率可以达到 83.2%。能否行根治手术对于复发病人意义重大。国外研究发现，行根治性手术病人 5 年生存率为 64%，10 年生存率 57%，而姑息性手术 5 年生存率仅为 19%，10 年生存率为 18%。

盆腔廓清术不仅适用于复发性宫颈癌病人，也适用于胃肠道和泌尿系统复发性肿瘤。传统盆腔廓清术都是开腹手术，微创手术最早开始于 2003 年。微创技术下的盆腔廓清术减少了腹部切口，更易于分辨肿瘤组织的边界。从腹膜外入路可以避开肿瘤，减少术中出血，降低术后感染率。

盆腔廓清术是一个涉及多个专科的手术，因此，也就衍生出了盆腔外科。该专科医生理论上经过正规培训和训练后，可以掌握盆腔应用解剖，完全可以进行胃肠外科、泌尿外科和妇产科等专业化的复杂手术操作。这一专科的成立，将打破学科之间的壁垒，培养基于临床实际要求的多学科复合型人才，减少术中等待时间，真正让病人受益。

【病例九】

该例病人因乙状结肠印戒细胞癌在外院行姑息性手术，术后已行化疗。本次因盆腔巨大肿瘤压迫引起腹痛入院。由于该病人初次手术时已经发现腹盆腔多处转移，因此本次手术的主要目的是解除病人因巨大肿瘤压迫产生的腹痛。术前虽然未见肿瘤侵犯输尿管，但盆腔手术特别是二次手术，推荐术前优先置入输尿管支架，既可以在术中起到指引的作用，又可以保护输尿管。入腹选择 Palmer's 穿刺点，避免误伤肠管。入腹后依次探查，肝脏未见明显转移灶。在膈顶、盆壁、大网膜、肠系膜、阑尾等多处见转移结节。未见卵巢和输卵管，考虑双侧卵巢种植瘤。双侧盆腔肿瘤虽然较大，但比较游离，与直肠、子宫关系并不密切。因此，手术只需直接切除肿瘤即可。遂直接行开腹手术。暴露肿瘤血管蒂并依次结扎血管后即可取出。病人降结肠偏短，充分游离脾曲结肠后与直肠残端吻合。本次手术在开腹后才游离结肠脾曲，稍显困难。在腹腔镜操作时游离结肠脾曲可能会更加轻松。对于本次手术，有两处需要讨论。一是是否需要将结肠造口回纳。当初病人是因为服用泻药后发生不全梗阻加重后手术，有进行结肠造口的理由。但本次手术探查未见结肠受较大影响，结合病人术前要求及疾病预后，遂在充分与家属沟通的前提下进行造口回纳。术后病人的生活质量也将有一定程度的改善。二是如何处理腹腔中的转移灶。指南对于这类病人推荐化疗。由于卵巢库肯勃瘤的预后较差（小样本分析中位生存期 11.2 个月，62.6%的病人 1 年内死亡），无需处理腹腔转移灶。最后还是推荐对于所有人群特别是存在高危因素的人群，应该大力推广早期筛查，尽可能减少这类悲剧的发生。

第四节　外科治疗进展

经腹直肠癌手术可采用开放、腹腔镜或机器人方法实施。尚未证实哪种方法更好，因此手术方法由外科医生和病人偏好决定。

一、腹腔镜与开放式手术

直肠癌的治愈性切除传统上为开放式手术，即 LAR 或 APR。4 项随机试验将腹腔镜直肠癌手术与开放式手术进行了比较，但研究结果相互矛盾。在获得进一步的数据之前，需要根据肿瘤、病人特征及外科医生的经验个体化选择最佳的手术方式。在行腹腔镜直肠手术治疗癌症时，如果出现分离困难，外科医生应将中转开放式手术的门槛降低。下面概括了 4 项试验的内容。

(1) 一项欧洲多中心试验即结直肠癌腹腔镜切除术或开放式切除术(colorectal cancer laparoscopic or open resection，COLOR)Ⅱ试验纳入了 1 044 例肿瘤距肛缘 15 cm 以内(没有肿瘤浸润或转移)的孤立性直肠癌病人，以 2∶1 的比例随机分配至腹腔镜组或开放组。该试验排除了 T_4 病变病人或肿瘤位于直肠系膜筋膜 2 mm 以内的 T_3 病变病人。结果显示，腹腔镜组与开放式手术组的肉眼完全切除率与 CRM 阳性(＜2 mm)率相似(肉眼完全切除率 88% vs. 92%，CRM 阳性率 10% vs. 10%)。此外，肿瘤距远端切缘的中位距离相似(3 cm vs. 3 cm)，28 日并发症发病率(40% vs. 37%)和病死率(1% vs. 2%)也相似。两组的 3 年局部区域性复发率和生存率也相似。

(2) 在一项韩国的试验(COREAN 试验)中，340 例中低位直肠癌病人先接受了术前放化疗，然后随机分配至腹腔镜组或开放组。两组病人的 CRM 受累、全直肠系膜切除标本肉眼质地、清扫淋巴结数量和围手术期并发症的差异无统计学意义。开放式手术组和腹腔镜组的 3 年无病生存率相似(72.5% vs. 79.2%)。

(3) 美国外科医生协会肿瘤组(American College of Surgeons Oncology Group，ACOSOG)Z6051 试验旨在证实腹腔镜手术的非劣效性，该试验中 486 例肿瘤距肛缘 12 cm 以内的Ⅱ期或Ⅲ期直肠癌病人先接受术前新辅助治疗，然后随机分配至腹腔镜组或开放组。主要终点是成功的病理学结局，定义为同时达到以下 3 个条件：远端切缘距癌灶 1 mm 以上、CRM 距癌灶 1 mm 以上，以及充分的 TME。81.7%的腹腔镜切除获得了成功的结局，86.9%的开放式切除获得了成功的结局。腹腔镜手术未能达到非劣效性的标准。一项随访研究报道，腹腔镜手术组和开放式手术组的 2 年无病生存率(79.5% vs. 83.2%)、局部区域复发率(4.6% vs. 4.5%)，以及远处复发率(14.6% vs. 16.7%)相当。

(4) 另一项非劣效性试验即澳大利亚腹腔镜直肠癌试验(AlaCaRT 试验)，将 475 例癌灶距肛缘 15 cm以内的 T_1～T_3 期直肠癌病人随机分配至腹腔镜组或开放式手术组。主要终点与 ACOSOG Z6051 试验一样。82%的腹腔镜手术组病人成功切除了肿瘤，89%的开放式手术组病人成功切除了肿瘤。腹腔镜手术未能达到非劣效性的标准。一项随访研究报道，腹腔镜手术组和开放式手术组的 2 年无病生存率(80% vs. 82%)、总生存率(94% vs. 93%)及局部区域复发率(5.4% vs. 3.1%)相当。

一项 Meta 分析纳入了 14 项随机试验(包括已在上文介绍的 4 项)，得出结论认为直肠癌腹腔镜手术比开放式手术的 TME“非完成”(包括没完成和接近完成)的发生率更高(13.2% vs. 10.4%)，但这两种技术的 CRM 和远端切缘受累发生率、检出淋巴结数量均数，以及 CRM 和远端切缘与癌灶的距离均数都相似。ACOSOG 及 AlaCaRT 试验的中期随访结果显示，腹腔镜切除术组和开放切除术组的 2 年复发率和生存率差异没有统计学意义，但开放切除术组有生存率更高、局部复发率更低的趋势。来自随机试验的长期随访数据将确定 TME 非完成的发生率更高是否反映为生存情况更差，从而决定应首选开放式手术还是腹腔镜手术。遗憾的是，这些试验的检验效能不足，无法研究长期肿瘤学结局。

在那之前，微创直肠癌手术应仅由微创直肠切除术相关经验丰富的外科医生进行，并与 TME 一同施行。术前分期显示 CRM 已受累或呈高风险的病人，或者存在直肠癌引起穿孔的病人，应接受开放式手术而非腹腔镜手术。

腹腔镜直肠癌手术对病人有短期益处，即病人术后出现肠麻痹和疼痛的情况更少、住院时间更短、术后其他并发症更少及需要输血的情况更少。然而，大多数研究都是在加速康复外科（enhanced recovery after surgery，ERAS）方案被广泛接受之前进行的。应用ERAS方案后，与开放式手术相比，腹腔镜手术是否还存在同样优势还有待观察。其他研究发现，与开放式手术相比，腹腔镜直肠癌手术后男性发生性功能障碍的风险增加，但女性无此现象。

机器人辅助的外科手术是一项新兴技术，该技术结合了腹腔镜手术的优势（如术后疼痛较轻和恢复较快）和开放式手术的优势（如高质量的三维视野和恢复眼-手-目标轴线）。

根据小型回顾性研究，机器人辅助TME安全、可行，且在淋巴结清扫和维持CRM阴性方面与开放和腹腔镜手术同样有效。此外，3项独立的病例匹配分析纳入了接受机器人辅助切除术、腹腔镜切除术或开腹切除术治疗中位或低位直肠癌的病人，发现3组病人的肿瘤学结局差异无统计学意义。机器人辅助手术的缺点包括费用高及设置和手术时间长。

机器人与腹腔镜直肠癌切除术（robotic versus laparoscopic resection of rectal cancer，ROLARR）试验比较了466例接受直肠癌LAR或APR病人的短期（6个月）结局。机器人辅助腹腔镜手术和常规腹腔镜手术的中转开腹手术发生率（8.1% vs. 12.2%）、CRM阳性率（5.1% vs. 6.3%）、病死率（0.9% vs. 0.9%）、总并发症发生率（33.1% vs. 31.7%）、术中并发症发生率（15.3% vs. 14.8%）、吻合口瘘发生率（12.2% vs. 9.9%）和术后膀胱或性功能障碍发生率相近。机器人辅助腹腔镜手术的手术时间更长（平均为38 min）且住院费用更高。

ROLARR试验证实，与常规腹腔镜手术相比，机器人辅助腹腔镜直肠手术（由机器人手术相关经验各不相同的手术医生进行）的手术时间更长且花费更高，但带来的获益并未增加。还要记住，ROLARR试验已发布的数据并未探讨机器人辅助腹腔镜手术与常规或开放性直肠手术的肿瘤学等效性问题。

一篇2018年的Meta分析纳入5项试验（包括ROLARR试验），比较了机器人辅助与常规腹腔镜切除术治疗直肠癌的情况，发现两种技术的围手术期结局相似，如病死率、环周切缘阳性率和清扫淋巴结数目。机器人辅助手术转为开放性手术的可能性低于常规腹腔镜手术（7.5% vs. 12.9%），但手术时间略长（均数差值为38 min）。

（尹　路　吴小材）

第七篇

腹腔镜胃癌根治术的疑点、难点与处理

第一章 腹腔镜胃癌手术发展历史及疑点

1994 年，Kitano 等首次将腹腔镜技术应用于早期远端胃癌手术。相比于传统开腹手术，腹腔镜手术有出血少、恢复快等优势。近年来随着腹腔镜器材与技术的日益进步，该术式在全世界范围内逐渐开展起来。1997 年，Goh 等首次利用腹腔镜技术治疗进展期胃癌，并且其研究表明腹腔镜胃癌根治术治疗部分进展期胃癌可在保证安全性和无瘤原则的同时，取得良好效果。尽管该研究病人数量非常有限，但这一划时代意义的尝试使腹腔镜胃癌手术由早期胃癌扩展到进展期胃癌。随后，比利时学者 Azagr 等于 1999 年首次报道了腹腔镜全胃切除术(laparoscopic-assisted total gastrectomy，LATG)在胃上部肿瘤中应用的可行性。之后 LATG 及腹腔镜近端胃切除术(laparoscopic-assisted proximal gastrectomy，LAPG)开始在全世界范围内开始兴起。其后，随着腹腔镜器材与技术的发展，全腹腔镜胃癌根治术(totally laparoscopic gastrectomy，TLG)也成为可能。尽管与 LAG 相比，TLG 技术难度更大，但已有部分报道其具有优于 LAG 的特点：伤口与侵入性更小、肠道功能恢复更快等。1997 年，Cadière 等报道了世界上第一台利用机器人操作腹腔镜完成的胆囊切除术，随后在 1997 年 3 月至 2001 年 2 月期间，该团队又利用机器人完成了抗反流术、输卵管再吻合术等多项手术，标志着机器人手术时代的开启。随后，基于机器人辅助的腹腔镜手术的优势，学者们开始尝试将机器人应用到腹腔镜胃癌根治术中。这 20 余年间，腹腔镜技术在胃癌治疗中的应用得到快速发展，腹腔镜胃癌手术的适应证也逐渐由早期胃癌向进展期胃癌拓展。多项前瞻性随机对照研究结果显示，腹腔镜胃癌根治术是安全可行的，且相较于开放胃癌根治术有更好的近期疗效。随着腹腔镜技术的发展，全腹腔镜胃癌根治术正逐步被外科医生所接受。相较于腹腔镜辅助胃癌根治术，全腹腔镜手术微创效果更好，加速了病人的术后恢复。虽然手术技术日趋成熟、手术适应证不断拓宽，手术也从上级医院向下级医院扩展，但由于胃周血管丰富、解剖层次多、淋巴结清扫复杂、术后消化道重建方式众多，该手术难度仍然较大，技术要求高，面对一些比较特殊的情况时(如有腹部手术史、残胃癌、新辅助后胃癌等)，手术时存在诸多难点、疑点，术中稍有不慎，即可引发严重的术后并发症，危及病人安全。因此重视手术的难点疑点，采取安全的围手术期对策，坚持手术的安全性和肿瘤的根治性是腹腔镜胃癌根治术的第一准则。

一、手术疑点

(一) 早期胃癌处理的疑点

目前在胃癌的诊治过程中会遇到许多复杂特殊的情况，如何判别及处理病人是每位接诊医生的责任。因此需要就特殊病例予以分析，以提高对此类癌症的认识。早期胃癌在我国三甲医院的诊断率为 15%～25%，而在日本、韩国可高达 50%以上，除诊断标准不一致外，另一重要原因是普查及医疗教育不够。许多早期胃癌难以发现，因此拖延至中、晚期胃癌，彼时无法手术或即使手术后效果亦不佳。实际上，早期发现的主要因素往往在病人本人，在目前无法普查的情况下，只有病人及时发现症状来院就诊才是关键。许多病例因肿块过于表浅，术中无法扪及，导致手术中难以判断手术切除范围。显而易见，早期胃癌5年生存率可达80%以上，但术中难以选择手术方式及术后无法找到病灶是两大难点。第2个面临的难题是术后大体标本无癌存在的局面，有时会引起医疗纠纷。类似以上病例需考虑的是：①病变较小术中无法确定手术切除范围；②早期病变反而最终切除了全胃；③术后标本无癌检出无法验证术前诊断。因此，对于早期胃癌，医生要注意到临床处理的合理性。告知病人术后可能会有“一点癌”的可能。因癌变部位位于胃体部也有可能难以决定手术范围而行全胃切除的可能。

二、新辅助治疗的疑点

(一) 新辅助治疗指征

胃癌是消化系统最常见的恶性肿瘤之一。对于晚期胃癌的治疗，美国国立综合癌症网络(NCCN)、欧洲临床肿瘤学会(ESMO)和日本胃癌学会(JGCA)的胃癌诊疗指南均推荐以化疗为主或联合靶向治疗的系统治疗。外科手术在晚期胃癌中的应用价值争议较大，REGATTA研究进一步否定了姑息性手术在晚期胃癌初始治疗中的应用，上述三大指南均推荐外科手术仅适用于处理出血、穿孔、梗阻等急症。外科手术在晚期胃癌治疗中是否仅作为姑息治疗手段？目前已有少数研究表明部分晚期胃癌病人化疗后行手术治疗可延长生存时间，但关于晚期胃癌化疗后的手术指征及手术时机尚无统一标准。因此认为，对于晚期胃癌化疗后手术病人的选择很大程度上仍取决于对化疗的反应程度，对于化疗反应良好且能够 R_0 切除者才应该行手术治疗，而对于部分1型病人，如果对化疗反应不敏感，即使行手术治疗，预后多数不理想。晚期胃癌在理论上属于不可治愈，只有筛选出生物学行为良好且对化疗反应较好者，后续行手术治疗才能取得更好的疗效。部分经选择的Ⅳ期胃癌病人在初始化疗后行 D_2 手术和(或)扩大切除术可改善预后，中位生存期近30个月。

目前，新辅助治疗指征在全球各大指南中并不一致。在欧洲的ESMO指南中，推荐TNM分期为ⅠB期以上的可切除病人行围手术期化疗。美国NCCN指南中，推荐临床分期为 cT_2 以上病人行围手术期化疗或放化疗。日本胃癌学会出版的《胃癌治疗指南》中，推荐 $cT_2 \sim cT_4$ 病人评估是否有肝总动脉、腹腔干、脾动脉周围单个肿大的淋巴结直径>3 cm或邻近2个以上淋巴结直径>1.5 cm，若有，则推荐病人行术前辅助治疗后再行包括腹主动脉周围淋巴结的扩大清扫。我国CSCO指南推荐 $cT_3 \sim cT_4$ $aN+M_0$ 和cT4bNanyM0即临床分期为cⅢ期和cⅣA期病人行新辅助治疗。我国的《胃癌诊疗规范》(2018年版)则推荐无远处转移的局部进展期胃癌(T_3/T_4、N+)病人接受新辅助治疗。可见，从覆盖人群来看，欧美国家新辅助治疗指征相对我国和日本更加宽泛。

(二) 新辅助治疗手术时机

晚期胃癌化疗后的手术时机也没有统一标准，一般原则是肿瘤对化疗达到最大反应时，不能等到肿瘤耐药再次增大。相关研究认为最佳手术时机为4～6周期S1+DDP或S1+多西他赛化疗后疗效评估为CR或PR时。AIO-Flot3研究对术前采用FOLT方案化疗4周期后重新评估，如能达到原发肿瘤 R_0 切除标准且至少肉眼观察下肿瘤转移灶可完全切除，则行手术治疗。有研究推荐术前化疗时长(>12周)是Ⅳ期胃癌化疗后手术治疗病人生存时间的独立影响因素。晚期胃癌病人于化疗后行手术治疗应在全身化疗12周以后选择性实施(2周方案>6周期，3周方案>4周期)。

(三) 新辅助治疗后的手术病人选择

对于晚期胃癌化疗后行手术治疗的病人选择，目前尚无相关指南及标准推荐。Fukuchi等研究认为，单一不可治愈因素是晚期胃癌转化治疗后行手术治疗的影响因素。通常认为，对于Yoshida 1型病人，因其仅存在单一不可治愈因素，转移灶属于技术上可切除，故为化疗后行手术治疗的最佳候选病人。基于JCOG0405研究，对于Bulky N病人(包括16组淋巴结阳性：No. 16a2,b1有1个淋巴结≥1 cm)，日本《胃癌治疗指南》将术前采用 CS 方案新辅助化疗后行胃癌扩大根治术作为标准治疗方案。而对 Yoshida 分型的验证研究发现，1 型晚期胃癌病人预后并未明显优于更高分型者，各型化疗后行手术和未手术组的中位生存期（median surviral time，MST）如下：1 型分别为 28.3 个月和 5.8 个月，2 型分别为 30.5 个月和 11 个月，3 型分别为 31.0 个月和 18.5 个月，4 型分别为 24.7 个月和 10.0 个月。本研究得出类似结论，各型 MST 分别为：1 型 21 个月、2 型 28 个月、3 型 27 个月、4 型 41 个月。因此认为，即使仅存在单一不可治愈因素，化疗后行手术治疗的预后不一定优于其他分型的晚期胃癌病人，不能直接将 1 型病人作为晚期胃癌化疗后行手术治疗的适应证。既往多项研究认为能否达到 R_0 切除应该作为晚期胃癌化疗后行手术治疗的最重要筛选指标。Yamaguchi 等最近的研究亦显示 R_0 切除组的预后要明显优于 R_1～R_2 切除组，MST 分别为 41.3 个月和 21.2 个月。本研究中 R_0 切除组的预后并不优于 R_1～R_2 切除组，MST 分别为 21 个月和 28 个月，考虑有两方面原因：一是本研究为回顾性研究，R_1～R_2 切除病人手术距首次化疗的时间多数较长（R_0 切除组 20 周，R_1～R_2 切除组 34 周），故延长了 R_1～R_2 切除组的生存时间；二是晚期胃癌中确切的 R_0 切除较难确定，各个研究中 R_0 切除并无统一标准，本研究参照既往研究，将远处转移灶行局部治疗或手术切除、腹膜转移病人术中无肉眼可见病灶、远处淋巴结转移病人术前影像学评估为完全缓解（complete respense，CR）或行 16 组淋巴结清扫定义为 R_0 切除。Fukuchi 等和 Sato 等研究结果均提示化疗后疗效评价达到部分缓解（partial response，PR）为预后良好的影响因素，本研究显示 PR 组预后并不优于疾病稳定（stable disease，SD）/疾病进展（pregressive disease，PD）组，MST 均为 27 个月，原因可能是本研究部分病人一线化疗达到 PR 后未直接行手术治疗，维持治疗期间出现肿瘤进展行二线化疗后再进行手术，其疗效评估是根据二线化疗反映情况，部分评估为 SD/PD。因此认为，对于晚期胃癌化疗后手术病人的选择很大程度上仍取决于对化疗的反应程度，对化疗反应良好且能够行 R_0 切除者才应该行手术治疗，而对于部分 1 型病人，如果对化疗反应不敏感，即使行手术治疗，预后多数不理想。晚期胃癌在理论上属于不可治愈，只有筛选出生物学行为良好且对化疗反应较好者，后续行手术治疗才能取得更好的疗效。寡转移是指转移肿瘤数目和部位局限（包括系统化疗后），生物学行为相对惰性，可通过局部治疗手段改善预后。寡转移方面的探索或许能为晚期胃癌化疗后行手术治疗的病人筛选提供帮助，有待后续研究。

（李奇为　尹　路）

第二章 腹腔镜胃癌手术的难点

一、淋巴结的清扫

目前腹腔镜胃癌根治术在临床上已广泛开展，主要包括淋巴结清扫和消化道重建两个方面，对于以根治为目的的淋巴结清扫，以日本第5版《胃癌治疗指南》为参考，关系到病人的远期生存，是开展腹腔镜胃癌手术的前提和基础，临床上已基本达成共识。腹腔镜下淋巴结清扫难度大，主要是因为胃周的区域淋巴结基本是沿重要血管分布的，术中容易损伤血管引起腹腔内出血，淋巴结清扫仍是腹腔镜胃癌手术的难点。

（一）游离胃网膜右静脉时出血

游离胃网膜右静脉时出血多为胰十二指肠上前静脉(superior anterior pancreaticoduodenal vein，saPDV)或胰头损伤出血。在根部处理胃网膜右静脉，清扫No. 6淋巴结时易损伤saPDV造成出血。saPDV往往较细小且匍匐在胰头，损伤回缩后止血困难。如止血不当，会造成胰头损伤，甚至损伤右结肠静脉或胃肠干，导致更严重的出血。处理策略为处理胃网膜右静脉时，先游离十二指肠降部与横结肠系膜之间的融合筋膜平面，然后以结肠中动脉为标志，结肠中动脉在横结肠系膜中的位置恒定，位于横结肠系膜内中线偏右，搏动明显。以其为标志，向上剥离横结肠系膜前叶至胰腺颈部下缘，即可找到胃肠干。胃肠干多由胃网膜右静脉、胰十二指肠上前静脉和右(副右)结肠静脉汇合而成，循胃肠干追踪至胃网膜右静脉。此时不必过分裸化该静脉，用可吸收夹夹闭后离断。另需特别注意，离断该静脉后，循胰头表面清扫淋巴结时是一个类似“爬山”的动作，因胃网膜右静脉和动脉并非紧密伴行，胃网膜右静脉根部通常位于胰头下缘，而胃网膜右动脉根部通常接近胰头上缘，需分别处理。

日本学者将幽门下区域淋巴结分为No. 6a、No. 6v、No. 6i，以胃网膜右静脉为参照将淋巴结分为No. 6a、No. 6b、No. 6c，其转移率分别是7.5%、16.3%、36.3%。由于彻底清扫此区域淋巴结需要在网膜右静脉与胰十二指肠上前静脉汇合处离断胃网膜右静脉，这时比较容易引起胰十二指肠上前静脉或胰头损伤出血。为了安全清扫完整的No. 6淋巴结，建议显露胰头横结肠间沟，间隙恰当时可见横结肠系膜后叶与胰头表面筋膜延续，将此区域淋巴脂肪组织向上翻起，可较容易地完整清扫No. 6淋巴结(图7-1)。

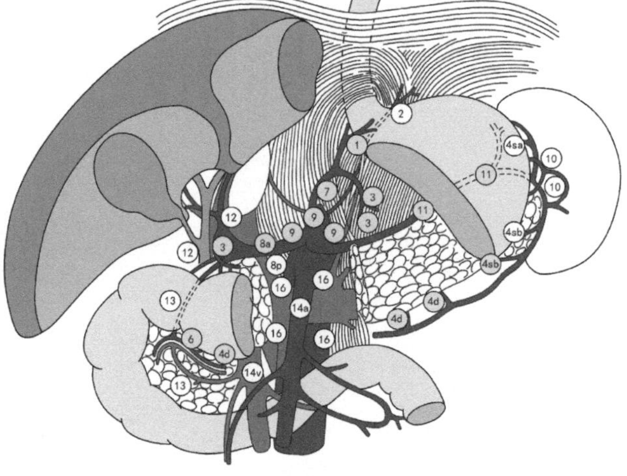

图7-1 胃周淋巴结分布

（二）游离胃右动脉时出血

游离胃右动脉时出血多为十二指肠上动脉出血。由于腹腔镜的多视角，可自后向前，循胃十二指肠动脉和肝固有动脉寻找胃右动脉根部并清扫 No. 5 淋巴结。在此过程中，可能会损伤十二指肠球部与胃右动脉之间的十二指肠上动脉，此动脉常有 2～3 支，在胃窦十二指肠向上提起时较难清晰暴露。处理策略为：在自后向前游离胃右动脉存在困难时，可采用自前向后的方法，前后呼应，处理更为便捷、安全。另外，在自后向前游离切断胃右动脉的过程中，必须先暴露肝固有动脉，避免误将迂曲的肝固有动脉作为胃右动脉切断。

（三）脾脏损伤出血

脾脏损伤出血原因主要为助手牵拉大网膜不当导致脾脏包膜撕裂。在解剖学上，大网膜与脾脏中下极包膜多有膜性融合，在 No. 4sb 淋巴结清扫过程中，助手为显露清晰，过分牵拉大网膜，往往会造成该融合部位的张力过大而撕裂脾脏包膜。预防措施为在清扫 No. 4sb 前先将大网膜与左侧膈肌、脾脏包膜的粘连松解，然后再行清扫，暴露更为方便、清晰，又可避免出血。另一种情况是，部分病人的胃短血管最后 1 支很短，可直接汇入脾脏上极，此时胃底紧贴脾脏上极，脾胃间隙缺失，助手用力牵拉时会造成该血管的撕裂，撕裂后脾脏侧的断端极难处理，一旦处理不慎，会造成脾上极损伤，引起更大的出血。遇见这种情况时，可将该步骤留待胃左动脉处理完毕后，自胃后向上托起胃底后处理，也可打开食管下段腹膜，自前向右下方牵拉胃底后处理。

（四）胃左静脉出血

胃左静脉存在一定变异，可经肝总动脉或脾动脉的前（后）汇入门静脉或脾静脉。在清扫胰腺上缘淋巴结时，如不注意该静脉的解剖变异，会造成损伤，损伤后为双向出血，出血量较大，影响胰腺上缘淋巴结的有效清扫，并且如果该静脉损伤后断端回缩，处理困难。熟悉胃左静脉的变异，暴露时保持一定张力但勿过分牵拉胃胰襞，是有效的预防方法。超声刀清扫胰腺上缘淋巴结时，往往会有组织的雾化和淋巴结内穿透支的少量渗血，影响主刀的视野和操作，助手可采用小流量间断吸引，清晰暴露术野，有效避免损伤。

（五）脾门区域血管出血

左上腹脾脏区域术中暴露困难，分支血管复杂，因此一直以来脾门淋巴结清扫都是胃癌手术的难点之一。全胃 D_2 根治术时需清扫 No. 10 淋巴结，腹腔镜下保脾的脾门淋巴结清扫在手术手法上类似于开腹原位脾门淋巴结清扫，腹腔镜下术野清晰且放大，加之超声刀止血效果好，手术器械深入操作的特点使得原位脾门淋巴结清扫在腹腔镜下实施成为可能，但是因脾门区域血管复杂、位置深、空间狭窄，易发生脾极、脾叶血管损伤出血。手术策略为术前行 CTA，了解脾动脉的走行方式和其与胰腺体尾部的关系，了解脾动脉终末支分支的类型，明确脾叶血管的类型。术中避免将胰腺组织误认为覆盖于血管上的淋巴结清扫而引起术后胰瘘，避免因脾脏终末动脉损伤引起难以控制的出血或者脾叶缺血。发生出血时，助手一手协助暴露，另一手持吸引器小流量间断吸引，暴露出血点，主刀迅速用无损伤抓钳轻夹出血点，以控制出血，并于出血点上下分别予以钛夹夹闭止血。另外，合适的主刀站位也很重要，在行脾门淋巴结清扫时主刀可由病人左侧移至病人两腿之间，以方便右手的稳定操作，并且建议由腹腔镜胃癌 D_2 根治经验丰富的固定团队施行。

在胃上部进展期胃癌中，脾门淋巴结转移率为 9.8%～20.9%，报道其转移率为 11.82%，且在全胃切除术中清扫该组淋巴结能给病人带来 9.01%的 5 年生存率获益。由于脾门区域血管走行复杂、变异较多、空间位置狭窄，清扫该区域淋巴结时易发生脾极、脾叶血管损伤或脾脏包膜撕裂出血。虽然腔镜术野清晰、腔镜器械如超声刀不断更新，使得腹腔镜下实施脾门淋巴结清扫成为可能，但是在早期开展过程中常引起脾脏损伤出血，而且较难处理。在沿着脾动脉远端向脾门清扫淋巴结的过程中，由于血管分支较多，极易引起损伤。有时助手为显露清晰可能会过分牵拉胃及大网膜，而大网膜与脾脏下级包膜有膜性的融合，因此会造成该融合部位的张力过大而撕裂脾脏包膜。建议在脾门淋巴结清扫可结合锐性和钝性分离，牵拉血管鞘协助暴露，脾门分支间隙中的淋巴结亦要求清扫干净。避免将脾上极血管当作胃后血管结扎，妥善处理最上极胃短血管，将脾动脉远干及其分支脉络化，注意保留分支到脾上级的血管。若出现小血管分支损失，可考虑压迫止血。

(六) 肝十二指肠韧带淋巴结清扫

在远端进展期胃癌中，No. 12a 淋巴结的转移率为 9%～13.1%，而且该区域淋巴结的转移与肿瘤的 N 分期和 M 分期密切相关。No. 12a 淋巴结的清扫需要脉络化肝固有动脉前壁及内侧壁，并要求清扫门静脉前壁及内侧壁的淋巴结直到显露门静脉。由于要显露门静脉，因此操作时需注意避免损伤门静脉，而且此处往往存在一些小静脉从肝尾状叶汇入门静脉，必须多加小心。建议首先打开肝十二指肠韧带前叶腹膜，裸化肝固有动脉前方及外侧，沿肝固有动脉依次清扫 No. 12a 淋巴结。接近肝门时需注意避免损伤肝左动脉。持钳夹住 No. 12a 淋巴结往左侧牵引，主刀用抓持钳将肝十二指肠韧带往右侧翻，继续清扫 No. 12a 淋巴结直至暴露门静脉。此处要点为逐层在淋巴结与门静脉间的间隙剥离，不可大束游离，否则易损伤门静脉，采用低档超声刀能有效减少术后淋巴漏的发生。

二、消化道的重建

消化道重建是腹腔镜胃癌根治术的关键，术后吻合口瘘、吻合口出血、吻合口狭窄是腹腔镜胃癌根治术最常见的并发症，三者之间的发生既有共同原因，又有相关性。腹腔镜胃癌根治术的消化道重建多在小切口辅助下完成，重建方式又多借鉴传统开腹手术的方法，往往由于切口小、视野局限、过分牵拉等原因造成吻合口相关并发症，特别是腹腔镜全胃切除后的重建，仍是一个难点。现代外科治疗胃肠道肿瘤病人时，对如何选择合适的消化道重建方式以提高病人生活质量的要求越来越高。腹腔镜胃癌手术后消化道重建方式选择的基本原则与开腹手术是一致的，即：①在保持消化道连续性的同时，最大限度地保留消化道生理功能，以提高胃癌病人术后的生活质量；②手术并发症和后遗症要少；③手术操作安全、快捷、简便。根据上述原则，不同胃切除范围消化道重建方式的选择亦不同。消化道重建的方式繁多，其中腹腔镜消化道重建方式层出不穷。腹腔镜消化道重建分为以下几类：全胃切除术后、近端胃切除术后、远端胃切除术后、全腹腔镜下消化道重建。

(一) 消化道重建的途径

1. 小切口辅助

首先在腹腔镜下完成淋巴结清扫及胃的游离，然后取上腹正中 8～10 cm 小切口(体质量指数高的病人可适当延长切口)，取出标本，检查判断切缘后，利用辅助小切口，在直视下大多应用圆形吻合器行食管空肠端-侧吻合完成消化道重建。与传统开放手术相当，该方法受肿瘤位置及分期限制较小，具有省时、经济、安全性较高等优势，目前仍是国内腹腔镜全胃切除术后消化道重建的最常见选择，也是多数中心开展完全腹腔镜全胃切除术后消化道重建的早期过渡阶段的选择。相对局限性：操作区域位置深在，为避免延长切口，常导致视野狭小、操作空间受限，显露不清，尤其是对于体型高大、肥胖、肝左叶肥大或肠系膜肥厚的病人，勉强盲目操作反而增加手术风险；有时不得已延长切口又牺牲了腹腔镜手术微创、美容及其他一些潜在的优势，导致术者在术中常处于两难境地。

2. 全腹腔镜胃癌根治术

全腹腔镜胃癌根治术是指在腹腔镜下行淋巴结清扫和胃癌病灶的切除，以及消化道重建等所有操作，手术创伤更小，尤其是在肥胖病人中。但是，由于几乎所有操作均在腹腔镜下完成，对于切缘的判断、吻合口张力的把握及手术操作等技术要求较高。全腹腔镜下消化道重建应该在有丰富手术经验的中心开展，其适用于早期或较早的局部进展期胃癌的病人。为了保证 R_0 切除，若胃癌侵犯食管或十二指肠则不宜行全腹腔镜下消化道重建。全腹腔镜下消化道重建应以简便、安全有效为准则。全胃根治术后的消化道重建主要是指 Roux-en-Y 吻合，其难点在于食管残端与空肠的吻合，对食管下段的暴露显得尤为重要。由于腹腔镜下视野较清晰、游离更便捷，小切口下辅助食管空肠吻合被推崇，因为该方法安全性高、手术时间短、手术费用低，应用较为广泛。当然也有不少学者提倡全腹腔镜下食管空肠吻合，包括圆形与直线切割吻合器吻合两种方式。前者的难点在于荷包缝合与置入砧座，手术步骤操作复杂，需要较高的手术技巧，但由于 Orvil 等吻合装置的出现使得手术的实施变得更为便捷，它能进行较高位置的吻合，可获得比荷包缝合更高的手术切缘，确保安全的消化道重建，并且缩短了手术时间。全腹腔镜下直线切割吻合器行食管空肠吻合术，可快速、安全地置入食管或空肠管腔，即使当食管或空肠直径较小时，其吻合口直径亦不受限制，吻合操作空间充分，目前应用较多，但是由于切割吻合器的使用次数较多，费用较高。腹腔镜全胃切除术后消化道重建方式有食管空肠 Roux-en-Y 吻合、空肠间置法及其各种改良版等。由于 Roux-en-Y 吻合操作简单、安全，且并发症少，临床应用最多。但对于 Roux-en-Y 吻合不仅要注意病灶与食管下段位置的关系，还应充分考虑吻合口张力及空肠 Y 袢长度等问题。

（二）全胃切除术后消化道重建

腹腔镜全胃切除后消化道重建的关键步骤是食管空肠吻合。腹腔镜下食管空肠吻合的方式分为管型吻合和直线型吻合，其中常用的管型吻合方式包括荷包缝合法、Orvil 法、反穿刺法，常用的直线型吻合方式包括 π 型吻合和 Overlap 吻合。各种吻合方式适用指征各不相同。

胃癌根治术后全腹腔镜下消化道重建视野更佳，创伤更小，康复更快，但全腹腔镜全胃切除术后的消化道重建技术要求高、手术风险大、手术时间相对较长，应在有较好腹腔镜远端胃切除术后消化道重建基础上选择合适病例逐步开展；全腹腔镜全胃切除术后的消化道重建方式多种多样，目前从微创角度看，腹腔镜线形吻合可以通过 Trocar 孔完成，易于在狭小空间内进行，对手术视野影响较小，与圆形吻合相比似乎更有优势，更适用于全腔镜全胃切除术后消化道重建，但线形吻合因为要牺牲至少 4～5 cm 的食管，而圆形吻合能够获得较高的切缘，适用于位置较高的食管空肠吻合，适应证更广。线形吻合、圆形吻合各有利弊，临床上要根据病人具体情况和术者及其团队腹腔镜技术水平和操作习惯综合考量，以保证手术疗效和安全为前提，选择适合的方法。

1. 荷包缝合法

该法在食管下端行荷包缝合，完成吻合器抵钉座的放置，操作难度大。Usui 等和 Okuno 等利用荷包缝合装置（PSD、Endo-PSI）行荷包缝合，降低了操作难度，但是该荷包缝合装置尚未正式进入中国市场，因此目前国内应用较少。

2. Orvil 法

2011 年，Kunisaki 等首先报道使用 Orvil 装置完成抵钉座的放置。该法是一种置入抵钉座的方法，解决了腹腔镜下经下段食管放置抵钉座困难的问题。当肿瘤上缘位置较高时，Orvil 法具有明显优势。目前 Orvil 法在国内多家中心应用，但是该法在操作过程中会增加腹腔污染和食管黏膜损伤的风险。

3. 反穿刺法

该法利用直线切割闭合器完成抵钉座的放置，避免了复杂的荷包缝合过程，且能够获得较高的食管切缘。与 Orvil 法比较，反穿刺法降低了腹腔污染和食管黏膜损伤的概率。反穿刺法是一种理想的管型吻合方法。

4. π型吻合

该法在不切断食管的前提下，于食管的右侧壁开口，将空肠残端提至膈下，利用直线切割闭合器时食管和空肠行侧-侧吻合，再通过直线切割闭合器离断食管和空肠残端。因该手术方式吻合后吻合口形状似“π”，故称为π型吻合。此法操作简单，吻合时间短。但是小肠系膜短的病人采用该吻合方式易因吻合口张力大而导致吻合口瘘。此类病人可以在行食管空肠吻合前，预先裁剪小肠系膜，降低吻合口张力，并建议在吻合口最高点行加固缝合，此法称为预断系膜竹型吻合。此外，由于π型吻合前未切断食管，不利于食管切缘的判断，故建议此法用于肿瘤未侵犯齿状线的EGJ病人(图7-2)。

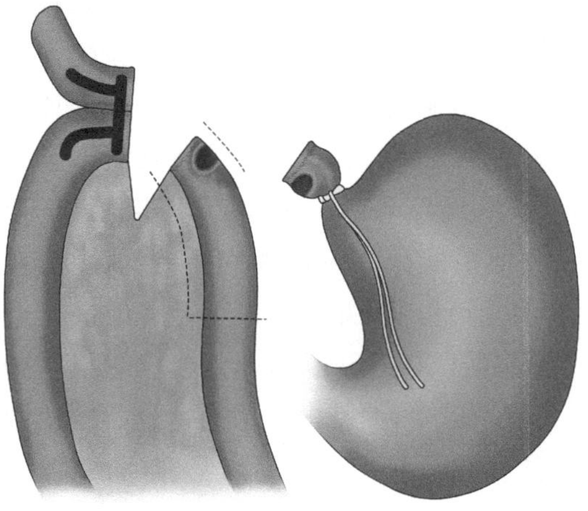
图7-2　π型吻合示意图

5. Overlap吻合

Overlap吻合由Inaba等首次报道应用。随后Overlap吻合在国内的应用逐渐增多，并进行了多种改良。与π型吻合比较，Overlap吻合在行食管空肠吻合前可以确定上切缘是否安全。此法可用于肿瘤上缘侵犯齿状线≤1 cm的病人。为了更方便地应用全胃切除术后消化道重建的方式，根据肿瘤上缘与齿状线的关系，可将EGJ癌分为3个类型：A型，肿瘤上缘位于齿状线下方；B型，肿瘤上缘位于齿状线上方1 cm以内；C型，肿瘤上缘位于齿状线上方1 cm以外。A型一般在齿状线上2 cm，切断食管可满足安全切缘的要求，推荐行π型吻合。B型的上缘位于齿状线上方，为了满足安全切缘的要求，同时不过多切除腹段食管，需在吻合前准确地判断食管切缘，故推荐行Overlap吻合。C型肿瘤的安全切缘位置较高，常难以行直线型吻合，推荐行管型吻合(Orvil吻合或反穿刺吻合)。此外，如果全腹腔镜下吻合困难，也可考虑行辅助切口吻合。

6. SPLT吻合

胃癌的腹腔镜治疗已经在中国、日本、韩国等许多国家广泛开展。其不仅被应用于早期肿瘤的治疗，对于进展期胃癌的疗效也被多个多中心临床试验证实。其中，全腹腔镜手术相对于腔镜辅助胃癌根治术而言，能体现更多的微创优势，如更好的视野，更安全的吻合，更短的手术时间，更短的术后恢复时间及更小的切口，更轻的术后疼痛等。然而，由于食管空肠吻合这一技术瓶颈，全腔镜全胃切除术并没有如全腹腔镜远端胃癌根治术那样被广泛开展。对此华山医院蒿汉坤团队在总结大量传统手术经验的基础上，结合线性吻合器的优势，创立了自牵引后离断食管空肠RY吻合技术。

具体手术步骤：淋巴结廓清完成后，使用第1枚钉仓离断十二指肠。使用无菌麻绳对食管下段进行结扎(胃体肿瘤，结扎贲门；食管胃结合部肿瘤，结扎肿瘤上缘)，结扎完成后由助手向病人尾端、左上腹方向牵拉食管，形成自牵引。在自牵引状态下，对食管周围及其后方纵隔进行游离，进行食管周围淋巴结清扫。于食管结扎线近端2～3 cm处右后壁打孔。取Treitz韧带远端约20 cm处小肠作为吻合肠袢，检查系膜张力，必要时进行系膜游离后对系膜缘肠壁打孔。使用第2枚钉完成食管右后壁与空肠对系膜缘的侧侧吻合。以第3枚钉仓通过助手主操作孔在切除共同开口的同时切断食管及近端空肠完成后离断，此时由主刀牵引食管。要求前后壁吻合线错开，完成一个三角形的食管空肠吻合。取40 cm左右无功能袢，利用食管空肠吻合的共同开口做空肠侧-侧吻合。标本置入标本袋后经延长的脐切口取出。肝肾隐窝至吻合口后方留置1根负压引流管，术中及术后不常规留置胃管。

虽然已有许多报道证实了不同吻合方式的安全性，但TLTG仍未能广泛开展。究其原因，主要为食管空肠吻合技术要求高，手术风险大，直线切割吻合器法相对简单易行，不易导致吻合狭窄，且适用于管腔小的食管，为现行多种方法中被普遍认可的吻合方式。但目前的主流方法 Overlap 和 FETE 均存在缺陷：①就共同开口关闭而言，Overlap 技术难度高，容易导致输出端空肠狭窄，因此多需手工缝合。FETE 虽可以使用吻合器，但吻合位置比 Overlap 低。②两种方式食管离断后都会回缩入后纵隔，导致余下操作困难，对术者技术要求高，不适合需高位食管离断的病例。③如果吻合过程全部使用吻合器，两种方法都至少需要 7 枚钉仓，对病人而言，这是一笔较大的经济负担。

编者对各种 TLTG 方法进行尝试和改良，发现自牵引可以将吻合过程拖拽至游离腹腔开展以降低手术难度。后离断可以减少钉仓使用数量从而节约费用。将这两种方法融合形成的自牵引后离断的改良 FETE 吻合，能集上述各优势于一体，且无需手工缝合。根据这些技术特点，编者将其命名为自牵引后离断。SPLT 操作的要点：①通过食管本身进行牵拉（自牵引）从而进行后纵隔的游离或清扫。并将吻合过程拖入游离腹腔完成。②切除共同开口的同时，一并切断食管及输入空肠（后离断）。在对共同开口的切除方法进行不同尝试后，编者认为经助手主操作孔进行操作是较为理想的方式。相较而言，SPLT 更强调自牵引在清扫及高位吻合过程中的作用。π 型吻合则着重于三合一的后离断方法。另外，SPLT 要求切除食管空肠共同开口的同时将前后吻合线错开以完成一个三角形吻合，从而增加吻合口口径。π 型吻合是逆蠕动侧-侧 T 形吻合。

现将食管空肠吻合过程的技巧心得总结如下：

(1) 食管打孔选择后壁偏右，既便于显露吻合过程，又可以充分利用食管后方游离的空间。孔径以 1～1.5 cm 为宜，其大小虽不增加共同开口关闭难度，但是过小的孔径不利于显露食管真腔，可能会导致进入黏膜下假道，而过大的孔径又可能导致食管牵引力不足，牵引不充分。

(2) 游离食管及后纵隔时需注意保护双侧胸膜。

(3) 常规检查空肠系膜的张力，必要时切断系膜血管进行充分游离。尤其对于吻合位置高的病例需考虑到吻合后食管回缩之后增加的张力。

(4) 吻合前充分游离后纵隔空间，吻合过程中将远端空肠一并送入后纵隔，减少吻合器头端肠壁压力。

(5) 食管需充分牵引，空肠向后纵隔递送的过程中避免使用暴力，注意避开膈肌角的阻挡，必要时切断右侧膈肌角。

(6) 吻合器激发前常规检查空肠远端是否被戳破，如无异常，无需缝合加固，如有问题及时中止吻合，重新选择吻合肠段。另需检查前后吻合线是否包含在吻合器中，并保证吻合器压榨时间 15 s 以上后激发。

(7) 关闭共同开口前先经共同开口进一步检查吻合线是否完整，是否有活动性出血。SPLT 也存在一定缺陷，即吻合完成后才能离断标本，导致吻合前无法行食管切缘冰冻病理检查，有潜在的切缘阳性风险。以下几个方法有助于获得可靠的切缘：①术前进行确切的分期及病灶分型定位；②术前胃镜下染色（纳米碳或亚甲蓝），必要时术中胃镜定位；③由于食管切缘在共同开口切除端的切割线上，因此在切除共同开口时可使吻合器更靠头侧以获得更多的切缘（但会减小吻合口径）；④高危病人需预留更多的切缘，通过自牵引可游离下段食管约 10 cm，可有效保证切缘阴性。

（三）近端胃切除术后消化道重建

近年来，胃上部癌（包括食管胃结合部癌、胃底区域癌）的发病率逐渐升高，日本国立癌症中心医院数据显示，从 20 世纪 60 年代至 21 世纪初，食管胃结合部癌的发病率上升 7.3%。美国国家癌症研究所 SEER(surveillance, epidemiology and end results)项目数据发现，近 35 年来食管胃结合部癌的发病率增长近 2.5 倍，约为 2/10 万。四川大学华西医院单中心大样本量统计结果显示，近 20 年来食管胃结合部癌发病率从22.3%增加至35.7%。日本胃癌联合会和日本食管癌协会的大样本量回顾性研究发现，从2001年至2010年，食管胃结合部癌的手术例数持续上升。

目前，全腹腔镜技术在胃上部癌中的应用逐渐受到重视，全胃切除术及近端胃切除术是治疗胃上部癌的主要方式。与全胃切除相比，近端胃切除可以保留部分胃的功能，改善病人的术后营养状况。但是传统的近端胃切除食管残胃吻合会导致反流性食管炎、吻合口狭窄等并发症，严重影响近端胃切除病人术后的生存质量。针对此问题，在传统食管残胃吻合的基础上，演化出了多种抗反流手术方式，并逐渐在腹腔镜手术中应用，如双通道吻合手术、双肌瓣吻合等。但是，全腹腔镜近端胃切除术在切除范围及抗反流消化道重建方式的选择及操作上尚存在难点与争议。目前，全腹腔镜近端胃切除术仅在国内少数中心开展。

有研究报道：近端胃切除食管残胃吻合术后反流性食管炎的发生率高达21.8%～32.4%。如何降低近端胃切除术后反流性食管炎的发生率是临床研究的热点。目前腹腔镜近端胃切除术后消化道重建的抗反流手术方式有双通道吻合、双肌瓣吻合和Side Overlap吻合。

1. 适应证及切除范围

日本第5版《胃癌治疗指南》指出，位于胃上部的腺癌，如能保留一半以上的胃，可以行近端胃切除术。由于缺乏支持腹腔镜应用于进展期胃癌的明确证据，目前指南仍推荐早期胃癌可以使用腹腔镜根治。当下普遍认为早期胃上部癌可以行腹腔镜近端胃切除术。对于早期食管胃结合部癌（cT_1N_0），如可保留一半以上的胃，可行近端胃切除术；而进展期食管胃结合部癌仍建议行全胃切除术。然而，Mine等研究发现，肿瘤远端距齿状线距离不同，淋巴结转移率亦不同。肿瘤远端至齿状线距离≤3 cm时，其4、5、6组淋巴结转移率在2.2%以下；肿瘤远端至齿状线距离>5 cm时，上述区域淋巴结的转移率可达到20%。因此，该研究建议对于肿瘤远端距齿状线距离≤3 cm可行近端胃切除术，而距离>5 cm应行全胃切除术以保证淋巴结清扫。2018年日本胃癌协会年会上，有研究报道，根据大宗回顾性分析，直径≤4 cm的食管胃结合部癌（Siewert Ⅱ型～Ⅲ型）其4b、4sd、5、6组淋巴结转移率极低，提示直径≤4 cm的食管胃结合部癌可以采用近端胃切除，相关研究结果有可能改变该类病人的治疗推荐。

2. 重建方式

近年来，有多种近端胃切除术后消化道重建方式的报道。日本第5版《胃癌治疗指南》中对于近端胃切除术消化道重建的推荐方式为食管残胃吻合、间置空肠吻合和双通道吻合。有研究发现，近端胃切除加残胃食管吻合后，术后1年反流性食管炎的发生率为25%左右；术后吻合口狭窄的发生率为35%左右。间置空肠吻合可以有效减轻反流性食管炎症状，但其术中操作复杂，应用较少。目前，全腹腔镜下近端胃切除的吻合方式主要为由传统的单纯食管残胃吻合演化而来的抗反流重建方式，包括双通道、双肌瓣、Side overlap和管状残胃食管吻合。因此，在选择全腹腔镜近端胃切除消化道重建方式时，必须考虑到病人的安全、术式的抗反流效果及技术上是否可行等。

（1）双通道吻合

日本Aikou等于1988年率先报道近端胃切除后进行双通道吻合，其抗反流效果确切。此后该术式被逐渐应用于腹腔镜下近端胃癌根治术。Ahn等对43例腹腔镜近端胃切除双通道吻合的病人进行回顾性分析，结果显示：术后Visick分级Ⅱ级的反流症状发生率为4.6%，近端胃切除双通道吻合术后血红蛋白、总蛋白及白蛋白等营养指标优于全胃切除术病人。该术式操作要点为：在离断肿瘤及近端胃后，先行食管空肠Roux-en-Y吻合，然后将残胃的断端与食管空肠吻合口远端10 cm左右的空肠行侧-侧吻合。通过该吻合，食物可分别从空肠或残胃-十二指肠两条通路进入远端空肠，形成双通道吻合。该术式优点是在残胃和食管间间置部分空肠，增加了反流距离；同时还保留了残胃-十二指肠通路，残胃可以作为食物储袋，起到保留功能的作用；另外腹腔镜下线性切割闭合器的使用相比开腹手术的圆形吻合器操作更便利，吻合口狭窄可能性更小。该术式的缺点是吻合口较多，增加了术中操作难度，也增加了术后吻合口瘘的风险。

(2) 双肌瓣吻合

该术式又被称为 Kamikawa 法，由 Muraoka 等于 2016 年首先报道。该术式在离断近端胃后，于切缘下方 3～4 cm 切开残胃前壁的浆肌层，游离出两片大小约 3.5 cm×2.5 cm 的肌瓣，然后在此双肌瓣下缘切开胃的黏膜层，将食管切缘与黏膜行吻合，最后将两片肌瓣覆盖在食管下段及吻合口上层。该方法的设计初衷是通过双肌瓣形成食管下段的高压力区，以此抵抗残胃内容物反流。编者率先在国内应用此术式，并已在全腹腔镜下施行。实践过程中发现该术式抗反流的效果较确切，但是操作过程复杂，手术时间较长。该术式的缺点是需游离较长食管，对于侵犯食管下段的肿瘤不适用；难点在于对游离皮瓣操作要求较高(如何保证皮瓣的良好血供)及如何控制皮瓣张力以防止吻合口狭窄或梗阻。因此，建议术中应常规行胃镜检查，以检查吻合口的大小及通畅情况。

(3) Side Overlap 吻合

Yamashita 等于 2016 年首先报道腹腔镜近端胃切除术后的食管残胃 Side overlap 吻合。离断肿瘤、确认切缘后，将残胃固定在左膈肌角处，重建人工胃底，然后用直线切割闭合器行食管左侧壁和胃前壁侧-侧吻合，在击发闭合器前逆时针旋转，使得食管背段呈活瓣形状覆盖于吻合口，当人工胃底压力增大时，吻合口呈现闭合状态，从而起到抗反流作用。有研究报道，Side overlap 术后反流性食管炎的发生率约为 10%。编者在实践过程中发现，该术式在腹腔镜下操作简单，直线切割闭合器的使用可以有效地避免吻合口狭窄，同时具有一定的抗反流效果。该手术方式操作简便，吻合时间短，术后恢复快，但其远期效果还需高级别的临床研究数据加以证明。

(4) 管状残胃食管吻合术

管状残胃食管吻合术是在全腹腔镜下近端胃切除术后的另一种抗反流的吻合术式。其操作过程如下：在肿瘤离断及确保肿瘤切缘的基础上，在残胃幽门上方 3～5 cm 处采用直线切割闭合器将残胃沿小弯侧裁剪成管状，采用吻合器将管状化的残胃与食管吻合。该术式具有一定的优点。Ueda 等将近端胃切除合并管状残胃食管吻合与全胃切除术的手术时间及安全性等进行对比，结果显示两者在手术时间、失血量、并发症发生率上并无差异；Chen 等研究发现，相比传统的残胃食管吻合，管状残胃-食管吻合可以有效降低反流相关的不适症状(56.1% vs. 28.6%)。其抗反流的可能机制是：管状残胃延长了胆汁反流的距离，减轻了反流症状；同时，管状化的残胃可以极大减少胃的黏膜面积，使泌酸量降低，进一步减少消化液反流。另外，残胃经过管状化的裁剪后，其同食管的吻合口张力较小，保证了吻合口的安全性。

国内有研究率先报道了全腹腔镜下切开左侧膈肌，进入胸腔进行肿瘤根治及管状残胃食管吻合。该术式同传统管状残胃食管吻合及胸腹联合手术相比具有兼顾食管下段淋巴结清扫、保证食管切缘、消化道重建操作空间大等优势。但是，该术式食管胃吻合口位于胸腔，术后一旦发生吻合口瘘可能导致比较严重的并发症，而胃肠外科医生对于胸部并发症的处理经验可能不足。目前，该术式仍在探索阶段。

(四) 远端胃切除术后消化道重建

腹腔镜根治性远端胃切除术自问世以来已经过 20 余年的发展，技术上已逐渐成熟。日本 JCOG 0703 试验证实早期远端胃癌病人行腹腔镜手术的 5 年总存活率和无病存活率均为 98.2%，与开放手术相当。JCOG 0912 试验中期报告表明，早期远端胃癌的腹腔镜手术组和开放手术组并发症发生率无差异。韩国 KLASS 01 研究显示，对于早期胃癌，腹腔镜手术具有与开放手术相当的总存活率和肿瘤相关存活率，可以作为开放手术以外的另一种选择。我国 CLASS 01 研究显示：进展期远端胃癌行腹腔镜手术和开放手术两组并发症发生率、病死率无明显差异，而腹腔镜组3年无病存活率不劣于开放手术组。因此，腹腔镜根治性远端胃切除术，无论是在手术安全性，还是在肿瘤学安全性方面均安全可行。随着腹腔镜器械的发展，全腹腔镜远端胃癌根治术逐步被外科医生所接受。相较于腹腔镜辅助远端胃癌根治术，全腹腔镜在手术视野暴露方面效果更好，且加速了病人的术后恢复。正在进行的中韩合作临床研究KCLASS 07针对早期远端胃癌病人进行全腹腔镜下重建和腹腔镜辅助重建的对比研究，其结果值得期待。

腹腔镜远端胃切除后消化道重建方式有Billroth Ⅰ式吻合、Billroth Ⅱ式吻合和Roux-en-Y吻合。Billroth Ⅰ式吻合的优点在于可保留正常的消化道，术后因胃肠功能紊乱而引起的并发症较少，但对进展期胃癌而言，容易出现切缘不够、吻合口张力高等状况。腹腔镜下应用最多的Billroth Ⅰ式吻合为三角吻合(Delta吻合)，2002年由Kanaya等率先报道应用。除三角吻合外，另有一种利用直线吻合器进行腹腔镜下Billroth Ⅰ式吻合的方法为重叠法(Overlap法)。Liu等研究发现腹腔镜远端胃切除后用Overlap法进行吻合是安全的，并且可以缩短吻合时间。Jang等认为Overlap法相较于三角吻合具有吻合口张力小、十二指肠游离长度短等优势，但其长期疗效仍须进一步评估。Billroth Ⅱ式吻合在腹腔镜下操作简便，且能够降低吻合口张力。但由于其改变了正常解剖结构，胆汁胰液易通过吻合口，提高了术后并发症(包括碱性反流性胃炎、吻合口炎症、吻合口瘘、胃排空障碍等)的发生率。研究显示，传统Billroth Ⅱ式吻合加Braun吻合有利于消化液分流，能够减少术后并发症的发生。因此，有学者提出Billroth Ⅱ式重建可加行Braun吻合以减少术后胆汁反流的发生，但是术后1年内镜评估胆汁反流的发生率并没有得到明显的改善。除此之外，一篇15项相关临床研究的Meta分析提示，Billroth Ⅰ式和Billroth Ⅱ式重建方式在术后残胃炎、反流性食管炎及食物残留等方面均无明显差异。由此可见，无论是Billroth Ⅰ式和Billroth Ⅱ式重建方式还是外加Braun吻合，均无法有效地控制术后胆汁反流。2005年，日本学者Takaori等首次报道了全腹腔镜远端胃切除后行Roux-en-Y吻合。研究表明，全腹腔镜下应用Roux-en-Y吻合较Billroth Ⅱ式吻合能够明显降低术后胆汁反流、吻合口炎症等并发症的发生率。传统的Roux-en-Y吻合术后可能出现Roux滞留综合征(Roux stasis syndrome，RSS)，表现为呕吐、恶心、腹胀等。Uncut Roux-en-Y吻合由远端胃大部切除术后Billroth Ⅱ式吻合+Braun吻合加输入袢阻断演化而来。2008年，Kim等首次报道全腹腔镜下Uncut Roux-en-Y吻合。与传统的Roux-en-Y吻合相比，由于不切断空肠及其系膜，而且不需要关闭系膜裂孔，明显缩短了手术时间，术中出血也明显减少。2014年，开展了Uncut Roux-en-Y吻合方式并加以改进，通过绕脐小切口在体外直视下完成输入袢阻断-空肠空肠侧侧吻合后，再于腹腔镜下完成残胃及空肠的吻合，进一步降低手术难度，缩短手术时间，并能改善病人术后生活质量。

三、十二指肠残端的处理

胃癌根治手术行Roux-en-Y吻合或Billroth Ⅱ式吻合进行消化道重建后，十二指肠残端瘘的发生率为1.6%～5.0%，属于高位高排性肠瘘，难以处理，病死率高，因此预防最为关键。在众多预防措施中，十二指肠残端的加固缝合已被临床研究证实是行之有效的方法，但在腹腔镜下行十二指肠残端的加固缝合，对于外科医生而言并不容易。因此，基于临床实践，出现了一种简单易行的腹腔镜下单荷包缝合十二指肠残端包埋加固的方法，此方法可以有效降低十二指肠残端张力，减少十二指肠残端瘘的发生，且主刀医生可以单人完成全部操作。

胃癌手术的安全性是胃癌外科领域关注的焦点之一，胃癌术后并发症发生率为15.0%～20.0%。预防术后严重并发症的发生是提高胃癌手术安全性的关键。十二指肠残端瘘是胃癌根治手术(Roux-en-Y或Billroth Ⅱ式重建)后早期严重的并发症，一旦发生，感染不易控制，并可继发假性动脉瘤，引起大出血，导致病人死亡。由于技术的进步与先进材料的广泛使用，胃癌根治术后十二指肠残端瘘的发生率近年来逐渐下降。文献表明腹腔镜下单荷包缝合十二指肠残端包埋加固可以有效减少十二指肠残端瘘的发生。

十二指肠残端瘘发生的主要原因分为全身因素及局部因素。其中全身因素包括病人高龄、肥胖、吸烟、低氧血症、营养不良、糖尿病、心肺肝肾合并症、动脉硬化、抗肿瘤药物的使用等，绝大多数的全身因素会减少十二指肠残端血供，进而降低组织愈合能力，最终导致十二指肠残端瘘的发生。局部因素主要包括十二指肠残端张力大、血供差及手术相关因素。而机械吻合的应用也在一定程度上降低了胃癌根治术后十二指肠残端瘘的发生。

十二指肠残端瘘的预防应贯穿于整个围手术期过程中，首先应改善病人全身状况，包括术前营养支持，尽量减少病人自身因素对十二指肠残端愈合的不利影响。局部因素的预防主要包括以下几点：①手术时避免电刀或超声刀灼伤十二指肠壁，若有损伤，应及时用可吸收抗菌缝线修补；②离断十二指肠时，应避免十二指肠张力过大而导致残端闭合不全；③对于位置较高的胃癌行远端胃切除，Billroth Ⅱ式重建时，需充分游离周围组织，保证胃空肠吻合无张力。此外，为了保证安全，推荐此类病人行 Roux-en-Y 消化道重建；④行 BillrothⅡ式手术时，可以行空肠-空肠 Braun 吻合，同时将胃肠减压管置入输入袢；⑤对十二指肠残端进行加固缝合。总之，保证十二指肠残端血供，降低十二指肠残端张力，以及合理精细的手术操作是预防胃癌根治术后十二指肠残端瘘发生的关键。十二指肠残端的加固缝合已经被证实可以有效降低十二指肠残端漏的发生。Cozzaglio 等研究表明，与不加固缝合相比，对远端胃癌 Roux-en-Y 重建术后的十二指肠残端行加固缝合可以降低十二指肠残端瘘的发生率（0% vs. 2%）。Ri 等研究表明，对十二指肠残端进行加固缝合可以显著降低十二指肠残端瘘的发生率（0.67% vs. 5.71%，$P<0.001$）。此外，不加固缝合是胃癌 Roux-en-Y 重建术后发生十二指肠残端瘘的独立危险因素，这些病人术后一旦发生十二指肠残端瘘将不可避免地需要进行二次手术治疗，而行加固缝合的病人，即使术后发生十二指肠残端瘘，往往也可以通过保守治疗治愈。

十二指肠残端的加固缝合方法有多种，如连续缝合、Barbed 缝合、Lembert 缝合、双半荷包缝合等。但此类缝合往往需要多次缝合打结，对于技术不熟练的外科医生而言，腔镜下多次缝合打结具有一定的困难。此外，倒刺线连续缝合加固虽然可以不用打结，但缝合具有不可逆性，一旦缝合错误则不能退回，必须使用其他方式补救。因此，文献提出了腹腔镜下单荷包缝合的方法。此方法的优点在于只需要一根缝线，一次缝合，打结次数少，缝合可逆，主刀医生可以独立完成全部操作，并且安全有效。临床实际操作中需要注意以下几点：①单荷包缝合时的针距。通常情况下，经过闭合离断之后的十二指肠水肿会比较明显，在此情况下，如果荷包缝合时的针距过大，则待术后水肿消退后会造成荷包缝合失效，包埋的十二指肠残端脱出，失去加固的作用。因此，十二指肠残端荷包缝合时应以 4～5 针完成，针距控制在 10 mm 左右比较合适，这样既不影响十二指肠残端的血供，也可以很好地将十二指肠残端包埋，即使术后十二指肠水肿消退后，残端也不会脱出。②如果闭合离断十二指肠后，十二指肠残端长度<1 cm，则不建议行单荷包缝合加固。这种情况建议行连续缝合或者间断缝合以加固。综上，腹腔镜胃癌根治手术行 Roux-en-Y 或 Billroth Ⅱ式重建后十二指肠残端的加固缝合可以有效减少十二指肠残端漏的发生，而腹腔镜下单荷包缝合可以简化腔镜下缝合的过程，是一种简单有效的十二指肠残端加固方法。

（李奇为　尹　路）

第三章 新辅助治疗后腹腔镜胃癌手术

目前晚期胃癌的标准治疗以全身化疗为主，除了处理出血、穿孔、梗阻等急症外，外科手术在晚期胃癌治疗中的地位尚不明确。REGATTA 研究结果显示姑息性胃原发灶切除＋全身化疗与单纯化疗相比并不能改善晚期胃癌的远期疗效，该研究进一步否定了姑息性胃切除手术在晚期胃癌初始治疗中的应用。

我国进展期胃癌比例高，预后差。手术是胃癌病人主要的治愈性手段。微创技术设备的更新换代促进了以腹腔镜为代表的微创手术的广泛开展，微创手术也在胃癌治疗中逐渐积累了较多的循证医学证据。进展期胃癌病人行微创手术需要术者有丰富的手术经验，而新辅助治疗后可使肿瘤消退或降期，无疑有助于微创手术的开展。但是新辅助治疗后，病人常会经历组织水肿等一系列病理生理变化，这些改变或多或少会影响手术策略的选择和制订。因此，本章就新辅助治疗指征、方案、手术开展难点及对策等方面进行探讨，为同道提供经验借鉴。

新辅助治疗后术后并发症发生率是否增加是衡量安全性的重要内容。法国的 FFCD/FNCLCC 研究结果显示，新辅助治疗组和单纯手术组术后并发症发生率分别为 25.7%和 19.1%、术后病死率分别为 4.6%和 4.5%，2 组差异均无统计学意义。德国的 FLOT4 - AIO 研究结果表明，FLOT 方案治疗组和 ECF/ECX 方案治疗组术后并发症分别为 25%和 40%。数据显示，新辅助治疗组和单纯手术组术后并发症发生率分别为 18.8%和 22.2%，二者差异无统计学意义。国内亦有其他学者对比研究新辅助治疗后腹腔镜手术和开放手术的安全性和短期预后，结果显示，二者术后并发症发生率分别为 15%和 8.3%，差异无统计学意义。从以上临床研究看，新辅助治疗后以开放手术为主，但新辅助治疗后手术组术后并发症并未比单纯手术组增加。

但是，日本的 JCOG 新辅助临床试验中发现新辅助治疗手术后的胰瘘发生率较高。在 JCOG0001 研究中入组的 49 例病人有 6 例(12%)术后发生了胰瘘，JCOG0210 研究入组的 48 例病人中有 4 例(8.3%)发生了胰瘘，JCOG1002 研究入组的 49 例病人有 9 例发生胰瘘，其中 3 级以上胰瘘 3 例(6%)，究其原因，主要有以下两方面：一是 JCOG 新辅助系列研究中都是行包括第 16 组淋巴结的扩大胃癌淋巴结清扫，因此，胰腺损伤概率较大；二是新辅助治疗后，病人的病理、生理发生了改变，组织脆性增加。根据经验，新辅助治疗后一系列的改变包括：①胃壁黏膜层、肌层、浆膜下层、浆膜层均可能出现渗出性炎性改变；②肿瘤边缘组织呈不典型增生的细胞改变，如细胞核形态异常、空洞形成；③肿瘤细胞变性，伴有明显炎症细胞浸润及纤维化，间质细胞代替原肿瘤细胞(包括淋巴细胞、浆细胞、多核细胞)，上皮脱落，肿瘤纤维瘢痕化；④放化疗均有可能引起周围正常组织渗出性炎性改变，细胞壁变薄，细胞水肿。

以上这些改变带来的潜在不利影响主要有：①正常组织水肿，术中渗出增加，影响手术视野；②正常组织脆性增加，易出血，止血困难，可能增加术中出血量，延长手术时间；③解剖结构改变，层次不清；④术中定位肿瘤可能存在困难；⑤肿瘤细胞坏死瘢痕形成，术中肿瘤破溃、穿孔、出血风险增加；⑥新辅助治疗毒副作用导致手术耐受性降低。针对上述不利影响，建议在新辅助治疗后的手术中，操作需更轻柔，清扫需更仔细，止血需更彻底，器械使用需小心，吻合口需适当加固，入组加速康复外科需谨慎实施。

（李奇为　尹　路）

第四章 腹腔镜胃癌手术的进展和未来

一、腔镜器械和技术的进展

微创技术是未来外科手术发展的重要方向。腹腔镜胃癌根治术是目前应用最广泛的治疗胃癌的微创技术。相较于传统开放手术，腹腔镜胃癌手术具有创伤小、术后胃肠功能恢复快、术后疼痛较轻、平均住院时间短等优点。随着技术水平的不断提高，3D 腹腔镜胃癌手术、荧光腹腔镜胃癌手术及机器人胃癌手术也将逐渐成熟。而新近出现的 4K、5G 及人工智能等新技术在腹腔镜胃癌手术中的应用也进行了探索和尝试，并在临床上形成了初步共识，更是为腹腔镜胃癌外科的发展提供了无限可能。

根据腹腔镜的种类，腹腔镜胃癌手术可分为 2D 腹腔镜胃癌手术、3D 腹腔镜胃癌手术、荧光腹腔镜胃癌手术及机器人腹腔镜胃癌手术等。

1. 2D 腹腔镜胃癌手术

2D 腹腔镜胃癌手术是最早开展的腹腔镜胃癌手术。该技术将腹腔内脏器的图像清晰地显示于液晶屏幕上，医生边观看显示屏，边通过腹壁小孔插入微小器械操作，能够完成传统手术需要＞20 cm 的切口才能完成的手术。由于腹腔镜的视频放大作用，医生可以更好地辨别解剖结构，操作更加精细，对胃淋巴结的清扫更加彻底。此手术具有创伤小、胃肠道干扰小、出血少、手术后疼痛轻、术后病人恢复快、切口瘢痕小等优点。

2. 3D 腹腔镜胃癌手术

随着腹腔镜技术的发展，3D 成像技术的应用愈发成熟。与传统 2D 技术相比，3D 成像技术克服了传统腹腔镜二维成像在空间定位和辨认解剖结构方面的不足，并且可以使手术视野具有更丰满的深度感，更好地帮助术者把握层次结构，防止剥离过程中的副损伤，并可缩短腹腔镜胃癌手术的学习曲线。

3. 荧光腹腔镜胃癌手术

如何精准切除肿瘤、彻底清扫淋巴结、安全重建消化道是施行腹腔镜胃癌根治术的关键问题。吲哚菁绿(indocyanine green，IGG)近红外(nearinfrared，NIR)荧光成像腹腔镜技术为上述问题提供了可能的解决方案。术前 ICG 标记可指导术者确定手术切除范围，选择更为合理的手术方式，在保证肿瘤完整切除的前提下尽可能保留器官功能，进而提高病人术后生活质量。此外，术中静脉注射 ICG 可用来评估重建后消化道的血供情况，能有效减少术后消化道瘘的发生，提高围手术期安全性。另有研究发现，应用荧光腹腔镜进行胃癌根治手术时，清扫的总淋巴结数目高于非荧光组。初步研究结果显示，荧光腹腔镜技术可提高胃癌手术精准性、降低并发症发生率，但其对肿瘤转移淋巴结的显示尚无特异性，远期疗效仍需更多临床证据加以证实。

4. 机器人腹腔镜胃癌手术

进入 21 世纪以来，随着科学技术的迅猛发展，机器人手术已逐渐进入临床。在腹部外科领域，机器人手术系统已被用于泌尿外科、腹部外科及妇科等。相对于传统腹腔镜手术，机器人手术系统消除了人手的颤抖，应用3D放大视野，使得手术的视野更清晰，操作更加便捷，缝合更加精确。研究表明：机器人手术系统在进行胃癌手术时，虽然手术时间相对较长，但术中出血显著减少，术后住院时间缩短，而淋巴结清扫、术后并发症发生率及短期病死率等与开放手术和腹腔镜手术差异均无统计学意义。一项多中心前瞻性单臂研究显示，临床分期Ⅰ、Ⅱ期胃癌病人行机器人胃切除术是安全、可行的。然而，机器人手术系统也存在缺点和不足，如术者的触觉反馈功能缺失；设备体积大，安装调试比较复杂；术前准备及术中更换器械等操作繁琐、耗时；系统的购置及耗材使用成本昂贵；等等。机器人腹腔镜胃癌手术尽管还存在一些不足和缺陷，但其技术本身已经实现了腹腔镜技术上的一次飞跃。

二、手术术式的进展

根据切除部位，腹腔镜胃癌手术可分为腹腔镜根治性远端胃切除术、腹腔镜近端胃切除术、腹腔镜全胃切除术及腹腔镜保留幽门的胃切除术（pylorus-preserving gastrectomy，PPG）等。腹腔镜下消化道重建是腹腔镜胃癌手术的难点。

1. 腹腔镜根治性远端胃切除术

详见本篇第二章相关内容。

2. 腹腔镜根治性全胃切除术

1999年，Uyama等首次应用腹腔镜全胃切除术治疗胃癌。目前，中、日、韩3国均对腹腔镜下全胃切除术的技术及肿瘤安全性开展了相关的临床研究。对于早期胃癌的腹腔镜全胃切除术，日本JCOG 1401临床研究证实了腹腔镜下全胃切除术技术上是安全可行的，其结果有望成为胃上部Ⅰ期胃癌行腹腔镜手术适应证的证据。韩国KLASS 03临床研究结果显示，对于Ⅰ期近端胃癌，腹腔镜全胃切除术的术后并发症发生率和病死率可接受，表明开展腹腔镜全胃切除术安全可靠。对比KLASS 03与JCOG 1401研究，在病人生活背景具有很大差异的情况下，两项临床研究均证实了腹腔镜全胃切除术的可行性与安全性。对于进展期胃癌，KLASS 06研究旨在比较Ⅱ、Ⅲ期胃癌行开放全胃切除和腹腔镜全胃切除的效果；复旦大学附属中山医院孙益红牵头的胃癌腹腔镜和开放根治性全胃切除术安全性的多中心、随机、对照临床研究（CLASS 02）正在进行中，相信能够为腹腔镜下全胃切除术的技术安全性及肿瘤安全性提供更高级别的证据支持。食管空肠吻合是腹腔镜全胃切除后消化道重建的重点。各国学者都在积极地探索新的手术技术，以期能够更安全地完成腹腔镜下食管空肠吻合。目前，常用的食管空肠吻合方式主要分为管型吻合与直线型吻合两大类。管型吻合根据钉砧座置入方式的不同可分为荷包缝合法、经口置入钉砧座装置（Orvil法）及反穿刺法。荷包缝合在腹腔镜下采取荷包缝合食管残端并置入钉砧座，手术操作相对困难。有学者分别应用两种不同的腹腔镜下荷包缝合装置（Endo-PSI、PSD）进行荷包缝合，降低了操作难度及对技术的要求。Orvil法由麻醉师协助，将钉砧座经口置入，此方法降低了术中通过腹腔镜下食管荷包缝合放置钉砧座的难度。但经口置入钉砧座存在腹腔感染或食管黏膜损伤风险。反穿刺法则同时避免了繁琐的荷包缝合及经口置入钉砧座带来的腹腔感染和食管损伤风险。直线型吻合主要包括功能性端-端吻合，Overlap吻合及π（型）吻合。功能性端-端吻合是国内最早应用的全腹腔镜下食管空肠吻合方式之一，因操作困难，且吻合平面较高时关闭共同开口难度大，应用逐渐减少。Overlap吻合法由日本学者Inaba等首次报道。该方法吻合口排空为顺蠕动方向，加之吻合口较宽，张力较小。已有多项研究表明Overlap吻合是一种较为理想的全腹腔镜下食管空肠吻合方式。随着Overlap吻合的推广，国内外也出现了多种改良Overlap吻合方式。2016年，韩国学者Kwon等首次报道π吻合。π吻合合并了胃食管离断、空肠离断及关闭共同开口3个手术步骤，有效地简化了手术过程，巧妙地避免了关闭共同开口这一技术难点。但是π吻合无法在吻合结束前判断肿瘤切缘，因此术前须对肿瘤进行定位；其次，如空肠系膜较短，易引起吻合口张力大。2018年，许东波团队在国内开展并

报道了 π 吻合，并根据临床应用经验进行改良。在行食管空肠吻合之前预先离断空肠系膜，从而解决了吻合口张力大的问题，减少了吻合口瘘的发生。该术式又称为“断系膜 π 吻合”。“断系膜 π 吻合”是一种值得推荐的全腹腔镜全胃切除术后的消化道重建方式。

3. 腹腔镜根治性近端胃切除术

根据第 5 版日本《胃癌治疗指南》，对于 cT_1N_0 的胃癌，若肿瘤位于胃上部，且能保留 1/2 以上的胃，可考虑选择近端胃切除术。日本 JCOG1401 研究结果显示：腹腔镜近端胃切除术、腹腔镜全胃切除术在技术上是安全可行的。目前正在进行的 KLASS 05 研究对比腹腔镜近端胃切除双通道吻合术和腹腔镜全胃切除术治疗早期上 1/3 胃癌的疗效，目前已完成病人入组，结果值得期待。

腹腔镜近端胃切除后消化道重建方式主要有双通道吻合、双肌瓣吻合、Side-overlap 吻合及管状残胃食管吻合。腹腔镜近端胃切除术重建方式的选择主要取决于抗反流效果、技术上是否可行及是否可以改善病人的术后生活质量。1988 年，日本学者 Aikou 等首次报道了近端胃切除术后双通道吻合的手术方式。2013 年，来自首尔国立大学医学院的 Ahn 等首次报道了腹腔镜近端胃切除加双通道吻合术，并通过回顾分析 43 例行双通道吻合的病人，证明了近端胃切除＋双通道吻合在改善病人血红蛋白、血清总蛋白及白蛋白等营养指标方面优于全胃切除术。Jung 等通过对比 92 例腹腔镜近端胃切除加双通道吻合术的病人和 156 例腹腔镜全胃切除术的病人，发现双通道术后的病人具有更好的营养状况和更少的反流症状。双肌瓣吻合由日本的 Muraoka 等首先报道，又称 kamikawa 吻合。在国内率先开展该术式并应用于全腹腔镜近端胃根治术。该术式抗反流效果佳，但操作复杂，手术时间长，在游离皮瓣的过程中对手术操作的要求较高，须控制皮瓣张力以防止吻合口狭窄。Yamashita 等率先报道了腹腔镜食管残胃 Side-overlap 吻合。该术式使用直线切割闭合器行食管胃侧-侧吻合，吻合后的食管呈活瓣状覆盖于吻合口，当胃内容物压力增大时吻合口自行闭合，从而发挥抗反流作用。研究表明，Side-overlap 吻合后反流性食管炎的发生率约为 10%，其安全性和远期效果还需进一步研究。管状残胃食管吻合是另外一种近端胃切除后具有抗反流功能的消化道重建方式。Ueda 等研究表明，近端胃切除术加管状残胃食管吻合与全胃切除术相比，在手术时间和并发症方面无明显差异。Chen 等研究表明该吻合方式能确切地降低反流发生率。刘天舟等在国内率先报道全腹腔镜下切开膈肌进入胸腔进行管状残胃食管吻合的术式，目前该术式尚在探索研究阶段。

4. 腹腔镜保留幽门的胃切除术(pylorus-preserving gastrectomy，PPG)

根据日本第 5 版《胃癌治疗指南》，对于 cT_1N_0 的胃中部、且距幽门 4 cm 以上的肿瘤，可以采用 PPG。该方法可以降低倾倒综合征和胆汁反流性胃炎的发生率。但也可能引起排空延迟、残胃食物残留，而引发上腹饱胀不适。Kanaya 等率先报道了全腹腔镜下使用线性吻合器行胃胃三角吻合的方法。Kumagai 等通过纳入 60 例全腹腔镜下 PPG 的胃癌病人验证了这一方法的安全性。韩国首尔国立大学 Zhu 等的研究数据显示：对于肿瘤位于胃上 1/3 的早期胃癌病人，PPG 相较于全胃切除术的存活率并没有显著差异，且 PPG 术后病人有较好的营养状况。我国学者也进行了腹腔镜 PPG 治疗早期胃癌的探索，证实其安全可行，有利于改善病人术后生活质量。

到目前为止，无论在技术，还是肿瘤学方面腹腔镜根治性远端切除术都是安全的；而腹腔镜根治性全胃切除术、腹腔镜根治性近端胃切除术及腹腔镜 PPG 在技术上是可行的，但是其肿瘤学安全性仍然有待高级别研究证据证实。

微创技术是未来外科手术发展的重要方向。腹腔镜胃癌根治术是目前应用最广泛的治疗胃癌的微创技术。相对于传统开放手术，腹腔镜胃癌手术具有创伤小、术后胃肠功能恢复快、术后疼痛较轻、平均住院时间短等优点。随着技术水平的不断提高，3D 腹腔镜胃癌手术、荧光腹腔镜胃癌手术及机器人胃癌手术也将逐渐成熟。而 4K、5G 及人工智能等新技术也正开始在腹腔镜胃癌手术中探索应用，并在临床上形成了初步共识,更是为腹腔镜胃癌外科的发展提供了无限可能。腹腔镜胃切除后消化道重建方式种类繁多,各种方式均存在各自的优势及局限性,目前国际上尚无统一的推荐方式。但无论何种重建方式都必须以病人为中心,在保证肿瘤根治的前提下,以临床研究结果为指导,根据病人情况选择合适的重建方式。总而言之,腹腔镜胃癌手术安全可行,在临床工作中,应把握好腹腔镜手术的适应证,并在此基础上不断探索、孜孜追求,腹腔镜胃癌手术前景和未来值得期待。

三、实例视频和体会

病人,男,43 岁。因确诊胃癌 2 月余入院。病人 2 个月前在当地医院行胃镜检查,确诊胃癌,行新辅助化疗,方案为 FLOFOX。现为进一步治疗,收入我科。手术视频回放见图 7-3。

图 7-3　手术视频回放

手术体会:

该病例是新辅助化疗 4 次行 D_2 根治术的胃癌病人,手术清扫胃癌的第一、二站淋巴结(胃周淋巴结基础上加上 7、8、9 组淋巴结)。

具体步骤:深层淋巴结转移经新辅助化疗后,肝总动脉旁淋巴结与胃左淋巴结成团。这时,定位腹腔干的任何一支具名分支(包括胃左动脉),血管束带牵引,紧贴血管外膜沿血管走行解剖其周围结缔组织即可完成 No. 7、No. 8a 和 No. 9 组淋巴结清扫。胃冠状静脉大多已经被肿瘤浸润,一定要可靠烧灼止血。离断胃左动脉,以其为指引向深层分离,此时操作的关键是千万注意腹主动脉,因为淋巴结成团,腔镜下无触感,要避免损伤腹腔干与腹主动脉结合处。

(李奇为　尹　路)

第八篇
直肠阴道瘘

第一章

直肠阴道瘘概述

一、概述

直肠阴道瘘症状相当痛苦，其严重程度取决于瘘的大小和部位，以及是否存在相关的泌尿系统症状。微小且创伤程度小的瘘管（在齿状线以下）可能只引起很少的症状，而其他则会导致粪便不断地漏出，甚至引起尿失禁等相关症状。在编者看来，阴道瘘不应被视为妇科疾病，尽管大多数阴道瘘的原因是产科损伤的结果，但大多数涉及肛门括约肌或高于肛门括约肌的肌群，并且它们可能与肛门直肠疾病有关。那些复杂的阴道瘘最好通过各种结直肠外科的方法进行处理，例如袖状套管切除吻合，经肛直肠黏膜推进瓣修补或创面开放后将括约肌和会阴修复以关闭瘘管。此外，经阴道修复后的复发率很高，尤其当阴道瘘病因是肛门直肠起源时。如果我们考虑所有形式的直肠阴道瘘，其中可能存在涉及膀胱的相关损伤，放射治疗导致的损伤或妇科恶性肿瘤相关，在临床上最好与妇科或泌尿科医生合作处理此类复杂的瘘。直肠阴道瘘，尤其是复杂或复发性瘘，如果要取得令人满意的治疗结果，医生必须横跨并熟悉多个学科（结直肠外科、妇科、泌尿外科和整形科）。

二、解剖与分类

（一）直肠阴道瘘的解剖

直肠阴道隔是阴道脏层筋膜和直肠脏层筋膜沿直肠阴道间隙由下而上相互靠近并融为一筋膜板，此隔向上止于直肠子宫陷凹的腹膜返折处，向下止于会阴体。直肠阴道隔上、中、下段的厚度分别为(1.5±0.5)mm、(1.7±0.6)mm、(1.8±0.40)mm，这表明直肠阴道隔的上段最薄弱，下段最厚（图 8-1）。

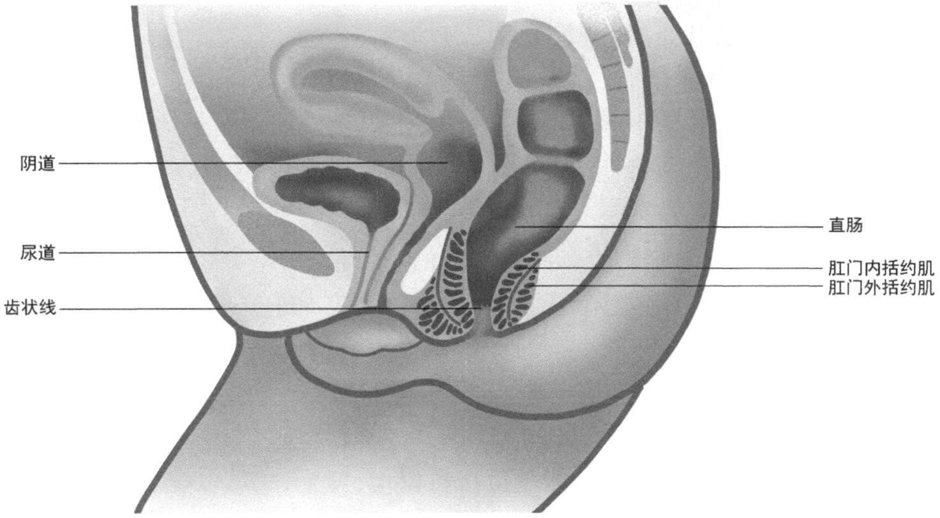

图 8-1 直肠阴道的解剖

直肠阴道隔的生物学意义对于直肠阴道瘘的诊治至关重要。第一层面：直肠阴道隔上端借宫骶韧带将直肠和阴道近端向后、向上牵拉，悬吊于骶骨，通常该段的直肠阴道隔最薄弱。第二层面：直肠阴道隔中段借盆筋膜腱弓将直肠阴道水平固定于两侧坐骨。第三层面：直肠阴道隔下方的会阴体位于阴道下端和远端直肠之间，与盆底各方纤维连接，是支持直肠阴道和维持盆腔稳定的关键部位。

（二）直肠阴道瘘的分类

直肠阴道瘘有多种分类方法，至今没有全面且标准的定义。最初，瘘管描述为低位或高位，但是很大程度上忽略了与肛门括约肌相关的瘘管。Daniels 和 Rosenshein 等人都认识到应当分为高、中、低区域的瘘管。他们还在分类中细分了瘘管的直径，因为这与症状的严重程度，预后和修复方法有很大关系（图 8-2）。

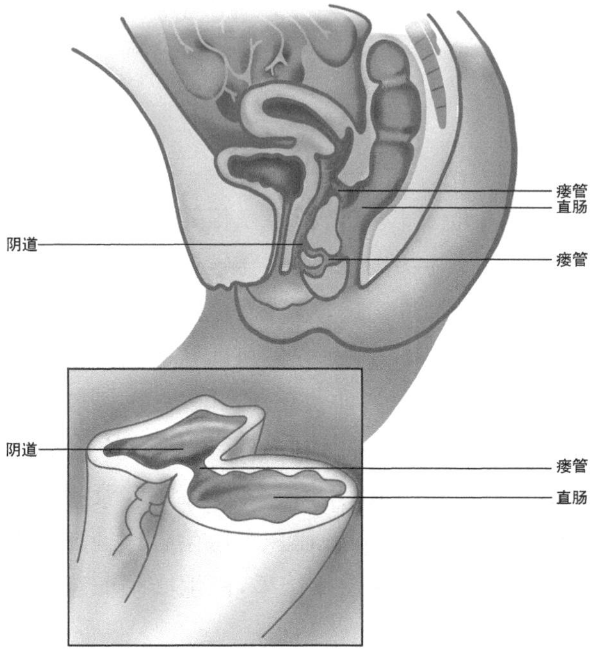

图 8-2　直肠阴道瘘示意图

根据直肠阴道瘘的发生位置，一般通过阴道侧瘘口位置描述分类：低位，瘘口位于后阴唇系带处；中位，瘘口在子宫颈向下约四指之间；高位，瘘口位于阴道后穹隆区域。

但如果要在描述上详细甄别，需将解剖结构更细化才合理。

将直肠分为三部分。上 1/3 在腹腔内，被腹膜覆盖，此区域即道格拉斯窝，这个区域发生的阴道瘘往往较特殊，不仅有直肠来源，还有小肠和乙状结肠来源。直肠的下 2/3 位于盆腔，腹膜外区域，其中间的 1/3 与阴道上段紧密相关，尤其是阴道后穹隆，该区域通常与放射性坏死或宫颈癌有关。此区域分隔阴道和直肠的唯一结构是直肠的平滑肌壁和盆腔内筋膜（Denonvilliers 筋膜）。向下为直肠的下 1/3，逐渐由肛门括约肌和会阴深部肌肉使之远离阴道中部，该区域是产科瘘的多发部位。在肛肠环处，肛门内括约肌、肛门外括约肌、会阴横肌、腓肠肌和会阴体被肛管和阴道下部分开。肛门腺位于括约肌平面内，并在肛隐窝的底部进入肛管。腺体导管在括约肌上方或下方，在括约肌平面内向上或向下延伸，或者它们可以穿透外部括约肌。这些腺体结构中的任何一个都可能被感染并穿透阴道，从而导致经括约肌或括约肌上瘘（图 8-3）。

基于这些解剖学考虑，编者认为阴道瘘应分为 5 个类别。

（1）发生在盆腔的肠阴道瘘是由回肠或乙状结肠或吻合口瘘导致的，因为它们位于道格拉斯窝中并直接与后穹隆相通，通常是由先前的子宫切除术所致。这种阴道瘘通常是由克罗恩病、憩室病、癌症或手术引起的。

（2）直肠前阴道瘘是指从后穹隆到直肠中部 1/3 的瘘。它们通常发生在子宫颈癌/子宫内膜癌放疗后或直肠/子宫的盆腔手术后。

（3）直肠中段瘘介于直肠下 1/3 和阴道中段之间，其可能是由产科损伤、直肠肿瘤或炎症性肠病引起的。

（4）直肠阴道瘘处在肛门直肠环处，可能是由产科损伤、异物或局部创伤引起的。

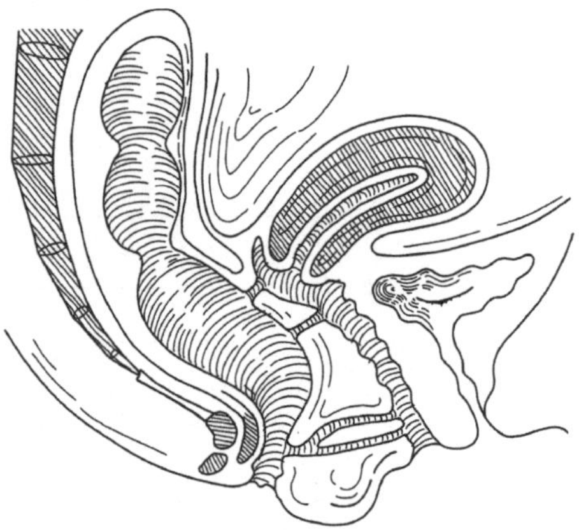
图 8-3　直肠阴道瘘

(5) 括约肌上和跨括约肌无创性瘘管，与肛门腺感染、直肠周围脓肿、Bartholin 脓肿、克罗恩病或肛门手术史有关。

直肠阴道瘘的描述必须准确，并应包括在肛门直肠和阴道或外阴的部位。描述必须包括瘘管的方向、长度和宽度，以及任何相关的盲道。必须记录直肠的状态，尤其是炎症或狭窄的状态，以及括约肌和会阴体的完整性，并记录是否存在活动性败血症或脓肿。

直肠阴道瘘可进一步分为单纯性和复杂性两部分(图 8-4)。单纯性直肠阴道瘘：①瘘口直径≤2.5 cm；②病因往往为产伤、外伤或医源性；③瘘口周围组织尚完好且血运良好。

复杂性直肠阴道瘘：①瘘口直径>2.5 cm；②病因常为炎性肠病、放疗或恶性肿瘤转移侵犯等；③经历多次修补手术失败后；④合并瘘口周围组织损伤。

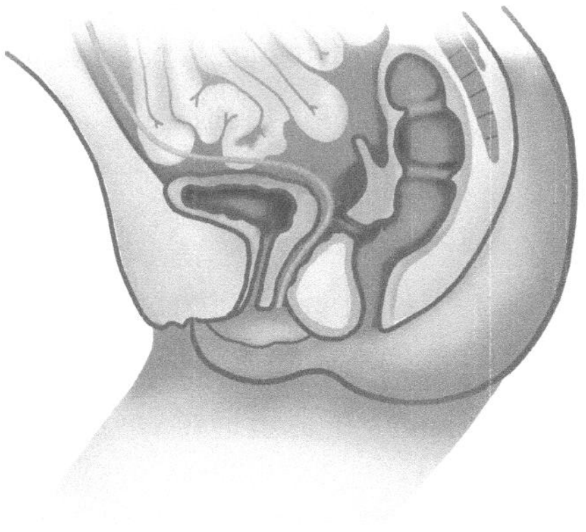

图 8-4　单纯和复杂直肠阴道瘘

三、诊断

大部分直肠阴道瘘的诊断相对较容易，通过阴道镜、肠镜、亚甲蓝灌肠染色、经肛超声或者 MRI 都可以加以明确诊断，其中，通过 MRI 检查出直肠侧瘘口的概率可达 100%，检查出阴道侧瘘口的概率可达 95%，MRI 已在很大程度上取代了阴道造影(图 8-5)。

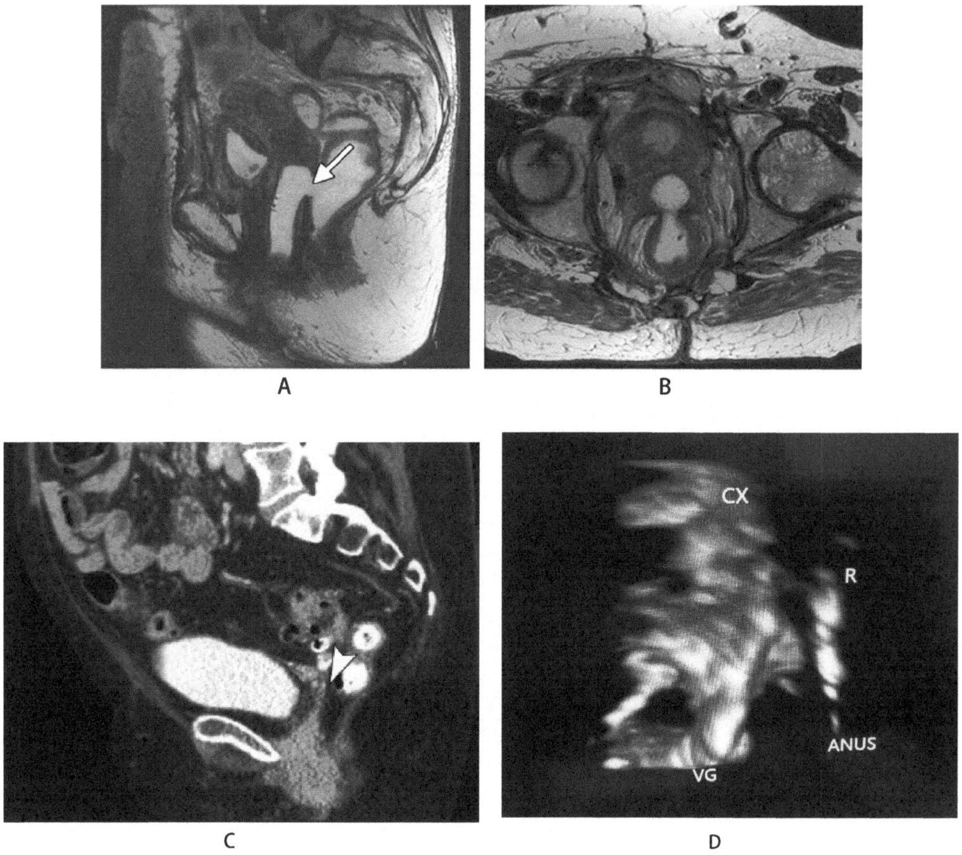

注：箭头处为直肠和阴道相通的瘘口。R：直肠；ANUS：肛门；VG：阴道；CX：头侧

图 8-5　直肠阴道瘘影像学表现

诊断和评估计划治疗时，正确评估瘘的解剖部位至关重要。这可能需要在麻醉下采用肠镜或经肛/阴道内镜，在高倍清晰视野下检查瘘是否存在，并活检以排除炎症性疾病或恶性肿瘤。瘘管的部位会影响进一步的手术策略。因此，检查必须包括直肠镜检查和乙状结肠镜检查，阴道窥镜检查及通过一个小的瘘管探头仔细触及两个孔口。由于许多人的肛门括约肌缺乏或会阴部有瘢痕形成，因此通过超声评估肛门括约肌的功能值得推荐，在某些病人中还要对肛门直肠生理进行评估。超声在评估内部和外部肛门括约肌的完整性方面非常有用，但是即使使用过氧化氢进行超声成像，也不能可靠地评估瘘管的解剖结构。在一项针对 25 名直肠阴道瘘的女性病人研究中，超声检查显示 23 例括约肌缺陷，所有病例均在手术中得到证实，而 7 例病人仅通过内窥镜超声检查了瘘管本身。根据这些，有学者得出结论，肛门超声不是诊断或筛查可能的直肠阴道瘘的可靠方法，但作为对肛门括约肌进行成像的手段，其价值不可估量。同时，在窦道造影后行 CT 平扫并三维重建也是了解直肠阴道瘘走行的一个好方法。

（尹　路　袁骁祺）

第二章 直肠阴道瘘的病因

直肠阴道瘘(rectovaginal fistula,RVF)的病因,可大致分为先天性和获得性两大类。先天性瘘管可能直到成人才首次出现,特别是相对较小的肛门直肠前庭病变,由于局部创伤导致了阴道瘘的出现。获得性病因可能是感染性、炎症性、肿瘤性、放射治疗后改变,也可能是创伤引起的,例如术后或产后受伤,其他报道的直肠阴道瘘有直肠切除术后、括约肌修复失败并发败血症、子宫内膜瘤切除、肛门前肛瘘手术和吻合器痔切除术。也有个别罕见病因,例如潜在的肛门直肠脓毒症引起直肠阴道瘘;道路交通事故引起的盆腔创伤后的直肠阴道瘘;近年来,异物或性交不当导致创伤的报道也在不断增加。术后原因包括克罗恩病(CD)相关的手术、小肠储袋与肛管吻合的相关并发症及直肠癌低位前切除术导致的并发症。在发展中国家,直肠阴道瘘的患病率可能高达千分之一,其病因往往是产程延长导致的损伤;而在发达国家,RVF 最常见的病因是克罗恩病导致的相关并发症(43%),其次是术后吻合口瘘(32%),而产科损伤仅为 7.9%,在我国,CD 的发病率也呈逐年上升趋势。

一、先天性

先天性直肠阴道瘘常为先天性肛门闭锁的伴随病症,其发生的可能原因是胚胎 6~7 周时,中肾旁管沿尿生殖窦后壁向下延伸所致,故大部分患儿还同时伴有泌尿系统畸形(单侧肾脏发育不良、肾积水、膀胱输尿管反流等)。由于瘘管可开口于阴道内,亦可开口于舟状窝处,故需明确是先天性直肠阴道瘘还是先天性直肠前庭瘘。在先天肛门直肠畸形中,无肛伴直肠阴道瘘还需要与共同通道<1 cm 的一穴肛相鉴别。据文献报道,先天性无肛伴直肠阴道瘘占全部女性肛门直肠畸形的 1%。在中国,也有大宗的单中心回顾性分析,发现先天性生殖道瘘占所有先天性生殖系统发育异常的 1.2%,并统计出其中首次就诊年龄的中位数为 14.5 岁,由于这个疾病的症状往往令人难以启齿,并且存在地区之间医疗条件的差异,该类病人就诊时年龄已较大,或者已接受过手术治疗但是效果欠佳,其解剖结构已发生改变,故在治疗时必须先明确病因才能较好地制订方案。

外科手术是治疗先天性直肠阴道瘘的最合适方式。对于伴有肛门直肠畸形的病人,如先天性肛门闭锁,需在婴幼儿时期尽早手术,后矢状入路肛门成型术是首选术式,鉴于部分此类病人骶骨发育不良,故腹腔镜入路也存在一定的可行性,但是考虑到此类疾病的个体性差异与手术技术的限制,腹腔镜入路的选择仍需慎重。

此外,建议病人于 10 岁以上再行手术治疗,因为此时组织器官的生长发育已相对成熟,手术方案根据病人情况决定。对于中低位单纯直肠阴道瘘,编者的经验是选择经肛直肠黏膜推进瓣修补,主要优点是操作确切可靠,并且能最大限度保护处女膜(图 8-6);对于位置较高或者复杂型的直肠阴道瘘,则需根据病人个体情况选择不同手术入路,基本原则是以最小的损伤减少病人最大的痛苦。

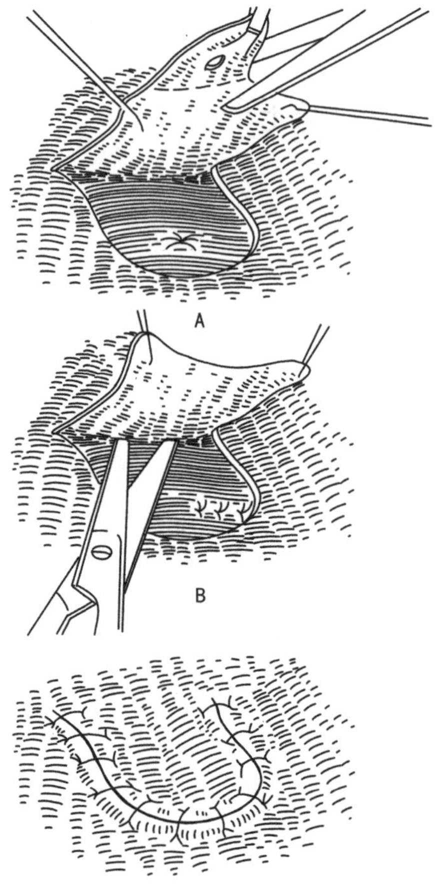

注：A. 暴露修整瘘口；B. 游离直肠黏膜瓣；C. 缝合直肠黏膜瓣

图 8-6　直肠阴道瘘推进瓣修补术

二、获得性

获得性直肠阴道瘘的非特异性病因，主要是肛门腺感染，或结核、性病性淋巴肉芽肿和与艾滋病相关的感染并伴有气蚀或坏死。直肠阴道瘘的起因也可能是炎症性的，其中 CD 最常见，也可发生于溃疡性结肠炎和憩室病等。肿瘤引起的直肠阴道瘘包括肛门恶性肿瘤、直肠恶性肿瘤、宫颈癌、阴道癌或外阴癌及血液系统恶性肿瘤。放射治疗诱发的直肠阴道瘘越来越普遍，其风险与放射治疗的剂量和方法有关。接受子宫切除术妇女的发病率也会增加。有时候，甚至局部治疗也会导致直肠阴道瘘，例如在阴道使用吲哚美辛阴道栓和麦角胺栓剂。在北美，直肠阴道瘘占所有肛肠瘘的不到 5%。然而，在妇产科医疗资源不足的国家和地区，伴有膀胱阴道瘘的直肠阴道瘘很常见，而且治疗不充分。我们要特别注意的是，目前尚无直肠阴道瘘的发病率数据，许多文献仅反映了局部地区或医疗机构的状况。Hibbard 报告说，他所见的瘘管中有 88%是由产科创伤引起的。Belt 发现肛门腺感染引起的瘘管占多数。由于放射性坏死和晚期恶性疾病，癌症中心报道的阴道瘘常为恶性肿瘤导致。然而，梅奥诊所(Mayo Clinic)发布的一份经历 22 年收集的 252 例病例报告中，24%的直肠阴道瘘是由炎症性肠病引起的，12%是先天性的，只有 11%是由产科创伤引起的。在我国，情况也是如此，但至今仍然缺乏大宗多中心的数据统计。

1. 非特异性直肠阴道瘘

非特异性直肠阴道瘘可由妇产科疾病、隐窝腺体炎或创伤导致。密歇根州的 Mazier 等人在 1968 年至 1993 年间收集了 95 例病例，其中 77 例是产科相关的(81%)，15 例是隐腺相关的(16%)，另外 3 例中有 2 例是手术相关的。这些病人中有 31 名(33%)此前曾进行过失败的修复。位于圣路易斯华盛顿大学的 Yee 及其同事在 1992—1997 年的 5 年中共收集了 25 例病例，其中 19 例(占 76%)与产科相关，5 例(占 20%)是隐腺炎，其中 10 人(40%)曾进行过修补手术。可见，大多数非特异性直肠阴道瘘是产科相关的。

直肠阴道瘘的临床表现可能是无症状或轻微症状，某些针孔样低位瘘确实如此，针孔样瘘管的轻微症状常表现为白带增多或倾向发展为复发性尿路感染和阴道炎，有时合并痛经，但是在临床上采用常规检查方法(如肠镜、经肛/阴道内镜或者盆腔磁共振)很难确定，如果条件允许，可以尝试经肛/阴道超声造影检查，其可发现位置及走行隐匿的低位直肠阴道瘘。如果瘘管在括约肌上方，则症状更令人痛苦，包括直肠有气体经过时伴随着阴道异味气体排出，以及粪便从阴道排出和被动性尿失禁。部分病人会出现腹泻，可能会形成严重的营养不良。会阴部括约肌裂伤伴瘘会导致会阴部严重瘢痕形成，结局是引起疼痛、性交困难和会阴部的污染，这类病人通常还伴有直肠功能紊乱的症状。此外，如果由于骨盆底神经病变和括约肌缺乏，以及由于损伤括约肌而引起的尿失禁，常常合并大便失禁。在产科损伤中，可能会出现便秘和直肠排空障碍。必须注意，在微小瘘管中，症状受到并发括约肌损害的影响：如里急后重感可伴有外部肛门括约肌损伤，如会阴污染、排便失禁和被动性粪便流出可伴有肛门内括约肌缺陷。

（1）产科相关的直肠阴道瘘

产科损伤导致的直肠阴道瘘原因有两种。首先是由于产程延长或产道梗阻引起的直肠阴道间隔压迫性坏死，这仍然是最常见的病因。据不完全统计，有约 200 万的女性罹患产科相关的瘘并饱受煎熬，其中不乏少女和年轻女性，其中马拉维地区妇女和少女被该病症影响最为严重（1.6‰），由于该病症的命名容易导致误解，有数百万女性病人生活在羞耻、孤独和贫困中，女性病人常常遭到丈夫的抛弃、家庭的排斥，甚至社区的孤立，在印度和巴基斯坦，有大约 70％罹患产科瘘的病人遭受离异或抛弃。这类瘘管大小不一，通常位于中部，距肛门边缘 6～8 cm。严重的压迫性坏死也可能引起膀胱阴道瘘，一旦发生，则需要一段时间的肠造口粪便转流并同时留置导尿管，在局部的炎症或感染有效控制后，需对涉及直肠、阴道后穹隆、膀胱和尿道的区域进行重建手术。

梗阻性滞产（prolonged obstructed labor）是产科瘘最主要的直接原因，也是产妇发病和死亡的原因之一。世界范围内，孕妇发生梗阻性滞产概率为 5％，其中 8％发生母体死亡，然而 99％发生在发展中和落后国家。在发生梗阻性滞产时，必须及时行剖宫产终止妊娠，盆腔软组织长时间受挤压必然发生缺血坏死和（或）撕脱性损伤，甚至泌尿系统或消化系统的损伤，从而继发感染、下肢肌肉麻痹、闭经、不孕、阴道狭窄不能性交等不良后果。梗阻性滞产的原因包含复杂的社会因素：①普遍早婚早育，在乌干达的一例报道中，420 例产科瘘病人，18 岁之前妊娠的占 50％。青春期少女盆腔没有发育完全，如果妊娠分娩，极大增加了梗阻性滞产的概率。②在偏远地区，女性一般采用传统接生办法在家中分娩，接生婆或理发匠用剃头刀甚至玻璃碎片，在阴道内切割以解除胎儿梗阻，这是导致膀胱、尿道或直肠损伤的直接原因。③部分地区仍遗留不良宗教传统——“割礼”术（female genital cutting，FGC），切掉了阴蒂及小阴唇等较多的外阴组织，其会造成阴道出口和产道的瘢痕性狭窄，进而增加了产科瘘的危险性。④缺少专业的产科助产人员，出现梗阻性滞产时不能及时行剖宫产，或助产人员技术欠缺，粗暴助产，导致产科瘘。⑤经济落后，贫穷会带来包括教育、医疗和设备缺乏的一系列问题。部分发展中国家由于经济落后，没有建立基本的医疗保健体系，缺少医疗设备、药品和医疗人员，农村女性的社会、经济和教育地位比城镇女性更低，加上地域偏远，交通不便，孕妇在妊娠和分娩期间得不到专业的产科保健，特别是急症产科治疗，更容易发生产科并发症。

第二种类型是由阴道分娩期间产科损伤引起的低位直肠阴道瘘。低位直肠阴道瘘尤以会阴侧切术损伤及Ⅲ～Ⅳ度会阴裂伤为主要因素，这是当今西方社会中比较常见的一种，因为现代产科实践很少允许过长的产程，瘘管通常是由感染和Ⅲ度撕裂修复不充分共同引起的，且通常有使用产钳的病史。由于存在经会阴分娩后检查不足，以及产后便秘，可能无法立即识别出直肠阴道瘘。产后初期会阴通常会出现水肿或血肿，这使得临床评估更难进行，特别是如果发生在医疗条件相对落后的地区。现在许多人认为，在缝合会阴切开术或假定的Ⅱ度撕裂伤之前，应由高年资产科医生对撕裂情况进行仔细检查，并对肛门直肠和阴道进行双合诊，以排除括约肌损伤或完全破裂。在产伤中的Ⅲ度撕裂伤需要特别注意，在 60％～70％的病例中，一期修复可达到愈合并避免瘘管形成。但是，辅助分娩进行常规肛门超声检查都可能是不切实际的，在多数情况下，产后的直肠阴道瘘在超声诊断中难以立即鉴别，在许多这类病人中，可能有神经生理学证据表明括约肌和骨盆底神经支配及会阴部功能下降。

产科损伤相关的直肠阴道瘘，瘘口可位于齿状线之上，亦可位于齿状线以下，若合并造成会阴Ⅲ～Ⅳ度裂伤，则提示可能伴有肛门括约肌损伤甚至断裂，通过阴道镜、肠镜、亚甲蓝灌肠染色、经肛超声或者 MRI 都能明确诊断，必须注意的是不能遗漏肛门括约肌的功能评价，应常规在术前行肛门测压检测及 Wexner 评分评价病人的肛门功能，根据瘘口位置与合并损伤情况，将直接影响手术治疗策略。长久以来，许多临床医生认为发生直肠阴道瘘后 2～3 个月才为手术时机，理由是待损伤组织炎症水肿消退，但是近年来随着对该疾病的综合认识提高，编者建议应当积极给以个性化外科治疗方案，以减少病人身体的痛苦和心理的创伤为目的。例如，对于瘘口较大、局部组织感染严重的病人，应视其结肠长度与走行，选择回肠末端单筒造口或结肠单筒造口，绝对旷置远端结肠，减少粪便污染，待瘘口感染控制后行修补术，根据瘘口修补成功与否再决定是否回纳造口，尽管步骤多且时间跨度长，但是总体预后较为良好。

在术前处理的经验方面，应用雌激素和肾上腺皮质激素可一定程度上起到局部抗炎、消肿、软化瘢痕和改善血运等效果，尤其对于绝经后的病人，术前局部应用雌激素可改善阴道壁薄弱的情况。但是对于激素辅助治疗的应用要严格掌控原则，如果合并内科、妇科、乳腺科等疾病时，需在掌控相关疾病的情况下短期慎用并同时加强监测。

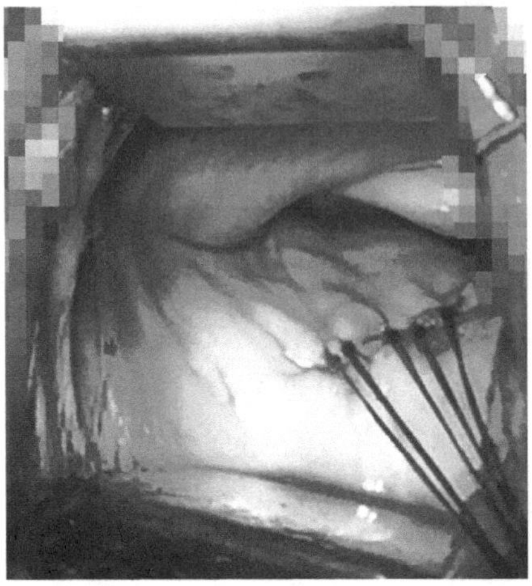
图 8-7　经阴道修补直肠阴道瘘

针对产科相关的直肠阴道瘘，妇产科医生较倾向于经阴道入路，常见的经阴道瘘入路手术方式有直接缝合、瘘管切除＋直接缝合和瘘管切除＋阴道黏膜推进瓣修补术(图 8-7)，对于瘘口位置较高的情况，则可行经腹或腹腔镜入路，无论选择哪种手术方式，明确瘘口位置、大小和周围组织情况是关键。

产伤所致的中高位直肠阴道瘘，除非早期行肠造口转流粪便，否则很少会自发闭合。对于中高位直肠阴道瘘，早年就有学者尝试通过会阴或阴道进行修复，但手术技术路线未成熟，修复效果通常不理想。此外，经肛门直肠黏膜推进瓣修复虽已经普及，但结果似乎不如最初声称的那样令人满意，可能的原因是修复所用组织的张力和血供受到不同程度的影响。经括约肌，Kraske 或 York-Mason 方法可为这些病人提供更好的通道，但缺点是必须重新缝合后括约肌。因此，如果有证据表明括约肌或骨盆底神经病变，不建议使用这种方法。如果采用经阴道入路，应确保解剖组织相对正常，要将直肠侧的瘘口也修整包埋封闭。然后将肛提肌缝合对合于直肠阴道间隙，并将阴道缺损缝合在隔膜中与直肠闭合不同的位置。

一般中低位单纯型的直肠阴道瘘，选择经阴道直接缝合修补或经阴道瘘管切除＋阴道黏膜推进瓣修补术，其操作视野容易暴露，解剖时要仔细修剪瘘口周围瘢痕，充分游离瘘口周围组织及直肠前壁，缝合时注意解剖层次，避免二次损伤。该术式操作相对简单，并且成功率高。

处理中低位复杂型的直肠阴道瘘时，由于瘘口较大，时常合并肛门括约肌功能不全，在手术时需先将瘘口及以下会阴部损伤的组织修剪切开，探查肛门括约肌损伤情况，决定是否行肛门括约肌缝合修补。这也是此类手术最大的问题所在，对术后肛门括约肌功能影响较大，根据编者经验，建议避免这一操作。

在临床上，当感染、炎症水肿消退后，有时小的低位瘘管会自发关闭。同样，如果产后立即进行肠造口粪便转流，较大的瘘管也可能自发关闭，但是大多数妇女甚至临床医生都不会在孕产初期采取这种措施，因为孕妇的实际情况使得她们几乎没有时间去适应这种具有破坏性的手术。一般分娩后 18 个月左右，括约肌和盆底功能可能会逐渐恢复。由于这些原因，早期手术可能并不明智。编者的策略是引流任何并存的感染，鼓励进行盆底运动，必要时行肠造口粪便转流术，通常在分娩后的几个月自行修复。手术的入路可以采用阴道、会阴或肛门入路，编者更倾向于会阴入路，因为如果需要，也可以进行括约肌重建术。要注意的是，一旦成功完成修复，若病人考虑再次妊娠，应通过选择性剖宫产分娩。如果括约肌完好，经阴道或经肛门推进瓣通常用于治疗括约肌上方的缺损，但这种方法复发率较高。学者们还讨论了联合进行的皮瓣和括约肌修复及完全切除和重建的作用，其原因可能还是考虑直肠阴道瘘位置和大小，中位以上的瘘往往是直肠侧黏膜与阴道侧黏膜的移行融合，且此位置的正常直肠阴道隔相对薄弱，故手术方式的选择仍需慎重。

对于合并肛门括约肌损伤的中低位直肠阴道瘘，经会阴入路的会阴直肠切开术有独特的优势。会阴直肠瘘管切开术的要点是将直肠阴道瘘转变为Ⅳ度会阴裂伤，之后逐层缝合裂伤。该术式最大的优点是手术视野开阔，手术径路表浅直达，可以充分进入瘘管和括约肌缺损处，从而进行充分的括约肌折叠和会阴体重建，会阴直肠切开术后病人的性功能和控便功能都有明显的改善，缺点是损伤较大，术后容易发生感染，导致手术失败。

近年来，随着内镜技术的进步发展，编者采用经肛/阴内镜修补中低位直肠阴道瘘，在处理高位直肠阴道瘘时，可联合腹腔镜技术，双镜联合，使得手术视野更清晰稳定，操作更精细准确。总的来说，手术要求精益求精并适可而止，不宜过多过深，以免修补后阴道、直肠狭窄；注意组织缝合时的张力，过度则影响血供，导致愈合不良；针距不宜过密，其同样是缺血引起术后复发的关键诱因。

(2) 隐窝腺体相关的直肠阴道瘘

近年来，隐窝腺体引起的败血症被认为是导致原发性低位直肠阴道瘘的病因。大多数是由非特异性感染引起的。潜伏性肛门直肠脓毒症的再激活被认为是会阴部创伤后低位瘘的病因。一些外阴隐性瘘管是由 CD 引起的，应通过反复的活检、放射学和内窥镜检查排除。CD 引起的直肠阴道瘘通常很复杂，并伴有肛门和外阴溃疡。CD 的一些瘘管会并发括约肌和肛周脓肿。这些瘘管有时会被错误识别成 Bartolin 脓肿。如果无创性瘘管持续存在，并且直肠有硬性结节的炎症变化，则应认真考虑 CD 的诊断。多数非特异性肛门腺感染最好在麻醉和瘘管探查下进行诊断和治疗。发生在括约肌以上的瘘管建议行推进瓣修补术或分期引流切开术。一些低位经括约肌间瘘可能更适合行开放性手术，但尿失禁的风险较高，因此还需谨慎评估。如果没有共存脓毒症的证据，编者倾向于切除瘘管并完全重建括约肌缺损。如果在括约肌间隙或以上区域有活动性败血症，建议先行挂线引流，明确切除并在之后进行重建。复杂的直肠前阴道隐腺瘘管可能需要更彻底的方法，即沿瘘管部位和齿状线的走行对肛管进行环状切除。

2. 手术相关的直肠阴道瘘

在任何与妇产科及结直肠外科相关的临床工作中，都会有医源性损伤直肠阴道隔的情况，从而导致直肠阴道瘘。一份回顾性分析 20 年近 400 例直肠阴道瘘病人的文献指出，因肿瘤手术导致医源性直肠阴道瘘的比例为 44.3%，妇科相关切除手术如肿瘤或子宫内膜异位导致的直肠阴道瘘占 27.4%，结直肠手术后直肠阴道瘘的比例占总数的 29%。

(1) 盆腔肿瘤手术

阴道-直肠型子宫内膜异位症、位于盆腔的间质瘤、妇科肿瘤切除手术常必须解剖盆底的器官组织间隙，与直肠前壁紧邻或侵犯时尤其容易穿透直肠阴道隔损伤直肠。

此处应特别注意的是"第三型"子宫内膜异位症，其位于直肠阴道隔，常广泛粘连使这一间隙封闭，或侵入子宫下段和直肠前壁。真正的阴道-直肠型子宫内膜异位症与腹膜型子宫内膜异位症侵入直肠窝是不同的，前者外观可以完全正常，只有在三合诊时方可摸到直肠阴道间的结节。手术时区域狭窄，局部组织解剖界限不清，手术操作时需助手于直肠及阴道做引导，避免损伤到阴道后壁或直肠前壁，故在处理复杂疑难妇科手术时，适时的妇产科、结直肠外科及泌尿外科多学科合作，可最大限度避免一系列并发症。

当肿瘤位于直肠阴道隔间隙，游离切除肿瘤应由外向内，在处理肿瘤外侧时，注意肿瘤可能毗邻的闭孔血管，防止意外损伤出血；术前影像学检查时应评估肿瘤与输尿管的关系，在临床上常有因肿瘤粘连输尿管导致走行异常，如果评估有侵犯或者术中分离存在危险时，术前放置"D-J"管对手术操作非常重要。分离至肿瘤的核心区域，即阴道后壁与直肠前壁时，由助手于直肠及阴道分别引导术者辨明与肿瘤的界限，这一步骤在腹腔镜手术操作下更清晰。若术中发生误伤阴道中上段，直视或腹腔镜下皆可缝合处理；若损伤阴道中下段，由于操作角度和视野暴露，选择经阴道直接修补较合适；结直肠外科医生处理直肠的情况相对较容易，但若损伤面积较大，一期缝合修补效果不满意，如局部缺血或缝线不可靠，则应果断选择加以回肠末端单筒造口以防术后瘘等并发症；若术中未发现，则术后可能发生因瘘而引起的盆腔感染等一系列并发症，需按照腹盆腔感染的处理原则加以干预，如穿刺引流、双套管冲洗引流、经肛或阴道主动冲洗引流，如感染控制不理想则应及时行探查手术清除感染灶、妥善放置引流管及粪便转流，待感染控制及病人全身情况稳定，再考虑处理瘘口及造口回纳。

（2）妇科肿瘤手术

关于妇科肿瘤，首先要明确手术治疗的作用极其重要，但是手术方式繁杂，也很难规范。探查经常发现盆腹腔广泛转移，或肿瘤占据盆腔，填塞得毫无间隙，或与盆壁、膀胱、直肠浸润粘连固定成块，难以辨认正常的解剖结构，在盆腔内手术操作分离尤为困难。子宫直肠窝又是妇科肿瘤转移复发最常见的部位，凡是伴随肠道的病例，95%以上有直肠或乙状结肠的侵犯。子宫直肠窝有时被肿瘤完全占据，手术时根本没有落刀之处，为避免损伤直肠壁及误伤重要血管，子宫逆行切除的方法值得一试。第一步：从后腹膜游离保护输尿管，为术中保护髂血管及最后断离子宫及附件血管做铺垫；第二步：顺势将直肠从骶前间隙分离，使得术者能从直肠后壁将整个直肠及直肠前方的肿瘤一同托起，可使整体的手术目标呈现一定的活动度，方便进一步分离操作；第三步：从阴道前穹隆切开阴道暴露宫颈，提起宫颈后唇切断阴道后穹窿，自下而上结扎切断双侧主韧带及子宫动脉，离断子宫。这时，大部分瘤体已经清除，接下来是处理直肠前壁的种植灶，从后方沿子宫直肠反折尽可能剥除剩余瘤体。此方法利于显露视野，解剖层次相对清晰，能够最大限度减少血管、输尿管及直肠壁的损伤概率。值得一提的是，妇科肿瘤极其容易复发，故手术中应视肿瘤复发转移情况，评估病情发展程度及肠梗阻可能，视情况考虑回盲部及乙状结肠的切除，因其常为复发后肠梗阻的好发位置，甚至应考虑行永久性肠造口（图 8-8）。

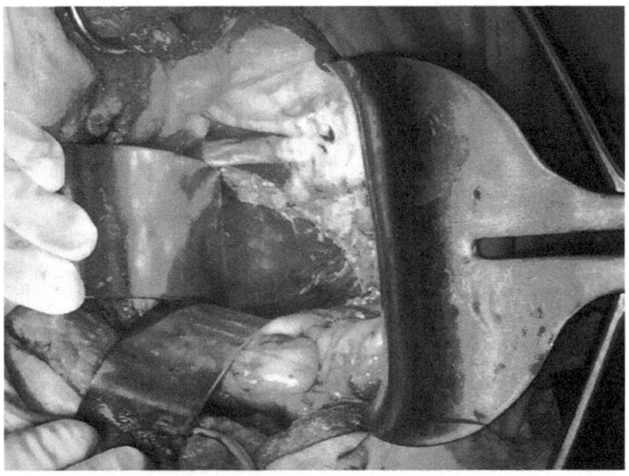

图 8-8　宫颈癌伴直肠阴道瘘术中

另外，在手术之前可能已发生肿瘤侵犯直肠阴道隔，进而形成直肠阴道瘘，此类病人还常伴有不同程度的盆腔感染，损伤修复能力差。处理这种情况要结合病人全身营养状况、肿瘤性质、肿瘤侵犯情况和心理状态，如果肿瘤侵犯膀胱、直肠或输尿管，甚至形成冰冻盆腔，常有不完全性肠梗阻表现，该类直肠阴道瘘病人要考虑行肠造口粪便转流，缓解瘘引起的感染和梗阻症状，但总体预后欠佳。

（3）结直肠肿瘤手术

结直肠癌是我国较常见的恶性肿瘤，其中直肠癌的发病率高于结肠癌，而且直肠癌中有 60%～75%源于中低位直肠。外科手术是目前治疗直肠癌最有效的方式，近年来随着手术技术和器械的进步发展，低位直肠癌保肛手术的实施率相应大幅提高，局部保肛率也有了显著提高，但伴随而来的手术相关并发症也逐渐凸显，特别是直肠阴道瘘，在直肠癌手术后发生率可达 3%。

手术过程中分离组织时损伤直肠壁或阴道壁，吻合肠管时管状吻合器将阴道后壁一同闭合，或在缝针操作时穿透阴道黏膜；有些手术技术由于操作区域可能存在一定的术后直肠阴道瘘的风险，低位直肠癌的经括约肌间切除（intersphincteric resection，ISR）、全结肠切除＋IPAA 术、STARR 手术等，操作时都有发生直肠阴道瘘的可能；个别情况下过度追求保肛，有时仅仅保留了肛门的外形，却伴随着吻合口瘘、吻合口狭窄、直肠阴道瘘及不同程度的排便功能异常，对病人的生活质量产生了一系列不利影响；一些常见的手术，经肛门肛管或低位直肠肿物局部切除术及Ⅲ度以上内痔的痔上黏膜环切术操作不当时，可能引起直肠阴道瘘；肛周脓肿切开或引流不当、脱肛修补术也会引起直肠阴道瘘。

结直肠手术引起的直肠阴道瘘，往往是在手术后才发现。直肠阴道瘘的处理很棘手，所以做好术中预防必不可少，手术操作中除了注意主要血管的处理，小心重要间隙的解剖，警惕直肠阴道隔间隙的操作，在做低位吻合时助手可行双合诊配合手术，保护阴道后壁以防误伤，管状吻合器退出后检视近远端切割环，观察吻合圈的完整度及是否有阴道后壁组织残留。同时必须考虑肿瘤残留复发的可能，术中探查如发现肿瘤外侵较严重，切除范围及吻合不确切，应一并行肠造口粪便转流，因为术后肿瘤局部复发是引起直肠阴道瘘并导致瘘口难以自愈的一个重要因素。

对于中低位单纯性直肠阴道瘘的处理，结直肠外科医生倾向于经肛入路。该入路于 1978 年首先由 Greenwald 医生提出，其理论依据是重建并加强直肠侧高压区（直肠腔 25～80 cmH_2O 的相对高压和近似于大气压的阴道腔压力），从相对高压的直肠面进行修补更有助于瘘口的闭合，并且近年来经肛直肠黏膜推进瓣进行局部修补是中低位单纯性直肠阴道瘘手术的首选方式。直肠黏膜推进瓣技术的原型为 1902 年 Nobel 最先报道的“滑动瓣”（Sliding flap）技术，1948 年由 Laird 加以改进，推进瓣包括黏膜、黏膜下组织甚至部分内括约肌。直肠黏膜推进瓣技术的优点在于瘘口表面没有缝线，粪汁和细菌无法进入；不需要分离内括约肌，不影响排便功能。该类病人的手术方案首选经肛/阴道内镜手术（TEM），此手术入路可适用于绝大部分中低位单纯性直肠阴道瘘的处理，无论能否通过经肛/阴道内镜完成所有操作，如直接修补或推进瓣修补等，手术第一步探查的优势明显优于传统手术方式（图 8-9）。

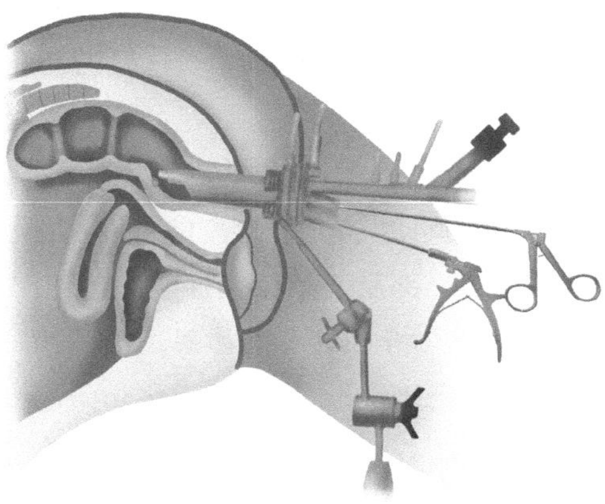
图 8-9 TEM 修补直肠阴道瘘（折刀位）

(4) 吻合口相关并发症

吻合口瘘是结直肠外科手术后的常见并发症，多数在手术后 6.9～12.7 d 发现，同时女性病人术后吻合口瘘的情况中有 1.9%合并直肠阴道瘘。我们都知道术中需注意吻合口的张力及血供等来预防或减少术后发生吻合口瘘的可能，但是常常忽略了迟发性吻合口瘘的发生，据国外文献报道，其占术后吻合口瘘的 3.8%，究其原因，可能与临床上肠造口粪便转流术的实施有关。吻合口瘘是一种现象，是一种症状，它是客观存在的，然而当施行肠造口粪便转流术后，吻合口瘘的发生的确“少”了，但事实上是被“发现”的数量减少，仅仅是因为肠造口粪便转流术改善了症状，掩盖了真正瘘发生的现象，所以对于结直肠手术同时做预防性造口的女性病人，在行造口回纳术前，一定要完善肠镜、MRI 及肛门功能检查，排除肿瘤复发、肠管狭窄、吻合口狭窄、吻合口瘘、直肠阴道瘘及肛门失禁的可能。

编者在处理手术导致直肠阴道瘘的病例时发现，有很多病人是由于低位吻合时将阴道后壁一同嵌入，该类病人常主诉术后阴道排气伴粪臭样液体，双合诊时容易在阴道内壁触及吻合钉（图 8-10），即是瘘口所在位置，行肠镜检查及 MRI 可明确诊断。在制订手术方案前，需明确吻合口处是否有狭窄（结肠镜过镜即可），是局部狭窄还是节段性狭窄，并排除肿瘤复发。

吻合钉所致直肠阴道瘘的位置往往位于阴道中下段，瘘口常为吻合钉大小。术前必须评估直肠吻合口狭窄程度，结直肠手术后吻合口狭窄处理效果较好的是废用萎缩和单纯瘢痕挛缩引起狭窄，而临床上很多吻合口狭窄是由于缺血或感染导致的组织纤维化形成，往往需要外科手术介入。

若吻合口狭窄无需外科手术处理，术前通过手法扩张、内镜下扩张、球囊扩张或支架植入等方法治疗，手术策略选择经肛内镜入路或经阴道内镜入路皆可，可由病人麻醉方式（全麻截石位/全麻俯卧折刀

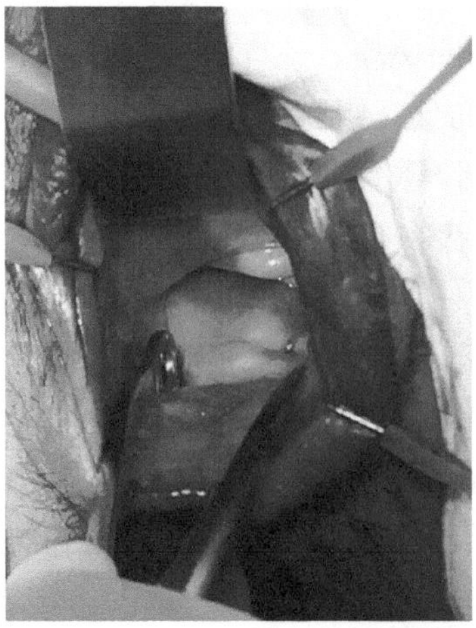
图 8-10 经阴道探查见吻合钉

位：经阴道/经肛；腰麻：经阴道），以及术者习惯而定，手术方式推荐为经阴道黏膜推进瓣修补/经肛直肠黏膜推进瓣修补。

若吻合口狭窄必须外科处理，则首选经肛内镜入路，手术时探查瘘口位置及狭窄情况，具体操作如下：先在经肛内镜下行瘢痕狭窄切开，一般选择胸膝位，肛门 10 点与 2 点方向，由此入手可避免二次损伤直肠阴道隔，传统直视下操作时常需要用手指探查切开深度，以防损伤骶尾部甚至骶前血管，但是不同于传统直视下操作，在 TEM 器械下操作时，瘢痕切开的深度和解剖层次更精准；接下来遵循经肛内镜直肠黏膜推进瓣修补直肠阴道瘘的步骤操作。需注意，若瘘口瘢痕组织较多，修整瘘口后局部组织缺损较大，此时可参照 Berman 医生的直肠黏膜袖状推进瓣修补术，此方法修复中低位复杂直肠阴道瘘效果良好，该修补术使阴道壁的瘘口与直肠壁完全被隔开，彻底消除窦道，但缺点是吻合口处的结直肛管黏膜如果发生病变可能会加重并发展至狭窄。若瘘口周围组织血供差、组织脆弱、难以游离出完好黏膜，则当考虑行改良 Bacon 术，行此术式当注意病人左半结肠的游离程度，需将结肠充分游离向下以拖出肛门，同时需注意病人小骨盆出口处组织的活性程度，某些多次手术史或局部反复感染炎症水肿的情况下，可能需行保护性回肠末端造口术。

3. 放化疗损伤相关的阴道瘘

术前新辅助放疗（neoadjuvant radiotherapy）是局部进展期直肠癌的标准治疗方法，不可否认对于肿瘤的控制效果较好，但是这把双刃剑也会造成外科医生最害怕遇到的情况。临床上常常看到术前放疗对直肠肿瘤及附近组织器官的影响（妇科肿瘤亦类似），阴道、直肠和周围的盆壁组织经过放疗后，组织上皮萎缩，毛细血管增生，结缔组织增生，阴道或直肠黏膜皱襞减少，周围的盆壁组织纤维化，阴道壁及直肠壁水肿、狭窄、短缩甚至僵化，组织器官粘连、间隙消失，出现解剖变异。

肿瘤切除手术前发生直肠阴道瘘，应当仔细辨别是肿瘤侵犯还是放疗后的并发症。如果肿瘤侵犯，但尚未形成冰冻盆腔，无盆腔外转移，应结合病人整体状况，考虑后盆腔脏器清除术。此术式需广泛全宫、全阴道（或保留阴道前壁）、直肠（或保留肛门）切除，并同时行降结肠单筒造口，手术创伤大，术后需积极抗感染治疗。如遇到冰冻盆腔，或者病人无法耐受大创伤手术的情况，粪便转流术能最简单、安全、有效地解决此时的临床问题，这一处理只能缓解症状与减少病人痛苦，但能大大改善病人短期的生存质量。

如果是手术后放化疗导致的直肠阴道瘘，这类病人基本都有既往手术史，瘘口位置常位于肿瘤切除术后肠吻合口附近，且常伴有不同程度的吻合口狭窄，有些病人的直肠阴道瘘所在肠段呈铅管样节段性狭窄病变，并伴有排便功能失禁，放化疗后的盆腔组织器官“变性”，血供差，组织损伤后修复能力差，部分病人还伴有不同程度的盆腔感染，直接修补或肠段切除吻合的难度大且成功率较低，有文献报道其手术后并发症发生率达 15%～80%，病死率达 3%～9%。外科处理时，须根据瘘口的位置、大小、复杂程度及肠管的质量（血供和组织活性等），选择不同的手术入路，同时予以粪便转流。

对于瘘口位置较低（距肛缘 10 cm 以内），瘘口直径小于 2.5 cm，肠管质量尚可并且肛门括约肌功能良好的病人，首选经肛内镜直肠黏膜推进瓣修补术，但是这一术式取决于瘘口所处肠段的血供和黏膜组织活性，经过放化疗后的直肠黏膜质脆且愈合能力差，故肠管质量欠佳的病人不建议采用直接修补和黏膜推进瓣修补。

最理想的手术方式是肠切除吻合。肠切除吻合术应用于放射性直肠阴道瘘的治疗已有近 40 年的历史，源自 Parks 医生设计的“袖套式”结肠肛管吻合术，肠切除吻合能够减少手术中过多的损伤，并同时实现用外科手术处理放射性直肠及周围组织器官的损伤。传统的 Parks 术要求在瘘口下方切断肠管，完全剥除残留的远端肠黏膜，保留肠管肌袖，将近端结肠下拉并吻合(图 8-11)。

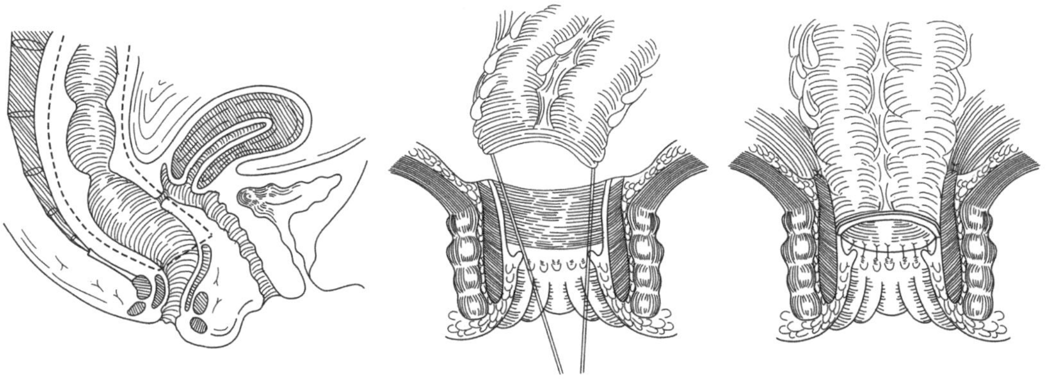

图 8-11　直肠阴道瘘 Parks 手术

但是在临床上，切除吻合所用的肠管肌袖同样存在放射性损伤，术后可进行性加重及形成狭窄；残存的肌袖组织血供差，且吻合口周围容易积液诱发感染，可引起吻合口瘘；手术时，放射治疗后的直肠黏膜剥离困难，且肠管质地偏僵硬，下拉吻合时可能张力过大；远端直肠黏膜的去除理论上可能影响病人术后的排便功能。故在临床实践时，不做黏膜剥离，应尽量切除放射性损伤的远端直肠，选择健康的近端结肠直接与直肠或肛管吻合，减少过多的肛门牵拉和扩张。然而，实际操作时会发现，该类患者并发直肠阴道瘘时盆腔组织纤维化与粘连严重，行低位肠切除吻合术难度大、风险高，病人术后排粪功能异常较为常见，一般为不同程度的便频、便急、里急后重和排便失禁等。所以这类情况下建议联合采用肠造口粪便转流术，以避免术后早期排便异常带来的困扰，有效改善病人的生活质量，但是否回纳造口需要综合考虑病人的长期生存可能及排便功能恢复情况。

由于多次手术或放化疗后盆底组织血供不佳，因此临床上会选择带蒂组织瓣转移修补直肠阴道瘘，如带蒂全层肠片(图 8-12)、Martius 皮瓣(大阴唇皮瓣及皮下脂肪垫)(图 8-13)、带蒂股薄肌(图 8-14)等。20 世纪 90 年代后，大网膜、肛提肌、臀大肌、小肠瓣、折叠下翻的腹直肌等作为组织瓣也逐渐得到应用，基本理念均是使用健康的组织皮瓣修补增加吻合部位的血供，分隔开直肠侧瘘口与阴道侧瘘口之间隙，适用于多次手术失败或瘘口周围缺乏健康组织的复杂直肠阴道瘘，从而提高放射性直肠阴道损伤修复的成功率，但是分离转移皮瓣等操作对组织损伤较大，故术后并发症发生率相对增加。

带血管蒂的全层肠片修补术主要适用于高位直肠阴道瘘，具体操作步骤为：开腹或腹腔镜入路，剥离出瘘口及其周围 2 cm 范围的组织，切除瘘口边缘的瘢痕组织并间断缝合关闭；取一段可以拉至盆底无张力的远端回肠肠袢，保护肠系膜血供，长 4～6 cm；将供肠部分端-端吻合恢复肠袢连续性；将截取的肠管沿对系膜缘纵行切开，形成片状带系膜血管供应的肠片；将其沿瘘口边缘间断缝合。其不但具有推进瓣技术的优点，同时可以有效改善局部血供，多次修补失败的病人可以考虑此方法，但是此方法技术较繁琐，供体肠管质量及手术操作区域较小是极大限制。

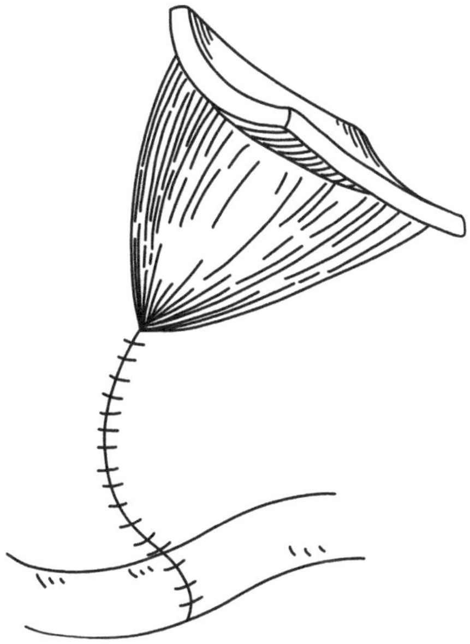

图 8-12　带蒂全层小肠片修补直肠阴道瘘

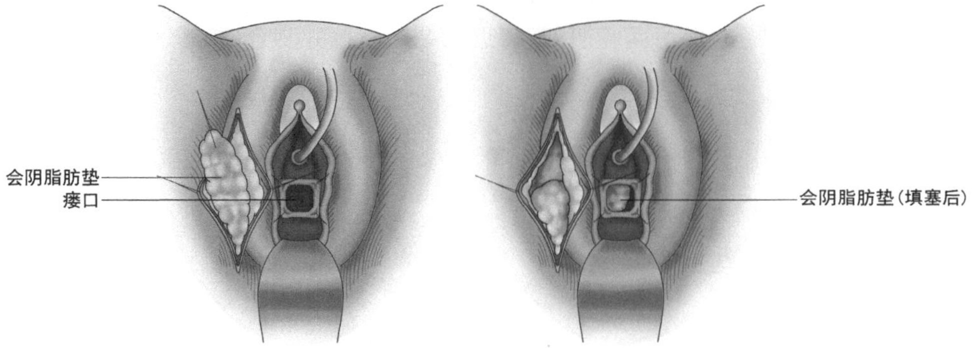

图 8-13　Martius 瓣修补直肠阴道瘘

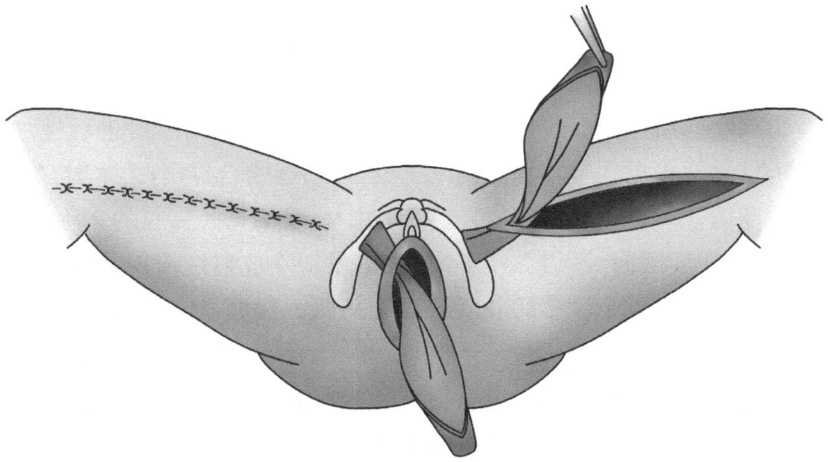

图 8-14　骨薄肌瓣修补直肠阴道瘘

组织瓣转移修补术中,Martius 术式应用最为普遍,最初是 1982 年由德国妇科医生应用转移的大阴唇脂肪垫和球海绵体肌治疗尿道阴道瘘,后来结直肠外科医生将其广泛用于治疗直肠阴道瘘。主要操作步骤为:在会阴近阴道口做一弧形切口,向头侧端分离直肠阴道隔至瘘口上方 2 cm,缝合修补直肠侧,修整切除阴道侧瘘口部分,在大阴唇做一垂直切口,游离带蒂大阴唇脂肪垫或球海绵体肌瓣,并保护好后下方的血供,经过皮下隧道植入直肠阴道隔的瘘口区域,最后缝合修补阴道侧。Aartsen 等通过一项长达 10 年的随访研究指出,针对放疗后损伤导致的直肠阴道瘘,采用 Martius 皮瓣移植术修补的成功率可达 93%。骨骼肌瓣血供丰富,可供取材的部位较多,不仅可用作软组织覆盖物,而且可以通过控制感染和改善局部生物环境促进血供不良的创面愈合。

带蒂肌瓣转移术首先由 Garlock 医生于 1928 年描述,其主要是将会阴附近肌肉旋转至瘘管区域增加直肠阴道隔的厚度,使直肠阴道完全分开,但由于肌瓣分离和转移创伤大,故术后并发症发生率相对较高。此后随着技术不断更新,腹部、大腿和臀部的各种肌肉被用于皮瓣转移修补直肠阴道瘘。1969 年,Byron 等用缝匠肌皮瓣修补直肠阴道瘘,成功率为 88%～94%;Wexner 等用股薄肌转移来修补直肠阴道(尿道)瘘,成功率达 78%以上。该术式的优点是切取股薄肌对肢体功能影响较小,手术操作相对简便且时间短,相对成功率高,但术后复发率较高,可能达到 29%,在临床上适用于位置高且缺损大的复杂性直肠阴道瘘。股薄肌转移的手术步骤是:先做经会阴切口,分离直肠阴道隔至瘘口上方 2 cm 健康组织,分别修补直肠侧和阴道侧,再将游离股薄肌通过皮下隧道旋转插入直肠阴道隔,注意不要扭转,缝合固定在直肠阴道隔分离的顶端,缝合会阴部切口。由于操作区域在会阴部,术后易诱发尿路感染、植入部位感染、股薄肌坏死、排尿排便失禁等并发症。

对于肿瘤术后复发、放疗损伤等导致的复杂性消化道阴道瘘（小肠、结肠或直肠阴道瘘），在策略上都属于非确定性治疗，应随病人个体差异、不同的病情及术者的经验而定。随着腹腔镜、肠镜及经肛内镜等微创技术和设备的更新进步，在手术策略上的选择也越来越多。尤其是擅长结直肠外科手术的医生，针对复杂消化道阴道瘘病人可以在腹腔镜下完全或辅助完成瘘口切除修补＋小肠切除吻合或结肠切除吻合，抑或应用改良 Bacon（图 8-15）、拖出式直肠切除术来治疗复杂消化道阴道瘘。

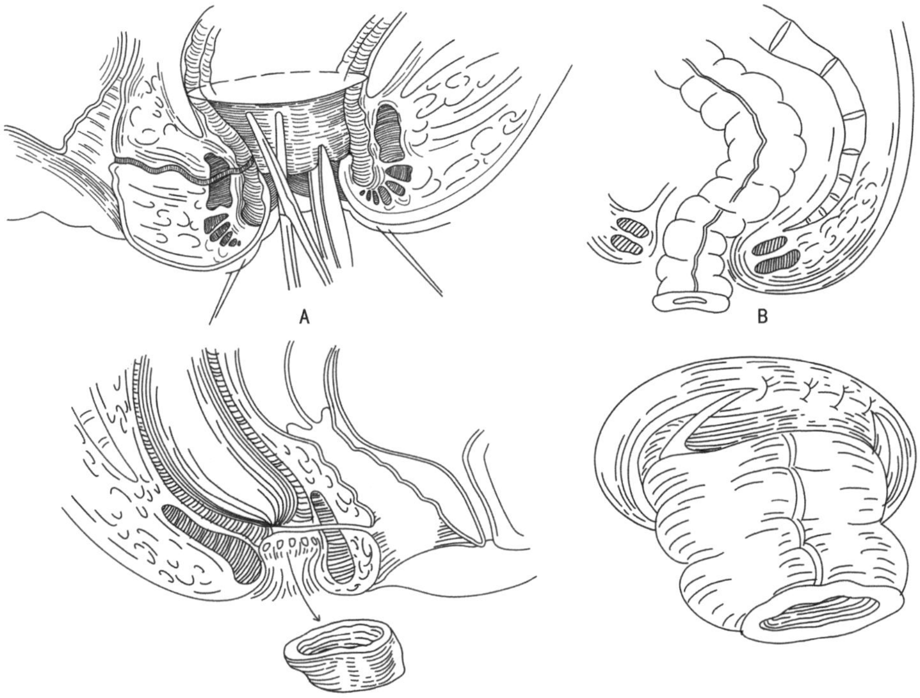

注：A. 切除病变组织；B. 改良 Bacon 法；C. 切除远端肠管；D. 结肠浆肌层与肛缘吻合

图 8-15　直肠阴道瘘手术方式

腹腔镜修补直肠阴道瘘最早于 1998 年报道，至今已有大量腹腔镜修复膀胱阴道瘘或直肠阴道瘘的报道，包括机器人修复（93.5%），与经腹途径的结果（94%～100%）相似。腹腔镜修补术的优点明显，病人痛苦少，恢复快，住院时间短。对于外科医生来说，腹腔镜可以提供清晰的视野，放大细小的结构，在狭窄的空间内快速暴露瘘口，尤其是面对多次手术后盆腔内操作区域的严重粘连，腹腔镜操作更有利于分离解剖。传统开腹手术探查消化道阴道瘘口时，准确定位瘘口相当困难，需分离盆腔内粘连成块成团的肠管及周围组织，极易误伤肠管、血管或输尿管，然而在熟练的腹腔镜操作下，足以确保瘘管及其周围结构的清晰暴露，彻底切除瘘口和瘢痕组织，充分游离膀胱或直肠与阴道的间隙，修整闭合膀胱、直肠或阴道的瘘口，在解剖不清、操作困难的时候还能借助肠镜或经肛内镜，明确肠管走行及瘘口位置，对于高位的复杂消化道阴道瘘做到“里应外合”。以往成功的修复手术更多地取决于手术医生的经验和技术，但是现在新设备新技术的运用使得手术进程更加清晰、更加客观，能够最大程度减少额外损伤，保持良好的组织血液供应。腹腔镜下的复杂消化道阴道瘘手术是一种安全有效的手术策略，无论对医生还是病人都是优选方案。

4. *克罗恩病相关的直肠阴道瘘*

克罗恩病（CD）是一种累及从口腔到肛门全消化道的特发性急慢性炎症，常见的肛周克罗恩病

(perianal Crohn's disease，PCD)可表现为皮赘、痔、肛裂、溃疡、肛瘘、直肠阴道瘘、肛周脓肿、肛管直肠狭窄及恶性肿瘤。据不完全统计，CD女性病人中有5%～10%同时伴有直肠阴道瘘，其原因常是CD活动期直肠部位发生一系列病理生理改变，同样也是CD病人直肠肛管手术后常见的并发症。

据报道，在这些CD合并直肠阴道瘘病人中，有83%的病人需要手术治疗，同时，尚未证实类固醇、抗生素和柳氮磺胺吡啶衍生类药物对此类CD伴随症状的治疗效果是否明确，仅有对照研究中已证明免疫抑制剂如5巯基嘌呤尚有些许效果，近年，有病例系列研究和对照试验表明，抗肿瘤坏死因子(TNF)治疗可能对CD伴随的瘘有一定效果。

随着生物制剂和肠内营养等应用技术的更新，CD相关并发症的非手术治疗越来越多，但是在治疗的原则上，应以“损伤控制”的外科手术方式为主，根据病人个体情况、医生的经验和判断，选择最恰当的治疗方式。要树立分期治疗的理念，有时直接手术不仅会增加手术的风险和术后并发症发生率，还极易复发从而导致手术失败。在临床上，治疗方法的选择通常取决于病人的症状，对药物治疗无效或效果有限的时候应当果断认为是进行外科手术的指征，或病人CD处于活动期，局部组织感染或炎症较重，也应当及时予以外科处理(局部穿刺引流、肠造口粪便转流术等)，待感染控制及全身情况稳定，再积极配合药物治疗。

对于CD并发直肠阴道瘘的手术方法的选择，还必须同时考虑病人CD的控制情况，手术前一定要评估病人肛门括约肌功能，此类病症的决策处理更需要遵循个体化原则。

手术入路的选择：瘘口较小(小于2.5 cm)、低浅或肛门括约肌以下的瘘管可以考虑行经肛直肠黏膜推进瓣修补术，若瘘口周围肛管直肠组织炎症或瘢痕狭窄严重，则可考虑行经肛直肠袖状瓣修补术或经阴道黏膜推进瓣修补。要时刻警惕肛门括约肌功能的影响，将肛门失禁的风险最小化，制订手术方案时要同时避免直肠肛管切除，保证病人的生活质量。

近年来，经肛直肠黏膜推进瓣修补术成为低位单纯性直肠阴道瘘的首选手术方式。1983年，Farkas等第一次描述了通过直肠黏膜推进瓣修补CD合并RVF，证明了此技术的可行性。第一项针对CD合并直肠阴道瘘的手术方式研究是在1988年，圣马可医院Radcliffe等人回顾分析1985年以前90例CD合并RVF病人的手术经验，其中12例病人接受直肠或阴道黏膜推进瓣修补术，其成功率分别为75%和50%。十年后，O'Leary评估了10例CD合并RVF的最终修复成功率为50%。之后仍有很多学者尝试或改良使用直肠黏膜推进瓣修复CD合并RVF，总体治疗效果都不尽如人意，但是这项技术确实保护了肛门括约肌功能。推进瓣修补术的优点明显：操作简便，病人会阴无创伤，无大小便失禁或恶化，即使修补失败也不会加重病人的症状。但是有别于其他类型的RVF，CD病人直肠肛管黏膜病变受损，且常伴有局部脓肿积聚，故对修复所用的黏膜瓣影响较大，容易影响修复区域血供及缝合组织张力，以及手术后的药物治疗，都是黏膜推进瓣修补术失败的可能原因。在尝试推进瓣修补术前，需严格把控CD病人药物控制情况，行肠镜检查判断直肠肛管黏膜病变程度，充分做好清创及引流的手术设计，同时必须充分告知病人肠造口粪便转流术的利弊。

直肠黏膜推进瓣不适用于CD活动期病变，此时可采用推进式皮瓣进行修补。Hester-berg回顾了10例合并肛管阴道瘘的CD病人，手术方式均为肛管推进式皮瓣瘘口修补，其中7例因直肠CD行转流造口术，10例病人瘘管均愈合，但在随后18个月的随访中，有3例瘘管复发，其中2例有暂时性造口，其余病人无复发。曾有直肠黏膜瓣修补直肠阴道瘘伴直肠肛管狭窄的报道，术式为肛管扩张术联合直肠黏膜环形推进式袖套和暂时性转流造口术。前面这些术式均只适用于低位直肠肛门瘘管，对直肠中上段的高位瘘管需要经腹或腹腔镜手术入路。一般采用三期手术：一期行近端结肠造口转流术促使肠道炎症消散；二期将受累肠段切除，按层次修复阴道瘘；三期做结肠造口回纳。另一种手术方式是切除病变肠段并做近端转流性肠造口，引流阴道顶部，分开直肠阴道间隙，放置健康组织如网膜将肠管和阴道隔开。回盲部肠管与阴道形成内瘘时常需要切除病变肠管。对严重的结直肠或肛管病变，如药物治疗无效或外科修补术失败，应行全结肠直肠切除。

修补技术包括经肛门和经阴道黏膜皮瓣推移术、皮肤皮瓣推移术和直肠狭窄切除术联合直肠黏膜袖套推移术等。推进式黏膜瓣能够保持黏膜的连续性，可用于所有穿透括约肌的瘘管。某些情况下，经阴道途径修补优于经直肠途径，因为CD发生在直肠或肛管者，肠壁炎症和纤维化明显，皮瓣层次分离困难，而阴道无原发病变，因此皮瓣制作相对容易，经直肠行推进式黏膜瓣修补瘘管只适用于直肠黏膜正常的病人。Hull回顾了同一外科医生所做的35例CD合并低位直肠阴道瘘，均经肛门行推进式皮瓣或袖套修补。初次手术后瘘管关闭率达54.0%，5例病人2次手术后瘘管关闭，累计成功率达到68.0%。值得一提的是，9例行结肠转流性造口的病人有8例瘘管愈合。当然，瘘口修补和转流性造口术并不能使直肠阴道瘘百分百愈合。

5．其他阴道瘘病例

结肠憩室导致的结肠阴道瘘，通常可通过切除病变肠管获得治愈，传统的冲洗引流或胶堵法缺乏临床研究的支持。无论采用何种方法，治疗成功与否取决于受累肠管质量，活动性病变肠管一般应予以切除或旷置，非活动性病变或瘢痕化肠管可暂时关闭，但其愈合能力有限。消化道以外的其他脏器如膀胱和阴道不是CD的原发部位，可暂时性关闭，待炎症消退后通过二期手术修复。因CD直肠阴道瘘瘘管形态宽大、较短，往往不需要引流挂线，不适合的挂线引流会导致瘘管范围增大(除非在有局部脓肿及炎症包块的情况下采用)。

（尹　路　袁骁祺）

第三章 直肠阴道瘘的处理原则及实例

一、处理原则

处理消化道阴道瘘的方法有很多，但是原则只有几条而且是固定的，明确瘘的病因、位置、大小、形状及手术时间的选择是基本的处理，具体的处理原则主要归结如下：

（1）充分暴露瘘口。修补阴道瘘时显露瘘口毋庸置疑，但是一定要充分，直肠阴道瘘口常形状不规整，有的位置较高且隐匿，有的则比较大，如果组织条件允许，分离瘘口周围组织达 1～2 cm 为宜。

（2）完全去除瘢痕。陈旧的瘢痕结缔组织会阻碍损伤的修复愈合，所以直接修补、推进瓣修补或者袖状瓣修补术等众多方法的重要原则之一，就是手术操作时要解剖出新的创面和边缘，游离出足够宽的组织瓣。

（3）严密缝合解剖层次。无论是经腹、经阴道还是经肛手术，都需关闭缝合瘘口的入处，因此一定要按层次依次对合，以经肛修补直肠阴道瘘为例：第一层缝合阴道侧，建议使用 3-0 可吸收线，线结尽量打在腔内，第二层缝合直肠侧，入针的组织要多一些、实一些、严一些，要仔细观察缝合处的组织张力，稍不注意就可能撕裂。

（4）彻底消灭无效腔(死腔)。“死腔”可谓是外科医生须铭记于心的名词。腹部外科手术结束前一常规但是又永远不会后悔的操作便是放置恰当良好的引流，消灭死腔。同样，在直肠阴道瘘修补手术中，须严密缝合，尽可能避免遗留空腔，因其容易积血、积液、感染，也可能因粪液渗入诱发感染，最终导致组织愈合不良，修补失败。

（5）止血及保护血供。直肠、阴道、膀胱等组织器官血供丰富，手术操作不可避免的是造成新的创伤并出血，术中要认真止血，但是要避免人为造成的组织缺血，确切的缝合才是最好的止血。

直肠阴道瘘常常只是个米粒大小的孔，或者只是 1 cm 不到的小瘘管，却让无数女性病人承受一般病症无法比拟的痛苦，不仅要忍受粪便难以控制的污浊和气味，还要接受久治不愈带来的心理煎熬。医学的根本目的是减轻病人的痛苦，医生无法切身感受，能做的是尽一切努力去减轻病人痛苦。尽管是个极其古老的病症，但直肠阴道瘘的诊治至今没有明确的指南，也没有任何所谓的金标准，它涉及妇产科、泌尿科和腹部外科等多个学科，从组胚发生到手术学的探索，我们还有很多工作需要去深究。

二、实例和体会

1. 经肛内镜直肠黏膜推进瓣修补

（1）适应证

①单纯中低位直肠阴道瘘；②瘘口直径≤2.5 cm；③先天性、外伤或医源性；④瘘口周围组织尚完好并血运良好。

（2）禁忌证

①高位直肠阴道瘘；②瘘口直径＞2.5 cm；③炎性肠病活动期；④恶性肿瘤转移侵犯；⑤放疗后改

变;⑥瘘口周围组织感染未控制;⑦全身情况差,经术前支持治疗仍未能纠正的病人;⑧伴随严重心肺功能障碍,不能耐受手术的病人。

(3) 术前准备

纠正全身营养状况。

肠道准备:术前 3 d 半流饮食,术前 1 d 建议全肠内营养,并口服泻药与灌肠。

阴道准备:术前 1 d 1∶100 安尔碘生理盐水 500～1 000 mL 灌洗阴道;术前 1 夜甲硝唑泡腾片 1 片阴塞;会阴部备皮。

(4) 麻醉与体位

仰卧位,气管插管全身麻醉后翻身,取俯卧折刀位,双下肢外展并屈膝,整体头低臀高。

(5) 操作者位置

术者取坐位,根据坐高调节手术床整体高度;助手站于病人一腿外侧;器械护士紧邻术者即可。

(6) 器械放置

此例手术主要使用 TEM 器械(KARL STORZ GmbH & Co. KG, Postfach 230, D－78503 Tuttlingen/德国),显示屏位于病人头侧,术者将病人充分扩肛至 4 指,将 TEM 器械镜头套筒进入直肠,根据瘘口位置固定器械,打开气腹机(KARL STORZ, 26432020-1),压力 10 mmHg,流量 5 L/min,持续流量模式。

(7) 手术主要步骤

① 探查瘘口位置,于距肛缘 4 cm 处见 1 大小约 0.5 cm×0.5 cm 的瘘口。

术者技术要点:经肛内镜进镜时必须力度适宜,切忌使用暴力,待瘘口位于显示屏中下 1/3 画面即可固定 TEM 器械(图 8-16)。

助手技术要点:在寻找探查瘘口时,助手可协助术者用温生理盐水冲洗直肠及镜头,保持显示屏画面清晰。

② 电凝钩修整瘘口及周围组织,沿瘘孔瘢痕外侧缘做瘘孔同形的切口(图 8-17)。

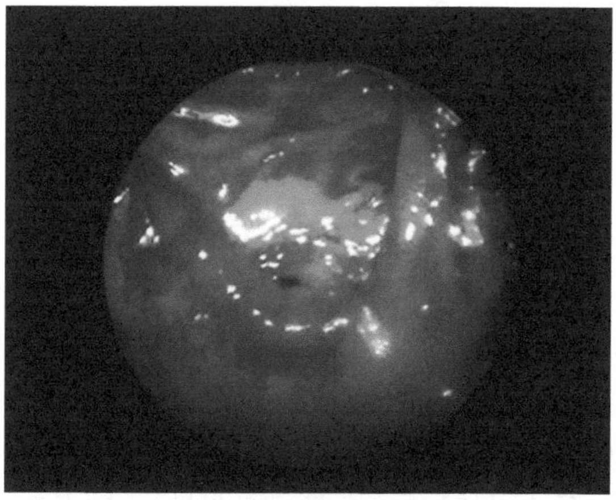

图 8-16 直肠阴道瘘口位于画面中下 1/3 处

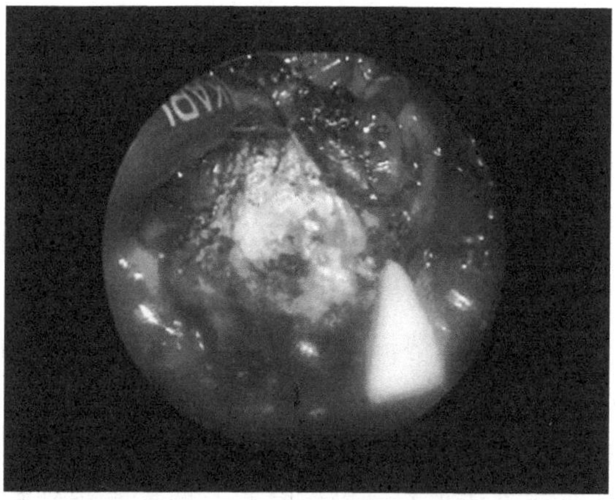

图 8-17 电凝钩修整瘘口及周围组织

术者技术要点:宜从瘘口的下端,即肛门侧起始,先切除瘘口较明显瘢痕,但不宜过度,以免造成修补后直肠狭窄,辅助抓钳力度适中,减少正常组织损伤。

助手技术要点:术者操作电凝钩时会产生烟雾和水汽影响镜头,助手应及时释放烟雾气体,保持显示屏画面清晰。

③ 自瘘口下缘分离直肠黏膜瓣，长约 4 cm，基底部宽度为顶部 2 倍。

术者技术要点：沿瘘口锐性分离直肠黏膜层，视直肠阴道隔间隙，可钝性分离，确保完全分离直肠侧与阴道侧。

助手技术要点：同前。

④ 用 2-0 倒刺线或 2-0 可吸收缝线 8 字缝合阴道侧瘘口（图 8-18）。

术者技术要点：全层缝合阴道侧瘘口，无明显缝隙即可。原理同经肛直肠黏膜推进瓣修补术。

助手技术要点：同前。

⑤ 将直肠黏膜瓣向肛缘方向牵引并覆盖瘘口，用 2-0 可吸收线分别间断缝合推进瓣两侧。

术者技术要点：为下一步顶部缝合减张做铺垫，辅助抓钳牵拉直肠黏膜瓣时注意控制力度，见黏膜瓣皱褶消失即可；持针器操作与腹腔镜下操作手法略有不同，建议用手指控制持针器把手，如采用常规握把手法操作会较困难；缝合时需谨慎，切勿入针过深穿至阴道层，造成医源性损伤。

助手技术要点：同前。

⑥ 用 2-0 倒刺线或 3-0 可吸收缝线连续缝合推进瓣顶部（图 8-19）。

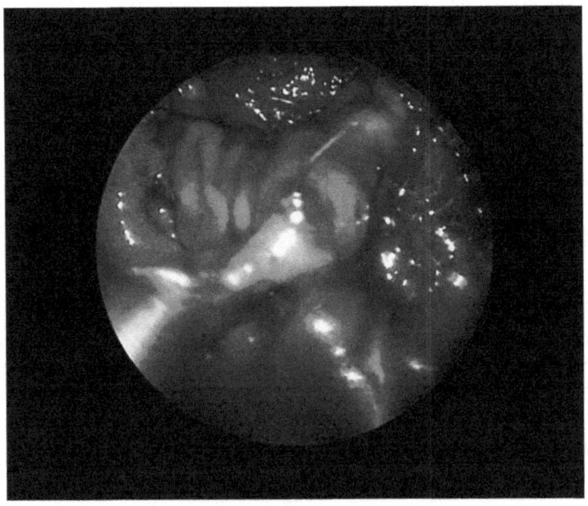

图 8-18　缝合瘘口

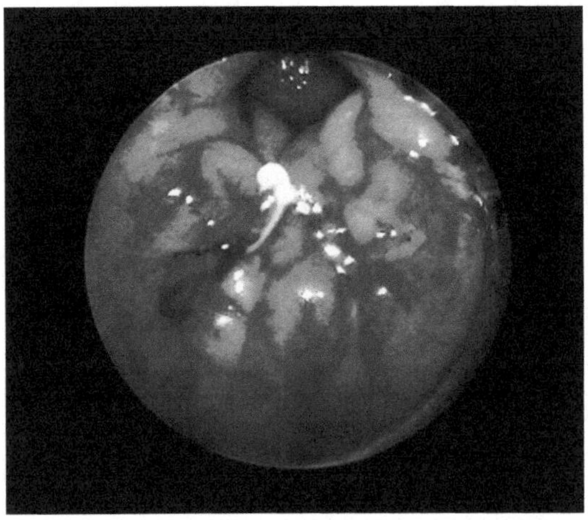

图 8-19　瘘口缝合结束

术者技术要点：根据术者习惯，从瘘口左侧至右侧，或右侧至左侧缝合都可。不同于经肛直视下操作，在 TEM 器械下缝合操作时，连续缝合更方便易行；也可选择间断缝合，但是操作较为繁琐。

助手技术要点：同前。

⑦ 术毕置肛管 1 根做引流、减压及术后冲洗用。

（8）心得体会与未来展望

该术式的优势毋庸置疑，通过 TEM 器械，在高分辨率显示屏下的手术操作更精细准确，能够清晰暴露解剖结构。与经肛门直视手术操作相比，使术者能精准切除瘘口瘢痕及硬化组织，减轻对正常组织的损伤，但是同时，操作技巧是一大难题，不仅需要熟练的腹腔镜操作技术，还需要适应“筷子效应”（即在单孔腹腔镜操作时双手器械互相影响的情况，在 TEM 器械手术时尤为明显）。随着手术器械的发展，在将来肯定会出现便于在 TEM 器械下操作的手术装备，从而使更多的 TEM 手术操作成为可能。

2. 宫颈癌晚期冰冻盆腔阴道残端完全开裂的处理

20 世纪 50 年代，女性生殖道瘘曾是严重影响中国妇女的损伤性疾病。经过数十年的努力，治疗技术在不断进步，但是瘘的发生率又在慢慢增加。

放疗设备的不断更新，也让医生和病人有了更多的选择，尤其是质子/重离子放疗技术的出现，能够最大限度保护正常组织，同时精准杀死肿瘤细胞，其独特的物理学和生物学特性，是传统放疗不可比拟的。但是，昂贵的价格确实给病人带来了沉重的负担。

现较常用的电子直线加速器放疗是宫颈癌主要治疗方法之一，阴道为其常见的损伤部位，但是目前对于其放疗后损伤的描述及治疗手段还尚未形成共识。有文献示放疗后出现阴道放射性损伤的总发生率为 84.4%(238/282)。

本案例中的病人为宫颈癌术后复发伴盆腔侵犯转移，输尿管狭窄后行回肠代膀胱术，行放疗后发生直肠阴道瘘，此次手术目的仅行降结肠单腔造口，以缓解症状，改善病人生活质量。

术前已预估其腹盆腔肠管粘连严重，解剖结构紊乱不清，甚至冰冻盆腔的可能，拟腹腔镜探查后决定是否修补直肠阴道瘘，并拟使用 TPO 器械，经阴道探查或修补。

经术中腹腔镜探查，“天上”的网膜与腹壁粘连能轻松应对，“地下”的肠管间粘连也尚能操作，盆腔区域冰冻粘连严重，无从下手，遂游离降结肠断离、拖出并行造口术。

视线转向 TPO 器械显示屏，阴道壁苍白，黏膜组织明显失活，探查至阴道残端，居然发现一段 3～5 cm 的小肠嵌顿，阴道残端已完全开裂并与盆腔相通！

此时按常规应将残端荷包缝合关闭，但是经过几番尝试，失活组织根本不给术者任何操作机会，如果选择放弃，此处将极大可能出现小肠阴道瘘，处理将更为棘手。只有选择用可吸收止血材料铺垫填塞，并从冰冻盆腔找到一间隙，留置双套管低压吸引以减少感染可能。

外科医生常常习惯用自己熟悉的诊疗方式进行治疗，但是不能墨守成规。世界上最难的手术永远是下一台手术，永远会有意想不到的困难操作在前方等待，千变万化也许就是对外科医生的“残酷”。

3. 腹腔镜改良 Bacon 术

该病人是直肠切除术后发现了直肠阴道瘘。①术前 CT 同时提示右侧输尿管扩张伴积水，因此选择在术前放置双 J 管，有助于术中保护输尿管，避免医源性损伤。②因病人既往有两次手术病史，考虑腹腔粘连严重。因此，进腹位置选择需要综合考虑粘连和手术两方面，最终在脐水平右侧成功进腹。③术中探查发现腹腔内器官粘连严重，小肠粘连于腹壁及盆腔，部分网膜、子宫及附件互相粘连于盆腔。通过剪刀锐性分离粘连于腹壁的组织，保证整个手术视野清晰。④但由于盆腔内解剖层次不清，手术难度仍然很大。首先分别暴露双侧输尿管，探查走行，见右侧输尿管扩张明显，周围组织因炎症反应粘连严重，考虑右侧输尿管梗阻原因在此。剪刀仔细分离右侧输尿管周围粘连组织，并用红色导尿管悬吊，减少误伤。逐步分离直肠周围组织，进入骶前间隙，直肠前逐步分离至直肠阴道隔，避免损伤阴道。⑤会阴组发现阴道内有双瘘口。肛管直肠下端巨大腺瘤，阴道两瘘口均可见腺瘤突出。同时伴有直肠狭窄。综合考虑，行腹腔镜下改良 Bacon 术。腹腔组继续游离直肠，会阴组和腹腔组上下会师，完成直肠切除手术及周围组织修整。充分游离脾区及左半结肠，后将直肠拖出切除瘘口及肿瘤部分，随后与肛管吻合。⑥行末端回肠造口，保证吻合口良好愈合。

总体来看，该病人病情复杂，手术难度大。但通过术前仔细评估，术中精细操作，特别是三镜联合，使得一次手术同时解决多个问题，病人术后能够尽快康复。

（尹　路　袁骁祺）

第九篇
便秘和巨结肠

第一章 便秘和巨结肠概述

第一节 概　　述

根据《中国慢性便秘专家共识意见(2019,广州)》的定义,便秘是一种(组)症状,表现为排便困难和(或)排便次数减少、粪便干硬。排便困难包括排便费力、排出困难、排便不尽感、肛门直肠堵塞感、排便费时和需辅助排便。排便次数减少指每周排便少于 3 次。慢性便秘的病程至少为 6 个月。便秘是多种原因导致的一类临床病症的总称,给广大病人造成了巨大的生理和心理负担。我国成人慢性便秘的患病率为 4%～10%。慢性便秘患病率随年龄增长而升高,女性患病率高于男性。

随着饮食结构改变、生活节奏加快和社会心理因素影响,慢性便秘的患病率呈上升趋势。国内已报道的便秘流行病学调查有数十项,但不同研究间的患病率存在差异,与地域、调查对象、抽样方法和所应用的诊断标准不同有关。我国幅员辽阔、民族众多,各地文化和人口学特征有明显不同,慢性便秘的患病率也存在一定差异,成人慢性便秘的患病率为 4%～10%。国内一项针对 5 个地区共 16 078 例成人慢性便秘病人的流行病学调查结果显示,北京、上海、西安、武汉、广州功能性便秘的患病率分别为 4%、7%、6%、7%和 6%,各地之间患病率的差异有统计学意义。目前尚无关于慢性便秘发病率的报道。

便秘的患病率随着年龄的增长而升高。国内的研究结果显示,60～80 岁与 30～39 岁个体间患功能性便秘的可能性差异有统计学意义(60～69 岁比 30～39 岁的 OR=1.79,95%CI 1.38～2.32;70～80 岁比 30～39 岁的 OR=2.62,95%CI 1.97～3.49)。70 岁以上人群慢性便秘的患病率达 23%,80 岁以上可达 38%,在接受长期照护的老年人中甚至高达 80.0%。另外,不同性别患病率也不同。

第二节 病　　因

慢性便秘的危险因素除了高龄和女性外,还包括经济状况、文化程度、生活方式、饮食习惯和精神心理因素等。研究结果显示,经济状况和文化程度均与便秘的患病率呈负相关,农村地区便秘患病率高于城市。经济状况和文化水平的不同对便秘的影响可能是由饮食习惯和生活方式的差异所致。低 BMI 和生活在人口密集区的人群更易发生便秘。低纤维食物、液体摄入减少和较少的体力活动均可增加慢性便秘发生的概率。焦虑、抑郁和不良生活事件等精神心理因素也是便秘发生的危险因素。有便秘家族史较无家族史的个体发生便秘的可能性明显升高(OR=1.74,95%CI 1.13～2.12),可能与遗传易感性和生活环境相似有关。某些药物的使用也是便秘的危险因素,包括抗胆碱能药物、阿片类药、抗抑郁药、抗癫痫药、抗组胺药、抗精神病药、抗震颤麻痹药、解痉药、钙通道阻滞剂、钙剂、铁剂、止泻药、非甾体抗炎药等。

一、慢性便秘的病因

慢性便秘的常见病因见表 9-1。

表 9-1　慢性便秘的病因

神经源性	非神经源性
外周神经性	甲状腺功能低下
糖尿病	低血钾症
自主神经病变	神经性厌食症
肠管无神经节细胞症（Hirschsprung disease）	妊娠
查加斯病（Chagas disease）	垂体功能不全
假性肠梗阻	系统性硬化病
中枢神经性	强直性肌营养不良
多发性硬化	特发性便秘
脊髓损伤	结肠传输异常
帕金森综合征	慢结肠传输性便秘（结肠无力）
其他	协同排便功能失调
肠易激综合征	—
药物	—

便秘原因主要为粪便通过结肠或肛门直肠的运动失调，近端胃肠道的传输通常是正常的。结肠传输变慢可能是特发性的，也可能是继发性的。

（一）慢性便秘的继发性病因

与便秘相关的疾病包括神经性和代谢性疾病，诸如结直肠癌等胃肠道梗阻性病变、诸如糖尿病等内分泌疾病，神经性厌食等精神障碍及药物副作用（表 9-2）也可导致便秘。

表 9-2　引起便秘的常见药物

药物	药物
止痛药	钡剂
抗胆碱能药	神经兴奋剂
抗组胺药	阿片类药物
解痉药	某些降压药
抗抑郁药	神经节阻滞药
抗精神病药	长春碱类药物
某些营养补充剂	钙通道阻滞剂
铁剂	5-HT_3 拮抗剂
铝剂	—

其他导致排便功能受损的异常包括肠管无神经节细胞症(Hirschsprung disease，HD)及功能性出口障碍(又称排便协同失调或盆底协同失调)。另外，肠易激综合征(irritable bowel syndrome，IBS)病人也常主诉存在便秘期，其可能与腹泻期或排便正常期交替出现。

结肠及肛门直肠的运动功能由肠神经、交感神经及副交感神经协调支配。因此，中枢或外周神经系统的病变常会导致便秘。例如：①远端结肠由来源于骶神经的副交感神经支配，骶神经穿过骨盆并进入直肠肠壁。这些神经横断或马尾受损可能引起便秘，伴有运动减弱、结肠扩张、直肠张力及敏感性降低、远端结肠淤积及排便障碍。②腰骶部脊柱损伤、脊髓脊膜膨出及低位脊麻后都可导致类似的表现。③高位脊髓损伤也可能导致便秘，但是，与低位脊髓损伤不同，高位脊髓损伤时结肠反射完好，手指刺激肛管常可触发排便。

多发性硬化及帕金森病病人的便秘患病率较高，且可能会因身体活动不足或使用具有便秘副作用的药物而进一步加重。晚期多发性硬化合并严重便秘的病人进食后可能缺失结肠运动反应。

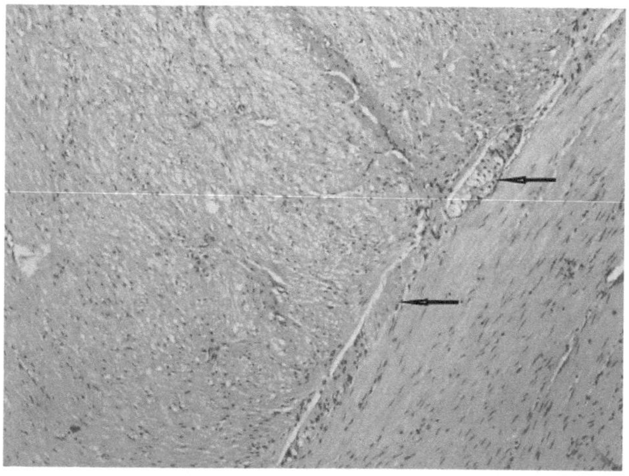

图 9-1　HD 病人术后病理，显示神经节细胞减少

HD 是一种先天性疾病，特征为病人自出生即出现顽固性便秘，且存在一段痉挛性、无舒张且无推进作用的远端肠管，其近端的结肠扩张。远端肠管存在功能性梗阻的原因是神经嵴细胞在胚胎发育过程中向尾侧迁移受阻，导致黏膜下丛及肌间神经丛缺失壁内神经节细胞(图 9-1)。可在此类病人中发现一项遗传缺陷，即 RET 原癌基因的失活突变；另一种缺陷为内皮素 B 受体突变。HD 的遗传机制复杂，该病由多个罕见基因的变异导致，其外显率低且表达存在差异。

尽管有一部分病人直肠远端也存在神经节细胞，但是同样也表现出与 HD 类似的临床表现，例如肠梗阻、肠扩张及便秘等。日本外科医生协会专门将此类病人同 HD 病人一起归类为“HD 样肠道病变疾病”，并据此制订相关指南。这是目前为止 HD 样肠道病变疾病唯一的指南。

(二) 重度特发性慢性便秘

成人重度特发性慢性便秘主要发生于女性。腹痛不常见，且极少发生巨结肠。病人的主诉包括：排便次数减少和(或)排便极为费力，而使用纤维补充剂或轻泻药通常不能改善这些症状。

重度特发性慢性便秘可根据肠功能检查结果分为以下几个亚型。

(1) 正常的结肠传输

部分主诉排便次数减少且对轻泻药及纤维补充剂无反应的病人结肠传输正常。结肠传输正常的便秘病人可能对排便频率存在误解，而且常常表现出更严重的社会心理痛苦。其中部分病人存在肛门直肠感觉功能及运动功能异常，不易与慢传输型便秘病人的此类异常相区分；这些表现与病人主诉间的关系尚不明确。

(2) 结肠无力

大部分结肠传输慢的重度便秘病人被认为存在结肠无力，结肠无力的定义为在无排便异常的情况下，不透射线的标志物通过近端结肠时传输延迟。结肠无力病人的静息结肠运动功能与正常对照相似，但在进食后或应用比沙可啶后结肠运动并无增强或增强极少，且病人对胆碱能药物的反应较弱。

这些发现提示肠神经丛存在功能障碍。在部分行结肠切除术的此类病人的结肠标本中，已发现肌间神经丛内的Cajal间质细胞数量减少。这些细胞被认为在支配结肠运动中起重要作用。

关于术语“结肠无力”的正确性存在争论。肠道对标志物的推进功能减弱（运动减弱）或远端反向推动动力增强（运动过强）均可造成结肠淤滞，因此结肠无力的诊断标准并不严谨。结肠无力这一术语应仅用于存在近端结肠传输延迟且经恰当检查显示无排便异常证据的病例。临床上更为严谨的术语是慢传输型便秘，其包含多种不同的机制。

（3）出口延迟

出口延迟是指一种特发性便秘，即标志物可正常通过结肠，但淤滞于直肠。HD、粪便嵌顿、巨直肠、排便时出现盆底肌反应异常的病人也可能出现这种情况。最后一种情况也称为排便协同失调或盆底协同失调，这是便秘的另一种可能机制。

（4）排便协同失调

正常的排便过程涉及耻骨直肠肌和肛门外括约肌的协调松弛，以及腹内压升高和结肠的节段性运动受抑制。排便协同失调病人的无效排便由耻骨直肠肌和肛门外括约肌无法松弛或不适当收缩导致。这会造成肛门直肠角缩窄、肛管压力升高，因此排便效果不佳。这些肌肉的松弛与排便时脊髓反射的皮质性抑制有关。

排便协同失调的发病机制尚不完全清楚，但可能涉及多重因素。有人认为这是一种获得性、习得性功能障碍，而不是器质性或神经性疾病。研究显示，直肠括约肌功能障碍常见于传输正常的便秘病人及有结肠无力或出口延迟的病人。此外，不同检查的结果也可能有差别，且在实验室进行监测时比在家中进行动态监测更易发现上述表现。排便协同失调的测压诊断标准包括：试图排便时，盆底收缩不适当，或推进力足够时括约肌基础静息压的松弛低于20%。单纯测压不足以诊断，最好结合球囊逼出试验结果来诊断。

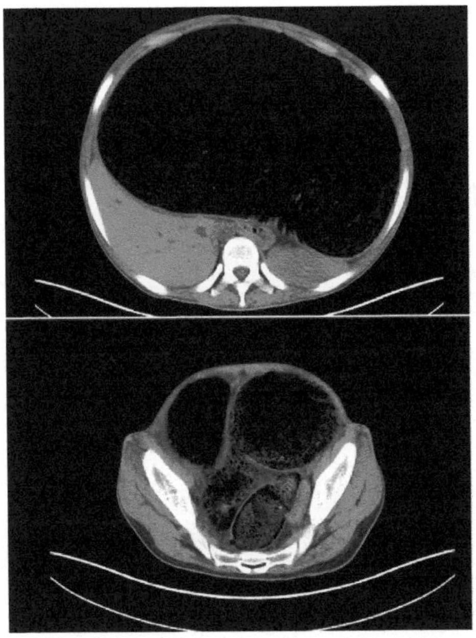

图9-2　巨结肠病人CT提示结肠扩张明显

一项研究通过结肠传输检查、测量肛管压力及反射、肛门直肠角活动及排便有效性检查，共在277例病人中评估了多种可造成重度特发性慢性便秘异常的相对比例。该研究还进行了球囊逼出试验、盆底肌电图（electromyography，EMG）及排粪造影等检查。结果发现了下列导致便秘的原因：①慢传输型便秘（11%）；②排便协同失调（13%）；③上述两项兼有（5%）；④IBS（71%）。

只有少数便秘病人合并有巨结肠或巨直肠（图9-2、图9-3）。相反，大多数结肠或直肠扩张的病人存在便秘或排便困难。巨结肠及巨直肠可合并出现，也可单独出现。虽然上述疾病有放射影像学诊断标准，但放射学评估结果并不总是与测压评估结果相符。

原发性巨结肠被认为与神经功能障碍相关，但只有行专门的神经组织学染色检查才能明显观察到组织学改变。相反，继发性巨结肠及巨直肠发病年龄通常较晚，可能由长期粪便滞留导致。此类病人的直肠顺应性及弹性增加、直肠感觉减弱，且肛门内括约肌对直肠扩张产生反应所需的阈值升高，舒张程度也减小。

巨直肠可能与粪便嵌顿相关，这种情况常出现于儿童和有身体及精神障碍的老年病人。巨直肠也可见于HD、脊髓脊膜膨出、腰骶部脊髓损伤及日常排便规律不良的病人。对某些病人，巨结肠所致感觉及动力异常可通过适当的治疗逆转，但儿童病人在成功治疗后很久仍可持续存在这些异常。另外，老年病人的病情不易逆转。

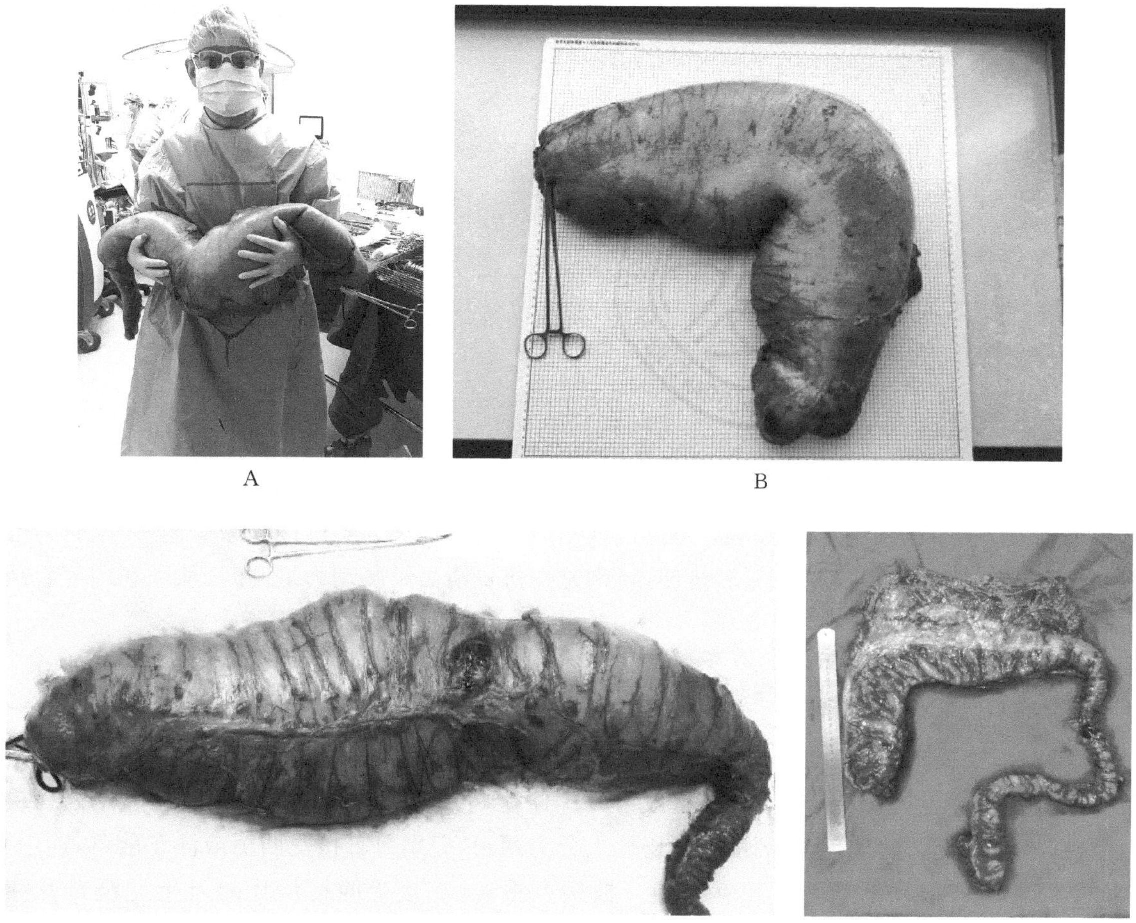

图 9-3　巨结肠病人手术照片

（尹　路　吴小材）

第二章 非手术治疗

特发性慢性便秘的初始治疗包括：病人教育、膳食改变、缓泻药或灌肠剂。在选择初始治疗时应综合考虑疗效、安全性、方便性、花费和临床反应。

一、病人教育

首先要教育病人每日排便并不是健康的标准或必要条件，从而减轻病人心理负担和对缓泻药的依赖，其次增加液体和膳食纤维的摄入量。建议过度使用缓泻药的病人尝试逐渐减少用量，同时采取新的手段来改善排便。应建议病人尝试餐后排便，特别是在每日清晨结肠动力最高时，从而利用餐后结肠动力的正常增加改善排便。

二、膳食改变和应用膨胀性轻泻药

增加膳食纤维摄入及应用洋车前草或甲基纤维素等膨胀性轻泻药是最接近生理情况且最有效的治疗方法。与足量摄入液体相结合，该方法可改善许多便秘病人的排便情况。一项试验显示西梅也可有效治疗便秘。这项交叉试验将 40 例慢性便秘病人分为两组，分别每日接受西梅或洋车前草，连用 3 周，接下来的 1 周为洗脱期，然后两组相互交换。据病人报告，在接受西梅治疗时发生完全自发性排便(complete spontaneous bowel movement, CSBM)的次数多于使用洋车前草时(平均 3.5 次/周 vs. 2.8 次/周)。此外，病人还报告摄入西梅后粪便性状也得到改善。两组在排便用力和总体便秘症状方面没有差异。这两种治疗方法均可被病人良好耐受。

补充膳食纤维可改善便秘病人的症状。很多补充剂和天然食物中都含有纤维。纤维补充剂价格低廉、使用方便且安全，因此在治疗便秘时经常被首先选用。柑橘类水果和豆类所含的纤维可刺激结肠菌群生长，从而增加粪便体积。麦麸是更有效的纤维类轻泻药之一，但可能加重肠易激综合征病人的腹胀感和腹痛。

纤维摄入、液体摄入和粪便排出量之间存在剂量反应关系。颗粒较大的纤维性食物可增强粪便膨胀效应，例如大颗粒谷物产品。除了纤维之外，食物(如苹果、桃子、梨、樱桃、葡萄干、葡萄和坚果)中的糖类成分(山梨醇和果糖)也有益于排便。

膳食纤维每日推荐摄入量是 20～35 g。除了食用高纤维食物以外，病人还可加用生麦麸(每餐 2～6 汤匙)，然后饮用一杯水或其他饮料，以达到纤维摄入目标。

纤维会使部分病人(尤其是对几乎所有慢传输型便秘病人)的腹胀加重，从而降低依从性(估计可低至 50%)。应该事先提醒病人摄入大量的纤维会造成腹胀或肠胃胀气；调节方法是开始时先少量摄入，并根据耐受情况和效果来缓慢加量。

膨胀性轻泻药是天然或人工合成的多糖或纤维素衍生物，主要靠吸收水分和增加粪便体积来发挥作用。这些轻泻药可有效增加排便频率和软化粪便，且不良反应很小。它们可以单独使用，或与增加膳食纤维摄入相结合。

虽然大量临床个案经验表明膨胀性轻泻药有益，但关于其疗效的客观证据并不一致。一项系统评价发现有证据表明洋车前草可增加慢性便秘病人的排便频率，但对于其他类型的纤维（包括聚卡波非钙、甲基纤维素和麦麸）相关证据尚不充分。

纤维疗效不佳或不耐受的病人可能需要采用非膨胀性轻泻药。仅有极少数据对不同的非膨胀性轻泻药进行了比较。这些药物的副作用风险极低。因此，选择药物时应依据价格、使用便捷性、病人偏好和经验性治疗的效果。

支持使用表面活性剂治疗慢性便秘的证据很少。多库酯钠（如 Colace）等软便剂的作用是降低粪便的表面张力，从而使水更易进入粪便。虽然这些表面活性剂几乎没有不良反应，但其效果不及其他轻泻药。一项系统评价显示，软便剂在改善排便频率方面可能不如洋车前草。

聚乙二醇（polyethylene glycol，PEG）、吸收欠佳或不能吸收的糖类及盐类轻泻药都会引起肠道分泌水分，从而增加排便频率。在有肾脏和心脏功能不全的病人中，过量使用这类药物可能导致电解质和容量超负荷。

目前治疗慢性便秘的 PEG 制剂包括 PEG 电解质溶液（如 GoLYTELY）和不含电解质的粉剂（如 MiraLAX）。一项系统评价发现有证据表明 PEG 可有效改善排便频率和粪便性状。合理的用法是：开始时将 17 g 粉末溶于 8 盎司（约 240 mL）水中，一日服用 1 次，然后逐步增加或减少剂量（最大剂量为 34 g/d），直至起效。PEG 一日使用 1 次即可。如果无效，则可将 PEG 减至 8.5～17 g/d，并按需每 2～3 d 加用一次刺激性轻泻药。

乳果糖（如 Enulose）是一种人工合成的双糖。它不被肠酶代谢，因此，未消化的乳果糖通过渗透作用使水和电解质留在肠腔中。乳果糖需要一定时间（24～48 h）才能起效。山梨醇是更便宜的替代选择，其效果与乳果糖相当。一项系统评价发现有证据表明乳果糖可有效改善排便频率和粪便性状。乳果糖和山梨醇均可导致腹胀和肠胃胀气。然而，PEG 优于乳果糖。

镁乳、枸橼酸镁或含大量硫酸镁的水等盐类轻泻药难以吸收，可作为高渗性溶液发挥作用。高镁血症是应用这类药物的主要不良反应，主要见于肾衰竭病人。

比沙可啶（如某些形式 Dulcolax）、番泻叶（如 Senokot）和匹可硫酸钠（如 Dulcolax 滴剂）等刺激性轻泻药主要通过改变肠道黏膜对电解质的转运而发挥作用，它们也可增加肠道动力。一项为期 4 周的随机试验在 45 例慢性便秘病人中检测了匹可硫酸钠（10 mg/d），发现与安慰剂相比，匹可硫酸钠可改善病人的排便。另一项随机试验研究了比沙可啶的应用。在该试验中，368 例病人被随机分为 2 组，分别接受 4 周的比沙可啶（10 mg/d）或安慰剂。基线时，2 组病人均报告平均每周有 1.1 次 CSBM。在治疗结束时，比沙可啶组病人每周的 CSBM 次数显著多于安慰剂组（5.2 vs. 1.9）。比沙可啶组病人的生存质量评分也优于安慰剂组。总的来说，比沙可啶耐受良好，不过比沙可啶组的腹泻和腹痛比安慰剂组更常见（分别是 53% vs. 2%和 25% vs. 3%）。然而，持续每日摄入这些药物可能导致低钾血症、蛋白丢失性肠病和盐超负荷。因此，长期使用这些药物时应谨慎。

没有令人信服的证据表明长期应用刺激性轻泻药会损害结肠的结构或功能，也未证实其会增加结直肠癌或其他肿瘤的风险。

三、重度便秘的治疗

重度便秘病人采用上述方法通常无效，需要其他疗法。

1. 栓剂

对于排便功能障碍的治疗，编者倾向于最初尝试使用栓剂（甘油或比沙可啶），因为栓剂可有效地液化粪便缓解阻塞性排便综合征。

2. 解除嵌塞

粪便嵌塞病人首先应该解除嵌塞，如有必要以手动碎裂粪便开始。嵌塞解除后，使用带矿物油的灌肠剂有助于软化粪便和润滑肠道。

如果未能成功解除嵌塞或仅部分成功，可以在透视下给予水溶对比灌肠剂（复方泛影葡胺或泛影酸钠），以确保梗阻全部清除并清除更近端的嵌塞。少数情况下，必须使用带特殊设备的可屈式或者硬式乙状结肠镜来碎裂手指够不到的嵌塞粪块。结肠必须完全排空，这可通过下列方法达成：每日温水灌肠（最长 3 d），或饮用含 PEG 的平衡电解质溶液直至结肠完全清洁。编者倾向于对老年病人使用温水灌肠，因为磷酸钠灌肠剂可能对该年龄段人群造成危害。这在一项回顾性病例系列研究中得到了证实，其发现对老年人（除了 1 例病人外，所有病人均至少 70 岁，平均年龄为 80 岁）应用磷酸钠灌肠剂可导致数种并发症，包括低血压和容量不足、高磷血症、低或高钾血症、代谢性酸中毒、重度低钙血症、肾衰竭和心电图改变（QT 间期延长）。因此建议避免对年长者使用磷酸钠灌肠剂。

清洁肠道后，可给予山梨醇、乳果糖或无电解质的 PEG 溶液，使病人至少隔日排便 1 次。嘱病人餐后如厕，利用食物刺激增强结肠动力，促进排便。若 2 d 后仍未排便，则给予比沙可啶或甘油栓剂，以预防粪便嵌塞复发，也可给予灌肠。这些措施在特发性便秘病人中的成功率高达 78%，但常可出现复发。已发现病人和家属的依从性差是治疗失败的原因；基础排便功能障碍也可能有一定影响。

对痴呆或卧床的粪便嵌塞病人或可采用改良方案。解除嵌塞并用灌肠剂或含 PEG 的溶液清洁肠道后，可通过限制纤维膳食连同每周清洁灌肠 1 或 2 次来减少粪便堆积及粪便嵌塞复发，以便协助病人护理。

3. 行为疗法及心理治疗

习惯训练已在重度便秘患儿中取得了成功。改良版习惯训练可能也有助于存在神经源性便秘、痴呆的成人或有躯体障碍的成人。

便秘病人可伴有多种精神心理症状，有精神心理问题的便秘病人很难获得满意的疗效。一项回顾性研究表明，慢性便秘病人焦虑和抑郁的发病率分别为 34.6% 和 23.5%，显著高于健康人群。一项纳入 28 854 例慢性便秘和 86 562 例非便秘病人的队列研究结果显示，入组后 1 年内便秘病人抑郁和情感障碍的发生率显著高于非便秘病人（14.24% vs. 5.88%，$P<0.0001$）。对合并精神心理症状的便秘病人需先进行社会心理评估，再给予相应的治疗。社会心理评估常用量表包括焦虑自评量表（self-rating anxiety scale，SAS）、抑郁自评量表（self-rating depression scale，SDS）、广泛性焦虑障碍量表（generalized anxiety disorder，GAD－7）、病人健康问卷抑郁自评量表（patient health questionnaire－9，PHQ－9）、汉密顿抑郁量表（Hamilton depression scale，HAMD）、汉密顿焦虑量表（Hamilton anxiety scale，HAMA）、健康状况调查简表（short form－36 health survey，SF－36）和便秘病人生命质量量表（patient assessment of constipation quality of life questionnaire，PAC-QOL）。

对于以便秘症状为主、精神心理症状较轻的病人可采用一般心理治疗，以健康教育和心理疏导为主。一项研究对 23 例老年便秘病人进行调整生活方式的教育治疗，发现病人的便秘症状和健康相关生命质量均得以显著改善。对于便秘与精神心理症状并存的病人，酌情给予认知行为疗法、放松、催眠、正念，以及心理科参与的联合治疗。有研究对 233 例难治性便秘病人进行认知行为治疗，结果显示 71% 的病人主观症状改善，SF－36 评分也得以显著改善。有明显精神心理异常的便秘病人应接受精神心理专科治疗。

4. 生物反馈疗法

生物反馈疗法属行为调节疗法，在病人模拟排便时，腹壁电极和肛直肠压力感受器可感知并向病人显示其腹壁、直肠、肛管肌肉用力的状态，病人借此自我调节并纠正不协调排便的用力方式，训练病人协调腹部和盆底肌肉，从而恢复正常的排便模式。近10年来，多项国内外便秘指南或共识均推荐，将生物反馈作为功能性排便障碍病人的首选治疗方法。诸多研究表明，无论功能性排便障碍是否合并肠道慢传输，生物反馈的疗效均高于其余大部分疗法。生物反馈可改善功能性排便障碍病人的排便次数、盆底功能失调、球囊逼出时间、结肠转运时间，其疗效优于饮食、运动、泻剂等治疗方法，并且该疗效可维持2年以上。中国便秘病人的部分数据显示：功能性排便障碍病人经生物反馈治疗后1～6年的有效率为70.7%。生物反馈对STC、NTC病人亦有较好的疗效，但弱于其对功能性排便障碍病人的疗效，因此可将其作为混合型便秘的联合治疗方法之一。

目前临床使用的生物反馈方式，依据仪器不同，主要分为腹壁肌电生物反馈和压力生物反馈，腹壁肌电生物反馈应用更为广泛，两种方式的疗效比较尚缺乏大样本数据研究结果。依据训练场所的不同，分为医疗机构训练和家庭训练。在医疗机构训练时，病人在医院特定的治疗场所、在医务人员指导下完成每次训练。家庭训练指病人在医院接受正规的治疗训练后，回家应用便携式生物反馈治疗仪进行自我训练。近期研究显示，家庭训练对病人肠道症状和生理功能恢复与医院训练疗效相似，但家庭训练扩大了生物反馈治疗的可获得性和使用范围。对于采用生物反馈治疗便秘的频率、单次训练时间、疗程目前尚无统一规范，各研究间存在差异。依据大部分研究的方法，有研究者推荐生物反馈治疗的频率为每周2次至隔日1次，每次30～60 min，每例病人至少完成4～6次。

生物反馈疗法尚未普及，也未充分标准化，不同中心得到的结果可能也不相同。不过在能够实施的时候，生物反馈疗法对盆底功能障碍合并重度便秘病人是有吸引力的替代选择，因为它可以不使用轻泻药来治疗便秘。

5. *药物治疗*

利那洛肽是鸟氨酸环化酶-C受体的肽类激动剂，人体吸收极少，可刺激肠液分泌和肠道运输。FDA已批准以145 μg/d的利那洛肽治疗慢性特发性便秘。根据病人的临床表现和对大剂量的耐受性，也可使用72 μg/d的剂量。然而，利那洛肽在慢性便秘治疗中的作用及其长期风险和益处仍有待确定。2项关于慢性便秘病人的大型Ⅲ期试验发现，在12周中的至少9周里，利那洛肽治疗组(包括145 μg和290 μg)中每周至少出现3次CSBM且CSBM比基线增多至少1次的病人比例显著高于安慰剂组(145 μg组：21%和16%；290 μg组：19%和21%；安慰剂组：3%和6%)。最常见且与剂量相关的不良事件是腹泻，两个利那洛肽组中都有4%的病人因此中断治疗。

FDA已批准以3 mg/d的普卡那肽治疗慢性特发性便秘。两项为期12周的安慰剂对照试验评估了普卡那肽的安全性和疗效，共计2683例慢性便秘病人被随机分配至接受安慰剂或普卡那肽(3 mg或6 mg，一日1次)治疗。与安慰剂组病人相比，接受两种剂量普卡那肽的病人出现CSBM频率改善的可能性均更高(20% vs. 13%)。最常见的不良反应为腹泻，导致约1%的普卡那肽组病人中断治疗。

鲁比前列素是一种局部作用的氯离子通道激活剂，可增强富氯肠液的分泌。鲁比前列素的批准依据是2项安慰剂对照试验，共纳入479例慢性特发性便秘病人，这些病人被随机分配至活性治疗组(24 μg/d或48 μg/d)或安慰剂组，用药4周。在每个观察周里，活性治疗组中达到主要终点(自发排便增加到每周至少3次)的病人都显著更多。腹胀感、不适、排便频率和排便用力等情况也获得了相应改善。随后3项开放性试验共纳入871例病人，结果显示腹胀感、不适和便秘较基线出现改善且持续了6～12个月。最常见的不良反应是恶心，发生率约为30%(而安慰剂组发生率为5%)。恶心的发生率呈剂量依赖性，在剂量为24 μg时较低(17%)。此外，据报道有13%的病人发生腹泻(而安慰剂组为1%)。鲁比前列素批准剂量为24 μg，随餐服用，一日2次，该剂量有可能降低恶心的发生率。本药在慢性便秘治疗中的作用还有待确定。尚未将该药与重度便秘的其他疗法进行过比较，其长期安全性也还未得到确定。在得到更多数据之前，最好仅对其他方法治疗无效的重度便秘病人使用鲁比前列素。

米索前列醇是一种前列腺素类似物，已成功治疗了部分重度便秘病人。个案经验显示，采用米索前列醇（200 μg，一日 1 次或隔日 1 次，按照耐受情况，可将每日剂量或隔日剂量增加 200 μg，每周增加 1 次，直至起效）联用 PEG（无电解质，17～34 g/d），对慢性便秘有效。米索前列醇不应该用于可能妊娠的女性，因其可诱导分娩且可导致流产。该药也会增加月经出血量。

秋水仙碱可能对慢性便秘有效。一项随机试验发现，在为期 2 个月的试验结束时，与安慰剂组病人相比，秋水仙碱（1 mg/d）组病人的便秘症状评分改善。据其他试验报道，一次 0.6 mg，一日 3 次的剂量有效。不应对肾功能不全的病人使用秋水仙碱。此药可诱发肌病。

在欧洲和加拿大有售，但未在美国获批，为期 4～12 周的数项试验发现，这种 5-HT_4 促胃动力药在 1～4 mg，一日 1 次时优于安慰剂，且在≥65 岁的病人中安全并耐受良好。来自其中 3 项试验的病人在开放性研究中接受了最长达 24 个月的随访。在 12 周试验结束时获得的生存质量评分改善最长维持了 18 个月。一项非劣效性比较研究发现，PEG 3350 -电解质溶液的效果不劣于普芦卡必利，且可能还具有一些优势，包括费用较低。

通过向耻骨直肠肌注射肉毒毒素已成功治疗了盆底功能障碍病人，但相关经验有限。一项开放性试验报道，在超声引导下向耻骨直肠肌两侧注射 60～100U 的 A 型肉毒毒素，可有效治疗排便功能障碍病人。可能需要重复注射来维持疗效。

6. *微生态治疗*

现有研究资料证实，慢性便秘病人存在肠道微生态失衡。国外研究显示，成人慢性便秘病人粪便中的双歧杆菌属、乳酸杆菌属、拟杆菌属、粪链球菌属、梭菌属等优势菌群的数量较健康人群显著减少，同时大肠埃希菌、金黄色葡萄球菌、肠杆菌科（柠檬酸杆菌、克雷伯菌等）和真菌等潜在致病菌数量显著增加，且这一趋势与便秘的严重程度相关。国内学者研究发现，慢性便秘病人同样存在肠道微生态失衡，表现为便秘病人粪便中的双歧杆菌、拟杆菌、乳酸杆菌均显著减少，梭杆菌、肠杆菌显著增加；顽固性便秘病人结肠黏膜菌群丰度和香农多样性指数均显著低于健康对照组。

目前肠道微生态失衡与慢性便秘之间的关系尚未完全明确，可能的机制包括粪便在肠道内滞留时间过长，肠道菌群的数量和种类改变；菌群的代谢物（甲烷和短链脂肪酸）、细菌的细胞成分（脂多糖）或细菌与宿主免疫系统之间的相互作用影响多种肠道功能。微生态制剂虽不是治疗慢性便秘的一线药物，但可通过调节肠道菌群失衡，促进肠道蠕动和胃肠动力恢复，越来越多的研究者推荐将其作为慢性便秘的长期辅助用药。微生态制剂可分为益生菌、益生元和合生元 3 类，粪菌移植治疗也属于广义的肠道微生态治疗。

益生菌是指摄入足够数量后，能对宿主起有益作用的活的微生物。常用于治疗慢性便秘的益生菌主要是双歧杆菌属和乳酸杆菌属。一项纳入 5 项随机对照试验共 377 例病人的系统性综述显示，乳双歧杆菌、干酪乳杆菌和大肠埃希菌对成人慢性便秘病人有缓解作用，并且干酪乳杆菌能够缓解儿童慢性便秘病人的便秘症状。另一项对国外 8 篇文献所做的系统综述显示，摄入益生菌制剂 2 周后，每周排便次数较基线增加 1.49 次（99%CI 1.02～1.96，$P<0.01$）。国内多位学者采用自身对照方式，发现使用益生菌 1 个月左右，便秘相关症状总评分和粪便性状总评分均显著降低。益生菌改善便秘症状的可能机制包括纠正微生态失调，刺激肠壁神经，改变肠腔分泌功能，促进肠道动力恢复。

益生元是指一类虽不被宿主消化吸收，但可选择性刺激肠道内一种或数种细菌生长繁殖的可发酵食物。目前关于益生元与慢性便秘的研究较少。一项随机对照临床试验显示，给予女性慢性便秘病人补充菊粉或部分水解瓜尔豆胶混合物 3 周后，病人每周排便次数均有所增加，但与安慰剂组的差异无统计学意义。

合生元是同时含有益生菌和益生元的制剂。有研究应用合生元制剂(车前草纤维和 5 种益生菌，均属于双歧杆菌和乳酸杆菌属)治疗慢性便秘病人 8 周后，病人粪便性状恢复至正常水平，肠道传输时间显著缩短。一项随机、双盲、安慰剂对照临床试验显示，便秘病人服用含低聚果糖、双歧杆菌和乳酸杆菌的合生元制剂 30 d 后，每周排便次数显著增加，排便费力、排便不尽感和粪便性状均有所改善。

应用微生态制剂调节肠道菌群可以部分缓解便秘症状，国外指南和共识推荐将其作为慢性便秘病人的治疗选择之一，但具体治疗机制尚不明确。如何选择适合的微生态制剂和应用微生态制剂的剂量、组合和疗程等尚难以得出结论性意见。

粪菌移植是将健康者粪便中的菌群移植到病人胃肠道内，以重建具有正常功能的肠道菌群。近年来研究发现，STC 病人接受粪菌移植后排便次数明显增加，4 周时症状缓解率可达 71.4%，但 12 周时症状缓解率仅为 42.9%。粪菌移植治疗慢性便秘尚存在许多有待研究的问题，如供菌者选择、移植剂量、移植频率等，且由于移植他人粪便具有一定的风险性，如传播供者体内的病毒、致病菌等。2021 年，上海市卫健委已经发布《上海市菌群移植技术管理规范》，明确了粪菌移植的各个环节的规范化操作。不过，粪菌移植治疗慢性便秘目前仅在国内数家医院用于临床治疗，未来能否大规模应用于临床便秘治疗仍需要更多的探索。

（尹　路　吴小材）

第三章 手术治疗

一、术前评估

直肠活检是诊断 HD 的金标准。直肠活检之前，推荐先进行无创检查以支持可能的诊断，如造影剂灌肠或肛门直肠测压。每种方法在可及性、专业技术、辐射暴露和创伤性方面都各有优缺点。诊断步骤取决于对 HD 的怀疑程度、儿童的年龄、有无先天性巨结肠相关性小肠结肠炎（hirschsprung-associated enterocolotis，HAEC）的可能（该病需急诊治疗）。

根据编者的做法，初始诊断性检查通常采用钡剂灌肠，而非活检。若钡剂灌肠可见清晰的移行段，几乎就可以诊断 HD，还能帮助外科医生制订手术计划；但未见移行段也不能完全排除 HD。即使钡剂灌肠显示出 HD 的典型特征，编者一般也会通过活检来确诊。有些医生首先用肛门直肠测压评估，如有异常，再行直肠吸引活检。

1. 肛门直肠测压

肛门直肠测压有时有助于诊断，在超短节段型 HD 病人中尤为有用。检查结果正常（证实扩张直肠可引起肛门内括约肌反射性松弛）可以排除 HD。直肠球囊扩张无法引起肛门内括约肌松弛则提示 HD，但可出现假阳性结果。据报道，肛门直肠测压的阳性预测值为 75%～95%，但在不足 1 月龄的婴儿和长期慢性便秘病人中的准确度不太高。

2. 球囊逼出试验

球囊逼出试验是一种简单的排便生理学评估方法，用于检测病人排出模拟粪便的能力。这项检查尚无标准化方法。50 mL 水囊排出试验在一定程度上反映了病人的排便情况，可用作门诊简易排便功能障碍筛查。一项研究中，在 286 例连续的慢性便秘病人和 40 例健康对照者中评估了球囊逼出试验的结果。该研究显示，37 例（93%）健康对照者于 1 min 内排出了球囊，且所有健康对照者排出球囊的时间均少于 2 min。在便秘病人中，148 例（52%）于 5 min 内排出了球囊，其中 110 例于 1 min 内排出球囊，35 例于 1～2 min 排出球囊，剩余 3 例于 2～5 min 排出球囊。对便秘病人进行保守治疗 30 d 后重复试验，280 例（98%）便秘病人的试验结果是可重复的（当球囊排出时间超过 2 min 被认为是异常时）。如果球囊排出的时间少于 1 min，则不太可能存在排便障碍，但一篇报道显示这种检查的敏感性仅有 90%。然而检查结果正常也不能排除排便障碍的可能性。排便协同失调和慢传输型便秘之间也有一些重叠症状。因此，解读这项检查结果时应综合其他肛门直肠功能检查结果。

3. 直肠恒压器检测

直肠恒压器检测可评估直肠感觉、张力及顺应性。检查时，将一个高顺应性的球囊置入病人直肠内，并与电脑控制的压力扩张装置相连接（即恒压器）。这项检查可以检出直肠敏感性降低，识别出直肠正常、功能受损或顺应性过高的病人，还可检出巨直肠。直肠恒压器检测还可检出便秘型肠易激综合征

(IBS-C)病人的直肠敏感性过高。

4. 钡剂灌肠

对于疑似 HD 的婴儿，造影剂灌肠可支持 HD 的诊断；该检查不需要清便(无需肠道准备)。不过，该检查不足以排除 HD，尤其是在临床高度怀疑该病的新生儿或其他个体中。长段型或全结肠 HD 病人的直肠和结肠可能看起来相对正常。造影剂灌肠有助于术前规划，因其能帮助外科医生定位移行段并确定无神经节细胞段的长度，但影像学上移行段的位置并不一定与真正的病变位置一致。

“移行段”是从直径正常/狭窄的直肠(无神经节细胞段)至无神经节细胞区域近端的扩张结肠之间的变化，存在移行段几乎就能诊断 HD。尽管如此，编者通常还会经直肠活检确认诊断。移行段通常在直肠乙状结肠区域，在早期侧位和斜位片中看得最清楚。在全结肠受累的病人中，整个结肠可能看起来相对正常，但可能看到远端小肠的扩张肠袢。如果不能清楚地查见移行段，24 h 后的排钡后图像可以发现结肠中残余的潴留造影剂，这也提示 HD。直肠-乙状结肠指数(rectosigmoid index，RSI)是指直肠与乙状结肠的直径比，正常儿童的 RSI 通常>1。在婴儿和较大的儿童中，RSI≤1 是提示 HD 的有用指标，但不如移行段那么常见。

造影剂灌肠可得到假阴性结果，其诊断 HD 的敏感性不及直肠吸引活检和肛门直肠测压，因此应用受限。例如，在实施造影剂灌肠之前的几日内进行直肠指诊可能会扩张直肠，导致假阴性结果。同样，在新生儿早期或早产儿中，RSI≤1 等典型的影像学表现可能不明显。因此，对于临床高度怀疑 HD 的新生儿，造影剂灌肠结果正常也不能完全排除 HD。一项单中心回顾性研究纳入了临床怀疑有 HD 的新生儿，造影剂灌肠结果不确定的新生儿中有 32%最终诊断为 HD，而造影剂灌肠结果阴性的新生儿中这一比例为 2.5%。不过，在临床低度怀疑 HD 的病人中，造影剂灌肠能比较可靠地排除该诊断。一项研究表明了这一点；该研究比较了 50 例有便秘的 HD 儿童与同期 50 例特发性便秘病人。HD 病人更常出现胎粪排泄延迟、腹部膨隆和呕吐，以及造影剂灌肠查见移行段。所有 HD 病人均有至少 1 项上述表现，而在特发性便秘病人中这一比例为 64%。因此，研究者建议，缺乏上述所有临床和影像学特征的便秘儿童可以不进行直肠活检。病人有肠梗阻时，以碘水代替钡剂(图 9-4)。

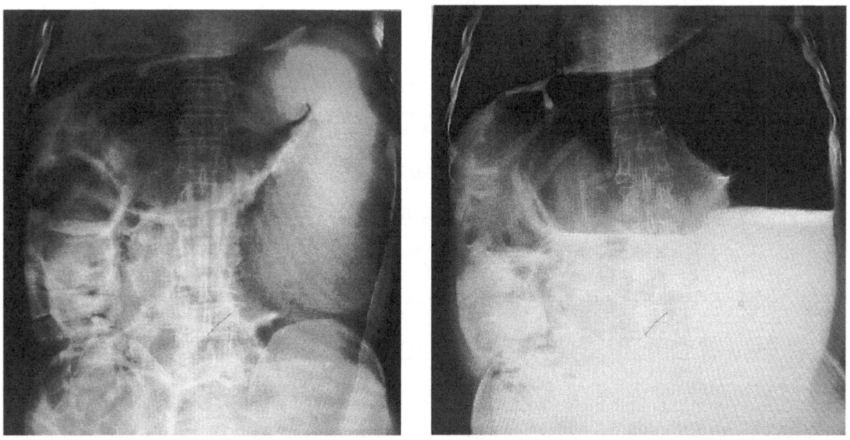

A　　　　B

图 9-4　巨结肠病人碘水造影提示结肠扩张

5. 结肠传输检测

结肠传输时间(colonic transit time，CTT)定义为粪便通过结肠的时间。结肠传输检测对评估主诉排便次数减少的病人最为有用。结肠传输检测适用于轻泻药和其他保守治疗无效的慢性便秘病人，以区分结肠传输是正常还是缓慢。

6. 排粪造影

排粪造影是一种可提供肛门直肠解剖结构及功能改变信息的影像学检查。探寻症状的潜在解剖病因时(如肠膨出及肠套叠),或测压结果与球囊逼出试验结果不符时,排粪造影最有用。

病人可能会认为这项检查很尴尬,且年长病人可能会因肠道动力不足而难以进行这项检查。另外,排粪造影的结果依赖操作者,可靠性较差。因此,应将排粪造影用作肛门直肠功能临床评估及测压评估的辅助检查,而不应将其作为唯一的检查手段。

排粪造影是将约 150 mL 的钡剂灌入病人的直肠内,并嘱病人行咳嗽及用力排便等动作。病人坐在一个特殊构造的便桶上,通过透视或录像观察钡剂排出的过程。在静息状态和排出钡剂的过程中评估包括肛门直肠角在内的肛门直肠结构,出现会阴下降不足(<1 cm)及肛门直肠角变化幅度小于正常值(<15°),则可诊断盆底协同失调。

诸如磁共振及动态 MR 排粪造影等检查可评估盆底总体解剖结构、括约肌形态和动态运动情况,因此可在避免辐射的情况下提供更有价值的信息。这些检查价格昂贵且不普及,而且与标准排粪造影相比,其额外临床价值尚不明确。

7. 腹部平片/CT

腹部平片不能帮助排除 HD,但仍需关注低度疑似病例,如中度难治性便秘且肛门直肠检查正常的儿童。若平片见远端肠梗阻征象(即直肠内气体减少或无气体,以及无神经节细胞区域近端的肠袢扩张),提示可能为 HD。在一些情况下,即使造影剂灌肠未见移行段,仔细检查腹部平片也可能发现上述梗阻征象。在做完钡灌肠后立即行 CT 平扫,可提供辅助诊断依据。

8. 结肠镜检查

结肠镜检查可识别肠道狭窄或闭塞性病变,还可用其进行活检取样和息肉切除。对于有以下情况的便秘病人,编者建议行诊断性结肠镜检查:①年龄超过 50 岁且未曾接受过结肠癌筛查的便秘病人,对于有结直肠癌家族史的病人,行诊断性结肠镜检查的年龄应更小。②合并有警示表现的便秘病人,警示表现包括直肠出血、大便隐血阳性、缺铁性贫血、体重减轻、梗阻症状、无明显原因而近期发生便秘、有结直肠癌或炎症性肠病家族史。③在行外科手术治疗便秘之前。

9. 直肠吸引活检

直肠吸引活检无需全身麻醉即可在床旁或门诊实施。活检取样应在齿状线上方 2 cm 处,避开正常存在的 1~2 cm“生理性神经节细胞减少或无神经节细胞”区域。另一份活检样本应在第 1 份样本近端取材。尽管在大部分婴幼儿中能够获取分析所需的足够组织,但在超过 3 岁的儿童中,足够组织获取率逐渐从 88%降至 70%,甚至 45%(青少年)。如果初始活检无法诊断(即未获取足够组织),可以进行再次吸引活检、活检抓取钳活检或在全身麻醉下行全层活检。

如果直肠活检显示神经节细胞缺如,可确诊 HD,前提是组织样本足够。支持 HD 的活检结果包括:神经纤维增生,黏膜肌层乙酰胆碱酯酶活性或染色增加,以及固有层钙视网膜蛋白免疫反应性纤维减少或缺如。神经纤维过度增厚可能在 8 周龄后才会出现。直肠活检结果正常几乎就可以排除 HD,但前提是从正确的部位获取活检样本,且样本至少含有少量黏膜肌层。因此,在≤3 岁的儿童中,直肠吸引活检诊断 HD 的敏感性和特异性高于造影剂灌肠和肛门直肠测压。

二、治疗目标

手术治疗的目标是切除病变结肠段,将正常肠段(巨结肠病人中即有神经节细胞的)下拉并在肛门近端吻合(图 9-5),以及保留肛门内括约肌功能。现有多种手术方法。这些手术方法的总体并发症发生率和远期结果相近。

传统手术是经腹会阴拖出术，分二期或三期进行，病人最初接受结肠改道造口以使扩张的肠道减压，之后再行根治性修复。然而，现在大多数中心实施一期手术，这种方法似乎并不会增加并发症发生率。腹腔镜辅助下和经肛门修复是常规操作，目前大部分中心首选这两种修复方式，而非开放性手术。这些方法的结局似乎与传统经腹会阴拖出术相当，此外，还能更早恢复完全肠内营养、减轻疼痛、缩短住院时间且瘢痕更小。一篇系统评价比较了完全经肛门直肠内拖出术和腹腔镜辅助拖出术，结果发现经肛门术式的手术时间更短，并且这两种手术的严重并发症发生率无差异，如小肠结肠炎、大便失禁和慢性便秘。根据内镜超声，经肛门手术病人的术后肛门内括约肌缺损发生率也更高(69% vs. 19%)。

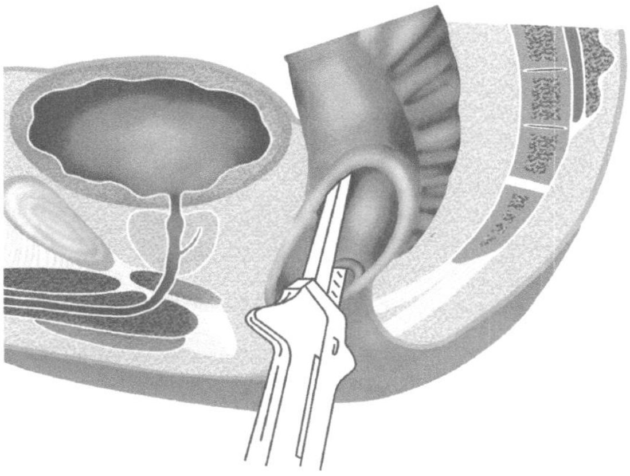

图 9-5 巨结肠术后吻合方法

(一) 常规开展术式：Duhamel 术

1. Duhamel 手术历史

Duhamel 医生于 1956 年在《儿外科技术》这一专著中详细描述了其发明的治疗 HD 手术方法。随着器械的进步，其手术难度下降，并得到推广。据一项调查显示，英国 62%的儿外科医生更喜欢应用 Duhamel 术治疗儿童 HD。对于成人 HD，Duhamel 术显然比其他手术方法更常用。

Duhamel 术的精髓在于“不用”而非切除直肠。按照目前最广为认可的病理生理理论，神经节细胞起源于神经嵴的神经母细胞从头向尾移行过程。该过程始于胚胎第 4 周，止于第 7 周。胚胎第 7 周时，神经嵴来源的细胞到达结肠远端。该段肠管无神经节细胞，因此无功能，从而导致 HD。这个理论得到了大部分标本病理结果的确认。因此认为近端结肠如回盲部神经节细胞数量和功能趋于可维持结肠蠕动的正常水平。Duhamel 术保留近端回盲部，将回盲部自直肠后方与肛管低位吻合，此回盲部便成为新的、有神经节细胞支配的代直肠，进一步将代直肠与原来直肠以切割闭合器打通，形成储袋状的新直肠。相较于其他手术方法，Duhamel 术其实简化了盆腔游离范围，无需过多盆腔游离，仅行骶前间隙游离。保留侧方血管及筋膜。

2. 改良 Duhamel 手术的 Z 形吻合

日本儿外科专家在改良 Duhamel 吻合的基础上进一步改进吻合技术，称为“Duhamel 手术的 Z 形吻合”(图 9-6)。

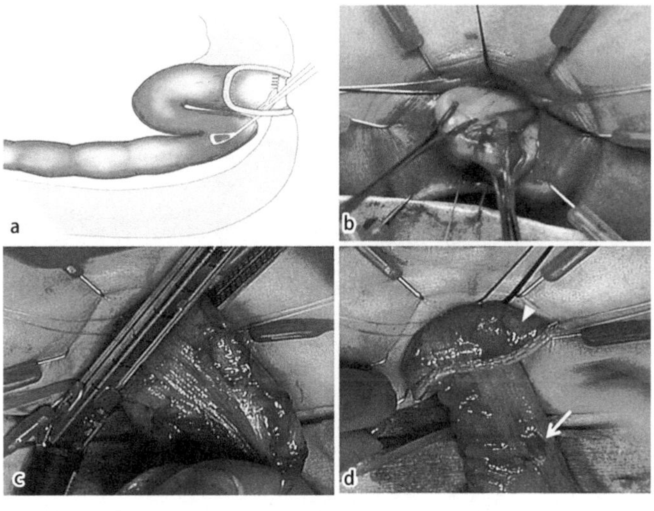

A

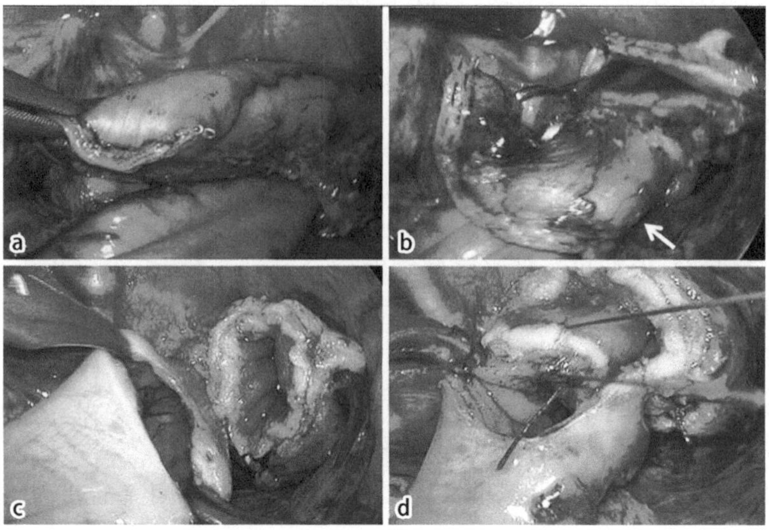

B

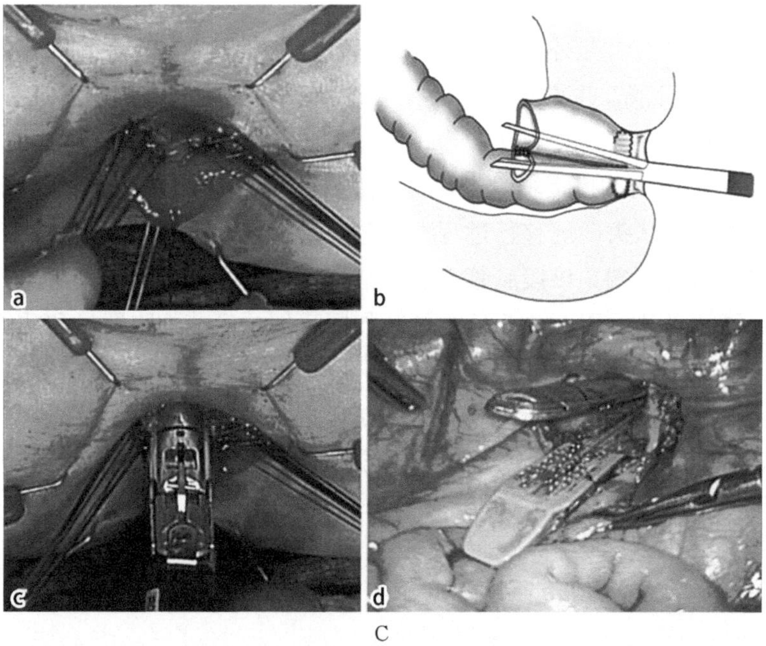

C

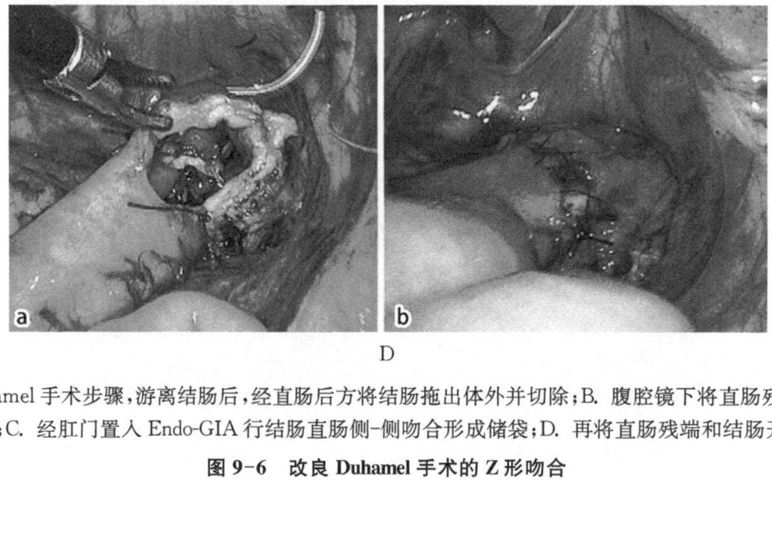

D

注：A. 同经典 Duhamel 手术步骤，游离结肠后，经直肠后方将结肠拖出体外并切除；B. 腹腔镜下将直肠残端打开，并在同样水平打开结肠肠腔，缝合牵引线；C. 经肛门置入 Endo-GIA 行结肠直肠侧-侧吻合形成储袋；D. 再将直肠残端和结肠开口处以可吸收线缝合

图 9-6　改良 Duhamel 手术的 Z 形吻合

（二）手术技术探讨

编者所在科室接诊 HD 病人均为成人 HD，至我科初诊时大部分为全结肠或大部分结肠扩张，合并不同程度肠梗阻。均予以行 Duhamel 术，视病人基本情况分期或者一期手术，手术以腹腔镜辅助为主，少部分为直接开腹手术。而吻合所用器械已经固定为借助吻合器械进行端-侧吻合及侧-侧吻合。

类似于 Hartmann 术，直肠离断位置选择在腹膜返折处，此处裸化肠管，腹腔镜下以可转弯 Endo-GIA 60 mm 及 45 mm 钉仓关闭离断直肠。大多数报道推荐尽量减少直肠残端的长度，直肠残端越短，术后发生大便淤积于储袋的概率越小，但是目前缺乏更多证据。在离断直肠之前，利用腹腔镜器械，先行游离乙状结肠、降结肠、横结肠、升结肠及回盲部后，进入骶前平面一直游离至转弯处，标志为肛尾韧带及肛提肌。此为逆时针游离法。

也可先行右半结肠游离，保护回结肠血管。借助腹腔镜器械，选择尾侧入路开始游离，向上内一直游离，特别注意将第六组小肠末端与后腹膜完全游离直到看见十二指肠水平部，便于最后行 Duhamel 吻合时减少系膜张力。顺时针需要离断的血管包括右结肠（副右结肠）血管、结肠中血管、左结肠血管、乙状结肠血管，可保留直肠上血管。

Duhamel 吻合的关键有二：一是吻合位置应尽可能低，最好在直肠后位于齿状线之上（Duhamel 医生最早描述的 Duhamel 吻合方式），目前对于吻合的位置仍有争议，各家报道位置不一，缺乏统一的高和低标准；二是吻合前确认系膜下无小肠穿过，所有小肠位于左侧腹腔或者系膜前。

（三）其他吻合方式

Swenson 术：外翻（前壁拖出）至肛门外缝合。

Soave 术：经腹黏膜外剥除重建直肠储袋。

（四）手术后并发症

HD 根治性手术后常见肠道功能异常，但病人生存质量通常良好。最常见的远期并发症是便秘、大便失禁和小肠结肠炎。大便失禁对生存质量的影响最大。存在 21 三体综合征或其他综合征的病人更可能出现便秘或大便失禁。与结肠受累范围较小的更常见 HD 相比，TCA 在根治性治疗前、后的合并症发生率和病死率明显更高。TCA 病人出现小肠结肠炎和不良功能结局（如术后大便失禁）的风险也明显更高。有些病人，尤其是有残余无神经节细胞肠段或狭窄形成的病人，可能获益于再次拖出术。

1. 便秘

10%～30%的病人在 HD 修复术后出现便秘或持续性梗阻症状，包括呕吐、腹胀、腹鸣、腹部膨隆和严重便秘。可能的原因包括：机械性肠梗阻（如狭窄）、持续性或获得性无神经节细胞症、结肠动力障碍（如肠神经元发育不良）、肛门内括约肌张力增加或者非特异性结肠动力障碍/憋便行为。诊断性评估通常包括：放射影像学造影检查以评估狭窄，直肠吸引活检以评估持续性无神经节细胞症，以及动力评估（如不透射线标志物检查）。

美国小儿外科协会发布了 HD 患儿术后梗阻症状的治疗指南。如果怀疑肛门内括约肌张力增加，尝试注射肉毒素也许会有帮助。在许多病例中，梗阻症状会随着时间逐渐改善或消失。

2. 小肠结肠炎

尽管实施了手术修复，HAEC 仍是术后并发症和偶尔死亡的主要原因，其术后发生率高达 45%。HAEC 通常在修复手术后第 1 年内发生。HAEC 也更常见于长段型 HD，尤其是 TCA。

吻合口狭窄病人发生 HAEC 的风险可能增加，提示肠道瘀滞可能参与其发病过程。如果切除的结肠有炎症的组织学证据，拖出术后更可能出现 HAEC。长段型 HD 病人的 HAEC 风险也增加，尤其是 TCA 病人；与存在直肠乙状结肠病变的病人相比，这类病人抓挠引起肛周皮肤破损、电解质紊乱和吻合口瘘的风险也增加。术后随着时间的推移,这些问题的风险逐渐下降。一些报道显示 HAEC 与后续发生克罗恩病相关。

3. 大便失禁

术后早期常见腹泻和大便失禁,但会逐渐缓解。原因可能是结肠切除术后水分吸收表面积减小和肛门括约肌功能障碍。后者可能由拖出术时肛管和肛门内括约肌损伤导致。大部分病人的肠道功能会改善,随着年龄的增加,大便频率和控便能力都会有所改善。大部分病人在术后 6 个月内排便频率快速下降,而在随后的几年中下降速度会变慢。

长期随访显示 75%～95%病人每日大便次数可达到 5 次或更少。一些病人可能会出现持续的便秘和大便失禁。一项长期研究中,42%的病人偶尔大便失禁,12%的病人频繁大便失禁。大多数唐氏综合征合并 HD 的病人会有长期的肠道功能紊乱(大便失禁、复发性小肠结肠炎),一些病人需要再行永久性结肠造口术。全结肠型 HD 病人更易出现大便失禁,但大多数 HD 病人的疾病特异性生存质量往往会逐渐改善。

4. 泌尿系统和性功能

据报道,HD 手术后可出现泌尿系统和性功能并发症,尤其是尿失禁和阴茎勃起功能障碍。一项研究表明,这些并发症在 HD 病人中并不比匹配对照者中更常见。但还是要谨慎,因为泌尿系统和性功能障碍可见于其他盆腔手术后,且这些问题可能在手术数年后才被发现。需要前瞻性研究来证实 HD 病人的泌尿系统和性功能结局。

(五) 手术难点

1. 微创手术进行结肠次全切除

尽管微创外科已经取得长足发展和进步,全腔镜下行结肠次全切除对胃肠外科医生来说仍然是一个挑战,便秘巨结肠病人在做确定性结肠次全切除前常有多次肠道手术史,腹腔粘连使得腹腔镜结肠次全切除变得更加复杂和困难。分离粘连肠段可考虑以剪刀锐性分离,不过剪刀锐性分离会造成出血、渗血,宜用电凝棒以柔凝模式止血,保持视野清晰。

2. 升结肠和直肠肛门低位吻合(Duhamel 吻合)

不同于直肠结肠端-侧吻合,Duhamel 吻合要求吻合口尽量靠近齿状线之直肠后壁,通常保留直肠下段以利于行 pouch。这就要求吻合杆穿刺时必须尽量将吻合杆尾部抬高,这样才能在后壁尽量靠近齿状线穿刺,击发吻合器前须辨认系膜血管处于自然状态,自系膜根部向下观察确保系膜无扭转。而这一切随着微创外科的发展,目前已经可以在全腔镜下完成。

3. 全身情况对手术方式选择的影响

对于中毒性巨结肠、完全梗阻病人,分期手术是最合适的选择,手术方式宜以开腹手术为主。

三、实例和体会

(1) 病人在做确定性结肠次全切除前,因肠梗阻于升结肠行结肠袢式造瘘术。手术当中不仅要分离粘连,还须特别注意保护回结肠血管,避免损伤升结肠。

(2) Duhamel 吻合强调会阴组手术医生和腹部组手术医生默契配合,一般只有一次吻合机会,必须尽量将吻合口做得足够低,才能保证病人日后有满意的排便功能。吻合时因直肠侧韧带未行游离,术野暴露较为困难,助手钳子的合理牵拉极为重要,一般是助手左手钳钳口张开向膀胱顶起病人直肠右侧侧韧带,而右手钳钳口张开顶起直肠左侧侧韧带。这样的暴露方法能够充分暴露骶前间隙,清楚显露直肠后吻合器穿刺点。

(3) 腹腔镜结肠次全切除涉及腹腔内四个象限操作，需要根据情况进行体位变化，体位变化能借助重力的作用使得肠管垂向一侧，便于显露术野。应用马镫型腿架有助于根据需要调节体位，特别是双下肢的摆放有利于手术的连续性。例如，结肠次全切除先处理右半结肠，顺行处理横结肠，故而手术前摆成大字位，而乙状结肠、直肠的处理则需摆改良结石位。马镫型腿架在此术式的应用只需要巡回护士在台下调整腿架关节即可快速完成。

(3) 便秘或者巨结肠的结肠次全切除手术与结肠肿瘤根治术不同，无需根部离断责任血管及清扫淋巴结，仅需充分游离肠管，因此采取外侧入路将结肠自侧腹膜向中心翻转，再以 Ligasure 等能量设备沿着肠壁内侧行切割闭合，有效止血及离断，往往事半功倍。

四、外科治疗进展

1948 年，Orvar Swenson 医生实施第一例 pull-through 手术，该术式此后成为手术治疗儿童 HD 的确定性术式。目前对于儿童 HD 病人进行确定性手术的时机还未达成共识，部分医学中心主张一旦诊断尽快进行手术，另外一种声音则主张进行保守治疗，如灌肠等，等待婴儿长大到一定年龄再实施手术。

pull-through 手术主要包括切除病变肠段（无神经节肠段），并分期或者一期将剩余健康肠段与肛门吻合。基于此目标而发展出多种手术方式：Soave 术、Swenson 术和 Duhamel 术。腹腔镜、机器人辅助等作为新的技术手段适用于非全结肠扩张型（短段 HD），术前可充分减压及清洁肠道。

目前发表的文献表明，Duhamel 术后便秘的发生率较 Soave 术和 Swenson 术低，大便失禁发生率在这几种术式中相似。比较各种方法的优劣成为目前 HD 病人以手术为主的综合治疗的重要内容，但是目前仍然缺乏随机对照试验及令人信服的证据。

便秘及 HD 都属于良性疾病，病人手术治疗后的生活质量是外科医生要重点关注的内容。有一部分病人即使做了 pull-through 手术，切除了神经节细胞缺乏的肠段，但是便秘、大便失禁及肠炎症状仍然非常严重，Joseph M 等人在《新英格兰》杂志发表了关于 HD 病人外显子测序的长文，有望通过基因分型预测这一部分预后不良病人的术后并发症。除了术后排便困难，HD 相关肠炎、储袋炎也不容忽视，目前有学者发现肠道微生物组可作为预测肠炎的重要工具，具有较高的特异性和敏感性。

HD 是新生儿肠梗阻的常见原因，成人 HD 罕见。出生后几日内就有症状的新生儿通常表现为胎粪排出困难、腹部膨隆、呕吐（可能呕吐胆汁或粪便成分）和其他肠梗阻征象。HD 儿童很少需要尽快手术，即使出现急性肠梗阻或 HAEC。有急性肠梗阻症状的新生儿和婴儿及所有出现 HAEC 的儿童，都应通过静脉输液、胃肠减压、广谱抗生素、一日 2 次直肠灌洗及每日直肠指诊来缓解和稳定病情。一旦病人病情稳定，应进行全面的诊断性检查，包括对比剂灌肠和直肠活检，以确诊 HD。不过需要注意，在 HD 病人中，直肠操作（直肠指诊或直肠灌洗）偶尔会过于有效地降低肠道压力，以至于对比剂灌肠结果看起来是正常的。大部分病例可在等待对比剂灌肠和直肠吸引活检结果的同时，通过胃肠减压和直肠灌洗进行非手术治疗。极少数情况下梗阻无改善，则需手术。先天性巨结肠相关性小肠结肠炎（HAEC）是 HD 最严重且可能致死的并发症。其可发生在手术之前（术前 HAEC）、术后早期或者根治性修复术后很长时间（术后 HAEC）。小婴儿和唐氏综合征病人发生 HAEC 的风险增加。HAEC 病人通常表现为爆破样恶臭腹泻、发热、呕吐、腹痛和腹部膨隆，有时出现直肠出血和休克。轻症病人可能被误诊为胃肠炎。因此，若确诊 HD 的儿童出现提示胃肠炎的症状，均应考虑 HAEC。X 线片显示肠梗阻的特征，包括气-液平面和肠袢扩张、水肿。极少数对上述治疗无反应的病人可能需要尽快手术，通过结肠或回肠造口使粪流改道。若存在复发性小肠结肠炎，应怀疑机械性肠梗阻或无神经节细胞肠段残留。通过术前稳定病情和充分确诊，可采取一期根治性拖出术治疗新确诊病例，而非结肠改道造口。少数 HD 新生儿的临床表现不能通过非手术措施缓解。若腹部膨隆和压痛持续存在，并且平片显示持续性肠道扩张，尤其是盲肠和升结肠，则需行外科手术来缓解梗阻和预防穿孔。一般都需要进行结肠或回肠改道造口，最好根据冷冻切片病理结果指导手术，通过确认是否存在神经节细胞来定位移行带。梗阻未能得到缓解也是 HAEC 的主要原因。

HD 根治性手术前出现 HAEC 的婴儿应先稳定病情，然后手术切除无神经节细胞肠段。HAEC 的处理方法包括容量复苏和静脉给予抗生素，应给予能覆盖需氧菌和厌氧菌的广谱抗生素。除非存在肠缺血或明确的肠穿孔，或者非手术治疗未能改善病情，否则一般不需要行急诊手术和结肠/回肠改道造口。对于初次结肠切除前发生 HAEC 的 HD 病人，传统治疗方案是，一旦病情稳定且诊断明确，立即进行结肠或回肠改道造口，以便日后进行根治性修复术，通常不切除无神经节细胞肠段。然而，目前的治疗趋势是使用上述非手术措施来缓解和稳定症状，以便能进行一期根治性修复术。若存在肠缺血、明确的肠穿孔或使用非手术措施未能改善病情，则需要手术切除和结肠造口；其中，非手术措施包括胃肠减压、静脉给予抗生素和直肠灌洗。术后 HAEC 通常可以经抗生素和直肠灌洗有效治疗，很少需要手术。对于复发性或难治性术后 HAEC 病人，应评估有无机械性肠梗阻或有无神经节细胞肠段残留。疑诊或轻度 HAEC 病人应口服补液和口服甲硝唑，联合或不联合直肠灌洗。确诊或中重度病人通常应住院治疗，给予口服或静脉补液、甲硝唑、广谱抗生素及用生理盐水经直肠导管反复灌洗直肠；这样可以给结肠减压，且往往能降低疾病严重程度。一些症状相对较轻的病人有时可在门诊接受甲硝唑治疗，但需要密切随访。一些专家主张在术后 6 个月内对 HAEC 风险增加的 HD 婴儿常规进行直肠灌洗，例如有 21 三体综合征、长段型 HD 或既往 HAEC 发作的婴儿。虽然该方法尚未普及，但一些支持它的研究显示，直肠灌洗有助于预防 HAEC。在一项研究中，与历史对照相比，手术修复后直肠灌洗 6 个月显著降低了 HAEC 的发病率和严重程度。还有人提出了肛管扩张方案，其依据是预防术后吻合口狭窄或许可以降低 HAEC 及慢性便秘的发病率。然而，一篇 Meta 分析认为，常规肛管扩张并不能降低术后狭窄和 HAEC 的发病率。因此，常规肛管扩张作为术后预防措施的价值仍不清楚。

肠扭转是既往未确诊的短段型 HD 病人的罕见并发症，与充满胎粪或粪便的扩张结肠段发生扭转相关。临床表现与其他原因导致肠扭转的病人相似，包括腹痛、腹部膨隆和呕吐。其在既往未确诊的短段型 HD 儿童和成人中有报道，偶尔见于婴儿。肠扭转通常累及乙状结肠，有时累及横结肠或盲肠段。其与充满胎粪或粪便的扩张结肠段发生扭转相关。乙状结肠系膜的活动度过大也可能发挥一定作用。在一项研究中，11 例因肠扭转而就诊的连续儿童病人中有 2 例存在 HD。若儿童出现不明原因的结肠扭转，应怀疑 HD。对比剂灌肠可以确诊，也可能整复扭转的肠管。在病情稳定的病人中，整复肠扭转的初始方法包括对比剂灌肠或结肠镜操作联合直肠置管。应予以静脉补液和抗生素治疗。如果整复不成功、有腹膜炎的体征或者怀疑存在肠坏死或穿孔，则需手术。

（尹　路　吴小材）

第十篇
腹膜后肿瘤

第一章 腹膜后肿瘤概述

一、概述

原发性腹膜后肿瘤的发病率很低，国外报道该区域肿瘤占全身肿瘤的0.07%～0.20%。腹膜后肿瘤的起源多样，病理分类复杂。腹膜后肿瘤主要来自腹膜后间隙的脂肪、疏松结缔组织、筋膜、肌肉、血管、神经、淋巴组织及残留的胚胎组织等，不包括原在腹膜后间隙的各器官（大部分十二指肠、胰、肾上腺及输尿管等）的肿瘤。腹膜后肿瘤并不少见，有良性和恶性两大类。恶性肿瘤占60%～80%，其中常见者有脂肪肉瘤、纤维肉瘤、平滑肌肉瘤、神经纤维肉瘤及恶性淋巴瘤等，少见者有恶性纤维组织细胞瘤（malignant fibrous histiocytoma）、黄色肉芽肿等。良性肿瘤中，以神经纤维瘤、畸胎瘤等为常见。一般而言，腹膜后肿瘤中，囊性者常为良性，实质性者多为恶性。临床上常说的腹膜后肿瘤通常情况下仅指原发性腹膜后肿瘤，其多数属于软组织肿瘤，占后者的15%。原发性腹膜后肿瘤临床上较为少见，在恶性肿瘤中占比不及1%。腹膜后肿瘤中恶性肿瘤占80%，最常见间叶组织来源的肉瘤，占42%。

腹膜后肿瘤起初因无明显症状，病人就医常较晚，不少病人就诊时肿瘤已侵及邻近器官或重要血管。常见症状有腹胀、腹痛、腰背痛和腿痛等，厌食和发热多见于肿瘤有广泛浸润的病例。B超、CT及MRI、血管造影等对腹膜后肿瘤的形态、大小及其与附近一些组织、器官的关系能够比较清楚地显示，因此对肿瘤的定性、确定范围和鉴别诊断有较大帮助。最后诊断有赖于剖腹探查及病理检查。外科手术切除是本病的主要治疗方法。

腹膜后肿瘤全切除的概念是指完整切除肿瘤组织及其潜在浸润结构，达到R_0切除的标准。腹膜后肿瘤广泛切除是指在切除腹膜后肿瘤的同时，将与其紧密粘连无法分离的器官或组织一并切除。良性肿瘤应尽量将其完全切除。如肿块较大，不能完全切除者，也可考虑做包膜内切除术，以缓解对胃肠道、泌尿道或血管、神经的压迫。恶性肿瘤如无远处转移，应争取做广泛切除，但也不宜强行切除，以免造成术中难于控制的广泛渗血或大出血，以致危及生命。

因腹膜后肿瘤常难以早期诊断，治疗困难，所以疗效较差，至今仍是腹部肿瘤外科诊治难度较大的一类肿瘤。腹膜后肿瘤位于腹膜后间隙，常见为软组织肿瘤，但也包括胚胎、生殖泌尿系统残留组织来源的肿瘤，也有源于交感神经系统的肿瘤，如神经母细胞瘤、嗜铬细胞瘤及神经节细胞瘤。国内外大宗病例分析和个案报道表明，腹膜后肿瘤的病理性质以恶性者较多，约占2/3。在恶性肿瘤中，又以各种软组织肉瘤最多见。腹膜后肿瘤由于体积较大，常造成周围解剖结构变异并累及邻近器官，导致术中难以确定其切除边界，因而很难施行广泛的切除手术，难以控制的局部复发是主要致死原因。腹膜后肉瘤完全切除率多在50%～75%，完全切除者5年生存率达54%～64%，未完全切除者仅8%～17%。最近有文献报道完全切除率＞90%，5年生存率＞70%。迄今辅助治疗的疗效不肯定。

腹膜后间隙位置深在、解剖关系复杂，涉及许多重要器官。要进行腹膜后肿瘤切除手术，首先必须熟悉腹膜后间隙的解剖结构。腹膜后间隙上达横膈，下至盆底，两侧达第十二肋尖端到髂嵴中点的垂直线处，其间隙内含有的器官内容物包括胰、肾、输尿管、肾上腺、部分十二指肠、交感神经干和节、脊椎神经、精索或卵巢血管、腹主动脉和下腔静脉及其分支，以及淋巴结、淋巴管、脂肪、纤维结缔组织等。腹膜后肿瘤可紧邻或压迫、包裹、侵犯上述组织器官，因此不仅要熟悉腹膜后间隙的正常解剖关系，更要充分估计腹膜后肿瘤所致的腹膜后间隙内重要器官的移位，尤其要明确主要血管如腹主动脉和下腔静脉及其分支、肠系膜上动静脉等大血管的解剖方位的变化，以最大限度地减少手术损伤。

二、病因

原因不明，主要来源于腹膜后间隙的脂肪、疏松结缔组织、筋膜、肌肉、血管、神经、淋巴组织及胚胎残留组织。

三、肿瘤类型

发生于腹膜后的软组织肿瘤以脂肪肉瘤最为常见，其次为平滑肌肉瘤，其他一些较为常见的肿瘤类型包括多形性未分化肉瘤（旧称恶性纤维组织细胞瘤）、副神经节瘤（嗜铬细胞瘤）和恶性间皮瘤等。腹膜后肿瘤发病率虽低却涵盖了数十种组织学类型和生物学行为各异的肿瘤，加之解剖结构特殊和瘤体巨大，给相关治疗决策的制订及实施提出了更高的学术和技术要求，也给相关的医疗机构在专家团队、仪器设备、诊疗模式等临床和科研各方面提出了更高要求，为保证医疗质量和安全，建议病人到有经验的大型诊疗中心就诊。由于继发性腹膜后肿瘤的诊断和治疗需参照原发病灶的情况，这里不再一一描述。

四、临床表现及诊断

1. 临床表现

腹膜后间隙的解剖范围广、部位深，组织结构复杂，肿瘤种类繁多。由于早期肿瘤体积小，且腹膜后肿瘤位置深，除少数具有内分泌功能肿瘤外，通常情况下早期并无明显的症状体征。随着肿瘤的不断生长，根据其发生的部位、生长速度、与邻近组织器官的关系和病理性质等，会出现一系列不同的症状。当病人感觉腹部胀满或者摸到腹部包块时，肿物往往已经非常大。而到了后期，病人表现出的临床症状也不典型。例如压迫肠管导致的消化道梗阻，引起病人的腹胀及恶心、呕吐，或肿瘤坏死、出血导致的发热，病人无法进食导致的消瘦或恶液质等情况，与其他恶性肿瘤的晚期表现并无本质区别。仅少数有功能的肿瘤由于分泌一些激素，可以影响血压或者血糖等。因此，腹膜后肿瘤在临床上以压迫性表现、占位性表现、毒性反应性表现和内分泌功能紊乱性表现为主。

（1）压迫性表现

病人主诉的首发症状一般是胀、酸、麻、痛，这是由脏器受压和肿瘤累及血管、神经等引起的。腹胀、腹痛是最常见的症状。胃肠道受压可引起进食后不适、恶心，严重者呕吐。肿瘤压迫会出现肛门排气和大便不畅感，严重者会有排便困难、次数增多、大便变形及里急后重下坠感。压迫膀胱后有下腹膨胀及小便不畅、尿急、尿频、尿潴留等。巨大肿瘤压迫大血管，影响下肢的静脉和淋巴回流，可出现腹壁、会阴部和下肢静脉怒张，严重者会引起下肢和会阴部肿胀、沉重感。肿瘤所产生的毒素也会影响肠道的正常蠕动，从而加重腹胀不适。如肿瘤累及门静脉系统，影响了腹腔内脏器的静脉回流，也会产生大量腹水，腹胀感会更严重。酸的感觉往往出现在腰部、臀部和下肢。腰酸是肿瘤本身的重量及其压迫腰椎神经引起的。肿瘤压迫肾脏和输尿管引发肾盂积水，会加重腰部酸胀感。麻木和疼痛的感觉除了一部分腹膜后神经源性肿瘤，如神经鞘瘤本身的刺激外，其他组织来源的巨大肿瘤都会引发，这是由于肿瘤压迫或侵犯附近神经根，甚至破坏附近骨质的缘故。麻木和疼痛只是程度的不同，这些感觉可延伸到肾和下肢。

（2）占位性表现

腹部肿块和盆腔肿块是主要占位表现，多因肿瘤压迫不适而发现，或体检时发现，或行其他腹腔手术时偶然发现。在儿童也多为其亲属或就医体检时发现。盆腔腹膜后的脂肪源性和神经性肿瘤可能穿出坐骨大孔、闭孔及腹股沟韧带和坐骨直肠窝向外生长；囊性畸胎瘤还能穿破骶尾骨向外溃破形成溃疡或窦道，久治不愈。经肛门指检会发现溃疡和窦道来自盆腔肿瘤。

（3）毒性反应性表现

巨大肿瘤的代谢产物和肿瘤坏死组织产生的毒素，直接危害着机体，会引起全身发热；消化系统功能紊乱影响着消化和吸收，也会引起全身营养不良；泌尿系统的排泄障碍更易继发尿毒症，再加上肿瘤本身的大量消耗，致使病人日渐衰弱。

（4）内分泌功能紊乱性表现

有时低血糖是巨大肿瘤的首发症状，在临床并不少见。阵发性高血压是位于腹膜后肾上腺髓质嗜铬细胞瘤的一种特有症状。化学感受器瘤也会导致高血压。

2. 体征

腹部肿块是主要体征。这种肿块一般不易推动。体检可采用双手触诊法轻触肿块，忌重压，以免引起触瘤内出血。可通过膝胸卧位了解肿瘤是否活动。对腹膜后肿瘤，特别对盆腔腹膜后肿瘤应常规行直肠指检，了解肿瘤是否向盆腔侵袭性生长，是否压迫直肠，对判断手术切除的可能性很有帮助。

3. 诊断

（1）X线

腹部X线平片对诊断腹膜后肿瘤无特异性，但可协助诊断。脂肪肿瘤通常表现为局限性可透X线的肿块。对于畸胎瘤及神经母细胞瘤，腹部X线平片偶可发现其中的钙化物质，如牙齿、骨骼等。腹部X线平片如显示肾影移位、腰大肌影消失及胃泡变形，提示有腹膜后病灶。侧位、斜位片可协助确定腹膜后肿瘤的位置、肾脏的形状及位置改变。

（2）胃肠钡剂检查

胃肠钡剂检查对腹膜后肿瘤的诊断缺乏特异性，但有一定的定位价值，可显示胃肠道受侵犯或移位等征象，胃肠钡剂检查对判断肿瘤是否涉及胃肠道本身很有帮助，可帮助排除原发于肠道的病变，判断腹膜后肿瘤的部位。通过胃肠钡餐或钡剂灌肠检查，胃肠道解剖相对固定部分如胃附着部、十二指肠球降部、十二指肠空肠曲、肝脾曲、升降结肠与腹后壁连接部，易在钡造影片上显示非特异性移位。

（3）泌尿系造影术

静脉肾盂造影（intravenous pyelography，IVP）是诊断腹膜后及盆部肿瘤的基本检查项目之一，可显示肾、输尿管或膀胱的受压、移位、浸润或尿路本身的病变，并可了解两侧肾功能。造影可见肾脏向内或向前移位、肾门转向前、肾盂或输尿管受压积水等征象。恶性肿瘤可引起输尿管扭曲、移位和梗阻，良性肿瘤多数仅见输尿管移位，扭曲和梗阻少见。如因过敏不能使用造影剂时，应采用放射性核素（肾图）检查，以判断肾功能并确定是否有泌尿系统梗阻。

（4）血管造影术

血管造影术已被认为是腹膜后肿瘤重要的检查方法，多在CT不能确定血管内侵犯情况时用此方法，在计划手术方案或行术前介入化疗时颇有价值。

（5）B超检查

B超诊断腹膜后肿瘤的意义在于：①能显示肿块的位置、大小、数目、实体或囊性，以及与周围脏器的关系；②鉴别腹腔内肿瘤和腹膜后肿瘤，可显示临床上尚不能触及的肿瘤；③B超引导下细针穿刺细胞学检查或活检术能明确肿块性质或组织学类型；④B 超这一无创伤性检查方法还可用于腹膜后肿瘤病人术后的长期随访。

(6) CT 扫描

CT 是腹膜后肿瘤术前最有用的影像学检查。它可用于发现腹膜后肿瘤、判定肿瘤特征、分析肿瘤来源，具有较强可靠性，可发现直径 2 cm 以上肿瘤的部位、形态、数目、密度、边界等，能明确显示肿瘤侵犯周围脏器的程度、周围脏器和血管的移位情况，以及腹膜后淋巴结肿大情况。增强 CT 可以显示主要血管、输尿管位置。对于腹膜后肿瘤术后病人的随访，CT 亦被列入常规。腹膜后肿瘤缺乏特异性的影像学征象，定性诊断存在一定的困难，以下征象常提示恶性病变：①发现肿瘤邻近组织与血管受侵，以及远处器官和淋巴结转移情况。②肿瘤边缘不规则，与周边器官分界不清，周围器官与肿瘤接触面出现异常密度，提示邻近器官受累，恶性肿瘤可能性大。③肿瘤直接侵犯致骨质破坏或其他部位出现转移灶。④肿瘤不均匀强化，显示血供丰富，多为恶性肿瘤。

(7) MRI 检查

MRI 属目前诊断腹膜后肿瘤的最佳方法。其图像清晰，特别适用于腹膜后肿瘤的术前检查。与 CT 一样，MRI 能显示肿瘤内出血、积液、组织坏死和水肿等特性。此外，MRI 还能够确定肿瘤范围并判断神经血管束受累情况。

(8) 穿刺细胞学检查

穿刺细胞学检查对腹膜后肿瘤术前诊断颇具价值，尤其在怀疑腹膜后肿块为淋巴瘤等不需外科处理的肿瘤时，穿刺病理诊断可为其治疗提供依据。术前细针穿刺细胞学检查可鉴别腹膜后肿块的良恶性及病理类型，从而协助外科医生确定手术的意义，制订手术方案。细针穿刺细胞学检查应由经过专门训练的病理医生完成，一般需在超声引导下或 CT 定位下穿刺。活检通常主张采用粗针穿刺，以便获得足够的组织样本，进行病理及免疫组化分析，甚至基因检测确定是否有合适的靶向治疗。

(9) 病理诊断

若病人无法行细针穿刺活检，那么对腹膜后肿块施行腹腔镜直视活检也是可行的诊断方法。通过术中冰冻检查，明确肿瘤性质，对确定手术方案等有重要意义。

(10) 实验室检查

由于腹膜后肿瘤多数为间叶组织来源，而非上皮来源，因此即便是恶性，也很少引起常见的上皮类肿瘤标志物(如癌胚抗原等)的升高，临床上缺乏特异的肿瘤指标。少数神经内分泌来源的肿瘤可以引起一些标志物的升高(如神经母细胞瘤表达神经元特异性烯醇化酶等)，但其准确性仍缺乏足够的依据。此外，一些有功能的腹膜后肿瘤可以引起生化及一些激素水平的改变。比如嗜铬细胞瘤可分泌儿茶酚胺，此时应检查病人尿液中香草基杏仁酸(vanillylmandelic acid，VMA)的排泄量，如高于正常值则有诊断价值。对胚胎源性恶性肿瘤者，甲胎蛋白(alpha fetoprotein，AFP)含量的高低对于该肿瘤的诊断、手术彻底性的判断及随访中是否复发，推测预后等有很大价值。巨大的腹膜后肿瘤往往会出现低血糖症状，测定血糖并加以控制有利于手术前后的处理。

尽管腹膜后肿瘤仅依靠临床症状和体征很难明确诊断，但是由于瘤体较大，根据增强 CT 或 MRI 做出定位诊断并不难。而决定预后的定性诊断很难通过术前临床和影像学表现做出判断。病理诊断作为定性诊断的金标准，往往在手术后或者穿刺后才能获得，并据此制订下一步的治疗策略。

第二章 腹膜后肿瘤的治疗

一、手术治疗

1. 适应证

(1) 凡诊断为腹膜后肿瘤而瘤体不是太大、基底不宽，且尚未固定者，可以行手术探查。

(2) 初次探查未能切除的肿瘤，如在探查后经放疗或化疗，肿瘤明显缩小并估计有可能切除者，可以再次手术探查。

(3) 腹膜后肿瘤手术切除后复发，若尚能移动且无禁忌证，也可争取二次手术切除。

2. 禁忌证

(1) 高龄、全身衰弱，不能耐受手术者。

(2) 有心、肺疾病伴严重功能障碍者。

(3) 远隔部位确定有肿瘤转移者。

(4) 有大量血性腹水者。

(5) 肿瘤巨大，且粘连固定者。

3. 术前准备

腹膜后肿瘤术前必须做周密准备，以应对术中和术后可能出现的各种情况。首先要与病人和家属充分沟通，告知手术危险性及切除的可能性、手术后再发的可能性，使病人和家属了解此手术属高风险手术。充分的术前准备包括如下内容。

(1) 根据肿瘤大小、性质及其与大血管的关系，准备足够的血液。通常需备 2 000～3 000 mL 血液，但对于巨大、复发、复杂的腹膜后肿瘤，应有 3 000～5 000 mL 的储备血。建立大静脉通道，多采用上肢及颈静脉，可进行中心静脉压测定。术中要进行有创动脉压监测。

(2) 静脉肾盂造影，了解双侧肾功能及输尿管移位情况。因为有时需合并切除一侧肾脏。对输尿管可能移位较重的病例，术前应放置输尿管导管，以防术中损伤。

(3) 术前行选择性动脉造影可以了解肿瘤血供情况，并可进行栓塞，使肿瘤缩小，再行手术。做磁共振血管造影或动脉数字减影血管造影可以了解肿瘤血管情况，估计粗大肿瘤血管的解剖位置，以便术中控制这些血管，减少出血。

(4) 肠道准备同大肠手术前准备。可用庆大霉素、甲硝唑等药物。盆腔腹膜后肿瘤在女性病人应行阴道清洁准备，因术中可能伤及阴道而需要切除和修补阴道。

(5) 血管准备包括备好血管手术器械和人造血管，以便在重要血管受累或受损时做修补或移植用。

(6) 术前禁食，放置胃管，并行胃肠减压。纠正病人的营养状况，补充维生素 K 及其他微量元素。

(7) 对于有功能的肿瘤如神经母细胞瘤及嗜铬细胞瘤术前行相关激素水平检查。如怀疑为嗜铬细胞瘤，应于术前服用苯卡胺 10 mg，每日 2 次，逐步增加到 30～40 mg，每日 2 次，也可根据血压变化调节药量，服药 2 周后手术。

(8) 申请术中冷冻切片检查。

4. 麻醉和体位

不需开胸者，选择持续硬膜外麻醉较好，但应做好气管内插管准备，以备开胸的需要。

5. 手术基本原则及要点

1) 腹膜后肿瘤切除术手术基本原则

外科手术是治疗原发性腹膜后肿瘤最重要的手段。其原则是争取完整、整块切除肿瘤，包括周围受累的组织和器官。所以手术前应做好细致全面的影像学检查，如 B 超、CT 扫描、MRI，甚至选择性血管造影，以准确判断肿瘤大小、边界，与周围组织、器官的关系，使术者能在手术前制订正确的手术方案，并且对手术的难度有充分的评估。由于手术切除肿瘤的边界不够完整，而导致的局部复发很常见；若能整体切除，肿瘤局部复发率可控制在 15%以下。尽管腹膜后肿瘤大体观可完整切除，甚至病理切片切缘无肿瘤残存，但仍存在很高的复发率，尤其是恶性腹膜后肿瘤。文献报道复发率高达 49%～88%，复发中位时间为 1.3 年。因此，外科医生面临许多腹膜后肿瘤治疗问题。近年来，随着认识的提高，更多的学者主张对腹膜后恶性肿瘤行间室切除(compartment resection)，以达到更好的根治效果。文献报道，采用这种更广泛的切除，可以使切除后的 5 年复发率从 50%降低到 20%，5 年生存率达到 70%以上。

一般认为单纯手术切除不加辅助治疗，应在肿瘤四周至少 1 cm 切除肿瘤，而配合辅助放疗，可在肿瘤四周 0.5 cm 范围切除肿瘤。保证巨大腹膜后肿瘤完整切除成功的要点，是做一个足够大的腹部切口，创造一个暴露良好的术野、找到一个正确的手术解剖间隙、对手术中出血及应急处理有一个充分的思想准备、制订一套完善合理可变的肿瘤切除方案，包括可能切除的脏器和血管及重建方案。最后术中需维持麻醉深度平稳，并实施心脏、血压、呼吸监测。腹膜后肿瘤发病隐蔽，生长缓慢，临床出现症状时，肿瘤多较巨大，累及重要器官和血管时给手术分离和切除带来困难，经验不足的医生往往不能选择合理的手术入路，肿瘤累及血管时即放弃手术。

编者团队的经验是腹部正中切口利于上下延长，根据需要切口可从剑突至耻骨联合，必要时加做左右横切口，甚至做腹部大十字切口，充分显露术野，以免给深部操作带来困难；或在视线不清的情况下盲目操作，导致误伤、大出血等并发症。位于盆腔的腹膜后肿瘤，若肿瘤体积巨大，肿瘤四周无足够的空间供术者解剖游离，有时需要切开耻骨联合，使肿瘤有松动的余地，利于术者解剖肿瘤四周间隙，缩短手术时间，减少术中出血。罗成华教授在处理许多巨大盆腔腹膜后肿瘤时，应用此法解剖游离肿瘤，使许多难度极大、在外院放弃手术的病例得以成功切除。

腹膜后肿瘤手术时应选择正确的入路。位于腹部右侧的肿瘤，应经升结肠外侧腹膜切开，将升结肠连同其系膜分开翻向内侧，沿此间隙解剖游离肿瘤四周；位于腹部左侧的肿瘤，应切开降结肠外侧腹膜，从此间隙解剖分离肿瘤，应避免从肿瘤表面直接切开腹膜，以免损伤结肠系膜血管，破坏肠管血运，导致不必要的肠管切除。位于盆腔的腹膜后肿瘤，若肿瘤位置很低，如骶前畸胎瘤、脂肪肉瘤或神经源性肿瘤，可经骶尾部切口入路或腹骶联合切口入路。有些骶前恶性神经肿瘤、恶性畸胎瘤侵犯骶椎，此时应将受侵的骶尾骨一并切除；一般切除至第三骶椎是安全的，若要切除第二骶椎以上，将影响骨盆的稳定性。巨大腹膜后肿瘤整块切除有时很困难，为了手术能安全进行，需要分割切除。如盆腔肿瘤空间狭小，难以暴露，肿瘤巨大基底与重要大血管相连，这时采用肿瘤分块切除，才有可能在直视下处理肿瘤与重要血管或重要脏器的关系，才能保证手术安全，使这些原来认为不能切除的肿瘤也有可能切除。

大多数腹膜后肿瘤恶性程度较低，多为局部复发或种植转移，较少有远处转移，而且大多数复发腹膜后肿瘤对放疗、化疗不敏感，目前的观点认为大多数复发腹膜后肿瘤首选治疗仍是手术切除。复发腹膜后肿瘤再次手术的难点在于解剖关系和层次不如初次手术清楚，这些肿瘤多为恶性，且恶性程度较高，与周围组织器官界限更加不清，要再次彻底切除肿瘤，往往需要联合脏器切除。由于复发肿瘤手术难度大，更易伤及大血管，术前应做好技术准备和备好充足血源。多次复发的腹膜后肿瘤可以反复手术切除，达到缓解症状、延长病人生存期的目的。

2）腹膜后肿瘤切除术手术步骤

（1）可采用经腹、经胸腹或经腰部斜切口。肾区以外的腹膜后肿瘤，可根据肿瘤大小和部位选择各种类型的腹部切口。上腹部的巨大腹膜后肿瘤，开腹后如有必要，可经肋间或切除一段肋骨改做胸腹联合切口。

（2）探查、分离、显露肿瘤，探查清楚肿瘤与周围组织、脏器及重要血管的关系。术中宜切取小块组织送冷冻切片检查，以助诊断。

（3）保护大血管免受损伤。有些大肿瘤开腹后可先用粗针穿刺，较多液体（包括血性、脓性或尿样液）被抽出后，瘤体变小，可以提高肿瘤切除率和减少血管损伤率。

（4）通常先从四周分离与肿瘤的粘连，再逐渐向其基底部分离，边分离，边用纱布垫压迫止血，见到血管，应逐一结扎或缝扎，渗血可喷洒去甲肾上腺素溶液（4～6 mg/100 mL）。

（5）如在分离肿瘤与周围组织之间的紧密粘连过程中出血较多且不易控制时，应考虑在不影响病人生命的前提下将受累脏器与肿瘤整块切除。

（6）盆腔腹膜后肿瘤切除术中大出血概率较大，应事先做好暂时阻断腹主动脉或其主要分支的准备。

（7）若在分离过程中发生大出血，一般可先用干纱布垫填压止血，在快速输血、输液的同时，术者密切配合，迅速将肿瘤从包膜内钝性剥离摘除。肿瘤取出后，再用纱布垫填塞肿瘤床。约 10 min 后，慢慢取出纱布垫，看清出血点，逐一加以缝扎或将撕破的血管进行修补。

（8）一般止血措施实在无效时，也可考虑用消毒塑料袋剪多个小孔，内填干纱布条或碘仿纱布条于出血部位。也可先用明胶海绵填于局部后，再加纱布条填塞，纱布条的尾端从腹部戳口外引。纱布填塞区中应放负压双套管轻轻吸引。术后 5～7 d 开始抽出纱布条，10 d 左右抽完。这种压迫止血法对广泛渗血往往有效。

（9）腹壁切口冲洗干净后，分层缝合。腹腔内放置烟卷式或双套管引流。

3）腹膜后手术术中要点

手术最大的危险是大出血，换言之，手术成功的关键是有效控制大出血。具体措施如下。

（1）术前给予维生素 K_1、安络血等药物，术中还可给维生素 K_1、止血敏、氨甲环酸、立止血等。

（2）按解剖层次进行分离，确保术野有良好的显露。

（3）做好暂时阻断腹主动脉、髂总动脉或髂内动脉的准备。

（4）在肿瘤和大血管严重粘连部分进行操作时，强调多用锐性分离，少用钝性分离。

（5）应从容易分离处入手，使大部分肿瘤松动游离，然后处理困难部分。如肿瘤基底部解剖不清，不得已时可先将肿瘤大部切下取出，留下基底部较少部分再加以处理。此时视野清楚，出血也容易控制。

（6）如脏器已被侵犯，剥离时出血很多，不易控制，紧急情况下可以考虑牺牲某些脏器，保全生命。

二、放射治疗

术前、术中乃至术后放疗，虽然显示了一些前景，但是远未达成共识。随着放疗设备和技术的不断进展，特别是调强放射治疗（intensity modulated radio therapy，IMRT）及立体定向放疗（stereotactic body radio therapy，SBRT）的应用，使位于身体深处、毗邻重要器官的腹膜后肿瘤能够获得更精确的治疗靶区，从而提高了疗效，降低了组织损伤。

三、介入治疗

介入治疗不仅能在手术前帮助了解肿瘤的血液供应，对于动脉血供丰富、瘤体较大的腹膜后肿瘤，也可行选择性供血动脉栓塞治疗，减少术中出血风险，或者促进侧支循环的建立，减少移除肿物对血流动力学的影响，从而降低手术风险。当腹膜后肿瘤发生破裂出血，需紧急止血但又无法手术时，可试行肿瘤血管的介入栓塞或球囊阻断，为进一步治疗赢得时间和创造条件。

四、全身治疗

除淋巴瘤等少数腹膜后肿瘤对化疗敏感，多数腹膜后肿瘤尚无具有显著疗效的化疗药物。多柔比星、达卡巴嗪、吉西他滨等虽表现出一定的应用前景，但仍需要大样本的临床试验。

以舒尼替尼为代表的新一代靶向药物在腹膜后肿瘤治疗方面也取得了可喜的成果。但是由于价格昂贵，病人负担较重。基于基因检测的肿瘤分子分型，为复杂的腹膜后肿瘤进行精准医疗提供了理论基础。通过组织或血液的基因检测找到适合的靶向药物，将使肿瘤治疗的疗效增加，能够减少不必要的经济负担。

五、多学科会诊

由于腹膜后肿瘤在生物学特性、病理学类型等方面的特殊性，多学科协作尤其重要。在诊治过程中，可由外科、内科、放疗、介入、影像及科研等多学科人员共同组成诊疗小组，对相关病例进行讨论，整体规划出最适合病人的个体化治疗方案，从而让病人获得最合理治疗。

总之，腹膜后肿瘤发病少、病理类型复杂、治疗难度高、需要多个学科共同协作，因此推荐病人到有经验的大型诊疗中心就诊，进行规范化的治疗以提高治疗效果。

六、预后

腹膜后肿瘤治疗后的复发率很高，虽经再手术或多次手术，有的甚至辅以放疗和化疗的综合治疗，但其疗效并不令人满意。据复旦大学附属肿瘤医院收治手术并随访到的201例病例的统计结果，5年和10年生存率分别为12%和54%，其中88例良性肿瘤分别为96%和95%，而恶性肿瘤完全切除58例的5年和10年生存率仅为56%和30%，部分切除及探查活检术的5年和10年生存率只有8%，两者相比有显著差异。据近年来国内外一些资料，虽然恶性肿瘤的切除率不断上升，但生存率并无明显提高，其主要原因包括：①由于腹膜后间隙的解剖关系，不可能有一个足够的切除安全区。②病人就诊时往往肿瘤体积巨大，分期较晚，肿瘤与重要组织器官关系密切，手术难度也大，术中难免有意或无意切破肿瘤，导致医源性种植播散，极易复发。③其他辅助治疗如放疗和化疗等收效甚微。因此，对于腹膜后肿瘤目前只有提高手术操作技术水平，努力彻底切除肿瘤，才是减少复发和提高生存率的最佳手段。

（尹　路　吴小材）

第十一篇
疑难胃肠肛门外科中遇到的泌尿系统问题

第一章 肾

第一节 手术中肾损伤

一、肾损伤的手术治疗原则

肾周器官的手术如结肠肝曲或者脾曲切除都可直接或间接损伤肾脏，一旦发生肾损伤，其治疗原则为：①了解肾损伤的部位及其范围；②游离肾脏前先要控制肾蒂；③严重肾实质损伤应予清创；④彻底止血，集合系统要严密缝合；⑤缝合肾实质创缘要对合；⑥放置适当引流。

出血的肾组织表示有生命力，应尽可能保留；肾包膜对肾修复有重要意义，故也应注意保存。肾实质裂伤可用丝线进行缝合。肾裂口较深或较大时，可用明胶海绵、带蒂大网膜、肌肉或邻近脂肪组织填入裂口的底部，以细肠线行间断褥式缝合肾皮质。伴有集合系统裂口的修补，应用可吸收缝线。肾损伤位置在肾上极或下极，无法修补者可行肾部分切除。若肾脏破裂严重，原位修复难度很大，可加用可吸收网袋束紧或利用大网膜包裹，以止血及防止瘢痕挛缩造成肾缺血。如术中无明显感染，一般不必留置内支架或造瘘。随着介入技术的不断成熟，超选择性肾动脉栓塞术已广泛应用于临床，其优势在于在有效控制出血的同时，能够最大限度保护肾功能。

二、肾盂破裂的处理

此类损伤较少见。肾盂破裂后，大量的外渗尿积聚于肾周，形成尿性囊肿(urinoma)。如为穿刺伤造成的肾盂破裂，常并发腹膜破裂，尿液溢至腹腔内形成尿性腹膜炎，上述情况一经确诊应立即手术处理。有腹膜损伤者可取经腹腔入路，清除腹腔内尿液并探查处理腹腔内器官损伤后，再入腹膜后清除尿液，缝合破裂的肾盂，并行腹膜后引流。腹膜未破裂者，可经腰部肾手术切口，如肾盂破裂严重，缝合不理想，应同时行肾造瘘。

三、肾血管修复手术

肾静脉分支间有广泛交通，只要保留一条较粗的分支通畅即不影响肾功能。左肾静脉尚通过精索静脉(或卵巢静脉)和肾上腺静脉等分支回流。故可在这些分支的近腔静脉端结扎肾静脉主干而不影响肾血液循环。因此，在肾静脉损伤时，左肾有较多的挽救机会。肾动脉是终末分支，结扎其任一支动脉即可致相应肾实质梗死。动脉造影一旦证实肾动脉血栓形成即应手术取栓。有文献报道伤后 9 d 仍取栓成功的病例，故应积极挽救肾动脉损伤。肾动静脉瘘如病变局限可做动静脉瘘切除，如在肾实质内则可行部分肾切除。

四、肾切除

切除伤肾，必须了解对侧肾脏功能。肾切除适应证包括：①无法控制的肾出血；②广泛性裂伤或肾实质全层断裂及战时贯通伤；③无法修复的肾蒂血管伤；④肾损伤伴有肾盂或输尿管损伤，无法修复或吻合者；⑤肾损伤或手术后，有两次大出血或严重感染者；⑥晚期并发症，如脓肿形成、肾盂输尿管狭窄及肾积水、无法控制的肾盂肾炎。长期不愈的尿瘘、肾无功能合并肾结石或血肿钙化而无法保留肾脏者。

第二节　肾结肠瘘

肾结肠内瘘罕见，常由黄色肉芽肿性肾盂肾炎引起的组织破坏所致。这种慢性肉芽肿与长期存在的肾周围结石形成有关，它会导致体重减轻、发热和腰部肿块，类似于肿瘤，CT 扫描有助于诊断。但在手术中，有时这种坚硬的黄色肿块也可能与侵犯周围结构的肾癌难以区分。

术中切除瘢痕组织包裹的肾脏时，有损伤结肠的风险。当有慢性炎症、后腹膜手术史时，明智的做法是从腹腔开始探查，这样结肠和十二指肠可以被定位并加以保护。尽管采取这种预防措施，但仍有损伤结肠的可能，故手术操作应非常小心，确保结肠完整性。任何损伤都应及时并适当处理。

微创肾脏手术的开展给结肠带来了一种新的危险，常常在建立经皮肾通道时损伤结肠。通过结肠造影很容易识别出这一意外。简单的针孔穿刺导致的结肠损伤可以保守处理，但当扩张管或内窥镜肾盂造口管严重损伤结肠时，可能需要行外科手术修复结肠。

（尹　路　姚旭东　陈　泓）

输 尿 管

第一节 输尿管损伤原因

医源性损伤、肿瘤因素和炎症(尤其是炎症性肠病)是输尿管受损的三大原因。

一、医源性损伤

(1) 手术损伤：腹部手术误伤输尿管,可导致输尿管狭窄、输尿管瘘或输尿管肠内瘘。三者间相互关联,难以区别。以输尿管肠内瘘最为棘手,以下腹部或盆部手术多见,以输尿管下 1/3 段损伤多见。经膀胱镜逆行输尿管插管、扩张、取(碎)石等操作均可导致输尿管损伤的发生。当输尿管有狭窄、扭曲、粘连或炎症时,还可能发生输尿管被撕裂,甚至被拉断。以妇科和肠肛门外科等盆腔手术多见,占医源性损伤的 50%以上。

(2) 检查器械损伤：多见于输尿管插管、套石、输尿管镜检查等,致输尿管穿孔或撕裂。

(3) 放射性损伤：高强度的射线引起输尿管及周围组织的充血、水肿及炎症,最终因为局部瘢痕纤维化粘连而狭窄。

二、肿瘤因素

结、直肠肿瘤淋巴结转移或压迫可致输尿管狭窄。因输尿管位于腹膜后,其常被含有肿瘤细胞的纤维包块包裹。有时这种恶性梗阻很难与腹膜后纤维化引起的输尿管梗阻相鉴别。

更常见的情况是输尿管被腹膜后肿块包裹,同时癌细胞被纤维组织包围,这通常是由于结、直肠癌切除术后肿瘤复发。但原发肿瘤也可能更远,如乳腺、乙状结肠、胃或前列腺。这些病人表现为输尿管梗阻和腰部疼痛,如果同时累及双侧输尿管,则合并尿路感染和尿毒症。

需要区分恶性输尿管梗阻和原发性腹膜后纤维化引起的输尿管梗阻。两者都可能导致发热、血沉升高和体重减轻,但在原发性(特发性)腹膜后纤维化中,总是并存明显的高血压。

经皮肾造口可以解除梗阻。另一种方法是通过膀胱镜在导丝引导下置入双 J 型支架。在腹膜后纤维化中,输尿管极易插管,在局部麻醉下,可使用柔性膀胱镜置入双 J 型支架。

经皮肾造瘘术或双 J 型支架保护肾功能后,必须明确诊断。目前提倡腹腔镜下对腹膜后肿块进行活检,因为一旦能够排除恶性肿瘤,采取类固醇保守治疗就是值得的。然而,更常见的是立即进行手术将输尿管分离出或切除复发的恶性肿瘤,并将输尿管包裹在大网膜内(图 11-1)。

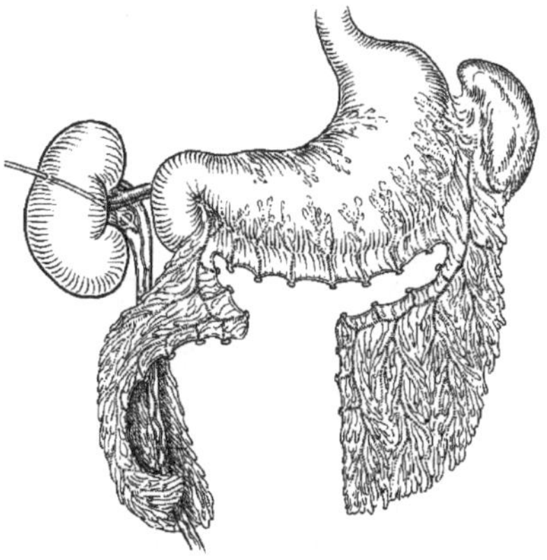

图 11-1 大网膜包裹左侧输尿管

三、炎症

尤其是炎症性肠病(详见第四篇)。

第二节　输尿管损伤的并发症

一、输尿管狭窄

可试行输尿管插管、扩张或留置双J型输尿管支架引流管(F6),依不同情况决定留置时间长短。狭窄严重或置管不成功,应视具体病情决定手术,进行输尿管周围粘连松解术或狭窄段切除术。如输尿管完全梗阻暂不能解除时,可先行肾造瘘术,1～2个月后再行输尿管修复。

二、尿瘘

输尿管皮肤瘘发生3个月后伤口水肿、尿外渗及感染所致炎性反应消退,若病人全身情况允许,应进行输尿管修复,一般应找出输尿管近端,游离后与膀胱或膀胱壁瓣吻合。

三、输尿管肠瘘

顾名思义是输尿管和肠道之间有交通,导致尿液进入肠道或者肠道内容物进入输尿管,引起输尿管的感染,可见发热、尿痛、尿频、尿急等症状。输尿管部位的感染向上扩散,可以引起肾盂肾炎;向下扩散,可以引起膀胱炎。目前的治疗方法主要是放入J型管,促进瘘口面愈合。同时注意补充营养,应用抗生素。如果这些效果不好,也可以采取手术治疗将瘘管切除并行输尿管成形和肠管的缝合。

四、其他

对损伤性输尿管狭窄所致严重肾积水或感染,肾功能重度损害或丧失者,若对侧肾正常,可施行肾切除术。

第三节　输尿管损伤的典型症状

输尿管损伤的临床表现取决于发现时间、单侧或双侧损伤、感染存在与否,以及尿瘘发生时间及部位。

一、病史

病人有盆腔手术和输尿管腔内器械操作损伤史或有严重的贯通伤史。手术损伤包括根治性全子宫切除术、巨大卵巢肿瘤切除术、结肠或直肠肿瘤根治术,以及腹膜后纤维化松解术等。

二、腰痛

输尿管被结扎或钳夹损伤后,由于输尿管全部或部分梗阻,导致肾、输尿管积水而引起腰部胀痛。查体时患侧肾区有压痛及叩击痛,上腹部可触及疼痛和肿大的肾脏。

三、尿瘘或尿外渗

若术中未及时发现输尿管被切断或切开，术后可发生切口漏尿、阴道漏尿、腹腔积尿或腹部囊性肿块等。

四、无尿或血尿

双侧输尿管断裂或被完全结扎后，可出现无尿症状，此类损伤易被及时发现，此外，部分病人还会出现血尿，但不出现血尿并不能排除输尿管损伤的可能。

五、发热

输尿管损伤后，由于尿液引流不通畅或尿外渗等情况，可继发感染或局部组织坏死，此时病人可出现寒战、发热等症状，当尿液渗入腹腔时还可出现腹膜炎症状。

由于早期的症状和体征非特异性，所以对输尿管损伤的诊断要高度警惕。超过 30％的病人没有血尿。先予静脉尿路造影，如果造影结果无法得出结论，应行逆行输尿管肾盂造影。偶尔是在手术室腹部探查过程中做出诊断。若诊断不及时，临床可表现为肠梗阻、尿液外渗、尿路梗阻、无尿和脓毒症。

第四节　输尿管损伤的预防

一、手术中输尿管损伤预防要点

（1）首先必须熟悉输尿管的解剖及其与毗邻器官的关系，尤其是上述易损伤的部位。

（2）剪开乙状结肠侧腹膜时，左侧后腹膜的切开应在输尿管的外侧，盆腔部乙状结肠右侧腹膜的切开则应在输尿管的内侧。

（3）在结扎肠系膜下动脉之前，应在左侧髂总动脉分叉处找到左侧输尿管，在其右侧找到右侧输尿管，并继续向上显露至乙状结肠系膜根部，然后把左侧输尿管引向外侧，在直视下结扎肠系膜下动脉，这样便可避免损伤输尿管。

（4）处理两侧直肠侧韧带之前，应将盆段输尿管下段及膀胱牵开，若有必要可将双侧输尿管向下显露直至膀胱，同时将直肠向对侧上方提起，在直视下贴近盆壁分束切断侧韧带。

（5）术中始终要明辨解剖层次，操作轻柔，细心分离，避免大块结扎，切忌盲目钳夹止血，否则均有可能损伤输尿管。要时刻注意输尿管可能与结肠系膜粘连而被提起，因此在结扎切断系膜血管时必须明确不是输尿管后再切断。

（6）若肿瘤较大、较固定，有盆腔炎病史，曾做过盆腔或下腹部手术，或盆腔放疗病史，术前应做泌尿系统造影检查，以了解输尿管有无移位、畸形或其他病变，必要时可进一步做膀胱镜检查和输尿管逆行插管，以利于术中辨认输尿管。手术中可先显露正常部位的输尿管，再根据其走行追踪保护。

（7）为减少对输尿管营养血管的损伤，手术中输尿管只须显露而不应游离，必须游离时不宜超过 10 cm，且须注意保持其外膜的完整，否则输尿管的血供将受损。这是因为输尿管的血液供应是多源性的，不同部位有不同的血液来源，由于血液来源不恒定，且少数输尿管动脉的吻合支细小，故输尿管手术时若游离范围过大，可影响输尿管的血运，有发生局部缺血、坏死的危险。由于输尿管的供血动脉多来自内侧，因此手术时应在输尿管的外侧游离，可减少血供的破坏。

（8）缝合盆底腹膜时要看清、并避开输尿管。

（9）手术结束关腹之前，应再次检查双侧输尿管的完整性，以便及时发现问题并立即修复，否则术后将酿成严重后果，且处理困难。

开放或者腔镜结直肠手术，分离右或左结肠、乙状结肠和直肠上端时，输尿管最容易受到损伤，尤其做女性后盆腔清扫时，更加危险。为了避免损伤，第一步应在髂总动脉处寻找输尿管。当其不在原来的位置、或当它扩张严重，不像输尿管时，就很难确定，在腔镜手术时，就更加困难。故编者认为：在找到输尿管前，盲目分离结肠、乙状结肠和直肠是危险的。

编者对于两次以上的结直肠手术常规摆截石位，经膀胱镜放置输尿管导管，能够有效地防止输尿管损伤。具体方法为：从近端开始寻找输尿管，如果你认为输尿管应该在这个位置，就从更高处（头端）开始寻找。有时可能要游离结肠肝曲或者脾曲以显示肾盂，并追踪到下端的输尿管。正常输尿管是有特征的，如蠕动、细网络样滋养血管，有时在腔镜器械轻微刺激下可以看到明显的蠕动，因为局部结构被放大，这比开放手术更加明显。但在输尿管受压、扩张时，这些特征可能不明显，这时最可靠的办法是：看到或者感觉到输尿管内的支架管，以确定输尿管的走行。随着输尿管向远端分离，通常用精细无损伤钳拨开。当输尿管被纤维组织包裹时，编者主张用锐性分离。一把高质量的腔镜剪刀非常重要。切开纤维结缔组织时，一定要保护好输尿管，有时输尿管中段与生殖血管缠绕，在生殖血管出血时，不能盲夹，以防误伤。输尿管在髂总动脉分叉处的纤维化可能特别严重，如有必要，在进行分离前，先将髂总、髂外、髂内血管套上标记带，以方便输尿管的分离。

二、输尿管受损伤时应尽早修复

尽早修复受损输尿管，以保证输尿管通畅，保护肾脏功能，尿外渗应彻底引流，避免继发感染。而轻度输尿管黏膜损伤，可应用止血药、抗菌药物治疗，并密切观察症状变化，小的输尿管损伤如能留置合适的输尿管支架可能自行愈合。

第五节　输尿管损伤检查

90%的外部暴力引起的输尿管损伤表现为镜下血尿，其他原因引起的输尿管损伤行尿液检查及其他检查对诊断的帮助很小，除非双侧输尿管梗阻，否则，血肌酐水平通常是正常的。

（1）静脉尿路造影：95%以上的输尿管损伤可以通过静脉尿路造影确诊，50%可定位输尿管损伤部位的水平。可表现为输尿管完全梗阻；输尿管扭曲或成角；输尿管断裂、穿孔，表现为造影剂外渗，病变上方肾盂和输尿管扩张。

（2）逆行输尿管插管和肾盂输尿管造影：当静脉肾盂造影不能明确诊断或有疑问时，应配合逆行输尿管插管和肾盂输尿管造影以明确诊断。

（3）超声检查：可发现积水和尿外渗，是术后早期排除输尿管损伤的较好检查手段。

（4）CT 检查：由于损伤部位和性质的不同，CT 表现不同，盆腔手术造成的输尿管破裂往往有造影剂外漏，CT 扫描到高密度的腹水。

（5）靛胭脂静脉注射试验：手术中怀疑输尿管损伤时，从静脉注射靛胭脂，蓝色尿液就会从输尿管裂口流出。术中或术后做膀胱镜检查，并做靛胭脂静脉注射时，如伤侧输尿管口无蓝色尿液喷出，输尿管插管至损伤部位受阻，多表示输尿管梗阻。

（6）亚甲蓝试验：通过导尿管注入亚甲蓝溶液，可鉴别输尿管瘘与膀胱瘘，若膀胱或阴道伤口流出的液体仍澄清，可排除膀胱瘘。

（7）排泄性尿路造影和电脑断层扫描：均可显示输尿管损伤处的尿外渗、尿漏或梗阻，逆行肾盂造影可显示梗阻或造影剂外渗。

（8）放射性核素肾显像：可显示结扎侧上尿路梗阻。

第六节　输尿管损伤病人的饮食

（1）饮食要平衡、多样化，除米面杂粮均衡食用外，要多吃绿色的新鲜蔬菜，常吃鱼类、瘦肉、鸡蛋、豆制品、牛奶、蒜、洋葱、醋、水果等，少吃动物油及糖、奶油，不暴饮暴食，勿饮烈酒、咖啡和浓茶。

（2）治疗期间注意多休息，避免过多的活动，以免影响病情恢复。

第七节　输尿管损伤的常规处理方法

根据明确诊断的时间、损伤的机制及病人的一般情况给予处理，若能立即做出诊断，紧急手术修复较理想；情况不稳定的病人或者是手术后的输尿管损伤，第一步是经皮插入肾造瘘管使尿液分流，然后行影像学检查进一步确定损伤的性质并计划适当的手术修复。重建术包括输尿管再植术、一期输尿管吻合术、前膀胱皮瓣、回肠补植术和自身移植。

一、治疗原则

输尿管损伤的治疗目的是恢复正常排尿通路，保护患侧肾脏功能。首先要判断病人全身情况，是否合并其他脏器损伤，先予处理；当合并呼吸循环衰竭、低血容量时，应予纠正。其治疗原则如下。

（1）术中已经发现输尿管损伤，若无污染，应施行一期修复手术。

（2）若损伤＞24 h，宜先行暂时性肾造瘘，引流外渗尿液，3 个月后再行修复手术。

（3）输尿管被误扎者可行误扎部位松解术；输尿管遭切割或穿破者，可行局部修补术，并放置输尿管支架引流。

（4）确定输尿管损伤范围。

二、预后

一般情况下，经早期诊断和及时正确的外科手术治疗，输尿管损伤的预后良好。因延迟诊断而导致感染、肾积水、脓肿和尿瘘形成则预后差。

三、输尿管损伤的早期处理

输尿管被血管夹、钛夹误夹导致损伤时，应及时松解。手术时发生输尿管损伤，应及时修复。如有误扎时应拆除缝线，并留置输尿管内支架管引流尿液。如估计输尿管血供已受损，以后有狭窄可能时，应切除损伤段输尿管后重吻合。为保证手术的成功，无生机的损伤输尿管应彻底切除，并放置 3～4 周输尿管支架，支架的放置对输尿管的长期功能无影响。如果输尿管已安全切断，且两端组织健康可靠拢，用可吸收线缝合并放置双 J 管，4～6 周后移除支架管，但吻合口必须无张力，吻合口必须对合良好并用可吸收缝线间断缝合。下段输尿管近膀胱处损伤可用黏膜下隧道法或乳头法等抗逆流方法与膀胱重吻合(图 11-2)。

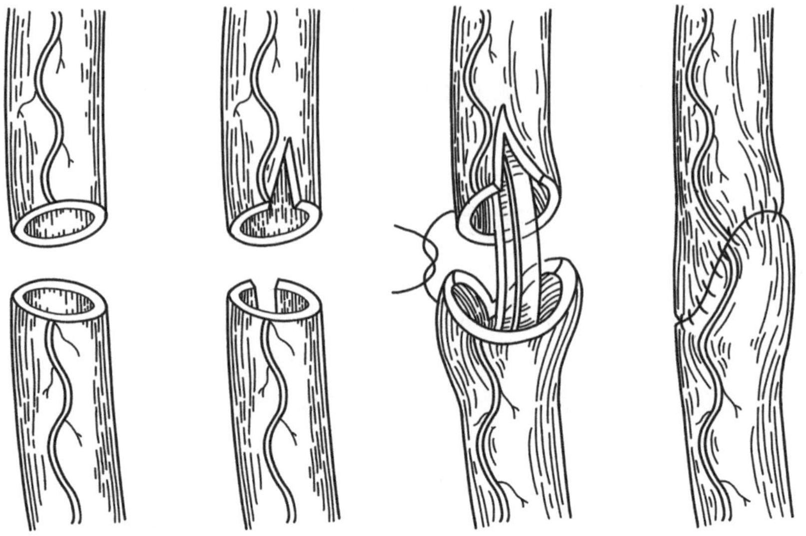

图 11-2　输尿管吻合示意图

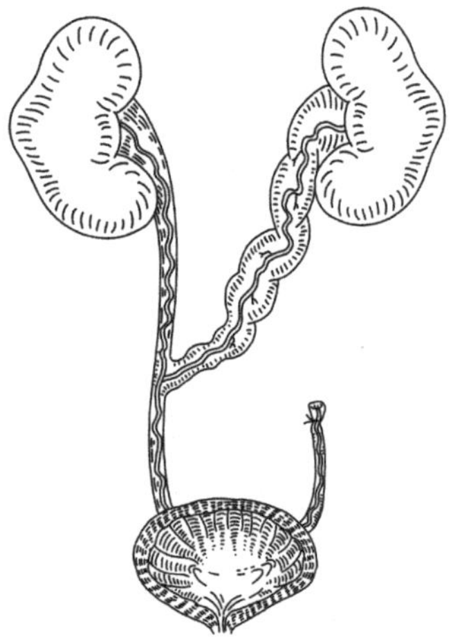

图 11-3　输尿管-输尿管吻合术

如在手术后才发现输尿管损伤或结扎，原则上应争取尽早手术。术后病人常无再次手术的条件而漏尿又常发生在术后 10 d 左右，此时创面水肿、充血，修复失败的可能性较大。故无手术修复条件者可先做肾造瘘，之后再二期修复。为预防手术中误伤输尿管，可于术前经膀胱留置输尿管导管，作为手术时探查的标志。以肠道替代输尿管的手术方法并发症较多，应慎用。如病情严重、希望尽快结束手术，可行输尿管造口。对于中段输尿管损伤、远端输尿管缺失的情况，可以将损伤侧的近端输尿管与对侧输尿管做吻合(图 11-3)。

如果肿瘤手术仅为姑息性手术且损伤的输尿管无法修复，可以考虑同侧肾切除。尽可能避免结扎近端输尿管，而不切除同侧肾。这样反而会导致肾盂扩张、引起疼痛，并有可能发生逆行感染。

在临床上最怕的是骨盆段输尿管损伤。由于此段输尿管周围组织大多不健康，输尿管被切断时，很容易收缩而无法顺利修补。为避免吻合部位张力，可用膀胱 Boari 瓣将输尿管重新修复。

四、后期处理

大部分输尿管损伤是病人下了手术台后才发现的。常见的症状是无尿、腰痛伴发热和尿瘘。

(1) 无尿

如果双侧输尿管被结扎，或者仅有单侧肾，病人就会出现无尿症状。术后病人在排除了大的创伤应激、血容量不足的肾前性无尿，就应该警惕输尿管被结扎了。难以鉴别的是急性肾小管坏死和双侧输尿管梗阻。急性肾小管坏死的无尿，一般有一个潜伏期，在完全无尿之前，会有少量富含颗粒状铸型尿出现。

一旦疑有输尿管结扎，应及时行 B 超、CT 检查，此时病人刚刚手术不久，在不宜再次手术的情况下，可做双肾穿刺造瘘，保护好肾功能，为后期病人情况改善、行二期手术创造条件。这种情况下，可请有经验的泌尿外科医生帮助，可以经膀胱镜下逆行置入双 J 管支架。

(2) 腰痛伴发热

如果一侧输尿管阻塞、尿液感染，病人除了腰部疼痛外，常伴有发热，甚至全身感染。如果没有感染，病人的腰痛难以诊断为单侧输尿管阻塞，往往需要 CT 扫描才能诊断。

(3) 尿瘘

结直肠手术和盆腔手术后如果出现引流管、伤口或者阴道出现尿样液体，要警惕输尿管损伤。有时少到中等量的引流量增多，在术后 7～10 d 内不会引起注意，往往认为是淋巴液。

首先对腹腔引流液体进行定性，收集样本行生化检测，检查尿素和肌酐水平。如果尿素和肌酐水平明显升高，则考虑引流液为尿液，应立即考虑尿瘘的可能部位。通过尿道造影或 CT 扫描常见输尿管损伤的近端有一定程度扩张，还可见漏尿的部位。

五、损伤输尿管的修复

输尿管阻塞和瘘的修复取决于以下几个条件：①原发疾病的病理情况；②手术方式；③长期预后；④病人的全身情况。

对于部分误夹血管夹或局部热力损伤的输尿管，可以经皮肾穿刺，或者膀胱镜逆行插管，有的还可以做狭窄部位球囊扩张。困难病例可将上述两种方法结合。

对于晚期原发肿瘤姑息切除时，如输尿管修复困难，可以做肾切除。但对于化疗效果良好的肿瘤病人，要慎重考虑肾切除，因为保护好双肾功能有利于化疗耐受。

对于输尿管中段的损伤，另一种方法是利用对侧输尿管，经输尿管-输尿管吻合引流（图 11-3），但这对未受影响的输尿管具有明显的风险，要慎重应用。

当损伤累及输尿管下端，在缺损不超过 15 cm 时，推荐使用膀胱 Boari 瓣将输尿管重新植入膀胱（图 11-4）。

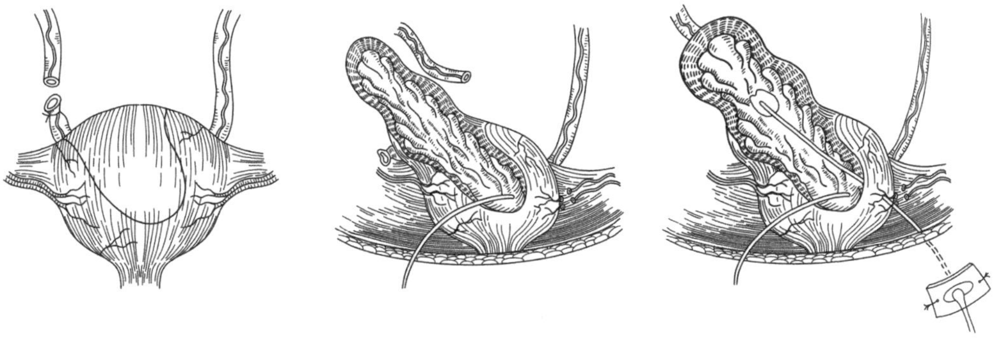

图 11-4　输尿管膀胱吻合术

此技术由 Boari 在 1899 年设计，1936 年由 Ockerbland 应用于临床，已证明安全可靠，具体方法如下：首先细致解剖出损伤输尿管近端，去除输尿管周围的结缔组织。将膀胱注满生理盐水，使其扩张，以膀胱顶为基底，标记出瓣的形态。由于膀胱壁血供丰富，应妥善止血。在瓣上适当位置做一黏膜下隧道，通过该隧道将输尿管引入膀胱，用可吸收线做输尿管膀胱吻合，以双 J 管支持。

第八节　肠输尿管瘘

肠输尿管瘘比较少见，主要发生于克罗恩病、结肠恶性肿瘤和放射损伤，可无症状。当出现发热且有放射治疗史或克罗恩病病史时，应该考虑这种可能。影像学检查可发现瘘管的存在。尿常规显示多种细菌，通常是大肠杆菌、变形杆菌和克雷伯菌。

保守治疗往往得不到好的效果，因为病人常发生尿路感染甚至全身感染。病人还会因肾积水、输尿管积水，最后导致肾衰。

因此，应该积极治疗原发肠病，并用输尿管导管支架或其他方法修补输尿管。如果缺损过大，则需行输尿管 Boari 瓣吻合。

（尹　路　姚旭东　陈　泓）

第三章 膀胱

第一节 急性尿潴留

男女病人手术后都可能出现尿潴留。对胃肠外科医生来说，这是常见并发症。有些病人因处于仰卧位不能排尿，或者因为疼痛排尿受抑制。痔疮或瘘管手术后尿潴留更常见。治疗方法主要为通过留置导尿管，鼓励病人起床活动，几天内可以恢复正常的排尿习惯。

大多数肠癌病人的年龄都较大，他们在某种程度上伴有前列腺增生。

在实践中，那些有前列腺增生病史的病人治疗并不太困难，完全可以活动后拔除导尿管。如果需要，恢复到可以进行经尿道前列腺切除的程度后即可转泌尿外科治疗。对于泌尿外科医生来说，腹会阴直肠切除术后经尿道前列腺切除术可能有一定的困难，因为前列腺移位导致切除镜的角度不同，而且无法像普通病人那样经直肠协助手术。

当尿潴留与前列腺无关的时候，处理就更困难了。尿动力学检查可显示两种尿潴留原因，即无张力或梗阻。

由于逼尿肌的运动是由 S2、S3 和 S4 骨盆副交感神经支配，这些神经在髂内动脉分支周围的膜丛中到达膀胱，所以在切除直肠的过程中这些神经可能会被拉伸或切断，尤其是在广泛的淋巴结清扫中更易发生。盆腔副交感神经可能在骶前筋膜外平面被解剖时损伤，但这种情况可能并不常见，更常见的原因是破坏了前列腺和直肠之间的 Denonvillier 筋膜。

第二节 膀胱结肠瘘

手术中无意损伤到膀胱时，可以用可吸收线缝合，单、双层缝合都可以。

一、概要

正常情况下，人体肠道与其他腹腔器官是不直接相通的，而瘘是指肠道与其他的腹腔器官产生的不正常的通道。膀胱结肠瘘，顾名思义，就是膀胱与结肠之间形成的不正常的通道。膀胱结肠瘘对人体伤害很大，结肠内的粪便往往会通过瘘管进入膀胱里，造成泌尿系统感染。

在膀胱结肠瘘中，受肿瘤、克罗恩病、憩室病影响的结肠被切除。如有必要，可袖状切除部分膀胱；正确放置导尿管，适当缝合，膀胱可以愈合。

临床上，直肠膀胱瘘不太常见，但它很难处理，男性病人通过骨盆或会阴都很难处理。直肠膀胱瘘常累及膀胱底部。直肠膀胱阴道瘘的常见原因是膀胱癌、宫颈癌和直肠癌，以及相关的放射损伤、外伤或手术损伤。许多瘘管，特别是女性病人的瘘管是复杂的，与阴道瘘管有关。放射治疗也很复杂，可能涉及多个肠段和皮肤。

长期不愈的瘘管且没有任何放疗史或晚期恶性肿瘤病史，可考虑手术治疗。

(一) 膀胱结肠瘘的病因

膀胱结肠瘘在日常生活中较为常见。膀胱结肠瘘的原因有很多，包括膀胱重度损伤导致膀胱周围脓肿形成，结肠损伤、炎症或肿瘤等结肠修补或肠切除吻合术后。发生吻合口裂开漏液，多发生在手术后 4～5 d。病人手术后腹痛减轻，后又出现持续性腹痛加重，往往伴有脓毒血症，体温升高，腹部压痛、反跳痛与腹肌紧张也日渐加重，这时应首先考腹腔感染，或有形成肠瘘的可能。最常见的疾病包括憩室病、大肠恶性肿瘤和克罗恩病。其他原因包括创伤、辐射损伤和先天性缺陷。每一种疾病的病理过程都是脓肿或肿瘤对膀胱壁的侵蚀。

(二) 膀胱结肠瘘并发症

由于膀胱结肠瘘通过瘘口使结肠与膀胱相通，结肠的粪便进入膀胱，极易形成泌尿系统感染。同时，粪便还会进入尿液，使尿液有粪臭味，给病人带来生理和心理的双重伤害，必须及时到医院治疗。

(三) 膀胱结肠瘘典型症状

正常情况下，膀胱与尿道相通，而与结肠不通，膀胱结肠瘘就是膀胱与结肠的病理相通，形成膀胱结肠瘘。病人容易出现泌尿系统的反复感染。一般患有膀胱结肠瘘的病人，可出现膀胱刺激症状、粪漏和尿道排气等症状，常伴有原发肠道疾病引起的大便习惯的改变，体格检查可发现有肠梗阻体征。由炎症性疾病引起者可发现腹肌紧张表现。尿液检查常提示合并感染，尿液显微镜将显示染色尿液沉积物中的植物纤维和有条纹的肌肉纤维。经瘘管插管灌造影剂常可帮助确诊。

二、实验室检查

本病通过临床症状结合相关检查即可明确诊断。

(一) 膀胱镜检查

膀胱镜下检查可以发现膀胱内尿液浑浊，视野不清，有较多絮状物沉淀，偶可发现膀胱结石。冲洗后可发现膀胱与结肠相通的瘘管开口，瘘口较大时可以直接看到结肠黏膜。此时可以经肛门注入稀释后的亚甲蓝注射液，有助于诊断。

(二) 腹腔镜检查

腹腔镜检查并不是膀胱结肠瘘的首选检查，而是在手术时可以通过腹腔镜直接观察到结肠和膀胱紧密粘连。分开粘连后可以在结肠和膀胱表面发现瘘口。

(三) 骨炭粉试验

口服骨炭粉，15～40 min 后有黑色炭末自尿中排出。此项检查仅能确定消化道与泌尿道之间的内瘘存在，但不能确定瘘的位置。

三、膀胱结肠瘘病人饮食

本病的治疗多需要手术才能根治，同时，在饮食上注意调理，多能有效缓解本病的症状。

(1) 适当控制脂肪摄入：在膳食中不要用多油食品及油炸食品。烹调要少用油，采用蒸、氽、烩、焖等方法。忌食猪油、羊油、奶油、牛油、核桃仁等脂肪含量较大的食物，以免加重腹泻。

（2）忌吃产气食物：此病由于反复发作，在结肠黏膜中溃疡、瘢痕纤维交替产生，因此结肠内壁的弹性降低，如果多吃大豆、豆制品、炒蚕豆、白薯等胀气食物，则可能会导致肠内气体充盈而发生急性肠扩张或溃疡穿孔等并发症。

（3）忌食生冷瓜果：此病病人多为脾胃素虚、肾阳衰弱，如果多吃生冷食物、寒性瓜果，如各种冷饮、冰镇食品、梨、西瓜、橘、柑、香蕉、番茄、蚌肉、海参、百合汤等，会进一步损伤脾肾阳气，使脾胃运化无力，寒湿内停，同时这些食物本身性质滑利，会加重腹泻腹痛。

（4）忌食牛奶及海鲜：腹泻病人食用牛奶、炼乳、虾、海鱼等后易发生结肠过敏，导致腹泻加重。

另外，蜂蜜及其制品有润肠通便作用，所以膀胱结肠瘘病人不能食用；应少吃纤维素多的蔬菜，如韭菜、芹菜、竹笋等，叶菜类也应适当控制，必要时可采用咀嚼后喝汁液吐渣的方法；饮食中适当增加瘦肉、鱼、蛋、蕈类等，只要不过多，不太油腻。

四、膀胱结肠瘘的常规治疗方法

若病变位于直肠、乙状结肠处，可先行近端结肠造瘘，待炎症消退后，再行病变肠段切除关闭瘘口，以后再关闭结肠造瘘口。有些学者提出全部手术应一期完成，小肠或阑尾膀胱瘘需行部分肠段或阑尾切除术，关闭膀胱瘘口。因结肠癌浸润十二指肠而引起恶性内瘘者，视具体情况选择根治性手术或姑息性手术。

膀胱结肠瘘的外科治疗原则是切除病变的肠道并彻底切除不健康的膀胱组织。一期肠吻合术通常是安全的；但是，如果瘘管很复杂，病人服用类固醇类药物或有脓肿，则应采用回肠襻式造口术来保护吻合口。可以通过腹腔镜进行操作。如果瘘管来自乙状结肠，但在结肠的其他部位有不适，建议行结肠次全切除术。如果保留直肠，建议行回肠-直肠或回肠-乙状结肠吻合。乙状结肠很少单独受累，但节段切除可能适用于局限于乙状结肠的克罗恩病导致的肠瘘。如果还有直肠受累，编者通常会切除整个结肠和部分直肠，并对直肠残端进行检查，最后进行末端回肠造口术。

（1）结肠膀胱瘘的手术原则

结肠膀胱瘘的手术原则为将肠与膀胱瘘分开。膀胱缺损用可吸收缝线缝合。如果关闭膀胱有任何困难，可以通过开腹手术进行。瘘口所在肠段切除术，可一期行肠-肠吻合，亦可在吻合口近端造口，以保证吻合口愈合。

在克罗恩病病人中，如果瘘口位于乙状结肠的局部肠段，则按照憩室病的治疗原则进行乙状结肠或左半结肠切除术。如果膀胱瘘涉及回肠段，通常包括膀胱瘘、回肠-乙状结肠瘘，此时需要行双重切除甚至结肠次全切除术。

（2）克罗恩病相关瘘

克罗恩病导致结肠病变范围更广，节段性切除并不合适，可以选择结肠次全切除和回肠直肠吻合术。有时，在爆发期病人存在脓毒血症或服用高剂量类固醇类药物后营养不良，最好不要恢复肠道的连续性，而做近端回肠造口。

（3）结直肠癌相关膀胱瘘

膀胱瘘合并大肠癌的发生率较低，仅不到0.5%。结直肠癌有膀胱粘连时累及膀胱比例更高，可达15%。

结直肠癌相关膀胱瘘主要来源于乙状结肠或上端直肠。这些瘘的预后最好，因为很少有人接受过放射治疗，大多数是第一次出现累及膀胱的巨大肿瘤，只有少数人在切除后出现复发性疾病。有时这些肿瘤侵犯范围较广，应在术前通过CT或MRI准确分期。术前必须做泌尿道造影和膀胱镜检查。

导致肠瘘的其他恶性肿瘤包括膀胱癌和宫颈癌，罹患这两种疾病的病人几乎都接受过放射治疗。

因此大多数是放射性瘘，尽管有些病人可能也有复发性疾病。放疗后复发的病人通常预后很差，在这种情况下，治疗只能是姑息性的。

(4) 根治性整块切除术

根治性切除术是治疗乙状结肠直肠癌侵犯膀胱的基本方法。此时，癌组织已经局部扩散到膀胱，但是没有远处转移的证据。在大多数病人中，只有膀胱穹隆受累，只需要切除部分膀胱。如果膀胱广泛受累，则有必要进行全膀胱切除术和回肠代膀胱手术。

(5) 粪便转流术

膀胱瘘和局部感染致严重并发症时，行粪便转流术是一个不错的选择。如果肿瘤不可切除，只需增加一个近端造口，这样肿瘤就可以分期进行处理，或者病人接受放射治疗以后再考虑手术切除。

粪便转流可能适用于结肠部分切除术后结直肠吻合口瘘的病人。如不及时处理，可能导致皮肤和膀胱瘘。早期近端减压术可使病情缓解，但如果有严重脓毒血症，则应拆除结直肠吻合口，尽可能行末端结肠造口和直肠残端造口。如果没有严重脓毒血症，则将直肠残端缝合。

(6) 姑息性粪尿分流

放射治疗后的肠膀胱瘘，建议行近端肠造口和简单的尿路分流。需要注意的是，所有病人行直肠乙状结肠切除术治疗恶性结肠膀胱瘘前，都需要进行肠道准备，并预防性应用抗生素。

术中应先行膀胱镜检查，并建议行双侧输尿管支架置入术。膀胱镜检查有助于评估肿瘤浸润膀胱的程度。然后探查腹部，如有困难，可行中转剖腹手术。如果对膀胱受累的程度有任何疑问，癌细胞可能从膀胱中被切除。如果没有一个平面可以达到，明智的做法是完整切除瘘管，而不是冒险将恶性细胞植入骨盆。因此，在这种情况下，部分或全部膀胱切除术应与结肠切除术同时进行。如果肿瘤位于膀胱底部附近，则可能需要打开膀胱前壁，以评估是否需要部分或全部切除膀胱才能充分清除肿瘤。

在膀胱开放的情况下，须确保膀胱完全切除，并且不侵犯三角区。这样闭合不会影响输尿管引流。插入导尿管(如果还没有到位)，使用可吸收缝合材料缝合。如果累及范围更广，可能需要行全膀胱切除术。

根治性直肠切除术需要完全切除直肠系膜，切断侧韧带，冲洗残端清除肿瘤细胞，并行低位吻合术。另一些人则认为直肠切除术对乙状结肠癌来说是不必要的，并且会在直肠乙状结肠交界处下方将直肠分开行结肠吻合术。

如果结直肠吻合术困难，肠道准备不充分或同时存在脓毒症，建议采用近端结肠造口。

(7) 放射性肠膀胱瘘的处理

放射治疗后肠膀胱瘘的发生率取决于照射剂量、照射类型和邻近结构的保护方法。放射瘘管的解剖位置必须准确确定，同时要有对肠病严重程度的评估，特别是同时存在的回肠或直肠狭窄。可以通过CT、MRI、传统造影检查、膀胱镜直视评估或三维影像重建技术来帮助确认瘘的情况。

手术治疗的目的为尽可能切除病变肠管，并建立吻合口，使至少一端肠段是在原放射范围之外的健康肠管，以利于吻合口愈合。膀胱的缺损应直接闭合，在确定愈合之前，应保留导尿。在可能的情况下，将未经照射的网膜放置在膀胱闭合和肠吻合口之间。

在有脓毒症、严重营养不良和复杂瘘管的病人中，需要考虑近端造口的可能性。建议使用右半结肠造口术或回肠襻式造口术。造口位置尽量不涉及结肠脾曲和肝曲，回肠造口术更加简便。选择直肠吻合时，则需要考虑使用未经辐射的结肠脾区。

手术策略取决于瘘管的位置和结肠病变的程度。对于结肠瘘，应充分调动脾曲，切除瘘口，闭合膀胱缺损。肠道的重建取决于结肠的可用长度、直肠疾病的严重程度和阴道瘘是否存在。可供选择的手术方式包括直肠前切除或结肠肛管吻合术。

第三节　直肠膀胱瘘

直肠膀胱瘘的主要原因包括先天性、肿瘤、外伤或克罗恩病。男性多为直肠癌或膀胱癌引起的恶性瘘管，女性多与宫颈癌相关。许多恶性瘘管是疾病复发或放射治疗后的结果。宫颈癌可能与直肠膀胱瘘有关，特别是在既往行子宫切除术后。直肠恶性肿瘤直接侵犯膀胱是罕见的，因为直肠筋膜具有屏障作用。此外，子宫在女性骨盆中起着机械屏障的作用。因此，男性比女性更易发生直肠膀胱瘘，除非女性已行子宫切除。

除恶性疾病之外，直肠膀胱瘘比结肠膀胱或回肠膀胱瘘更加少见。

直肠膀胱瘘通常由直肠上 1/3 和膀胱底部之间的一个直接通道组成，通常位于三角肌上方。然而，在移形细胞癌中，膀胱内任何地方都可能发生瘘。同时合并肠-肠或肠-皮肤瘘极为罕见，但在女性病人中直肠阴道瘘通常共存。

除了两个例外，直肠膀胱瘘的临床表现与其他地方的肠膀胱瘘并无不同。第一个区别是直肠膀胱瘘时经直肠漏尿比结肠膀胱瘘时更常见；如果同时存在直肠阴道瘘，第二个区别是经阴道排便、出血、漏尿是很常见的。

直肠膀胱瘘的诊断通常相对简单，因为 70％的病人在乙状结肠镜下可以看到瘘，84％的病人在膀胱镜下可以看到瘘。由于阴道瘘的高发率，因此，对所有患有直肠阴道瘘的女性都必须进行肠镜检查。

难治性尿路感染和败血症是直肠膀胱瘘的常见并发症，尤其是晚期恶性肿瘤病人，最好用非手术方法处理这些瘘管。然而，长期导尿管引流可能会加重败血症。相比之下，近端结肠造口术确实可以预防尿脓毒症的发作，因此，对一些晚期恶性肿瘤或严重放射损伤的病人来说，这是常用的方法。

由于直肠癌本身的原因，合并直肠膀胱瘘的病人病死率很高，因此，在这些病人中，除了那些因瘘管影响病人生命的情况，一般不积极行外科治疗。如果瘘管是由直肠局部晚期肿瘤引起的，没有全身扩散，则手术预后较好。

一、外伤性直肠膀胱瘘的处理

外伤性直肠膀胱瘘常伴有严重的直肠和会阴损伤，有时是钝器伤、爆炸伤或枪伤。如果有严重的盆腔脓毒症，恢复直肠和尿控的可能性很小。如果早期大便改道并广泛清创，在某些病人中，后期腹会阴重建可能成功。会阴伤口可以主动引流，也可保持开放或闭合。如果会阴有大的缺损，另一种方法是用腹直肌瓣修补会阴或者用大网膜或股薄肌关闭缺损。

二、炎症性肠病的治疗

克罗恩病导致的直肠膀胱瘘很少。唯一令人满意的治疗方法是直肠切除术。另一种方法是单独直肠切除术和左侧末端结肠造口术。直肠切除同时行膀胱修补，大网膜置于膀胱修复处，耻骨上插入导尿管。

三、术后直肠膀胱瘘的处理

术后直肠膀胱瘘是直肠切除术的偶发并发症，通常伴有部分膀胱切除，一般因直肠吻合口愈合不良引起。如果没有同时切除膀胱，可能是膀胱在直肠肿瘤切除过程中被无意损伤，特别是如果术前经历了放射治疗。如果合并脓肿，直肠膀胱瘘可以发生在盆腔脓肿保守治疗过程中，或者是无意的直肠损伤。

术后直肠膀胱瘘通常表现为术后盆腔脓肿，应尽早行结肠造口术，用粗导尿管导尿。控制感染后，可以尝试多种方法解决瘘的问题。

手术时，病人取截石位，可以探查整个骨盆，切除瘘管。然后应尝试修复膀胱缺损。如果从后面显露不佳，通常通过单独的膀胱切开更容易达到满意的膀胱瘘闭合。关闭膀胱后，可以单独开口置耻骨上导尿管。

直肠膀胱瘘合并结肠直肠吻合口破裂的处理则更困难。如果有严重的直肠克罗恩病或辐射损伤时，特别是存在严重的败血症时，直肠切除并行近端结肠造口是最有可能成功的，但可能会发展成膀胱会阴瘘。直肠切除术后的另一种方法是用股薄肌、腹直肌皮瓣或大网膜封闭会阴缺损，因为这样可以消除无效腔，减少败血症发生的可能，从而防止膀胱瘘复发。如果没有直肠疾病，也没有持续性恶性肿瘤的迹象，可以后期行造口回纳。将直肠在肛肠交界处的瘘管切断，最好的即时策略是对残余的直肠残端进行彻底切除，拉出末端结肠进行造口，在直肠和膀胱闭合处用大网膜修补填塞。日后可以通过游离结肠脾曲，将近端的结肠拉到盆底与直肠残端吻合。

四、恶性直肠膀胱瘘的治疗

如果直肠膀胱瘘是由恶性直肠癌、膀胱癌引起的，其处理方法要根据疾病的程度而定。所有的病人都应该做 MRI、膀胱镜检查和泌尿道造影。如果直肠肿瘤仅限于膀胱壁和肠壁，根治性治疗的结果可能比较满意，但局部并发症的发生率很高。然而，当病人因复发性恶性疾病或先前的放射治疗出现瘘管，姑息性切除术是明智的选择。

直肠肿瘤的根治性外科治疗可采用以下三种方法：低位直肠 Hartmann 切除术、直肠低位前切除吻合术或腹会阴联合切除术。膀胱切除的范围取决于瘘口的位置及肿瘤的起源。如果瘘管来自膀胱癌，选择全膀胱切除术和回肠代膀胱，有时膀胱次全切除也是可能的。即使是局部晚期直肠癌，在癌细胞没有播散的情况下，广泛的消融手术仍是合理的选择，尤其是淋巴结没有受累时。

有膀胱阴道瘘合并尿失禁的晚期恶性肿瘤或既往放疗的女性，应以姑息治疗为主。在这种情况下，编者建议采用近端结肠造口术和回肠代膀胱。但每一个案例都应该根据预期寿命和生活质量来判断。

第四节　前列腺和尿道

Denonvilliers 筋膜是前列腺和直肠壁之间的“防火门”。有时前列腺癌会在直肠周围包裹生长，产生管状狭窄，导致直肠梗阻。这类病人到这一阶段时，往往有淋巴结或远处骨转移。大约 80%的病人行激素治疗有效，通常持续 2 年左右，有的可能更久。现在有几种可供选择的治疗方案。当需要非常迅速的反应时，可以静脉注射磷酸化的二苯乙烯醇，然后使用更持久的药物，如使用促性腺激素释放激素类似物。

一、尿道狭窄

当有尿道狭窄无法手术解决时，在结直肠手术中可应用耻骨上导尿管引流。最近的一项 Meta 分析表明，经常规导尿比耻骨上导尿更容易引起细菌尿和不适。因此，编者建议尽可能进行耻骨上导尿管引流。

在困难的腹会阴手术中，尿道意外损伤并不少见。只要损伤部位远端没有持续性梗阻，尿道就可以愈合。伤口应该用合适大小的无刺激性硅橡胶导管支撑。随后，应与泌尿外科医生合作对病人进行随访，以确保随后出现的狭窄得到正确的治疗。

二、直肠尿道瘘

当前列腺和直肠之间形成瘘时，会伴发严重的问题。这很少是由结直肠外科医生引起的，除非有必要从前列腺后部切除直肠肿块。更常见的是在耻骨后前列腺切除术中，由于错误地摘除小的纤维前列腺或癌而导致瘘。通过电凝或深缝前列腺窝控制出血时，会导致前列腺窝和前列腺间的瘘。经过一段时间后，瘘管最终显露出来。经尿道电切膀胱三角区肿瘤后也可能出现类似的瘘管，但非常罕见。

前列腺切除术可能是尿道直肠瘘最常见的原因，尤其是随着前列腺癌根治术的普及。直肠切除术可能也与尿道直肠瘘有关，但不常见。直肠切除术后重复盆腔手术后肠尿道瘘是一种罕见的并发症。直肠尿道瘘似乎是克罗恩病一种非常罕见的并发症。

直肠尿道瘘的临床表现取决于瘘的病因。医源性瘘发生于会阴前列腺切除术后，通常表现为从会阴伤口或直肠漏尿。直肠手术后瘘管也表现为腹腔漏尿。在这些病例中，大部分最初的治疗方法是尿路和粪便改道。在克罗恩病中，尿液可能通过会阴瘘和肛门排出。大多数因直肠受累而遭受严重会阴创伤的病人会出现血尿，需在紧急情况下建立近端造口。

诊断通常可以在尿道镜下或乙状结肠镜下进行。

直肠尿道瘘的主要并发症是尿失禁和复发性尿路感染。

直肠尿道瘘可能导致致命的并发症，也可能只产生轻微的症状，其差异取决于尿路中是否有粪便，是否发展为全身感染。在某种程度上，这取决于瘘口的大小，但关键因素是粪便的流向。通常情况下，直肠内的压力更大，为了挽救生命，需要进行结肠分流术。

三、直肠尿道瘘的治疗

(1) 外伤性

大多数外伤性瘘管或潜在的瘘管是通过近端粪便转流和尿道或耻骨上导尿来处理的。少数情况下可能会出现自发消退但无法痊愈，通常经会阴、经括约肌或肛门内修复。即使修复成功，尿道狭窄、大便失禁和尿失禁的发生率也很高。因此，二次重建通常是必要的。此外，有些瘘管经多次修复方能愈合。

(2) 医源性

前列腺切除术或直肠手术后发生的小瘘，经导管引流，至少一半的瘘管能迅速愈合和完全消失。如果每次都有漏尿，建议修补，可使用黏膜推进皮瓣和内括约肌修复或选择约克-梅森入路技术等。

(3) 克罗恩病

克罗恩病导致的瘘管可能会自发地暂时消失，尤其是在直肠疾病对药物治疗有反应的情况下。然而，尽管用免疫抑制剂或英夫利昔单抗进行了积极的药物治疗，瘘管通常仍然存在。局部修复可能与近期效果有关，但如果有活动性直肠疾病，很难有长期效果，大多数病人最终需要行直肠切除术。

(4) 恶性肿瘤

大多数恶性瘘管病人因肿瘤进展或受照射而不适合修补。在梅奥诊所，只有 24%出现恶性肿瘤病人进行了尝试性修复。所有直肠尿道瘘修复失败的病人，先前都有放射治疗病史。此外，48%的恶性瘘病人在确诊后 2 年内死亡。恶性肿瘤病人的瘘管从不自然闭合。考虑到复发的风险，只有选定的病人才应该进行修复，并且在这些病人中应该考虑股薄肌间皮瓣修补。

四、外科技术

1. 会阴入路

本手术适用于小而低位的瘘管。会阴的倒U形切口能很好地向上延伸到阴囊，阴囊的皮肤和褶膜松弛。使用Foley导尿管拉下膀胱更容易解剖。分离会阴体，打开尿道球后平面，再向头侧分离，直到瘘管被显露、分开和结扎为止。瘘管的残端必须覆盖一些健康的组织。

2. 经括约肌入路

约克-梅森经括约肌入路手术是对Kraske手术的改进，但不包括切除尾骨。括约肌须完全分开以提供最佳的暴露。大多数病人在手术前已经有近端肠造口，但如果没有，则建议进行结肠造口术。

病人留置导尿管并摆成折刀位。臀部分开，将肛门外括约肌和肛门内括约肌分开，露出肛门直肠环并纵向打开。这种方法有利于瘘口的暴露。在瘘管的上方和下方，直肠的肌肉壁可以从膀胱和尿道中分离出来。肛门直肠通过对黏膜逐层缝合重建。

这种暴露允许直接进入中级瘘管。导尿管通常可在2周后取出，4～6周后关闭任何近端结肠造口。

3. 经肛入路

原则上与约克-梅森方法相同，无需分割括约肌。该技术的缺点是即使病人处于折刀位，暴露有时也不如经括约肌入路。

具体手术步骤为：将Parks牵开器或手术镜插入肛门直肠，以暴露瘘管。瘘管被确定并切除后需制作直肠壁的宽基瓣。其包括黏膜和直肠肌肉，从尿道和直肠缺损的下缘小心移动。这个肛门直肠瓣必须有一个宽的基部。尿道缺损用可吸收缝合材料修复。黏膜和直肠肌肉用聚丙烯缝合线缝合到直肠缺损下缘(图11-5)。导尿管通常可在2～3周后取出，如果有近端造口，则在4～6周后关闭。

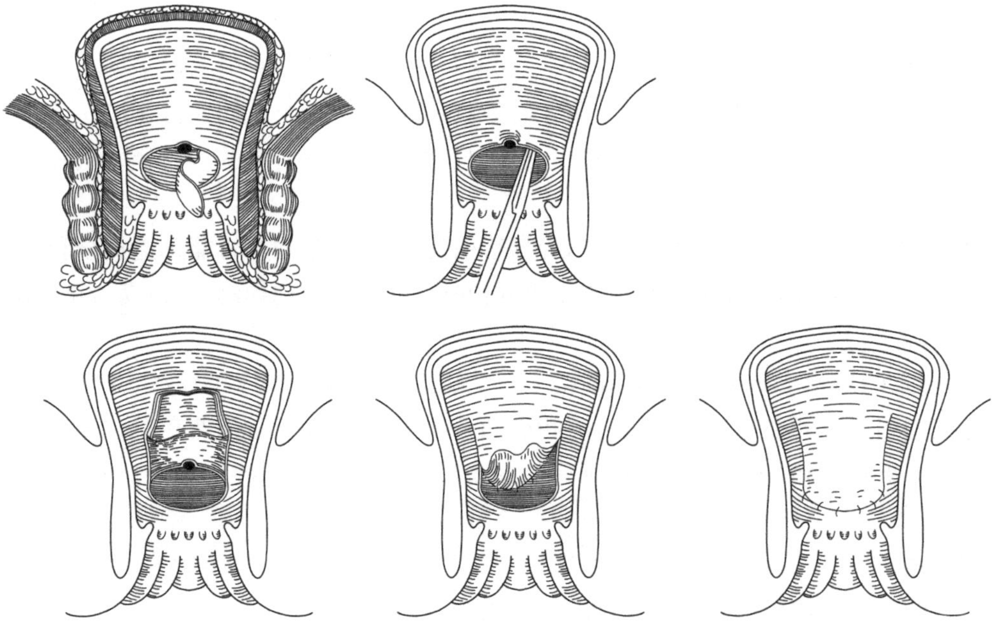

图11-5 Parks肛瘘手术

4. 经肛门内窥镜显微外科技术

经肛门内窥镜显微外科技术(TEM或者TPO)，已经用于治疗直肠尿道瘘。这不仅避免了分开括约肌，而且更易到达高位瘘管。手术治疗的原则与经肛技术完全相同，只是入路不同。

5. 腹会阴修补术

可采用腹会阴联合入路。尤其是当其他简单的技术失败时。会阴前切口在前列腺后面，以暴露瘘管。留置导尿管可以帮助判断解剖位置。在瘘管上方继续进入盆腔解剖平面。

探查腹部，进入骨盆，在直肠前部和前列腺后部之间进行解剖，直至会阴部。以胃网膜右动脉为基础，充分游离大网膜，形成能够到达会阴的带蒂网膜。如果不能使用大网膜，可用血供良好的部分腹直肌瓣和股薄肌。闭合尿道和直肠缺损，网膜、腹直肌或股薄肌在两个闭合点之间缝合。

6. 拖出术

膀胱或前列腺尿道与直肠之间的瘘管位置太高，经肛门入路无法处理。或者当腹会阴修补术不可靠，或者由于辐射造成广泛的缺血组织损伤时，可以使用拖出术。这个手术的原理很简单，但如果有很多纤维化，这些手术就变得非常困难。如果直肠壁和括约肌的壁保留下来，通过腹部切口分离乙状结肠和直肠。分离脾曲，分离直肠-乙状结肠交界处。切除瘘管所在直肠，拉下整个乙状结肠，作为覆盖瘘管的屏障。乙状结肠的切缘与肛门内的齿状线吻合，采用标准的结肠肛管吻合术。

在前述大多数手术方法中，最好能够在瘘管修整好后，用正常组织加强会阴。选取大腿到会阴的股薄肌，进行带神经血管蒂移植似乎是最成功的加强方法。

（尹 路 姚旭东 陈 泓）

参考文献

绪论

[1] Arsalani-Zadeh R, Ullah S, Khan S, et al. Oxidative stress in laparoscopic versus open abdominal surgery: a systematic review[J]. The Journal of surgical research, 2011, 169(1): 59-68.

[2] 尹路,黎介寿,郭安全,等. 手术创伤后个体化氨基酸代谢支持的前瞻性研究—节氮作用和对血浆蛋白质的影响[J]. 中华创伤杂志,1992,(3):131-135, 191.

[3] Atallah S, Martin-Perez B, Keller D, et al. Natural-orifice transluminal endoscopic surgery[J]. The British journal of surgery, 2015, 102(2): 73-92.

[4] Han Y, He YG, Zhang HB, et al. Total laparoscopic sigmoid and rectal surgery in combination with transanal endoscopic microsurgery: a preliminary evaluation in china[J]. Surgical endoscopy, 2013, 27(2): 518-524.

[5] Chen C, Chen H, Yang M, et al. Laparoscopy-assisted natural orifice specimen extraction to treat tumors of the sigmoid colon and rectum: the short- and long-term outcomes of a retrospective study [J]. Journal of laparoendoscopic & advanced surgical techniques, 2019, 29(6): 801-808.

[6] Ma B, Gao P, Song Y, et al. Transanal total mesorectal excision (tatme) for rectal cancer: a systematic review and meta-analysis of oncological and perioperative outcomes compared with laparoscopic total mesorectal excision[J]. BioMed Central Cancer, 2016,16: 380.

[7] Lianos GD, Rausei S, Dionigi G, et al. Assessing safety and feasibility of minimally invasive surgical approaches for advanced gastric cancer[J]. Future oncology, 2016,12(1): 5-8.

第一篇

[1] 张启瑜. 钱礼腹部外科学[M]. 北京:人民卫生出版社,2006.

[2] 黄志强. 腹部外科手术学[M]. 长沙:湖南科学技术出版社,2001.

[3] Ellis H. Applied anatomy of abdominal incisions[J]. British journal of hospital medicine, 2010, 71(3): 36-37.

[4] Monnet E. Laparoscopic entry techniques: What is the controversy[J]. Veterinary surgery, 2019, 48(S1): 6-14.

[5] Chang FH, Chou HH, Lee CL, et al. Extraumbilical insertion of the operative laparoscope in patients with extensive intraabdominal adhesions[J]. The Journal of the American Association of Gynecologic Laparoscopists, 1995, 2(3): 335-337.

[6] Vettoretto N, Carrara A, Corradi A, et al. Laparoscopic adhesiolysis: consensus conference guidelines[J]. Colorectal disease. 2012, 14(5): e208-e215.

[7] 李奇为,陈春球,尹路. 腹腔镜微创技术在肠瘘手术中的应用[J]. 中华腔镜外科杂志(电子版),2020,13(2):69-71.

第二篇

[1] 卢芳,冯毕龙. 肠造口护理[J]. 中国临床护理,2010,2(5):453-456.

[2] 张娜,蔡立春. 肠造口护理进展[J]. 护理研究,2007,21(25):2285-2287.

[3] 黎格灵. 襻式造口护理体会[C]. 中华护理学会第9届全国造口、伤口、失禁护理学术交流会议;全国外科护理学术交流会议;全国神经内、外科护理学术交流会议论文汇编,2012:355-357.

[4] 戚雅敏,尹世萍,罗月青,等. 肠造口护理与进展[J]. 医学信息,2014(30):343-344.

[5] 唐健雄,李绍杰. 造口旁疝的防治进展[J]. 临床外科杂志,2013,21(6):413-415.

[6] 徐冬梅,太荣芬. 造口护理现状、展望[J]. 皮肤病与性病,2020,42(2):189-193.

[7] 王淑英. 肠造口并发症的防治[J]. 中国肛肠病杂志,2014,34(5):69-71.

[8] 郭锦涛,岳德亮,王道岭. 结肠造口并发症的临床分析[J]. 腹部外科,2012,25(1):29-30.

[9] 陆星尘,邬凌峰,张惠萍,等. 泌尿造口护理方法的改进效果[J]. 中华现代护理杂志,2013,19(33):4086-4088.

[10] 洪小芳,谢玲女,陈亚萍,等. 泌尿造口袋使用时间影响因素及护理[J]. 护理学报,2010,17(7):57-58.

[11] 屈霞. 泌尿造口术患者心理压力评估及护理[J]. 现代医药卫生,2013,29(22):3481-3483.

第三篇

[1] 黎介寿. 肠外瘘[M]. 2版. 北京:人民军医出版社,2003.

[2] Memon MA, Memon B, Memon MI, et al. The uses and abuses of drains in abdominal surgery[J]. Hospital medicine, 2002, 63(5): 282-288.

[3] 温天富. 入门必读:腹腔引流管那点事儿[EB/OL]. (2019-07-31)[2022-06-30]. https://mp.weixin.qq.com/s?__biz=MzA4OTc2MDgwNQ==&mid=2652474626&idx=3&sn=48ac41c87553232f5f037bf3d0c9e876&chksm=8bf8d848bc8f515e015047b4ef8c79b2e78419e7a66907bc1e1f2fcf999e1fa823d48 334f286&scene=27.

[4] EuroSurg Collaborative. Intraperitoneal drain placement and outcomes after elective colorectal surgery: international matched, prospective, cohort study[J]. The British journal of surgery, 2022, 109(6): 520-529.

[5] Liao J, Zhou J, Wang J, et al. Prophylactic abdominal drainage following appendectomy for complicated appendicitis: A meta-analysis[J]. Frontiers in surgery, 2023, 9: 1086877.

[6] De Waele JJ, Boelens J, Van De Putte D, et al. The Role of Abdominal Drain Cultures in Managing Abdominal Infections[J]. Antibiotics, 2022, 11(5): 697.

第四篇

[1] Wells RG. The role of matrix stiffness in regulating cell behavior[J]. Hepatology, 2008, 47(4): 1394-1400.

[2] Louis E, Collard A, Oger AF, et al. Behaviour of Crohn's disease according to the Vienna classification: changing pattern over the course of the disease[J]. Gut, 2001, 49(6): 777-782.

[3] Cosnes J, Cattan S, Blain A, et al. Long-term evolution of disease behavior of Crohn's disease[J]. Inflammatory bowel diseases, 2002, 8(4): 244-250.

[4] Ramadas AV, Gunesh S, Thomas GA, et al. Natural history of Crohn's disease in a population-based cohort from Cardiff (1986—2003): a study of changes in medical treatment and surgical resection rates[J]. Gut, 2010, 59(9): 1200-1206.

[5] Solberg IC, Vatn MH, Hoie O, et al. Clinical course in Crohn's disease: results of a Norwegian population-based ten-year follow-up study[J]. Clinical gastroenterology and hepatology, 2007, 5(12): 1430-1438.

[6] Silverberg MS, Satsangi J, Ahmad T, et al. Toward an integrated clinical, molecular and serological classification of inflammatory bowel disease: report of a Working Party of the 2005 Montreal World Congress of Gastroenterology [J]. Canadian journal of gastroenterology, 2005, 19 (Suppl A):5-36.

[7] Jurgens M, Brand S, Laubender RP, et al. The presence of fistulas and NOD2 homozygosity strongly predict

intestinal stenosis in Crohn's disease independent of the IL23R genotype[J]. Journal of gastroenterology, 2010, 45(7): 721-731.

[8] Goldberg HI, Caruthers SB Jr, Nelson JA, et al. Radiographic findings of the National Cooperative Crohn's Disease Study[J]. Gastroenterology, 1979, 77(4 Pt 2): 925-937.

[9] Rutgeerts P, Geboes K, Vantrappen G, et al. Natural history of recurrent Crohn's disease at the ileocolonic anastomosis after curative surgery[J]. Gut, 1984, 25(6): 665-672.

[10] Beaugerie L, Seksik P, Nion-Larmurier I, et al. Predictors of Crohn's disease[J]. Gastroenterology, 2006, 131(3): 334-335.

[11] Loly C, Belaiche J, Louis E. Predictors of severe Crohn's disease[J]. Scandinavian journal of gastroenterology, 2008, 43(8): 948-954.

[12] Alvarez-Lobos M, Arostegui JI, Sans M, et al. Crohn's disease patients carrying Nod2/CARD15 gene variants have an increased and early need for first surgery due to stricturing disease and higher rate of surgical recurrence[J]. Annals of surgery, 2005, 242(5): 693-700.

[13] Meijer MJ, Mieremet-Ooms MA, van Hogezand RA, et al. Role of matrix metalloproteinase, tissue inhibitor of metalloproteinase and tumor necrosis factor-alpha single nucleotide gene polymorphisms in inflammatory bowel disease [J]. World journal of gastroenterology, 2007, 13(21): 2960-2966.

[14] Henckaerts L, Pierik M, Joossens M, et al. Mutations in pattern recognition receptor genes modulate seroreactivity to microbial antigens in patients with inflammatory bowel disease[J]. Gut, 2007, 56(11): 1536-1542.

[15] Rieder F, Schleder S, Wolf A, et al. Serum anti-glycan antibodies predict complicated Crohn's disease behavior: a cohort study[J]. Inflammatory bowel diseases, 2010, 16(8): 1367-1375.

[16] Fiorino G, Bonifacio C, Peyrin-Biroulet L, et al. Prospective comparison of computed tomography enterography and magnetic resonance enterography for assessment of disease activity and complications in ileocolonic Crohn's disease [J]. Inflammatory bowel diseases, 2011, 17(5): 1073-1080.

[17] Voderholzer WA, Beinhoelzl J, Rogalla P, et al. Small bowel involvement in Crohn's disease: a prospective comparison of wireless capsule endoscopy and computed tomography enteroclysis[J]. Gut, 2005, 54(3): 369-373.

[18] Solem CA, Loftus EV Jr, Fletcher JG, et al. Small-bowel imaging in Crohn's disease: a prospective, blinded, 4-way comparison trial[J]. Gastrointestinal endoscopy, 2008, 68(2): 255-266.

[19] Turetschek K, Schober E, Wunderbaldinger P, et al. Findings at helical CT-enteroclysis in symptomatic patients with crohn disease: correlation with endoscopic and surgical findings[J]. Journal of computer assisted tomography, 2002, 26(4): 488-492.

[20] Adler J, Swanson SD, Schmiedlin-Ren P, et al. Magnetization transfer helps detect intestinal fibrosis in an animal model of Crohn disease[J]. Radiology, 2011, 259(1): 127-135.

[21] Pariente B, Cosnes J, Danese S, et al. Development of the Crohn's disease digestive damage score, the Lemann score[J]. Inflammatory bowel diseases, 2011, 17(6): 1415-1422.

[22] Cosnes J, Nion-Larmurier I, Beaugerie L, et al. Impact of the increasing use of immunosuppressants in Crohn's disease on the need for intestinal surgery[J]. Gut, 2005, 54(2): 237-241.

[23] D'Haens G, Baert F, van Assche G, et al. Early combined immunosuppression or conventional management in patients with newly diagnosed Crohn's disease: an open randomised trial[J]. Lancet, 2008, 371(9613): 660-667.

[24] Colombel JF, Sandborn WJ, Reinisch W, et al. Infliximab, azathioprine, or combination therapy for Crohn's disease[J]. The New England journal of medicine, 2010, 362(15): 1383-1395.

[25] Pallotta N, Barberani F, Hassan NA, et al. Effect of infliximab on small bowel stenoses in patients with Crohn's disease[J]. World journal of gastroenterology, 2008, 14(12): 1885-1890.

[26] Lichtenstein GR, Olson A, Travers S, et al. Factors associated with the development of intestinal strictures or

obstructions in patients with Crohn's disease[J]. The American journal of gastroenterology, 2006, 101(5): 1030-1038.

[27] Sorrentino D. Role of biologics and other therapies in stricturing Crohn's disease: what have we learnt so far? [J] Digestion, 2008, 77(1): 38-47.

[28] Hassan C, Zullo A, De Francesco V, et al. Systematic review: Endoscopic dilatation in Crohn's disease[J]. Alimentary pharmacology & therapeutics, 2007, 26(11-12): 1457-1464.

[29] Rieder F, Zimmermann EM, Remzi FH, et al. Crohn's disease complicated by strictures: a systematic review[J]. Gut, 2013, 62(7): 1072-1084.

[30] Thienpont C, D'Hoore A, Vermeire S, et al. Long-term outcome of endoscopic dilatation in patients with Crohn's disease is not affected by disease activity or medical therapy[J]. Gut, 2010, 59(3): 320-324.

[31] Swaminath A, Lichtiger S. Dilation of colonic strictures by intralesional injection of infliximab in patients with Crohn's colitis[J]. Inflammatory bowel diseases, 2008, 14(2): 213-216.

[32] Sorrentino D, Avellini C, Beltrami CA, et al. Selective effect of infliximab on the inflammatory component of a colonic stricture in Crohn's disease[J]. International journal of colorectal disease, 2006, 21(3): 276-281.

[33] Michelassi F, Taschieri A, Tonelli F, et al. An international, multicenter, prospective, observational study of the side-to-side isoperistaltic strictureplasty in Crohn's disease[J]. Diseases of the colon and rectum, 2007, 50(3): 277-284.

[34] Roy P, Kumar D. Strictureplasty[J]. The British journal of surgery, 2004, 91(11): 1428-1437.

[35] Ozuner G, Fazio VW, Lavery IC, et al. Reoperative rates for Crohn's disease following strictureplasty. Long-term analysis[J]. Diseases of the colon and rectum, 1996, 39(11): 1199-1203.

第五篇

[1] 黎介寿. 肠外瘘[M]. 2 版. 北京:人民军医出版社,2003.

[2] Volk N, Lacy B. Anatomy and Physiology of the Small Bowel[J]. Gastrointestinal endoscopy clinics of North America, 2017, 27(1): 1-13.

[3] Bhama AR. Evaluation and Management of Enterocutaneous Fistula [J]. Diseases of the colon and rectum, 2019, 62(8): 906-910.

[4] Zizzo M, Ugoletti L, Manzini L, et al. Management of duodenal stump fistula after gastrectomy for malignant disease: a systematic review of the literature[J]. BioMed Central surgery, 2019, 19(1): 55.

[5] Wercka J, Cagol PP, Melo AL, et al. Epidemiology and outcome of patients with postoperative abdominal fistula [J]. Revista do Colegio Brasileiro de Cirurgioes, 2016, 43(2): 117-123.

[6] 郑涛,解好好,吴秀文,等. 全国多中心肠外瘘诊治情况调查及预后风险因素分析[J]. 中华胃肠外科杂志,2019,22(11):1041-1050.

[7] Ashkenazi I, Turégano-Fuentes F, Olsha O, et al. Treatment Options in Gastrointestinal Cutaneous Fistulas[J]. Surgery journal, 2017, 3(1): 25-31.

[8] 吴荣强,姜润涵,王家平. 52 例肠瘘病人血清中营养相关蛋白质的检测及临床意义[J]. 检验医学,2011,26(1): 9-11.

[9] 魏强,陈强谱,卢艳敏. 营养评估的几种影像学方法及应用[J]. 中华普通外科学文献(电子版),2019,13(5): 341-344.

[10] 王钰,康悦,周建荣. 肠瘘病人两种肠内营养支持方式的对比分析[J]. 中华医学杂志,2013,93(30):2364-2366.

[11] da Silva JSV, Seres DS, Sabino K, et al. Parenteral Nutrition Safety and Clinical Practice Committees, American Society for Parenteral and Enteral Nutrition[J]. ASPEN Consensus Recommendations for Refeeding Syndrome. Nutr Clin Pract, 2020, 35(2):178-195.

[12] MMirza Gari MK, Foula MS, Eldamati A, et al. Gastrocolic fistula after laparoscopic sleeve gastrectomy: Case report and literature review[J]. International journal of surgery case reports, 2020, 66: 201-203.

[13] Yoshida R, Sadanaga N, Honboh T, et al. Refractory cutaneo-gastric conduit fistula after esophagectomy repaired by a pectoralis major muscle flap and split-thickness skin graft[J]. Surgical case reports, 2019, 5(1): 113.

[14] Tam E, Neculiseanu E, Sidhu G. Refractory renal cell cancer with gastro-renal fistula: a rare complication[J]. Cureus, 2020, 12(1): e6580.

[15] Malik A, Onwubiko C, Chen M, et al. Gastrosplenic fistula without malignancy management in a 16-year-old boy [J]. European journal of pediatric surgery reports, 2019, 7(1): e114-e116.

[16] Saito M, Miyashita K, Miura Y, et al. Successful treatment of gastrosplenic fistula arising from diffuse large B-cell lymphoma with chemotherapy: two case reports[J]. Case reports in oncology, 2019, 12(2): 376-383.

[17] Yokoyama Y, Kashyap S, Ewing E, et al. Gastrosplenocolic fistula secondary to non-Hodgkin B-cell lymphoma[J]. Journal of surgical case reports, 2020(1): 376.

[18] Maubert A, Vanbiervliet G, Benizri EI. Pancreatico-gastric fistula complicating an intraductal papillary mucinous neoplasm[J]. Journal of visceral surgery, 2017, 154(2):137-138.

[19] Hervik K, Vognild I, Bjerke LM, et al. Gastropericardial fistula presenting with cardiac arrest: a case report[J]. European heart journal, Case reports, 2018, 2(2): 57.

[20] Alharbi A, Alnaami M, Alsayyari A, et al. Mini gastric bypass for the management of gastrobronchial fistula: a case report[J]. International journal of surgery case reports, 2020, 66: 192-195.

[21] Boru CE, Angelis F, Iossa A, et al. Persistent fistula after sleeve gastrectomy: a chronic dilemma[J]. Chirurgia, 2019, 114(6): 790-797.

[22] Sousa P, Noronha Ferreira C, Coutinho J, et al. Fistula recurrence: a clinical reality after successful endoscopic closure of laparoscopic sleeve gastrectomy fistulas[J]. GE Portuguese journal of gastroenterology, 2019, 26(4): 242-250.

[23] Barchi LC, Ramos MFKP, Pereira MA, et al. Esophagojejunal anastomotic fistula: a major issue after radical total gastrectomy[J]. Updates in surgery, 2019, 71(3): 429-438.

[24] Prunoiu VM, Marincas AM, Pantis C, et al. The importance of the nutritional factor and the stage of the disease in postoperative fistula in patients with gastric cancer[J]. Chirurgia, 2019, 114(2): 259-267.

[25] Kumpf VJ, de Aguilar-Nascimento JE, Diaz-Pizarro Graf JI, et al. ASPEN-FELANPE clinical guidelines[J]. Journal of parenteral and enteral nutrition, 2017, 41(1):104-112.

[26] Pironi L, Arends J, Baxter J, et al. ESPEN endorsed recommendations. Definition and classification of intestinal failure in adults[J]. Clinical nutrition, 2015, 34(2): 171-180.

[27] 胡秋莲,周建平,姚宏亮,等.肠液回输治疗肠漏的探讨[J].护理学杂志,2002,17(7):501-502.

[28] 祝海香,王红苑,严林娟.肠瘘治疗过程中自体消化液回输方法的探讨[J].中华护理杂志,2008,43(9):792-793.

[29] 高勇,彭南海,李幼生.消化液回输的护理[J].实用临床医药杂志,2007,3(10):82-84.

[30] 陈凤玲,甘媚珍,叶劲松,等.消化液收集回输装置的设计与应用[J].护理研究,2017,31(15):1884-1885.

[31] Thibault R, Picot D. Chyme reinfusion or enteroclysis in nutrition of patients with temporary double enterostomy or enterocutaneous fistula[J]. Current opinion in clinical nutrition and metabolic care, 2016, 19(5): 382-387.

[32] 朱晋国,任建安,王新波,等.肠液回输对肠外瘘病人肠内营养物质吸收的影响[J].中华普通外科杂志,2006,21(10):724-726.

第六篇

[1] Wexner SD, Jorge JMN. Colon & Rectal Surgery[M]. 5th ed. Philadelphia: Lippincott Williams & Wilkins, 2005.

[2] Jessup JM, Goldberg RM, Aware EA, et al. Colon and Rectum[M]//Greene, Frederick L, AJCC, et al. AJCC

Cancer Staging Manual. 8th ed. Berlin: Springer, 2017: 251.
[3] Siegel RL, Miller KD, Jemal A. Cancer statistics, 2019[J]. CA: a cancer journal for clinicians. 2019, 69(1): 7-34.
[4] Glynne-Jones R, Wyrwicz L, Tiret E, et al. Rectal cancer: ESMO Clinical Practice Guidelines for diagnosis, treatment and follow-up[J]. Annals of oncology : official journal of the European Society for Medical Oncology, 2017, 28: 22.
[5] Lopes G, Stern MC, Temin S, et al. Early detection for colorectal cancer: ASCO resource-stratified guideline[J]. Journal of global oncology, 2019, 18(11): 775-778.
[6] de Rosa N, Rodriguez-Bigas MA, Chang GJ, et al. DNA mismatch repair deficiency in rectal cancer: benchmarking its impact on prognosis, neoadjuvant response prediction, and clinical cancer genetics[J]. Journal of clinical oncology: official journal of the American Society of Clinical Oncology, 2016, 34(25): 3039.
[7] Deng Y, Chi P, Lan P, et al. Modified FOLFOX6 with or without radiation versus fluorouracil plus radiation for locally advanced rectal cancer: final results of the Chinese FOWARC trial[J]. J Clin Oncol, 2019, 37(34): 3223-3233.
[8] Li, Y, Wang, L, Li, Z, et al. Compliance and safety of neoadjuvant intensity modulated radiotherapy (IMRT) with concurrent capecitabine for locally advanced rectal cancer: updated results from a phase II trial (ChiCTR-TNC-10001094)[J]. J Clin Oncol, 2014, 32(15): 3598.

第七篇

[1] Smyth EC, Nilsson M, Grabsch HI,et al. Gastric cancer[J]. Lancet, 2020, 396(10251): 635-648.
[2] Wang SY, Hong J, Hao HK. A comparative study of delta-shaped and conventional Billroth I anastomosis after laparoscopic distal gastrectomy for gastric cancer[J]. Surgical endoscopy, 2017, 31(8): 3191-3202.
[3] Hong J, Qian L, Wang YP, et al. A novel method of delta-shaped intracorporeal double-tract reconstruction in totally laparoscopic proximal gastrectomy[J]. Surgical endoscopy, 2016,30(6): 2396-403.
[4] Hong J, Wang YP, Wang J, et al. A novel method of self-pulling and latter transected reconstruction in totally laparoscopic total gastrectomy: feasibility and short-term safety[J]. Surgical endoscopy, 2017, 31(7): 2968-2976.
[5] Wang ZQ, Liu YH, Cui WL, et al. The safety and feasibility assessment of overlap esophagojejunostomy with self-pulling and latter transection technique in totally laparoscopic total gastrectomy[J]. Journal of gastrointestinal surgery, 2024, 28(8): 1223-1228.
[6] Hong J, Wang YP, Wang J, et al. A novel method of self-pulling and latter transected delta-shaped Billroth-I anastomosis in totally laparoscopic distal gastrectomy[J]. Surgical endoscopy, 2017, 31(11): 4831.
[7] Hong J, Wang SY, Hao HK. A comparative study of double-tract reconstruction and roux-en-Y after gastrectomy for gastric cancer[J]. Surgical laparoscopy, endoscopy & percutaneous techniques, 2019, 29(2): 82-89.
[8] 徐泽宽,王林俊,李博文.腹腔镜胃癌手术进展及展望[J].中国实用外科杂志,2020,40(2):185-190.

第八篇

[1] Dwarkasing S, Hussain SM, Hop WC, et al. Anovaginal fistulas: evaluation with endoanal MR imaging1[J]. Radiology, 2004, 231(1): 123-128.
[2] Rosen NG, Hong AR, Soffer SZ, et al. Rectovaginal fistula: a common diagnostic error with significant consequences in girls with anorectal malformations[J]. Journal of pediatric surgery, 2002, 37(7): 961-965.
[3] 刘文彬,闫璐,周莹,等.女性生殖系统发育异常 924 例临床分析[J].中华妇产科杂志,2019,54(3):166-172.
[4] Sih AM, Kopp DM, Tang JH, et al. Association between parity and fistula location in women with obstetric fistula: a multivariate regression analysis[J]. BJOG: an international journal of obstetrics and gynaecology, 2016,

123(5): 831-836.

[5] Wall LL, Karshima JA, Kirschner C, et al. The obstetric vesicovaginal fistula: characteristics of 899 patients from Jos, Nigeria[J]. American journal of obstetrics and gynecology, 2004, 190(4): 1011-1019.

[6] Barageine JK, Tumwesigye NM, Byamugisha JK, et al. Risk factors for obstetric fistula in Western Uganda: a case control study[J]. PLoS One, 2014, 9(11): e112299.

[7] Vannevel V, Swanepoel C, Pattinson R. Global perspectives on operative vaginal deliveries[J]. Best Practice & Research Clinical Obstetrics & Gynaecology, 2019, 56: 107-113.

[8] 彭慧,任东林. 直肠阴道瘘的诊断治疗现状[J]. 中华胃肠外科杂志,2016,19(12):1324-1328.

[9] Tsia SL, Yu HH, Dass AK, et al. Rectovaginal fistula: twenty years of rectovaginal repair[J]. Journal of Obstetrics & Gynaecology Research, 2016, 42(10): 1361.

[10] Watanabe J, Ota M, Kawaguchi D, et al. Incidence and risk factors for rectovaginal fistula after low anterior resection for rectal cancer[J]. International Journal of Colorectal Disease, 2015, 30(12): 1659-1666.

[11] Naldini G. Serious unconventional complications of surgery with stapler for haemorrhoidal prolapse and obstructed defaecation because of rectocoele and rectal intussusception[J]. Colorectal disease, 2011, 13(3): 323-327.

[12] Greenwald JC, Hoexter B. Repair of rectovaginal fistulas[J]. Surgery, gynecology & obstetrics, 1978, 146(3): 443-445.

[13] Rahbari NN, Weitz J, Hohenberger W, et al. Definition and grading of anastomotic leakage following anterior resection of the rectum: a proposal by the International Study Group of Rectal Cancer[J]. Surgery, 2010, 147(3): 339-351.

[14] Nakagoe T, Sawai T, Tuji T, et al. Avoidance of rectovaginal fistula as a complication after low anterior resection for rectal cancer using a double-stapling technique[J]. Journal of surgical oncology, 1999, 71(3): 196-197.

[15] Maeda H, Okamoto K, Namikawa T, et al. Rarity of late anastomotic leakage after low anterior resection of the rectum[J]. International journal of colorectal disease, 2015, 30(6): 831-834.

[16] Hortelano E, Gomez-Iturriaga A, Ortiz-de-Zarate R, et al. Is argon plasma coagulation an effective and safe treatment option for patients with chronic radiation proctitis after high doses of radiotherapy? [J]. Revista espanola de enfermedades digestivas, 2014, 106(3): 165-170.

[17] 姚丹华,陈勇,李幼生. 放射性直肠炎的外科治疗进展[J]. 医学研究生学报,2016,29(5):542-545.

[18] Gazet JC. Parks' coloanal pull-through anastomosis for severe, complicated radiation proctitis[J]. Diseases of the Colon & Rectum, 1985, 28(2): 110-114.

[19] Gunderson LL. Surgical treatment of radiation injuries of the colon and rectum[J]. American Journal of Surgery, 1986, 151(2): 272-277.

[20] Aartsen EJ, Sindram IS. Repair of the radiation induced rectovaginal fistulas without or with interposition of the bulbocavernosus muscle (Martius procedure) [J]. European Journal of Surgical Oncology the Journal of the European Society of Surgical Oncology & the British Association of Surgical Oncology, 1988, 14(2):171-177.

[21] Garlock J. The cure of an intractable vesicovaginal fistula by the use of pedicled muscle flap[J]. Surgery Gynecol Obstet, 1928,47: 255.

[22] Byron, Ralph L, Ostergard, et al. Sartorius muscle interposition for the treatment of the radiation-induced vaginal fistula[J]. American Journal of Obstetrics and Gynecology, 1969, 104(1):104-107.

[23] Steven D, Wexner, Dan E, et al. Gracilis muscle interposition for the treatment of rectourethral, rectovaginal, and pouch-vaginal fistulas: results in 53 patients[J]. Annals of surgery, 2008, 248(1): 39-43.

[24] Piper HG, Trussler A, Schindel D. Gracilis transposition flap for repair of an acquired rectovaginal fistula in a pediatric patient[J]. Journal of pediatric surgery, 2011, 46(8): e37-41.

[25] Nezhat CH, Bastidas JA, Pennington E, et al. Laparoscopic treatment of type IV rectovaginal fistula[J]. The

Journal of the American Association of Gynecologic Laparoscopists, 1998, 5(3): 297-299.

[26] Puntambekar SP, Desai R, Galagali A, et al. Laparoscopic transvesical approach for vesicovaginal fistula repair[J]. Journal of minimally invasive gynecology, 2013, 20(3):334.

[27] van der Hagen SJ, Soeters PB, Baeten CG, et al. Laparoscopic fistula excision and omentoplasty for high rectovaginal fistulas: a prospective study of 40 patients[J]. International journal of colorectal disease, 2011, 26 (11): 1463-1467.

[28] Hannaway CD, Hull TL. Current considerations in the management of rectovaginal fistula from Crohn's disease[J]. Colorectal disease, 2008,10(8):747-756;

[29] Schwartz DA, Maltz BE. Treatment of fistulizing inflammatory bowel disease[J]. The Medical clinics of North America, 2010, 94(1): 19-34.

[30] Margolin ML, Korelitz BI. Management of bladder fistulas in Crohn's disease [J]. Journal of clinical gastroenterology, 1989,11: 399-402.

[31] Lichtenstein GR, Yan S, Bala M, et al. Infliximab maintenance treatment reduces hospitalizations, surgeries, and procedures in fistulizing Crohn's disease[J]. Gastroenterology, 2005,128(4): 862-869.

[32] Farkas AM, Gingold BS. Repair of rectovaginal fistula in Crohn's disease by rectal mucosal advancement flap[J]. The Mount Sinai journal of medicine, 1983, 50(5): 420-423.

[33] Radcliffe AG, Ritchie JK, Hawley PR, et al. Anovaginal and rectovaginal fistulae in Crohn's disease[J]. Diseases of the colon and rectum, 1988, 31(2): 94-99.

[34] O'Leary DP, Durdey P, Milroy CE. Definitive repair of anovaginal fistula in Crohn's disease[J]. Annals of the Royal College of Surgeons of England, 1998, 80: 250-252.

第九篇

[1] Huddart SN. Hirschsprung's disease: present UK practice[J]. Annals of the Royal College of Surgeons of England, 1998, 80(1): 46-48.

[2] Tilghman JM, Ling AY, Turner TN, et al. Molecular genetic anatomy and risk profile of hirschsprung's disease [J]. The New England journal of medicine, 2019, 380(15): 1421-1432.

[3] Fitze G, Cramer J, Ziegler A, et al. Association between c135G/A genotype and RET proto-oncogene germline mutations and phenotype of Hirschsprung's disease[J]. Lancet, 2002, 359:1200-1205.

[4] Arshad A, Powell C, Tighe MP. Hirschsprung's disease[J]. British Medical Journal, 2012, 345:e5521.

[5] Bharucha AE, Pemberton JH, Locke GR. American Gastroenterological Association technical review on constipation[J]. Gastroenterology, 2013, 144(1): 218-238.

第十篇

[1] 王坚. 腹膜后肿瘤病理学类型组织学特征与预后[J]. 中国实用外科杂志,2008,28(4):249-252.

[2] Improta L, Tzanis D, Bouhadiba T, et al. Overview of primary adult retroperitoneal tumours[J]. European journal of surgical oncology, 2020, 46(9): 1573-1579.

[3] Nishino M, Hayakawa K, Minami M, et al. Primary retroperitoneal neoplasms: CT and MR imaging findings with anatomic and pathologic diagnostic clues[J]. Radiographics, 2003, 23(1): 45-57.

第十一篇

[1] 黎介寿. 肠外瘘[M]. 2 版. 北京:人民军医出版社,2003.

[2] Shatila AH, Ackerman NB. Diagnosis and management of colovesical fistulas[J]. Surgery, gynecology & obstetrics, 1976 ,143(1): 71-74.

[3] Morrison PD, Addison NV. A study of colovesical fistulae in a district hospital[J]. Annals of the Royal College of Surgeons of England, 1983,65(4): 221-223.
[4] Driver CP, Anderson DN, Findlay K, et al. Vesico-colic fistulae in the Grampian region: presentation, assessment, management and outcome[J]. Journal of the Royal College of Surgeons of Edinburgh, 1997, 42(3): 182-185.
[5] Nyam DC, Pemberton JH. Management of iatrogenic rectourethral fistula[J]. Diseases of the colon and rectum, 1999, 42(8): 994-999.

附录一 微创外科手术器械

一、经肛门内镜手术用 TEO 平台

经肛门内镜手术(transanal endoscopic operation,TEO)平台由德国 STORZ 公司生产,用于经肛门微创手术。该平台由特殊的直肠镜、专用的手术器械和视镜成像系统三部分组成。TEO 不仅具备经人体自然腔道手术(natural orifice transluminal endescopic sutgery,NOTES)的微创性,还拥有显微内镜控制下切除术的精确性。直肠镜具有不同长度(7.5 cm、15 cm 和 20 cm),与所有常规腹腔镜摄像系统兼容,借助机械支臂可稳固地对平台进行调整和固定。它与经肛门内镜显微手术(transanal endoscopic microsurgery,TEM)最大的区别是后者要在三维目镜下完成手术操作。

使用方法:将马钉背一端固定在手术床上,调整另一端方向与关节锁定。扩肛后,将涂有润滑油的套筒与内芯旋紧后缓慢置入肛门。拔出内芯后置入含盖的内芯。根据腔镜显示屏上的图像,调整位置并固定,分别接入气腹和冲洗皮条。气腹稳定后,从三个特制橡胶袖套密封的通道内置入相应的手术器械进行手术操作。有各种成角的专用手术器械可供选择,包括针形电刀、特制的组织镊、持针钳、特制的剪刀、吸引器头及注射针。银夹施夹器可以用来锚定缝线,5 mm 的超声刀设备也可用于解剖分离。

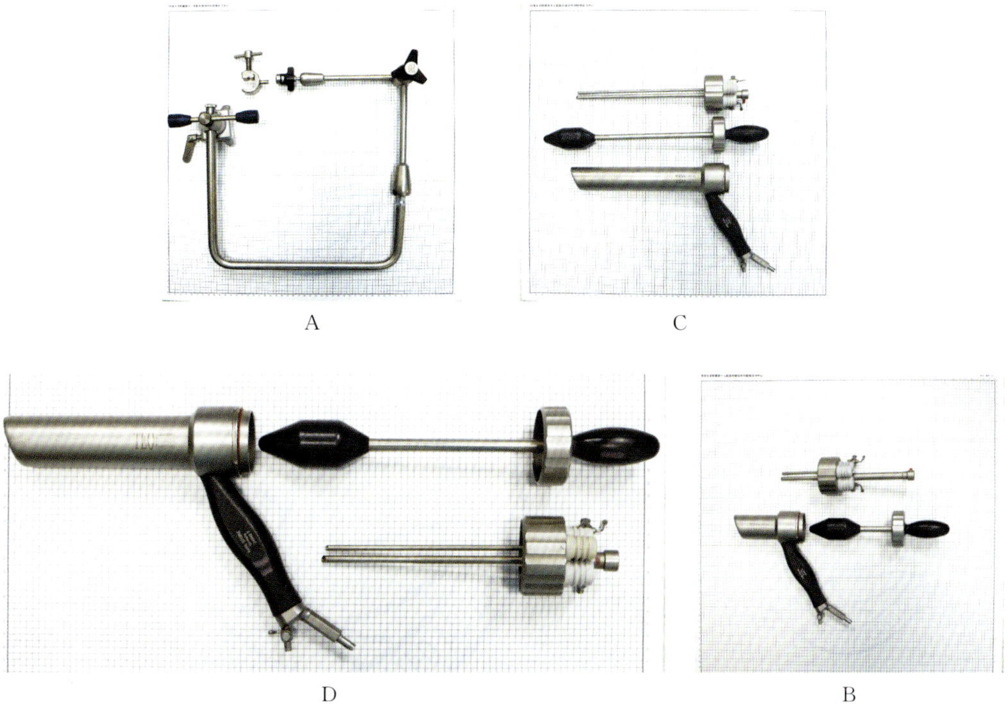

注:A 为马钉背;B、C、D 分别为长、中、短的 TEO 套筒

图 1 经肛门内镜手术器械

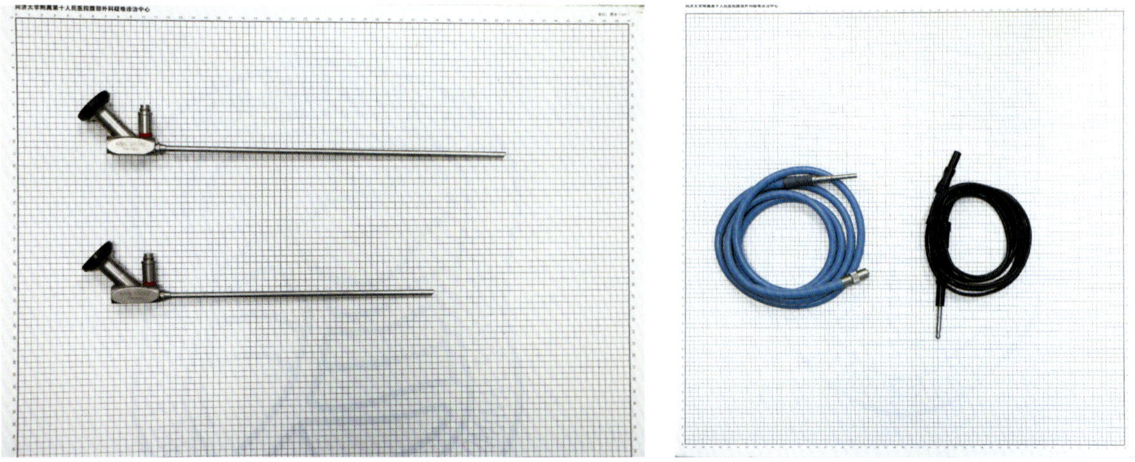

A　　　　　　　　B

图 2　TEO 平台镜子、光源(A)和电凝线(B)

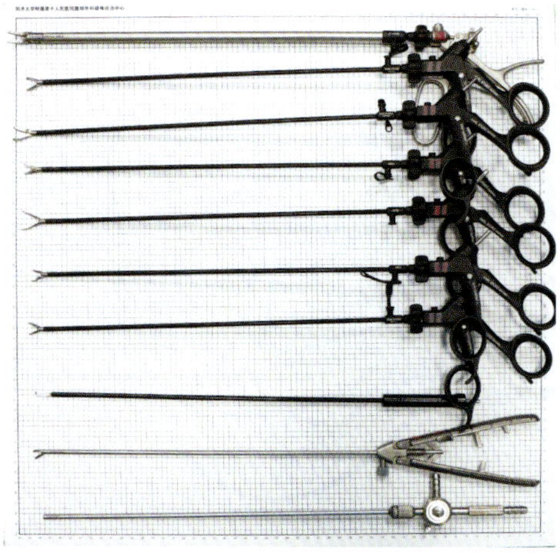

图 3　TEO 平台常用的器械

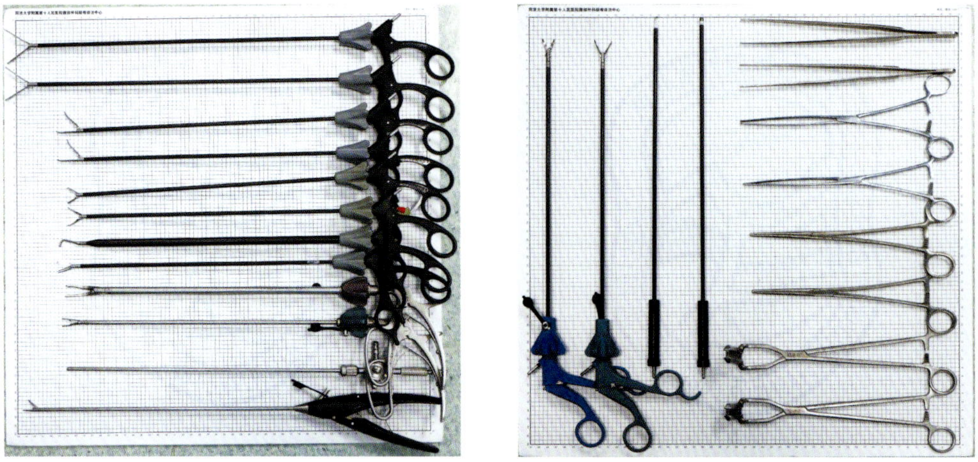

A　　　　　　　　B

图 4　腹腔镜手术中常用的器械(部分为腹腔外操作器械)

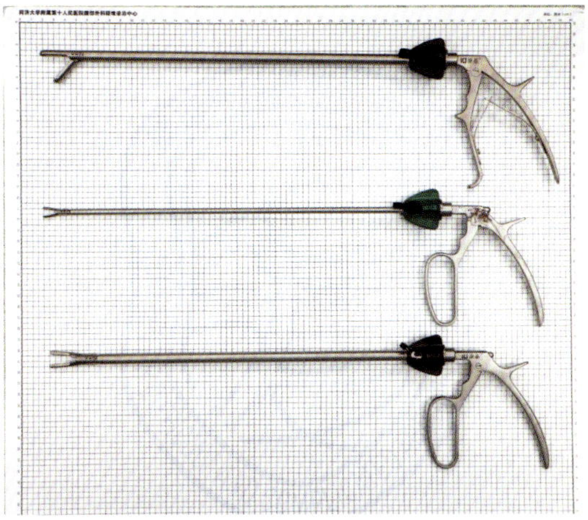

图 5　腹腔镜手术使用的取物钳（也称取石钳）和 hem-o-lock 夹钳

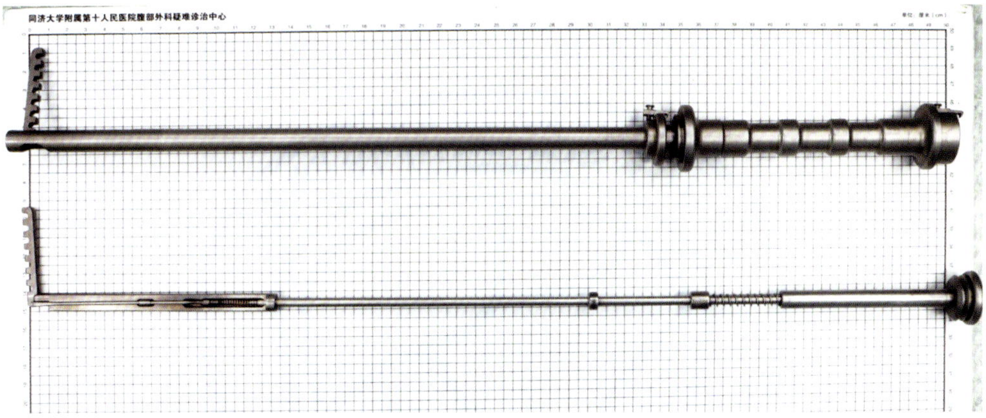

A

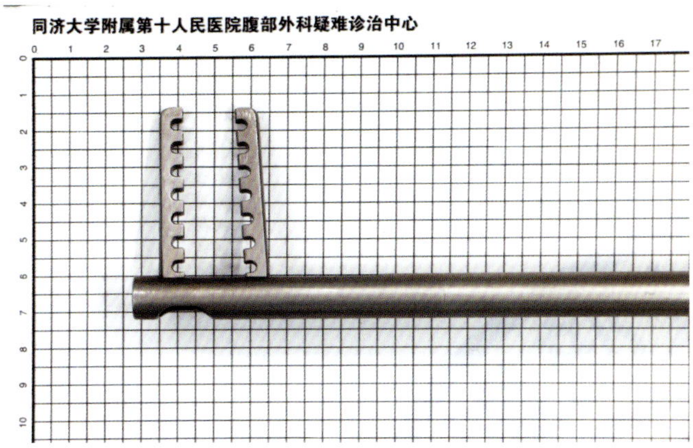

B

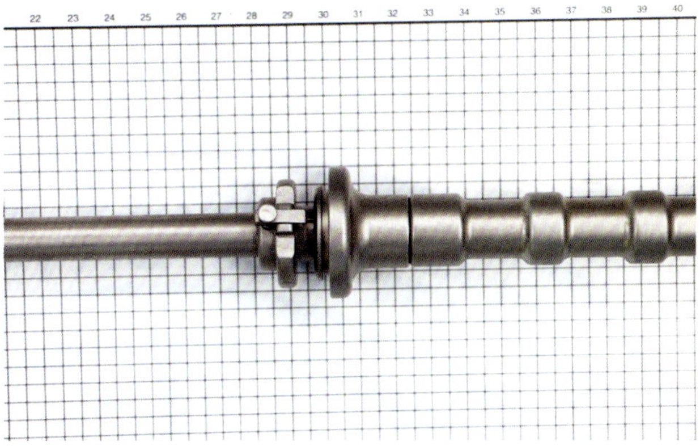

C

图 6　腹腔镜手术使用的荷包钳

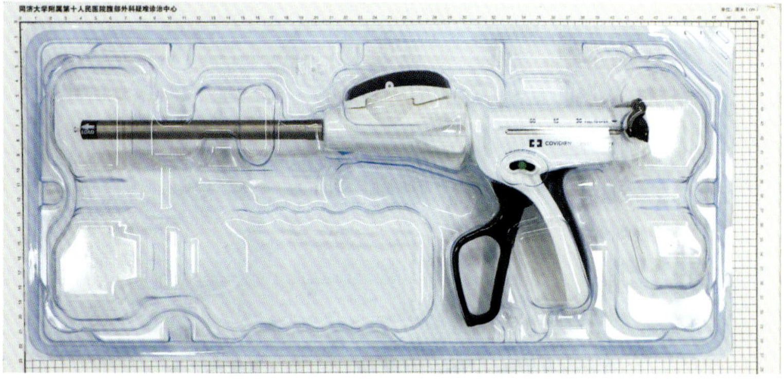

A

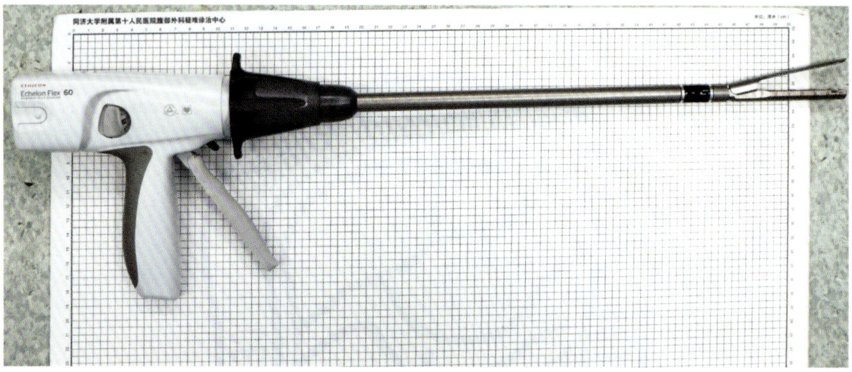

B

图 7　腹腔镜手术中使用的手动 Endo-GI 和自动 Endo-GI 吻合器

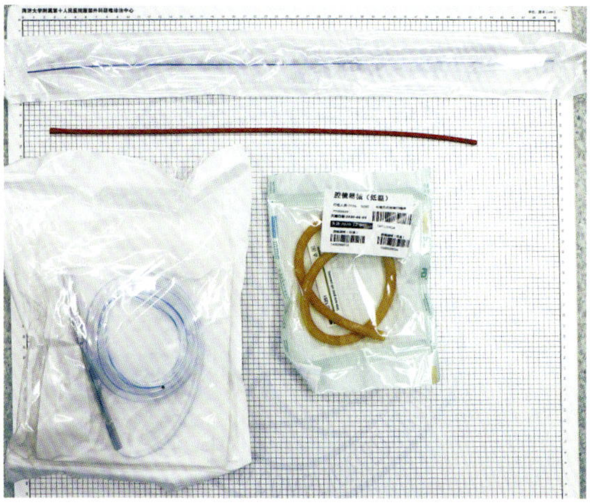

图 8　引流管(其中胸管常可作为肛管使用)

二、TEO 手术适应证和禁忌证

1. TEO 手术适应证

(1) 直肠息肉或腺瘤：直径较大的直肠良性息肉或者腺瘤，肠镜下操作困难可以选择 TEO 手术治疗。

(2) 早期直肠癌：一般肿瘤占据肠腔 3/4 周径以内。肿瘤距肛缘 5～20 cm。直肠原位癌(T_{is} 期)

或 T_1 期低复发危险的直肠癌。

（3）姑息性直肠癌切除：手术风险较高（高龄或者有严重合并症者）的 T_2 期及以上的直肠癌病人的姑息性切除。

（4）直肠阴道瘘：瘘口距离肛缘较远，无法在直视下手术。

2. TEO 手术禁忌证

（1）不适合行姑息性手术的直肠癌。

（2）多原发结直肠肿瘤。

（3）腹膜反折以上的直肠前壁肿瘤。

（4）肛门括约肌功能不良。

（高仁元　阮　瑜　陈静娟）

附录二　开腹手术器械

开腹手术器械主要包括圆盘拉钩、三叶拉钩、直角钳、弯钳、持针器、剪刀、镊子、Lonestar 拉钩，以及一些常见的直线切割闭合器和马镫型多功能腿架等。

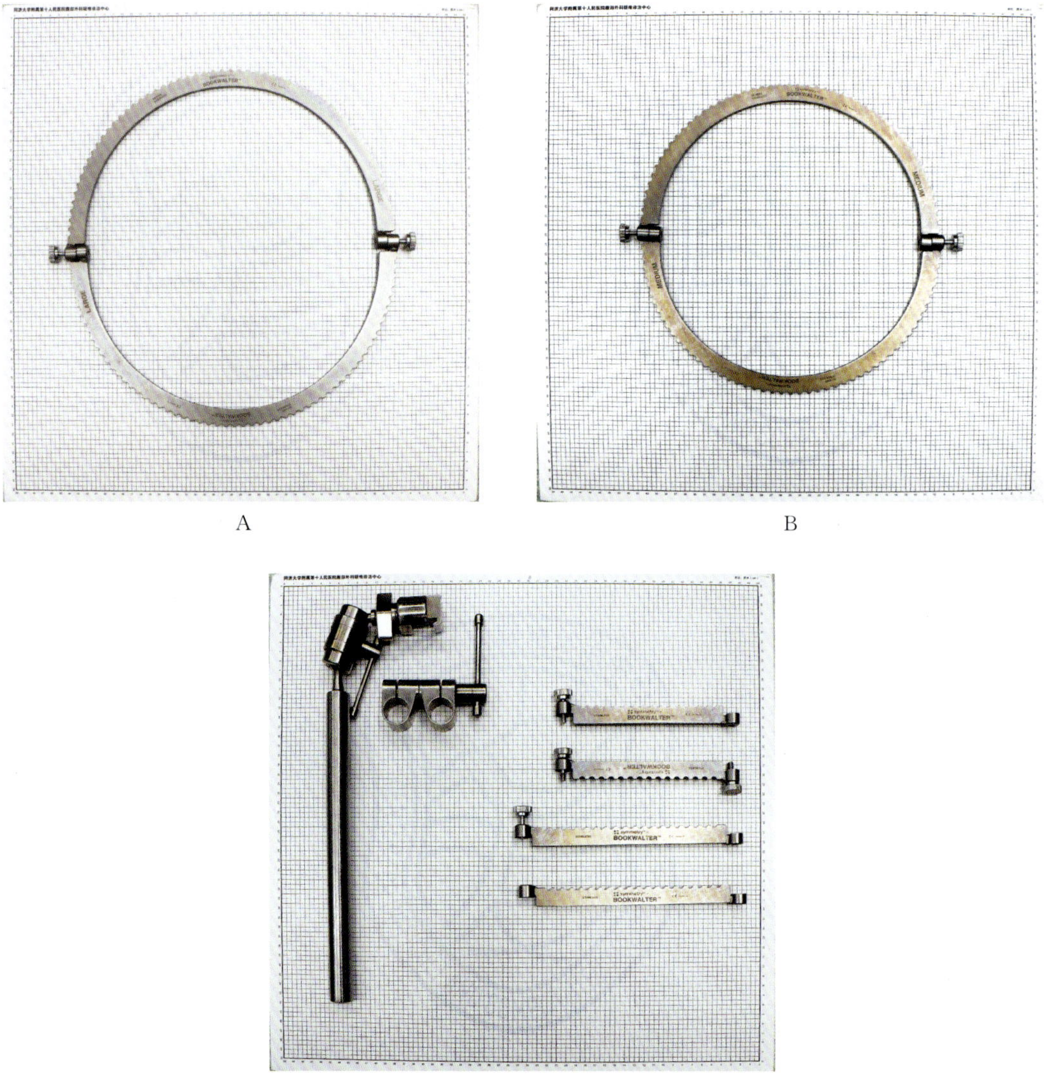

A　B　C

图 9　圆盘拉钩的圆盘(大小两种)和固定杆

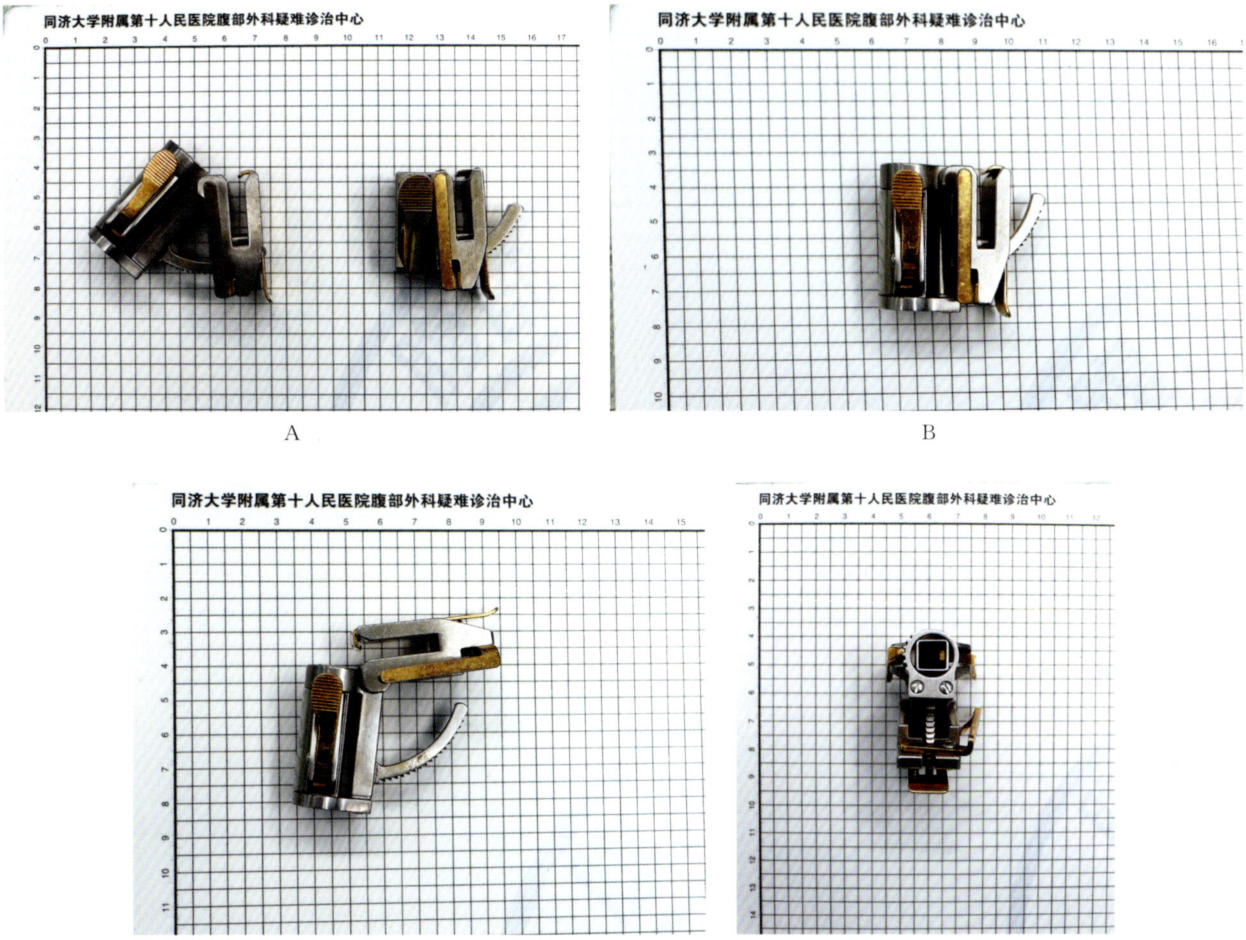

A　B　C　D

图 10　圆盘拉钩上的卡扣

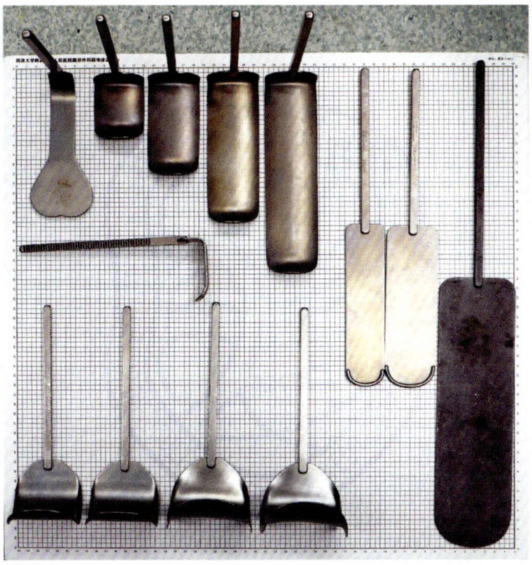

图 11　圆盘拉钩上的拉钩

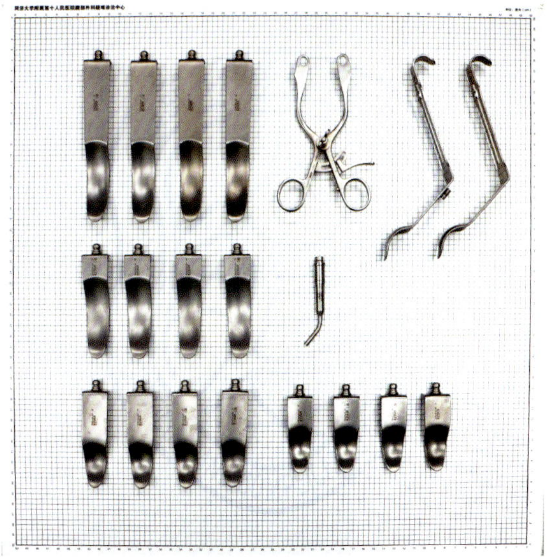

图 12　三叶拉钩

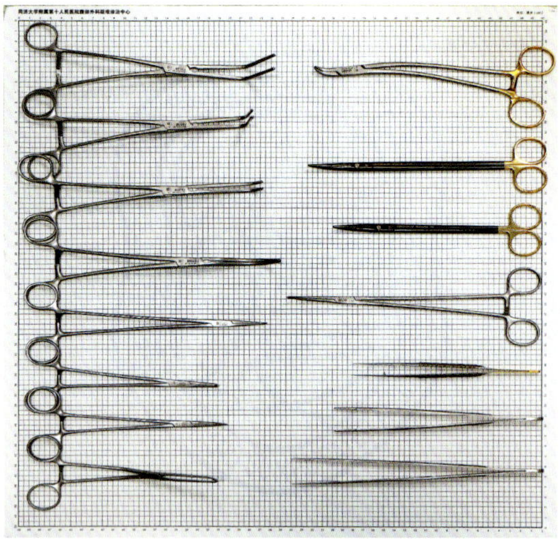

图 13　直角钳、弯钳、持针器、剪刀、镊子

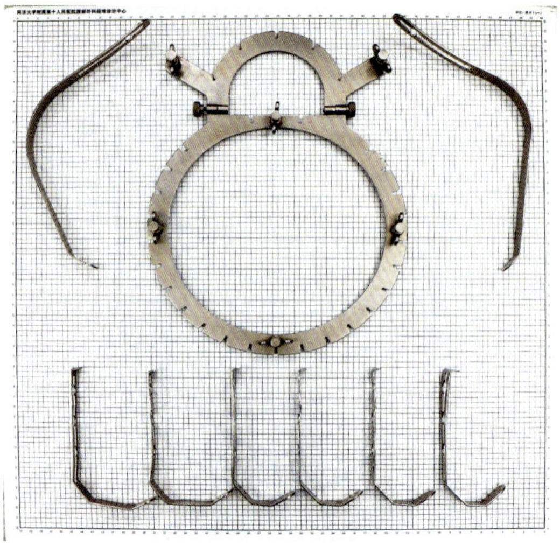

图 14　Lonestar 拉钩

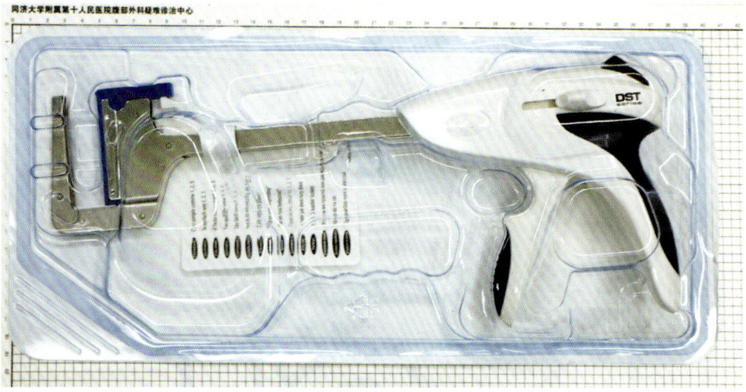

图 15　闭合器

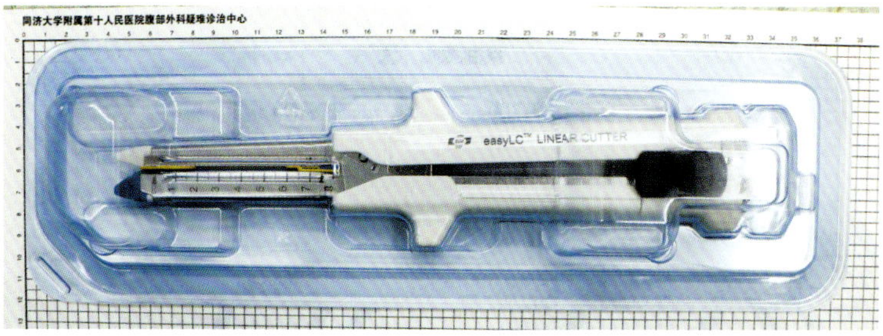

A

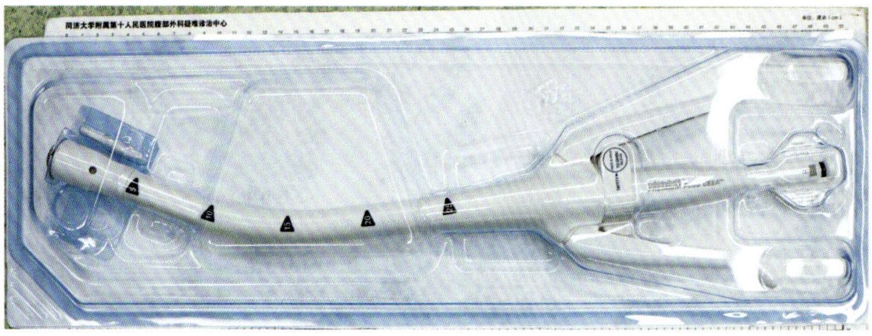

B

图 16　直线切割闭合器、管型吻合器

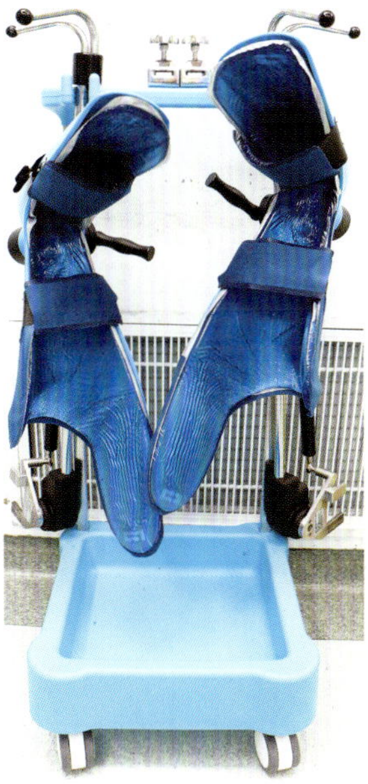

图 17　马镫形多功能腿架

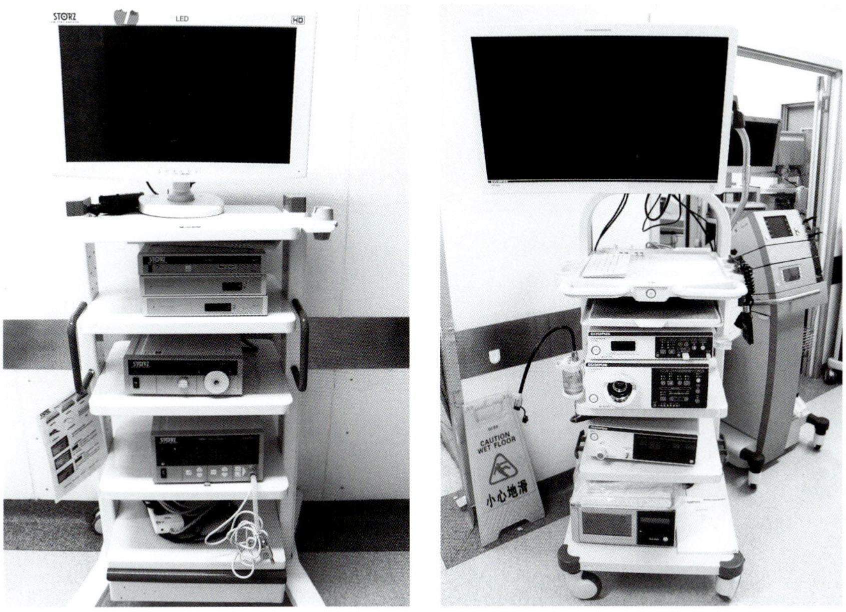

A　　　　B

图 18　能量平台

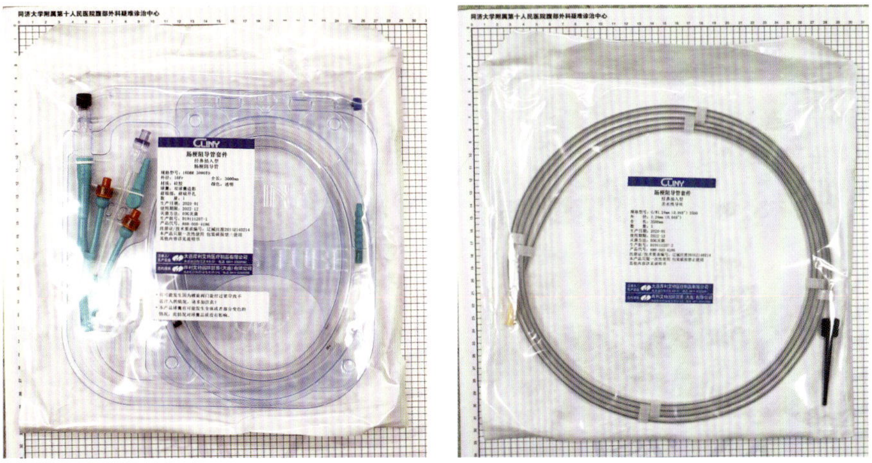

A　　　　B

图 19　肠梗阻导管及导丝

（高仁元　阮　瑜　陈静娟）